Werner-J. Mayet (Hrsg.)
Geriatrische Gastroenterologie

Werner-J. Mayet (Hrsg.)

Geriatrische Gastroenterologie

—

DE GRUYTER

Herausgeber
Prof. Dr. med. Werner-J. Mayet
Nordwest-Krankenhaus Sanderbusch GmbH
Am Gut Sanderbusch 1
26452 Sande
E-Mail: wj@mayet.de

ISBN: 978-3-11-069757-5
e-ISBN (PDF): 978-3-11-069765-0
e-ISBN (EPUB): 978-3-11-069769-8

Library of Congress Control Number: 2021947348

Bibliografische Information der Deutschen Nationalbibliothek
Die Deutsche Nationalbibliothek verzeichnet diese Publikation in der Deutschen Nationalbibliographie; detaillierte bibliografische Daten sind im Internet über http://dnb.d-nb.de abrufbar.

© 2022 Walter de Gruyter GmbH, Berlin/Boston
Einbandabbildung: Rost-9D / iStock / Getty Images Plus
Satz/Datenkonvertierung: L42 AG, Berlin
Druck und Bindung: CPI books GmbH, Leck

www.degruyter.com

Vorwort

Der demographische Trend zur älteren Gesellschaft ist mittlerweile in vollem Gange und hat seit dem Erscheinen der ersten Auflage des vorliegenden Buches noch an Dynamik gewonnen. Der geriatrische Gesichtspunkt tritt immer mehr in den Vordergrund. Ältere Menschen leiden immer öfter an allgemeinen Funktionseinschränkungen, zu denen noch spezielle Störungen von Organsystemen kommen, der Gastrointestinaltrakt ist dabei häufig betroffen. Einige gastroenterologische Erkrankungen wie z. B. die Obstipation kommen im Alter häufiger vor. Aber auch die Komorbidität (z. B. Herz, Niere) ist infolge der demographischen Entwicklung vermehrt zu berücksichtigen. Weitere Einschränkungen sind durch den Verlust der Sehkraft und des Hörvermögens sowie der zunehmenden Gebrechlichkeit mit Fallneigung und der Inkontinenz zu erwarten. Eine altersgerechte Ernährung unter Berücksichtigung der veränderten Funktionen des Gastrointestinaltraktes ist wichtiger denn je.

Ältere Menschen sind vermehrt auf Medikamente angewiesen. Die medikamentöse Therapie mehrerer Krankheitsentitäten führt dabei häufig zu einer Polypharmazie mit entsprechenden Arzneimittelnebenwirkungen. Arzneimittelnebenwirkungen bei älteren Patienten manifestieren sich häufig als gastroenterologische Symptome. Hier sind z. B. Obstipation, Durchfall, Magengeschwüre mit gastrointestinaler Blutung und Refluxösophagitis zu nennen.

Bei älteren Patienten erfordern vielfältige interagierende medizinische Probleme also ein multidimensionales Management, das Gastroenterologen, Geriater, Ernährungsmediziner, Pharmakologen aber auch die Pflege einschließt. Das physiologische Alter und der „Funktionszustand" des Patienten müssen mehr als das chronologische Alter berücksichtigt, aber auch richtig eingeschätzt werden. Interdisziplinär müssen diagnostische und therapeutische Abläufe unter Berücksichtigung der Physiologie und Pathologie älterer gastroenterologischer Patienten angepasst und optimiert werden. Dazu zählen z. B. auch endoskopische Untersuchungen und Pflegemaßnahmen. Die abgestimmte Zusammenarbeit von Krankenhausärzten, niedergelassenen Kollegen und der Pflege ist zur reibungslosen Überleitung in die häusliche Betreuung der Patienten erforderlich.

Bereits in der 1. Auflage der „Geriatrischen Gastroenterologie" wurde auf die meisten dieser Problemfelder eingegangen. Der z. T. rasanten Entwicklung auf dem Gebiet der Geriatrie Rechnung tragend, erweitert und aktualisiert die nun vorliegende 2. Auflage das Spektrum. Somit wird eine umfassende „state oft the art" Synopse der relevanten Themenkomplexe möglich.

Werner-J. Mayet
November 2021

https://doi.org/10.1515/9783110697650-201

Geleitwort (1. Auflage)

Gesundheitsökonomen prognostizieren, dass die Zahl der gastroenterologischen Patienten in den nächsten 20 Jahren um 22 % zunehmen wird. Dies liegt um mehr als 13 % über dem Anstieg des generellen medizinischen Bedarfes und ist in erster Linie der Zunahme älterer Patienten mit gastroenterologischen Erkrankungen geschuldet. Die Deutsche Gesellschaft für Gastroenterologie, Verdauungs- und Stoffwechselkrankheiten (DGVS) hat diesen Trend früher als andere erkannt und widmet sich seit mehr als 10 Jahren mit einer eigenen Arbeitsgruppe „Geriatrische Gastroenterologie" dieser Entwicklung. Ältere Menschen sind auf verschiedene Weise besonders in ihren medizinischen und sozialen Bedürfnissen. Dem widmet sich dieser Band, der von Werner Mayet, dem Sprecher der Arbeitsgemeinschaft Geriatrische Gastroenterologie der DGVS und seinen Kolleginnen und Kollegen verfasst wurde. Auf mehr als 400 Seiten wird auf spezifische Anforderungen in Diagnostik und Therapie geriatrischer Patienten eingegangen – soweit das Fachgebiet der Viszeralmedizin und Gastroenterologie davon berührt ist. Neben wichtigen Aspekten der Pharmakologie und der Ernährungsmedizin werden auch pathophysiologische Zusammenhänge sehr übersichtlich erklärt. Aus Sicht der Fachgesellschaft ist dieses Buch ein Meilenstein der langjährigen Aktivitäten der Arbeitsgemeinschaft „Geriatrische Gastroenterologie" und wird auf diesem Feld Standards setzen. Der Vorstand der DGVS wünscht dem Buch eine weite Verbreitung und eine neugierige und fachkundige Leserschaft.

Prof. Dr. Markus M. Lerch
Präsident der DGVS

https://doi.org/10.1515/9783110697650-202

Inhalt

Autorenverzeichnis

Prof. Dr. med. Jürgen M. Bauer
Geriatrisches Zentrum der
Universität Heidelberg,
Chefarzt der Klinik für Akutgeriatrie
Agaplesion Bethanien Krankenhaus Heidelberg
Rohrbacher Str. 149
69126 Heidelberg
E-Mail: bauer@nar.uni-heidelberg.de
Kapitel 3

Katja Bünting
Friesland-Kliniken
Am Gut Sanderbusch 1
26452 Sande
E-Mail: buenting.katja@friesland-kliniken.de
Kapitel 17

Dr. oec. troph. Rebecca Diekmann
Universität Oldenburg
Department für Versorgungsforschung
Abteilung Assistenzsysteme
und Medizintechnik
Ammerländer Heerstr. 140
26129 Oldenburg
E-Mail: rebecca.diekmann@uni-oldenburg.de
Kapitel 3

PD Dr. Dr. Christoph Dietrich
Gastro-Praxis im Medicum
Langenbeckplatz 2
65189 Wiesbaden
E-Mail: Christoph.G.Dietrich@googlemail.com
Kapitel 16

Prof. Dr. med. Thomas Frieling
HELIOS Klinikum Krefeld
Klinik für Innere Medizin mit Gastroenterologie,
Hepatologie, Infektiologie, Neurogastroentero-
logie, Gastrointestinale Onkologie, Hämato-
onkologie und Palliativmedizin
Lutherplatz 40
47805 Krefeld
E-Mail: thomas.frieling@helios-kliniken.de
Kapitel 6

Prof. Dr. med. Alexander Herold
Dt. End- und Dickdarmzentrum.de
Bismarckplatz 1
68165 Mannheim
E-Mail: a.herold@enddarm-zentrum.de
Kapitel 8

Dr. med. Martin Jäger
Hüttenhospital gGmbH
Klinik für Innere Medizin und Geriatrie
mit Tagesklinik
Am Marksbach 28
44269 Dortmund
E-Mail: martin.jaeger4@gmx.de
Kapitel 5.1

PD Dr. med. Arne Kandulski
Universitätsklinikum Regensburg
Oberarzt der Klinik und Poliklinik
für Innere Medizin I
Franz-Josef-Strauß-Allee 11
93053 Regensburg
E-Mail: Arne.kandulski@ukr.de
Kapitel 4.1

Prof. Dr. med. Heiner Krammer
Praxis für Gastroenterologie und Ernährungs-
medizin am End- und Dickdarmzentrum
Bismarckplatz 1
68165 Mannheim
E-Mail: info@magendarm-zentrum.de
Kapitel 8

Prof. Dr. med. Torsten Kucharzik
Klinikum Lüneburg
Klinik für Allgemeine Innere Medizin
und Gastroenterologie
Bögelstraße 1
21339 Lüneburg
E-Mail:
Torsten.Kucharzik@klinikum-lueneburg.de
Kapitel 4.2

Prof. Dr. med. Frank Lammert
Medizinische Hochschule Hannover
Vorstand für Krankenversorgung
Carl-Neuberg-Straße 1
30625 Hannover
E-Mail: lammert.frank@mh-hannover.de
Kapitel 4.3

Dr. med. Stefan Langenfeld
St. Marien-Hospital
Altersmedizinisches Zentrum Köln
Kunibertkloster 11–13
50668 Köln
E-Mail: Stefan.langenfeld@cellitinnen.de
Kapitel 5.3

Prof. Dr. med. Peter Langmann
Praxis für Gastroenterologie
Internist Gastroenterologie, Diabetologie
Infektiologie
Gemündener Str. 15–17
97753 Karlstadt
E-Mail: p_langmann@yahoo.de
Kapitel 14

Prof. Dr. med. Christian Maaser
Klinikum Lüneburg
Klinik für Geriatrie
Ambulanzzentrum Gastroenterologie
Bögelstraße 1
21339 Lüneburg
E-Mail:
Christian.Maaser@klinikum-lueneburg.de
Kapitel 4.2

Peter Malfertheiner
Otto-von-Guericke Universität Magdeburg
Klinik für Gastroenterologie, Hepatologie und
Infektiologie
Leipziger Straße 44
39120 Magdeburg
E-Mail: peter.malfertheiner@med.ovgu.de
Kapitel 4.1

Prof. Dr. med. Werner-J. Mayet
Nordwest-Krankenhaus Sanderbusch GmbH
Am Gut Sanderbusch 1
26452 Sande
E-Mail: wj@mayet.de
Kapitel 1, 7

Dr. med. Peter Plettenberg
St.-Johannes-Hospital gGmbH
Geriatriezentrum Friesland
Bleichenpfad 9
26316 Varel
E-Mail: peterplettenberg@me.com
Kapitel 15

Prof. Dr. med. Jochen Rudi
Theresienkrankenhaus und St. Hedwig-Klinik
GmbH Mannheim
Innere Medizin I – Gastroenterologie,
Onkologie und Diabetologie
Bassermannstraße 1
68165 Mannheim
E-Mail: j.rudi@theresienkrankenhaus.de
Kapitel 10

Prof. Dr. med. Stephan Sahm
Ketteler-Krankenhaus
Medizinische Klinik I
Lichtenplattenweg 85
63071 Offenbach
E-Mail:
sekretariat.sahm@ketteler-krankenhaus.de
Kapitel 13

PD Dr. med. Christian Scheurlen
Hira 43
79853 Lenzkirch-Saig
E-Mail:
christian.scheurlen@johanniter-kliniken.de
Kapitel 5.2

Prof. Dr. med.
Friedrich Hubertus Schmitz-Winnenthal
Klinikum Aschaffenburg
Am Hasenkopf 1
63739 Aschaffenburg
E-Mail: hubertus.schmitz-winnenthal@klinikum-
ab-alz.de
Kapitel 11

Prof. Dr. med. Ralf-Joachim Schulz
St. Marien-Hospital
Altersmedizinisches Zentrum Köln
Kunibertskloster 11–13
50668 Köln
E-Mail: ralf-joachim.schulz@cellitinnen.de
Kapitel 5.3

Prof. Dr. med. Cornel Sieber
Institut für Biomedizin des Alterns
Kobergerstraße 60
90408 Nürnberg
E-Mail: cornel.sieber@fau.de
Kapitel 2

Prof. Dr. med. Martin Staritz
Ärztezentrum Niederwenningen
Medium Salutis GmbH
Murzlenstr. 23
CH – 8166 Niederwenningen
und
Ärztezentrum Embrach
Dorfstr. 75
CH – 8424 Embrach
E-Mail: martin.staritz@outlook.de
Kapitel 9

Dr. med. Peter Staritz
Gerinnungspraxis Freiburg
Freie Str. 2
79183 Waldkirch
E-Mail: info@gerinnungspraxis-freiburg.de
Kapitel 9

Prof. Dr. med. Gerhard Treiber
Praxis für Gastroenterologie am Bahnhof Aarau
Bahnhofstr. 88
CH – 5000 Aarau
E-Mail: gastroenterologieambahnhof@hin.ch
Kapitel 9

Prof. Dr. med. Petra Thürmann
HELIOS Universitätsklinikum Wuppertal
Philipp Klee-Institut für Klinische
Pharmakologie,
Universität Witten/Herdecke
Heusnerstr. 40,
42283 Wuppertal
E-Mail: petra.thuermann@helios-gesundheit.de
Kapitel 12

PD Dr. med. Ulrich Wedding
Universitätsklinikum Jena
Klinik für Innere Medizin II
Abteilung Palliativmedizin
Am Klinikum 1
07747 Jena
E-Mail: ulrich.wedding@med.uni-jena.de
Kapitel 10

Prof. Dr. med. Arved Weimann
Klinikum St. Georg gGmbH
Klinik für Allgemein-, Viszeral-
und Onkologische Chirurgie
Delitzscher Str. 141
04129 Leipzig
E-Mail: arved.weimann@sanktgeorg.de
Kapitel 11

M.Sc. Julia Wojzischke
Carl von Ossietzky Universität Oldenburg
Abteilung Assistenzsysteme und
Medizintechnik
Ammerländer Heerstraße 140
26129 Oldenburg
E-Mail: julia.wojzischke@uni-oldenburg.de
Kapitel 3

Verzeichnis der Abkürzungen

5-FU	5-Fluorouracil
5-HAT	5-Hydroxytryptamin
5-HT4-Rezeptor	5-Hydroxytryptamin-Rezeptor
ABCB4	*ATP-binding Cassette Transporter B4*
ACE	*Angiotensin Converting Enzyme*
ADH	*Antidiuretic Hormone*
ADL	Aktivitäten des täglichen Lebens
AEG	*Adenocarcinoma of the Esophagogastric Junction*
AFGiB	Ärztliche Arbeitsgemeinschaft zur Förderung der Geriatrie
AGGG	Arbeitsgemeinschaft Geriatrische Gastroenterologie
AIH	*Autoimmune Hepatitis*
AIO	Arbeitsgemeinschaft Internistische Onkologie in der Deutschen Krebsgesellschaft e. V.
ALT	Alaninaminotransferase
AMA-M2	antimichondrialer Antikörper des Subtyps M2
ANA	*Anti-nuclear Antibodies*
ANNA-1	antineuronaler Antikörper Typ 1
Anti-Hu	neuronaler nuklearer Antikörper
Anti-LKM 1	*Anti-Liver Kidney Microsomal Antibodies*
AP	alkalische Phosphatase
APC	*Argon Plasma Coagulation*
ASA	*American Society of Anesthesiologists*
ASGE	*American Society of Gastrointestinal Endoscopy*
ASS	Acetylsalizylsäure
AST	Aspartat-Aminotransferase
AT$_1$	Angiotensin-Rezeptorblocker
BIA	Bioelektrische Impedanzanalyse
BMI	Body-Mass-Index
BVG	Bundesverband Geriatrie e. V.
C	Cisplatin
CCC	*Cholangiocellular Carcinoma*
CCK	Cholecystokinin
CDI	*Clostridioides-difficile*-Infektion
CEA	*Carcino-Embryonal Antigen*
CED	chronisch entzündliche Darmerkrankungen
CF	Cisplatin, 5-Fluorouracil
CGA	*Comprehensive Geriatric Assessment*
ChAT	*Choline Acetyltransferase*
CKD-EPI	*Chronic Kidney Disease Epidemiology Collaboration Formula*
CME	*Complete Mesocolic Excision*
COPD	*Chronic Obstructive Pulmonary Disease*
CREST	*Calcinosis, Raynaud's phenomenon, Esophageal Dysmotility, Sclerodactyly, and Telangiectasia*
CRP	C-reaktives Protein
CT	Computertomographie
CYP2C19	Cytochrom Typ 2C19
CYP2C9	Cytochrom Typ 2C9

https://doi.org/10.1515/9783110697650-203

CYP2D6	Cytochrom Typ 2D6
CYP3A4	Cytochrom Typ 3A4
D-A-CH	Deutschland – Österreich – Schweiz
DCF	Docetaxel, Cisplatin, 5-Fluorouracil
DEXA	*Dual-Energy X-ray Absorptiometry*
DGE	Deutsche Gesellschaft für Ernährung
DGEM	Deutsche Gesellschaft für Ernährungsmedizin
DGG	Deutsche Gesellschaft für Geriatrie e. V.
DGGG	Deutsche Gesellschaft für Geriatrie und Gerontologie e. V.
DGNM	Deutsche Gesellschaft für Neurogastroenterologie und Motilität
DGVS	Deutsche Gesellschaft für Verdauungs- und Stoffwechselerkrankungen
DHC	*Ductus hepatocholedochus*
DKFZ	Deutsches Krebsforschungszentrum
DVO	Dachverband Osteologie
EBM	Evidenzbasierte Medizin
EC	enterochromaffin
ECF	Epirubicin, Cisplatin, 5-Fluorouracil
ECOG	Index der Lebensqualität der *Eastern Cooperative Oncology Group*
EGF	*Epidermal Growth Factor*
EGFR	*Epidermal Growth Factor Receptor*
EKG	Elektrokardiogramm
ELISA	*Enzyme-Linked Immunosorbent Assay*
EMR	endoskopische Mukosaresektion
ENS	Enterisches Nervensystem
EORTC	*European Organization for Research and Treatment of Cancer*
EOX	Epirubicin, Oxaliplatin, Capecitabine
EPT	endoskopisch ausgeführte Papillotomie
ERAS	*Enhanced Recovery After Surgery*
ERC	endoskopisch retrograde Cholangiographie
ERCP	endoskopisch retrograde Cholangiopankreatikographie
ERD	*Erosive Reflux Disease*
ESD	endoskopische Submukosadissektion
ESPEN	Europäische Gesellschaft für klinische Ernährung und Stoffwechsel
ESWL	extrakorporale Stoßwellenlithotripsie
EUS	endoskopischer Ultraschall
EWGSOP	*European Working Group on Sarcopenia in Older People*
FAMTX	Chemotherapie mit Fluorouracil, Doxorubicin (Adriamycin) und Methotrexate
FDA	*Food and Drug Administration*
FEES	fiberoptisch endoskopische Evaluation des Schluckens
FFMI	Fettfreie-Masse-Index
FIM	*Functional Impedance Measure*
FKJ	Feinnadelkatheterjejunostomie
FLO	5-Fluorouracil, Leucovorin, Oxaliplatin
FLOT	5-Fluorouracil, Leucovorin, Oxaliplatin, Docetaxel
FLP	5-Fluorouracil, Leucovorin, Cisplatin
FOLFIRI	Chemotherapie mit Folinsäure, Fluorouracil und Irinotecan
FOLFIRINOX	Chemotherapie mit Folinsäure, Irinotecan und Oxaliplatin
FOLFOX4	Chemotherapie mit Folinsäure, Fluorouracil und Oxaliplatin nach Schema 4
fMRI	*Functional Magnetic Resonance Imaging*

GAVE	*Gastric Antral Vascular Ectasia*
GDS	*Geriatric Depression Scale*
GERD	*Gastroesophageal Reflux Disease*
GFR	glomeruläre Filtrationsrate
GI	gastrointestinal
GiNMP	gastrointestinale neuromuskuläre Pathologien
GKV	Gesetzliche Krankenversicherung
GUSS	*Gugging Swallowing Screen*
HAV	Hepatitis-A-Virus
Hb-A1c	glykosiliertes Hämoglobin
HBV	Hepatitis-B-Virus
HCC	*Hepatocellular Carcinoma*
HER2	*Human Epidermal Growth Factor Receptor 2*
HES	Hydroxyethylstärke
HEV	Hepatitis-E-Virus
HLA	*Human Leukocyte Antigen*
HP	*Helicobacter pylori*
HPV 16	humanes Papillomvirus Typ 16
IADL	instrumentelle Aktivitäten des täglichen Lebens
ICC	*Interstitial Cell of Cajal*
ICD	*International Classification of Diseases*
ICF	*International Classification of Functioning*
IFN-γ	Interferon-gamma
IGF I	*Insulin-Like Growth Factor 1*
IgG	Immunglobulin G
IL-1 β	Interleukin-1 β
IL-6	Interleukin-6
IMC	*Intermediate Care*
IMRT	*Intensity-modulated Radiation Therapy*
INR	*International Normalized Ratio*
ISAR	*Identification of Seniors at Risk*
IU	*International Unit*
KG	Körpergewicht
KHK	koronare Herzkrankheit
KKP	klinischer Konsensuspunkt
KRAS	*Kirsten Rat Sarcoma Gene*
Krea-CL	Kreatinin-Clearance
LE	Lungenembolie
LV5FU2	Folinsäure-5-Fluoruracil-2
MC	mikroskopische Colitiden
MCV	*Mean Cell Volume*
MDP	Magendarmpassage
MDRD	*Modification of Diet in Renal Disease*
MEG	Magnetoenzephalographie
MMC	*Migrating Motor Complex*, dt. interdigestiver migrierender Motorkomplex
MMSE	*Mini Mental state Examination*
MNA	*Mini Nutritional Assessment*
MNA-SF	*Mini Nutritional Assessment Short Form*
MOS	*Medical Outcomes Study*

MRCP	Magnetresonanz-Cholangiopankreatikographie
MRSA	Methicillin-resistenter *Staphylococcus aureus*
MRT	Magnetresonanztomographie
MUSE-Klassifikation	Beurteilung von Metaplasie, Ulkus, Striktur und Erosion
MUST	*Malnutrition Universal Screening Tool*
NASH	*Non-Alcoholic Steatohepatitis*
NCCP	*Non-Cardiac Chest Pain*
NERD	*Non-Erosive Reflux Disease*
NGS	nasogastrale Sonde
NHANES	*National Health and Nutrition Examination Survey*
NI	Niereninsuffizienz
NK-Zelle	natürliche Killerzelle
nNOS	*Neuronal Nitric Oxide Synthase*
NNT	*Number Needed to Treat*
NO	Stickstoffmonoxid
NOAK	neue orale Antikoagulanzien
NRAS	*Neuroblastoma Rat Sarcoma Gene*
NRS	*Nutritional Risk Screening*
NSAID	siehe NSAR
NSAR	nicht-steroidale Antirheumatika
NYHA	*New York Heart Association*
O	Oxaliplatin
OAK	orale Antikoagulanzien
OFF	Oxaliplatin, Folinsäure, 5-Flurouracil
ÖGD	Ösophago-Gastro-Duodenoskopie
OP	Operation
OTC	*Over the Counter*
P-450	Cytochrom P450
PBC	primär biliäre Cholangitis
PCR	*Polymerase Chain Reaction*
PDA	Periduralanästhesie
PEG	1. perkutane endoskopische Gastrostomie, 2. Polyethylenglykol
PEI	perkutane Ethanolinjektion
PET	Positronenemissionstomographie
P-gp	P-Glykoprotein
PI	Proteaseinhibitor
PIM	potenziell inadäquate Medikation im Alter
pN	Klassifizierung der Lymphknotenmetastasen nach chirurgischem Eingriff
POEM	*Peroral Endoscopic Myotomy*
PPI	Protonenpumpeninhibitor
pT	Klassifikation der Tumorausdehnung nach chirurgischem Eingriff
PTCD	*Percutaneous Transhepatic Cholangio-Drainage*
QT	QT-Intervall im EKG
RFA	Radiofrequenzablation
RKI	Robert Koch-Institut
RNA	Ribonukleinsäure
RONS	*Reactive Oxygen Nitrogen Species*
RT-PCR	*Reverse Transcription Polymerase Chain Reaction*
SAP	*Symptom Association Probability*

SEMS	*Self-expandable Metallic Stent*
SIBO	*Small Intestine Bacterial Overgrowth*
SIRS	systemisches inflammatorisches Response-Syndrom
SMA	*Spinal Muscular Antibodies*
SSRI	*Selective Serotonin ReUptake Inhibitors*, dt. selektive Serotonin-Wiederaufnahmehemmer
STC	*Slow Transit Constipation*
TACE	transarterielle Chemoembolisation
TAD	trizyklische Antidepressiva
TGF-α	*Transforming Growth Factor α*
TLESR	*Transient Lower Esophageal Sphincter Relaxation*
TME	totale mesorektale Exzision
TNF	Tumornekrosefaktor
TVT	tiefe Venenthrombose
TZA	Trizyklische Antidepressiva
UAW	unerwünschte Arzneimittelwirkung
UICC II	Krebsstadium II, nach *Union internationale contre le cancer*
UÖS	unterer Ösophagussphinkter
VEGF	*Vascular Endothelial Growth Factor*
VEGFR	*Vascular Endothelial Growth Factor Receptor*
VFS	Videofluoroskopie
VHF	Vorhofflimmern
VIP	*Vasoactive Intestinal Peptine*
VKE	Videokapselendoskopie
WHO	*World Health Organization*
X	Capecitabine
XELOX	Therapiezyklus mit Capecitabin und Oxaloplatin
ZVK	zentraler Venenkatheter
γ-GT	γ-Glutamyltransferase

1 Einleitung

Seit dem Erscheinen der 1. Auflage dieses Buches hat die Dynamik des demographischen Wandels zugenommen. Dies gilt auch für die Entwicklung der geriatrischen Gastroenterologie.

Mit dem Ziel, eine im deutschsprachigen Raum einzigartige aktuelle Zusammenschau aller für die geriatrische Gastroenterologie relevanten Themenkomplexe zu bieten, wurde nun die 2. Auflage des Buches erstellt. Dazu wurden zunächst alle bestehenden Kapitel überarbeitet und auf den jeweils neuesten Stand gebracht. Dabei wurden jeweils die aktuellen Leitlinien und Studienergebnisse eingearbeitet.

Nachfolgend seien einige Beispiele für Aktualisierungen und Neuaufnahmen einzelner Kapitel genannt:

Kapitel 2 enthält aktuelle Kriterien zur Definition der Sarkopenie, außerdem wird das Ressourcen-orientierte Modell der „intrinsic capacity" eingeführt.

Kapitel 3 vermittelt aktualisierte Guidelines zum praktischen Vorgehen bei Mangelernährung im Alter.

Kapitel 5.1 beschreibt das 2020 von der Arbeitsgemeinschaft Dysphagie der Deutschen Gesellschaft für Geriatrie entwickelte „Dysphagie Screening Tool Geriatrie DSTG".

Kapitel 6 beschreibt die aktuelle Rom IV Konsensus Klassifikation der funktionellen gastrointestinalen Erkrankungen.

Kapitel 9 geht nun ausführlich auf die Problematik der Antikoagulation älterer Menschen im Rahmen endoskopischer Untersuchungen ein.

Kapitel 10 enthält aktuelle Leitlinienempfehlungen zur onkologischen Therapie.

Kapitel 11 berücksichtigt aktuelle Metaanalysen zur perioperativen Konditionierung.

Kapitel 13 geht nun auch auf aktuelle kontroverse Themen wie die aktive Sterbehilfe und den ärztlich assistierten Suizid ein.

Kapitel 15 (neu) wurde wegen der zunehmenden Bedeutung der Altersdemenz aufgenommen.

Kapitel 16 (neu) hat unter praktischen Gesichtspunkten ethische Abwägungen und die Bedeutung palliativer Konzepte der Systemkontrolle in der Therapiesteuerung und Therapiebegrenzung zum Thema.

Kapitel 17 (neu) erweitert das Spektrum des Buches um den Bereich der Pflege. Hier finden sich u. a. praktische Hinweise zur speziellen geriatrischen Pflege (beispielsweise Aspirationsprophylaxe, Malnutrition, Inkontinenz und Sturzrisiko). Die Einbeziehung des Pflegeaspektes trägt der Notwendigkeit einer multidisziplinären Betreuung dieser Patientengruppe Rechnung.

Erneut danke ich zunächst den Autoren und den aktiven Mitgliedern der Arbeitsgemeinschaft „Geriatrische Gastroenterologie" sowie deren Mitarbeitern für die Aktualisierung ihrer jeweiligen Beiträge in Pandemiezeiten. Frau Jessika Kischke vom Walter de Gruyter Verlag Berlin hat die Erstellung der 2. Auflage konstruktiv beglei-

https://doi.org/10.1515/9783110697650-001

tet und ermöglicht. Für die effektive Unterstützung bei der Textkorrektur danke ich erneut Frau Dr. Maria-Lucia Mayet.

Prof. Dr. med. Werner-J. Mayet,
Wilhelmshaven, November 2021

2 Geriatrischer Zugang

Cornel Sieber

2.1 Einführung

Sehr alt zu werden ist erfreulicherweise eher Regel denn Ausnahme. Etwa 5 % der Bevölkerung sind in den deutschsprachigen Ländern 80 Jahre und älter, eine Tendenz, die wohl weiter zunehmen wird. Altern ist ein natürlicher Vorgang praktisch aller lebenden Organismen. Somit gibt es ein normales Altern, dem ein pathologisches Altern entgegengesetzt werden kann. Dieses wiederum gilt es, chronologisch wie biologisch unterschiedlich zu werten.

Am besten wird Altern wohl populationsbasiert beschrieben, nämlich, dass Altern eine progressive generalisierte Funktionsabnahme bedeutet, die in einer Abnahme einer Adaptionsfähigkeit zu externen und internen Stressoren besteht und konsekutiv ein zunehmendes Risiko für altersassoziierte Krankheiten in sich birgt. Es ist dies auch die Ursache für das „Frailty-Syndrom" [1,2] (s. weiter unten). Einzelne Individuen variieren dabei in der Rate, in welcher sich spezifische Altersmarker entwickeln, doch insgesamt addieren sich diese zu einem erhöhten Mortalitätsrisiko. Beim Menschen zeigt sich mit einem exponentiellen Verlauf mit zunehmendem chronologischem Alter eine Kohortenmortalität, die bei Hundertjährigen abzuflachen scheint. Es ist nach wie vor unbekannt, ob dies durch eine zunehmende genetische Heterogenität – eventuell auch durch eine speziell gute medizinische und/oder soziale Versorgung – oder durch divergente interne biologische Prozesse bedingt ist. Für genetische Heterogenität spricht, dass die Kohorte der Hundertjährigen eine speziell resiliente Subpopulation darstellt [3,4].

Reparaturphänomene wieder hängen davon ab, inwieweit die natürliche Selektion solche fördert. Die Neuroplastizität oder Erneuerung der Darmmukosa wären beim Menschen ein Beispiel für „Regeneration" die aufzeigen, dass diese zwar existiert, aber oft nicht in dem Umfang – mengenmäßig oder zeitlich – um funktionelle Defizite zu verhindern. Selbstverständlich interferieren auch biochemische Vorgänge mit Regenerations- und Reparaturvorgänge mit Alterstheorien, zum Beispiel glykosylierte Endprodukte von Zucker [5].

Etwa ein Drittel der Lebenserwartung beim Menschen scheint genetisch determiniert, obgleich mehr als hundert *Aging Genes* beschrieben worden sind. Dies bedeutet, dass zwei Drittel der Lebenserwartung in einer Gesellschaft prinzipiell beeinflussbar sind. Von diesen zwei Dritteln rechnet man mit einer Hälfte der auch aktuell noch kontinuierlich zunehmenden Lebenserwartung einer besseren Ausbildung und einem höheren sozioökonomischen Status zu, die andere Hälfte dem biomedizinischen Fortschritt.

Eine zentrale Frage bleibt, ob die aufgrund des fortschreitenden Anstiegs der Lebenserwartung gewonnenen Jahre am Ende auch lebensqualitätsreiche Jahre sind.

https://doi.org/10.1515/9783110697650-002

Risikofaktoren für Krankheiten und Funktionseinbußen spät im Leben können bereits früh im Leben vorliegen. Die Langzeitwirkungen von Lebensbedingungen einschließlich der medizinischen Versorgung ab Lebensbeginn und die Bedeutung von Prävention im weitesten Sinne haben dazu geführt, dass nicht nur alte Menschen selbst, sondern auch das mittlere Erwachsenenalter, wenn nicht das gesamte Leben in den Blick der „Alters"-Medizin rücken. Ernährung, Bewegung, soziale Integration und psychische Gesundheit sind bekannte Faktoren, die über die Lebensspanne hinweg Ressourcen bzw. Risiken auch für die Ausprägung bestimmter Erkrankungen mitbeeinflussen. Ebenso sind soziale Verluste im höheren Alter häufig: Der Verlust des eigenen Lebenspartners gehören in hohem Maße zu stressreichen Lebensereignissen, die vorab mit dem Vierten Alter verbunden sind. Ausgehend von den unterschiedlichen und charakteristischen Erfahrungen im Lebensverlauf wurden die Begriffe „Erstes Lebensalter" für die Kindheit und Jugend, „Zweites Alter" für die mittleren erwachsenen Jahre sowie „Drittes" und „Viertes Alter" für das letzte Lebensdrittel geprägt [6].

2.2 Pathophysiologie des Alterns

Pathologisches Altern kann holzschnittartig am besten umschrieben werden als ein Zustand, der mit der Funktionalität, damit Selbstständigkeit und letztendlich Lebensqualität negativ interferiert. Dieser funktionelle Aspekt ist deshalb in der Geriatrie so dominant, da betagte und hochbetagte Menschen meist an mehreren (chronischen) Krankheiten parallel leiden, für die es Heilung im Sinne der *restitutio ad integrum* nicht gibt. Die Herangehensweise zu Alterungsvorgängen ist deshalb im Gegensatz zur organzentrierten Medizin oft eine andere, indem der Betroffene als diagnostische und therapeutische Zielgröße meist einen Erhalt oder die Wiederherstellung der Funktionalität – bei interkurrenten akuten Erkrankungen aufgepfropft auf die chronischen Leiden – als erfolgreichen Endpunkt sieht und weniger das Überleben per se. In der Gastroenterologie wäre hier ein Beispiel, dass jemand, der Jahre an einer Divertikulose leidet, im höheren Alter ein Coecum-Karzinom entwickelt, welches sowohl das Überleben wie auch die Funktionalität und damit Selbstständigkeit, nicht aber unbedingt Beides, negativ beeinflusst. In diesem Sinne ist auch die aktuelle evidenzbasierte Medizin (EBM) für die Hochbetagten kritisch zu sehen, als diese erstens meist auf einer Monopathologie basiert, zweitens als primären Endpunkt vorab das Überleben wertet [7].

Alterungsvorgänge entpuppen sich immer mehr als (subklinische) Entzündungsphänomene. Zusammen mit alters-bedingten Veränderungen im gesamten Immunsystem wurde hierfür der Begriff *Inflammaging* geprägt [8]. Vorgehensweisen, die den oxidativen Stress vermindern, sind deshalb sowohl „präventiv" wie „therapeutisch" sinnvoll. Körperliche Aktivität – zur Verhinderung der Sarkopenie (siehe auch nachfolgend) – verbunden mit einer Ernährung reich an Antioxidantien versprechen somit gute „therapeutische" Ansatzpunkte zu sein.

2.3 Alterungsvorgänge im Gastrointestinaltrakt

Verglichen zu anderen Organsystemen wie dem Urogenitaltrakt altert der Gastrointestinaltrakt wenig, vorab, wenn man seine Funktionalität betrachtet. Dies hängt einerseits mit dem hohen Regenerationspotential und der damit verbundenen funktionellen Reserve zusammen, andererseits wohl auch entwicklungsgeschichtlich, denn eine integre Resorptionsfähigkeit ist für das Überleben auch in einem zeitlich engeren Horizont vital wichtig. Beispielsweise nimmt das Lebervolumen über die Lebenszeitspanne in etwa um 10 % ab, was sich aber nicht in einer verminderten Funktionalität zeigt. Zwar sind Veränderungen in der Resorptionsfähigkeit je nach Nahrungskomponente beschrieben worden (Absorption für Cholesterin eher erhöht, für Kohlenhydrate vermindert), ohne dass dies im täglichen Leben apparent wird. Bekannte „normale" Alterungsphänomene seien hier stichwortartig aufgeführt (Tab. 2.1).

Tab. 2.1: Altersveränderungen im Gastrointestinaltrakt.

Organsystem	Altersveränderungen
allgemein	– verminderte Gesamtkörpermasse – verminderte basale Metabolismusrate – Veränderung Körperzusammensetzung (Muskel-Fett)
gastrointestinal	– Veränderungen in der gastralen Säureproduktion (nicht nur weniger, häufig auch mehr) – verlangsamte Magenentleerung – verminderte Darmmotilität – verminderte Darmdurchblutung – verminderte Resorptionsoberfläche – Abnahme des gastrointestinalen lymphatisches Systems
hepato-biliär	– verminderte Leber(zell)masse – Abnahme Leberdurchblutung – verminderte Albumin-Synthese – Abnahme Medikamentenmetabolismus (Phase-1-Reaktionen)

Wenn man betrachtet, wo den (hoch)betagte Menschen betreuenden Arzt gastrointestinale Probleme in der täglichen Praxis häufig herausfordern, so ist dies die Dysphagie, Ulzera durch die Einnahme von nicht-steroidalen Antirheumatika, die Konstipation wie auch Diarrhöen (infektiös und nicht-infektiös), wie auch Gallensteinleiden. Weiter zeigen praktisch alle malignen Tumoren – auch im Gastrointestinaltrakt – eine klare Altersabhängigkeit, was in den speziellen Kapiteln in diesem Buch besprochen wird. Die pathophysiologischen Grundlagen hierzu sind – wenn nicht zum Beispiel die Dysphagie nach Schlaganfall oder bei Morbus Parkinson – leider noch ungenügend erforscht und damit verstanden.

2.4 Definition des geriatrischen Patienten

Die Definition des geriatrischen Patienten ist: Der Patient ist in der Regel mindestens 65 Jahre alt und weist eine geriatrietypische Multimorbidität auf. Ab einem Alter von 80 Jahren ist der Patient in der Regel per se „geriatrisch" aufgrund der erhöhten Vulnerabilität und einer hohen Chronifizierungsgefahr [9]. Typisch ist auch, dass viele geriatrische Syndrome keine monokausale Pathologie aufweisen wie zum Beispiel das Sturz-Syndrom, die Inappetenz oder das Frailty-Syndrom. Gerne spricht man von den verschiedenen geriatrischen „I", wobei die ersten vier schon vor gut 20 Jahren beschrieben wurden [10], weitere 3 kamen über die Jahre hinzu. Es sind dies: Immobilität, Instabilität, Inkontinenz, intellektueller Abbau, iatrogene Probleme, Isolation und Inappetenz. Aber auch internistische Diagnosen zeigen häufig im Alter syndromale Aspekte mit einer direkten Verbindung zu funktionellen Problemen wir zum Beispiel die Anämie.

Geriatrische Patienten sind definiert durch [9]:
- geriatrietypische Multimorbidität,
- höheres Lebensalter (meist über 70 Jahre) (die geriatrietypische Multimorbidität ist hierbei vorrangig vor dem kalendarischen Alter zu sehen)

oder
- Alter über 80 Jahre, wegen der alterstypisch erhöhten Vulnerabilität, z. B. wegen des Auftretens von Komplikationen und Folgeerkrankungen,
- der Gefahr der Chronifizierung,
- des erhöhten Risikos eines Verlustes der Autonomie mit Verschlechterung des Selbsthilfestatus.

Die geriatrischen „I" [10].
- Instabilität
- Immobilität
- intellektueller Abbau
- Inkontinenz

Neuere geriatrische „I's" sind:
- Isolation
- iatrogene Schäden
- Inappetenz

2.5 Geriatrisches Assessment

Nach Rubenstein kann das CGA folgendermaßen definiert werden: „Multidimensionaler und interdisziplinärer diagnostischer Prozess mit dem Ziel, die medizinischen, psychosozialen und funktionellen Probleme und Ressourcen des Patienten zu erfassen und einen umfassenden Behandlungs- und Betreuungsplan zu entwickeln" [11]. Neben der quantifizierenden Funktionsdiagnostik wird dabei die Beachtung der Langzeitperspektive berücksichtigt. Dies meint praktisch gesehen:

> „Das umfassende Assessment ist das Herzstück der geriatrischen Vorgehensweise. Sowohl die ganzheitliche Betrachtung des Patienten und Evaluierung der Gesundheitsprobleme auf physischer, psychischer und sozialer Ebene, als auch die Einbindung des therapeutischen Teams in Diagnostik und Behandlung sind im geriatrischen Assessment verwirklicht. Es ist der Schlüssel zu einer individuell sorgfältig geplanten medizinischen, pflegerischen und therapeutischen Behandlung mit dem Ziel, größtmögliche Selbständigkeit zur Bewältigung des Alltags wiederzuerlangen" [12].

Die Wirksamkeit geriatrischer Assessment-Programme hinsichtlich Mortalität, Leben zu Hause und physischer Selbstständigkeit ist klar belegt [13]. Das geriatrische Assessment sollte bei allen 70-jährigen oder älteren Patienten durchgeführt werden. Aus zeitökonomischen Gründen empfiehlt sich ein mehrstufiges Vorgehen: Ein kurzes Screening dient der grundsätzlichen Identifikation geriatrischer Patienten. Wenn Defizite in einem oder mehreren Problembereichen festgestellt wurden, sollte das geriatrische Basis-Assessment folgen. Als dritter Schritt kann ein vertieftes problemorientiertes Assessment spezielle Aspekte untersuchen.

Die Testinstrumente sollen dabei der Entscheidungsfindung in folgenden Bereichen dienen:
- ärztlich-medizinische Maßnahmen,
- Patienten-Platzierung,
- Planung der Rehabilitation,
- Hilfsmittelversorgung,
- pflegerische Versorgung.

Ein bekanntes Screening-Instrument ist das Geriatrische Screening nach Lachs [14]. Es ermöglicht auch dem Geriatrie-Unerfahrenen, innerhalb weniger Minuten eine grobe Orientierung zu Sinnesfunktionen, Mobilität, Kontinenz, Ernährungsstatus, Kognition, Alltagskompetenz, Stimmung, sozialer Unterstützung und typischen Risikofaktoren zu erhalten. Der grundsätzliche Wert liegt im geringen Zeitbedarf und der systematischen Prüfung von im Routinebetrieb oft vernachlässigten, bei älteren Patienten aber relevanten Fragestellungen. Für 15 Items dieses Screeningverfahrens ist kein Cut-off-Wert festgelegt.

Eine zunehmende Herausforderung sind die vielen älteren Patienten, die in eine Notaufnahme kommen. Ein Positionspapier wurde hierzu vom Bundesverband Geriatrie (BVG e.V.), der Deutschen Gesellschaft für Geriatrie (DGG e. V.) sowie der Deutschen Gesellschaft für Geriatrie und Gerontologie (DGGG e. V.) publiziert. Dabei wurde das in Kanada entwickelte Instrument *Identification of Seniors at Risk* (ISAR) favorisiert, wobei hier auch ein geriatrisches Screening in den Notaufnahmen für alle über 70-jährigen Patienten gefordert wird [15]. In den meisten akutgeriatrischen Einrichtungen in Bayern wird ein von der AFGiB (Ärztliche Arbeitsgemeinschaft zur Förderung der Geriatrie in Bayern e. V.) konsentiertes Screening-Tool mit sechs Items zur Identifikation geriatrischer Patienten eingesetzt [16].

Die Durchführung des Assessments erfolgt formal in mehreren Handlungsschritten:
- Informationssammlung (mit Schwerpunkt ADL-Diagnostik),
- Interpretation der gesammelten Daten,
- Zielfestlegung (zusammen mit Patient und Angehörigen),
- Planung konkreter Interventionen,
- Verlaufsevaluation.

Aus der Vielzahl von Assessment-Instrumenten wurde eine Empfehlung entwickelt, die aus verschiedenen gut validierten Instrumenten besteht und in vielen geriatrischen Einrichtungen in Deutschland eingesetzt wird [17].

Nach der ersten Stufe (Geriatrisches Screening nach Lachs, s. o.) umfasst die zweite Stufe folgende Einzeltests:
- Barthel-Index (Aktivitäten des täglichen Lebens, ADL),
- MMSE (*Mini Mental State Examination*, kognitives Screening),
- Clock completion test (Uhrentest, Screening auf kognitive Defizite),
- GDS (*Geriatric depression scale*, Depressions-Screening),
- SoS (Soziale Situation),
- Handkraft-Messung (Diagnostik Muskelkraft, Prognose Sturz, Mortalität),
- *Timed-up-and-go*-Test (Mobilitätstest),
- Instrumentelle Aktivitäten des täglichen Lebens,
- *Mini-Nutritional Assessment* (MNA).

Zentral wichtig für die *Performance* geriatrischer Patienten ist ihre Selbstständigkeit bei der Durchführung von Alltagsaktivitäten. Diese „ADLs" werden durch den Barthel-Index abgebildet [18]. Dieses Testverfahren prüft die körperliche Selbsthilfefähigkeit in 10 Teilbereichen wie z. B. Essen, Körperpflege, An- und Auskleiden, Mobilität und Kontinenz. Je nachdem, ob die Patienten die Aktivitäten selbständig, mit Hilfe oder gar nicht durchführen können, werden mit Abstufungen von jeweils 5 Punkten zwischen 0 bis maximal 100 Punkte erreicht. Bei einer Gesamtpunktzahl von 0–30 Punkten besteht weitgehende Pflegeabhängigkeit, 35–80 Punkte weisen auf Hilfsbedürftigkeit hin. Neben den Vorteilen einer weltweiten Verbreitung, einfachen Durchführbarkeit und Eignung für Verlaufskontrollen weist der Barthel-Index auch Einschränkungen wie z. B. Boden- und Deckeneffekte, fehlende Beurteilung des Zeitfaktors und begrenzte Aussagekraft des Summen-Scores ohne Kenntnis der Einzelitems auf.

Kognitive oder kommunikative Aspekte werden durch den Barthel-Index nicht erfasst. Der bekannteste Kognitionstest für geriatrische Patienten ist der MMSE (*Mini Mental State Examination*) nach Folstein [19]. Dieser aus einem Interview und Handlungsaufgaben bestehende Test sollte in einer möglichst ungestörten Umgebung durchgeführt werden und dauert 5–15 Minuten. Die erreichbare Gesamtpunktzahl beträgt 30 Punkte; bei Werten zwischen 30 und 24 Punkten liegt keine oder eine leichte (*mild cognitive impairment*) kognitive Einschränkung vor, 24–18 Punkte weisen auf eine leichte, 18–12 Punkte auf eine mittlere und unter 12 Punkte auf eine schwere kognitive Einschränkung hin. Für die Interpretation des Testergebnisses ist die Berücksichtigung von Seh- oder Hörstörungen und Schreibproblemen zu dokumentieren. Der MMSE ist weitverbreitet und delegierbar, wegen der geringen Sensitivität für leichtere kognitive Störungen für die Frühdiagnostik aber schlecht geeignet. Kurzfristige Verlaufskontrollen können durch einen Lerneffekt verfälscht werden, die Ergebnisse sind auch alters- und bildungsabhängig.

Ergänzend kann als weiteres kognitives Testverfahren der Uhrentest (*Clock completion test*) durchgeführt werden. Hier wird ein leerer Kreis vorgegeben, in den die Patienten ein Zifferblatt mit Zeigern und eine bestimmte Uhrzeit (i. d. R. zehn Minuten nach 11 Uhr) einzeichnen sollen. Für die Beurteilung existieren verschiedene Auswertungskonzepte: In der Klassifikation nach Shulman [20,21] werden je nach Schwere der Abweichungen Scores von 1 (= perfekt; Zifferblatt, Zeiger und Uhrzeit korrekt) bis 6 Punkten (= keinerlei erkennbare Darstellung einer Uhr) unterschieden.

Der Barthel-Index [4] testet folgende Kriterien:
- Essen
- Aufsetzen und Umsetzen
- sich Waschen
- Toilettennutzung
- Baden/Duschen
- Aufstehen und Gehen
- Treppensteigen
- An- und Auskleiden
- Stuhlkontrolle
- Harnkontrolle

Für jede Domäne gibt es nach Skalierung 0,5 oder 10 Punkte. Maximum ist eine Punktzahl von 100.

Zur Erfassung depressiver Störungen geriatrischer Patienten wird häufig die *Geriatric Depression Scale* (GDS) eingesetzt, in der kürzeren Form mit 15 Fragen [22]. Als unauffällig wird ein Ergebnis von 0–4 Punkten bewertet, ab einer Zahl von 5 Punkten besteht möglicherweise eine Depression. Beim Vorliegen einer Demenz kann die

GDS weniger aussagekräftig sein, zur Abgrenzung der nicht selten parallel vorliegenden Krankheitsbilder empfiehlt sich ein kognitives Screening (s. o.). Der mittels eines Fragebogens einfach und rasch (ca. 5 Minuten) durchzuführende Test erfordert ein gutes Eingehen auf die Patienten, um spontane Antworten zu erhalten.

Insbesondere im Rahmen des Entlassungsmanagements sind für die Organisation der Weiterversorgung Informationen über die soziale Situation geriatrischer Patienten von entscheidender Bedeutung. Der Erhebungsbogen Soziale Situation nach Nikolaus [23] besteht aus 4 Teilen:
– Teil 1: soziale Kontakte und Unterstützung,
– Teil 2: soziale Aktivitäten,
– Teil 3: Wohnsituation,
– Teil 4: ökonomische Verhältnisse mit insgesamt 27 Einzelfragen.

Bei weniger als 17 von maximal 25 erreichbaren Punkten besteht nach Einschätzung der Autoren dringender Anlass, die psychosoziale Situation zu klären. Dieser relativ umfangreiche Fragebogen ist in ca. 10–15 Minuten erhebbar.

Zu den Performance-Tests im Rahmen des geriatrischen Basis-Assessments zählt die Handkraft-Messung [24,25]. Der Handkraft wird dabei eine positive Korrelation zur Gesamtkörperkraft und eine negative Korrelation mit dem Sturz- und Frakturrisiko zugeschrieben. In der Praxis noch einfacher ist die Messung der Gehgeschwindigkeit über vier Meter. Gehgeschwindigkeiten unter 1 Meter pro Sekunde sind mit einer erhöhten Morbidität und Mortalität verbunden, sodass dieser einfache funktionelle Test auch in die Diagnostik der Sarkopenie integriert wurde (siehe weiter unten).

Zur unkomplizierten Beurteilung der Mobilität geriatrischer Patienten eignet sich der *Timed-up-and-go*-Test [26]. Der auf einem Stuhl (mit Armlehnen sitzender Patient wird dabei aufgefordert, aufzustehen, 3 Meter zu gehen, umzudrehen und sich wieder hinzusetzen. Hilfsmittel (z. B. ein Gehstock) dürfen dabei eingesetzt werden. Bei einer Zeitdauer von weniger als 10 Sekunden für diese Aufgabe gilt die Mobilität als völlig uneingeschränkt, 10–19 Sekunden bedeuten noch keine alltagsrelevante Einschränkung, 20–29 Sekunden eingeschränkte Mobilität; bei > 30 Sekunden Dauer liegt eine ausgeprägte Mobilitätsstörung vor. Dieser Test ist überall ohne besondere Hilfsmittel durchführbar, unmittelbar anschaulich, setzt aber grundsätzlich die Fähigkeit zum selbständigen Aufstehen voraus.

Zur Beurteilung des Sturzrisikos älterer Patienten wird der Tinetti-Test durchgeführt [27]. Dieser setzt sich aus zwei Teilen zusammen: Teil 1: Gleichgewichtstest und Teil 2: Gangtest. Im ersten Teil wird die Balance u. a. im Sitzen, beim Aufstehen, beim Stehen (auch mit geschlossenen Augen) geprüft, bei der Gehprobe im zweiten Teil werden u. a. Schritthöhe, -länge, -symmetrie und Rumpfstabilität beurteilt. Der Tinetti-Test ist aber zeitlich deutlich aufwendiger als der TUG und sollte von in der Begutachtung erfahrenen Physiotherapeuten durchgeführt werden.

Mangelernährung und als Konsequenz Sarkopenie und Frailty haben für den funktionellen Status und die Prognose älterer Patienten sehr hohe Relevanz. Das *Mi-*

ni *Nutritional Assessment* (MNA) [28] ist ein weitverbreitetes Instrument zur Einschätzung des Ernährungsstatus geriatrischer Patienten. Es besteht aus insgesamt 18 Fragen zu vier verschiedenen Teilbereichen:

1. anthropometrische Daten (z. B. BMI, Oberarm- und Wadenumfang),
2. allgemeines Assessment (z. B. Fragen zur Wohnsituation, Mobilität oder Medikamenteneinnahme),
3. spezielles Ernährungs-Assessment (z. B. Zahl und Zusammensetzung der Mahlzeiten) sowie
4. Selbsteinschätzung des Ernährungs- und Gesundheitszustandes.

Bei maximal 30 erreichbaren Punkten gilt ein Bereich bis 24 Punkte als normaler Ernährungszustand, zwischen 23,5 und 17 Punkten liegt ein Risiko für Mangelernährung vor und ein Wert unter 17 Punkten bedeutet manifeste Mangelernährung. Wichtig: Der Test kommt ohne Laborwerte aus. Nachteilig ist der mit bis zu 20 Minuten hohe Zeitaufwand für die Durchführung. Aus diesem Grund wurde eine Kurzform des MNA (MNA-SF) entwickelt, die sich auf nur 6 Fragen (entsprechend dem Screening-Anteil der MNA-Langform) beschränkt [29,30] und in weniger als vier Minuten durchführbar ist. Bei maximal 14 erreichbaren Punkten stehen 14–12 Punkte für normalen Ernährungsstatus, 11–8 Punkte gelten als Risikobereich und 7–0 Punkte kennzeichnen manifeste Mangelernährung.

Instrumentelle Aktivitäten des täglichen Lebens (IADL) [31]:
- Telefon
- Einkaufen
- Kochen
- Haushalt
- Wäsche
- Transportmittel
- Medikamente
- Geldhaushalt

Zur Beurteilung komplexerer funktioneller Anforderungen dient das Assessmentinstrument Instrumentelle Aktivitäten (IADL) [31]. Es untersucht acht Bereiche des täglichen Lebens (Telefon, Einkaufen, Kochen, Haushalt, Wäsche, Transportmittel, Medikamente, Geldhaushalt) mittels Befragung von Patienten oder Angehörigen sowie eigene Beobachtung in einer 3–5-stufigen Differenzierung. Die erreichbare Gesamtpunktzahl beträgt 8 Punkte für Frauen und 5 Punkte für Männer; diese geschlechtsspezifische Auswertung wurde mit der Schwerpunktsetzung der Fragen im hauswirtschaftlichen Bereich begründet. Der Test kann in 5–10 Minuten durchgeführt werden. Die Aussagekraft über die Alltagsbewältigung liegt weniger im Summen-Score als in den Ergebnissen der Einzel-Items.

Für die Dokumentation und Abrechnung der geriatrisch-frührehabilitativen Komplexbehandlung (vollstationär OPS 8–550, teilstationär OPS 8–98a) wird ein standardisiertes geriatrisches Assessment innerhalb der ersten vier Tage nach Aufnahme (mit Assessment-Tests der Stufe 2 nach AGAST wie z. B. Barthel-Index, *Timed-up-and-go*-Test, Tinetti-Test, GDS, MMSE) sowie ein soziales Assessment (mit Angaben zu sozialem Umfeld, Wohnumfeld, vorbestehenden häuslichen/außerhäuslichen Aktivitäten, pflegerischer und Hilfsmittelversorgung sowie rechtlichen Verfügungen) gefordert („Auslegungshinweise der MDK-Gemeinschaft zur Kodierprüfung der OPS 8-550 bzw. 8-98a Version 2013") [32].

Das geriatrische Assessment steuert sinnvoll die korrekte Platzierung multimorbider Patienten im Kontext medizinischer Versorgung. Neben den schon bekannten Anwendungsfeldern Akutkrankenhaus, geriatrische Rehabilitation und Pflegeheim gewinnt es zunehmende Bedeutung im Bereich der Prävention (präventive Hausbesuche) und zur Entscheidungsfindung im Rahmen von Palliative Care. Für alle Anwendungen gilt, dass die Wirksamkeit des Assessments nur dann gegeben ist, wenn Entscheidungen umgesetzt werden, also ein geriatrisches Management sichergestellt ist [33].

2.6 Frailty-Syndrom und Sarkopenie

2.6.1 Frailty-Syndrom

Man kann Frailty als ein geriatrisches Syndrom definieren, das durch eine verminderte Resistenz auf Stressoren gekennzeichnet ist [1,2,35,36]. Die reduzierte funktionelle Reserve in diversen physiologischen Systemen bedingt eine erhöhte Vulnerabilität für Komplikationen wie Stürze, Hospitalisation, Verlust der Selbstständigkeit und Tod. Das Frailty-Syndrom ist in jedem Falle multidimensional verursacht und durch physische, psychische und soziologische Faktoren mitbestimmt (Abb. 2.1). Bis heute wurde der Hauptfokus in der Forschung auf den physischen und damit den krankheitsassoziierten Bereich gelegt. Das Konzept der physischen Frailty zeigt starke Überlappungen mit dem Sarkopenie-Syndrom (siehe auch Kap. 2.6.2). Komponenten wie der Verlust von Körpermasse (Muskelmasse), Schwäche und langsame Geh-

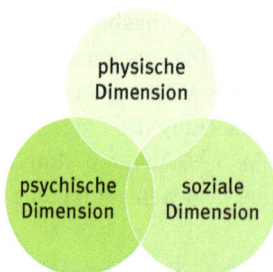

Abb. 2.1: Die verschiedenen Dimensionen von Frailty.

geschwindigkeit werden als Diagnosekriterien für beide Syndrome genutzt. Daher wird Sarkopenie in einigen Ansätzen als phänotypisches Korrelat der physischen Frailty betrachtet und auch auf diesen Aspekt reduziert. Andererseits sollte die Mehrdimensionalität des Frailty-Syndroms stärker beachtet werden (Abb. 2.2). Dies auch deshalb, als die gleichzeitige Berücksichtigung der physischen und der kognitiven Komponente die Prognostik hinsichtlich eines ungünstigen klinischen Verlaufs verbessert. Arbeiten, die eine etablierte Frailty-Definition verwendeten, konnten klar zeigen, dass Frailty auch eine bestehende chronische Erkrankung negativ beeinflusst. Dies gilt z. B. für die koronare Herzkrankheit, Schlaganfall, Alzheimer-Demenz, Morbus Parkinson, venöse Thrombosen, bis hin zur Refluxkrankheit. Pathophysiologisch spielen vor allem hormonelle und immunologische Veränderungen eine Rolle.

Neben der Diagnosestellung geht es beim Frailty-Syndrom auch darum, den Schweregrad zu bestimmen. Hierzu werden primär zwei Assessment-Methoden verwendet: Die phänotypische Definition von Frailty nach Fried [35] sowie der Frailty-Index nach Rockwood [36]. Bei der Fried-Definition werden fünf Parameter erhoben „Physische Zeichen", von denen mindestens drei positiv beantwortet sein müssen, um die Diagnose „Frailty" zu stellen. Bei ein bis zwei positiven Antworten spricht man von „Pre-Frailty". Diese Graduierung, die mit der Morbidität und Mortalität verbunden ist, kann auch in der Praxis vorgenommen werden [37].

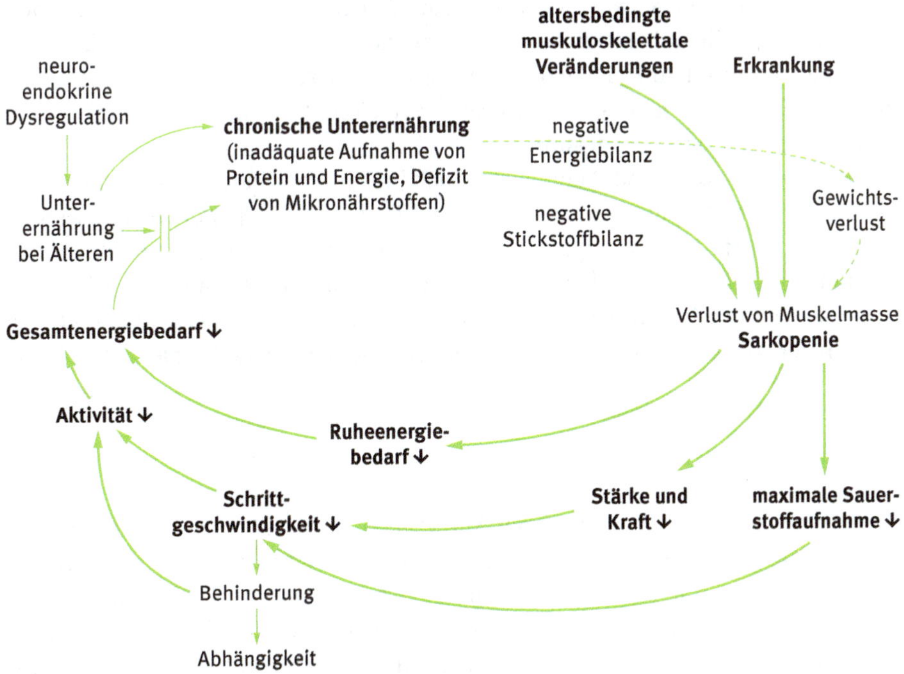

Abb. 2.2: Mehrdimensionalität des Frailty-Syndroms.

Risiko-Assessment für „Frailty" [18]:
– Empfinden von Energielosigkeit, Erschöpfung
– ungewollter Gewichtsverlust > 5 kg/Jahr
– muskuläre Schwäche (Handkraftmessung)
– langsame Gehgeschwindigkeit
– niedriger physischer Aktivitätsgrad

Für alle Parameter gibt es Schwellenwerte:
– 1–2 Kriterien erfüllt: Pre-Frailty
– 3 und mehr Kriterien erfüllt: Frailty

Pre-Frailty und Frailty sind mit einer erhöhten Morbidität und Mortalität verbunden
Für die Berechnung des Frailty-Index nach Rockwood werden individuelle Defizite aus 70 Einzelfaktoren addiert. Wenngleich viele dieser Faktoren dem Geriater aufgrund des *Comprehensive Geriatric Assessment* geläufig sind (siehe oben), so ist die Erhebung dieses Index zeitlich aufwendig. Rezente Daten aus dem stationären Bereich belegen aber, dass die Rockwood-Kriterien prospektiv die Mortalität im nächsten Jahr am besten vorauszusagen vermögen [38].

Nicht nur für diagnostische, auch für therapeutische Ansätze kann es somit wichtig sein, ob der physische und psychische Typ von Frailty vorherrschend ist. Beispielhaft sei erwähnt, dass Demenz per se eine psychische Frailty darstellt, deren Versorgung aber viel schwieriger wird, wenn sich eine physische Komponente von Frailty dazu gesellt (z. B. Herzinsuffizienz, Karzinom). Das Umgekehrte gilt ebenfalls: Ein multimorbid erkrankter Betagter entwickelt z. B. zusätzlich eine Demenz, was den Betroffenen und sein Betreuungsteam (*care-giver stress*) an die physischen und psychischen Grenzen bringen kann.

Um die Diagnostik und damit letztendlich breitere Anwendung von Frailty-Kriterien auch in der Ambulanz umzusetzen, sind in den letzten Jahren weitere Assessment-Instrumente erarbeitet worden [39,40], aber auch für spezifische Situationen wie Einsatz in der Notaufnahme [41]. All dies zeigt auf, dass Frailty ein wichtiges, typisches und häufiges geriatrisches Syndrom darstellt, dessen Diagnostik und Therapie in der Behandlung geriatrischer Patienten eine zentrale Rolle spielt [38,42].

2.6.2 Sarkopenie

Die Muskelmasse, die etwa 40 % der Körpermasse ausmacht, nimmt – analog zur Knochenmasse – mit dem Alter ab. Nach dem 40. Lebensjahr beträgt dies zirka 1–2 % pro Jahr [43]. Die Muskelkraft nimmt altersbedingt gar noch schneller ab [44]. Dies bedingt, dass zur Diagnose der Sarkopenie – anders als bei der Osteoporose – nebst der Messung der Muskelmasse auch die Muskelkraft respektive die Muskelfunktion für die Diagnose der Sarkopenie notwendig ist [45–48]. Die Prävalenz der Sarkopenie ist 7 % bei Männern und 11 % bei Frauen jenseits des 80. Lebensjahres [49].

Die Muskelmasse wird meist mittels *Dual Energy X-ray Absorptiometry* (DEXA) oder Bioimpedanzanalyse (BIA) bestimmt, wobei es alters- und geschlechtsspezifische Normwerte gibt. Beiden Methoden ist gemeinsam, dass sie keine Aussage über die Muskelqualität zulassen, weshalb zur Diagnose der Sarkopenie auch Funktionsparameter (Gehgeschwindigkeit – 0,8–1,0 m/s je nach Definition – für Muskelfunktion, Handkraft für Muskelkraft) bestimmt werden. Wichtig: In der nach 10 Jahren revidierten Version von Sarkopenie wird der Funktionalität ein größerer Stellenwert als der Muskelmasse zugemessen. Dies erlaubt auch ein viel einfachere Diagnostik in der täglichen Praxis [66].

Wenngleich die klinische Relevanz der Sarkopenie primär auf einen Funktionsverlust im Bereich Gehgeschwindigkeit sowie das Sturz-Syndrom fokussiert ist, so hat die Muskulatur weitere wichtige Funktionen. Die Auswurfsfraktion des Herzens, die Lungenkapazität, die Glukose-Homöostase wie auch die Insulinsensitivität hängen ebenfalls direkt mit der Muskelmasse zusammen. Weiter ist die Muskulatur der Hauptlieferant für Aminosäuren nebst der Proteinaufnahme durch die Nahrung. Insgesamt hat auch die Sarkopenie eine multifaktorielle Grundlage.

Es gibt große Überschneidungsflächen zwischen dem physischen Frailty-Syndrom und der Sarkopenie (Abb. 2.3) [67]. Dennoch sollten immer auch Aspekte von psychischer und sozialer Frailty mit in die diagnostischen und therapeutischen Erwägungen mit einbezogen werden.

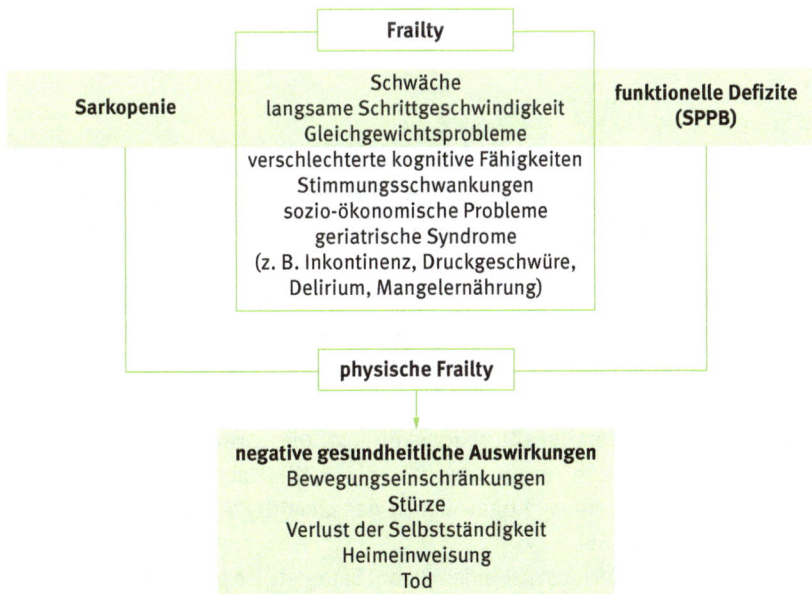

Abb. 2.3: „Overlap" zwischen dem Frailty-Syndrom und der Sarkopenie.

Von *Sarcopenic Obesity* spricht man bei gleichzeitigem Vorliegen von Sarkopenie und einer erhöhten Fettmasse [50,51]. Da bisher kein Konsens bezüglich der Erfassungsmethodik besteht – als mögliche Adipositasmarker werden ein BMI > 30 kg/m², ein erhöhter Taillenumfang und der prozentuale Fettanteil diskutiert –, variieren die in der Literatur angegebenen Prävalenzraten stark [52]. Aufgrund der zunehmenden Übergewichtsproblematik in Europa, wird das Syndrom *Sarcopenia Obesity* im klinischen Alltag aber rasch an Bedeutung gewinnen. Da sowohl Sarkopenie als auch Adipositas mit funktionellen Einschränkungen assoziiert sind, stellt sich hier eine besondere Risikogruppe dar. Hinsichtlich des BMI ist hinzuzufügen, dass dieser nichts über die Körperzusammensetzung aussagt. So kann es auch bei normalgewichtigen älteren Menschen zu ungünstigen Verschiebungen des Verhältnisses aus Fett- und Muskelmasse kommen. Aus klinischer Sicht ist dies insofern von großer Wichtigkeit, da diese Patientinnen und Patienten ebenfalls vulnerabel für Frailty und die damit vergesellschafteten Probleme, wie z. B. die Immobilität und Instabilität als zwei der vier geriatrischen „I" (siehe oben) sind.

Zusammenfassend kann man sagen, dass das Frailty-Syndrom und vorab die Sarkopenie als phänotypisches Korrelat die beim geriatrischen Assessment gefundenen funktionellen Einschränkungen im physischen Bereich gut erklären. Für die gastroenterologisch tätigen Kolleginnen und Kollegen könnte man deshalb angeben, dass ein Unterschenkelumfang (< 31 cm) und eine verminderte Gehgeschwindigkeit (< 1 m/s) eine physische Risikolage darstellt, die ein fundiertes geriatrisches Assessment über weitere physische und psychische Domänen als sinnvoll erachten lässt.

2.6.3 Sind Frailty und Sarkopenie verhinderbar?

2.6.3.1 Therapeutische Ansätze der nutritional frailty

Die Malnutrition im Alter ist häufig, klinisch relevant und immer noch viel zu selten gesucht, abgeklärt und behandelt [30,53]. Dabei ist es gerade die Malnutrition beim (Hoch)betagten, die zentral mit seiner Funktionalität, damit seiner Selbständigkeit und so letztendlich seiner Lebensqualität interferiert. So ist es wichtig, nach einem Risiko oder gar einer etablierten Malnutrition zu suchen. Der einzig speziell für betagte Menschen entwickelte *Mini-Nutritional Assessment Score* eignet sich hierzu gut [29,30]. Die Ursachen und das diagnostisch-therapeutische Vorgehen bei Malnutrition hängen stark davon ab, wo der betagte Mensch lebt. Auch beträgt der Prozentsatz von Personen in geriatrischen Rehabilitationskliniken, die entweder ein Risiko oder gar eine etablierte Malnutrition zeigen, über 80 % [54]. Die Mangelernährung älterer Menschen ist deshalb auch ein wichtiger Aspekt des „healthy aging" auch auf europäischer politischer Ebene [68].

Praktisch allen Malnutritionszuständen beim Betagten ist gemeinsam, dass sie auch die Muskulatur betreffen (*lean body mass*). Bezüglich Proteineinnahme ist zu sagen, dass die Empfehlungen für die tägliche Zufuhr sich nach oben verschieben

[69,70]. Die gemeinhin angegebenen 0,8 Gramm Protein pro Kilogramm Körpergewicht (KG) pro Tag können nicht für den (Hoch)betagten mit Frailty-Syndrom gelten. Die aktuellen Empfehlungen besagen, dass die Einnahme von mindestens 1,0–1,2 Gramm pro Kilogramm KG pro Tag angestrebt werden soll [55,56]. Gewisse Protein-Supplemente – angereichert mit Vitamin D und Leucin – scheinen speziell gut der Sarkopenie entgegenzuwirken [57] wie auch ganz allgemein eine mediterrane Diät.

2.6.3.2 Physische Aktivität als Prävention und Therapie des Frailty-Syndroms und der Sarkopenie

Nebst einer adäquaten Ernährung spielt die regelmäßige körperliche Aktivität – und dies nicht nur für das Herz-Kreislaufsystem – eine wichtige Rolle [58–60]. Dies gilt nicht nur für ältere Menschen, die zu Hause leben, sondern auch für Betagte in allen verschiedenen Lebenssituationen (inklusive Akutkrankenhaus, Rehabilitationskliniken wie auch in Langzeitpflegestrukturen).

2.6.3.3 Intrinsic capacity – eine Ressourcen-orientiertes Modell

Das Handicap beim Frailty-Syndrom wie auch bei der Sarkopenie liegt darin, dass sie Defizit-fokussiert sind. Gerade bei (hoch)betagten Menschen geht es aber vorab darum, noch vorhandene Ressourcen zu eruieren und selektiv zu fördern. Dies ist der Grundgedanke beim von der WHO entwickelten Konzept der „intrinsic capacity", welche verschiedene für den Alltag relevante Domänen erfasst und zu fördern gedenkt [71]. Dieses Konzept findet immer mehr Beachtung im klinischen Alltag, so zum Beispiel aktuell in der Pandemie mit dem SARS-CoV2-Virus [72]d.

2.7 Entscheidungsfindung zur Diagnostik und Therapie bei älteren Menschen

Aus dem Besagten ist evident, dass bei multimorbiden älteren Menschen die Entscheidungsfindung zur Diagnostik und Therapie komplexer als bei jüngeren Menschen mit häufig einer Monopathologie ist. Es besteht einerseits die Gefahr der „Überbehandlung", was die *Choosing-wisely*-Initiative [61] meint und hierfür auch für die verschiedenen Subspezialitäten der Inneren Medizin inklusive der Geriatrie jeweils 10 Beispiele aufgeführt hat [62]. Die Deutsche Gesellschaft für Innere Medizin (DGIM) hat diese „Klug-Entscheiden-Initiative" zu einem Fokus ihrer Tätigkeit für die nächsten Jahre gewählt. Dabei sollen nicht nur Fragen der Überversorgung, sondern auch die Unterversorgung angesprochen werden. Beides kann parallel bestehen. Gerade der ältere Mensch mit seiner Multimorbidität läuft aber immanent Gefahr, auch im Sinne eines medizin-ethischen „Ageism", von Diagnostik und Therapie ausgeschlossen zu werden. Dies ist dort wirklich inadäquat, wo dies negativ mit der Selbständigkeit und der Lebensqualität der Betroffenen interferiert.

Gerade in der Gastroenterologie, wo viele der häufigen Erkrankungen auch eine klare Korrelation mit zunehmendem Alter zeigen (Ulkuskrankheit, Refluxkrankheit, Kolon-Karzinom, Motilitätsstörungen, um nur Einige zu nennen), ist noch Vieles nicht untersucht, inwieweit zum Beispiel Diagnostik und Therapie bei diesen meist multi-morbiden Menschen Endpunkte positiv beeinflussen.

2.8 Schlussbemerkungen

Der demographische Wandel, bedingt durch die parallel erfreuliche Zunahme der allgemeinen Lebenserwartung mit einer abnehmenden Natalität stellt spezifische Fragen zum intergenerationellen Austausch. Der Umgang mit Altern und dem demographischen Wandel sind eine der Hauptdeterminanten für die gesellschaftliche Zukunft in hochentwickelten Ländern.

Multimorbidität ist meist die Regel bei (hoch)betagten Menschen. So haben über 70-Jährige meist mehrere chronische Krankheiten, die aber (noch) nicht mit den Aktivitäten des täglichen Lebens (ADL) negativ interferieren. Die Verbindung zwischen Multimorbidität und funktionellen Einbußen zeigt sich dann aber rasch zunehmend ab dem 75.–80. Lebensjahr [63]. Wichtig ist auch, dass bei Hochbetagten es nicht die Anzahl chronischer Krankheiten, sondern die Behinderungen sind, die das Überleben primär bestimmen [64] (Abb. 2.4). Dies betont einmal mehr den wichtigen

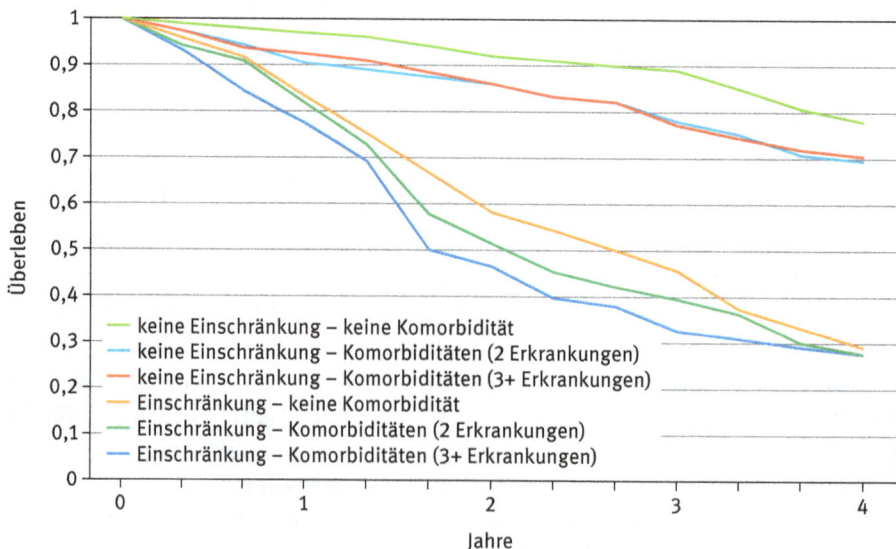

Abb. 2.4: Einschränkungen wichtiger als Anzahl Erkrankungen für das Überleben.

funktionellen Charakter bei der Betreuung und Behandlung betagter und speziell hochbetagter Menschen. Nebst der Klassifizierung von Krankheiten nach dem ICD-Code (*International Classification of Diseases*) wäre deshalb eine breitere Anwendung von Aspekten des ICF-Code (*International Classification of Functioning*) [65] wünschenswert.

Wichtig erscheint auch, sowohl in der Diagnostik als auch in der Therapie, immer im Auge zu haben, dass der (hoch)betagte Mensch eine andere Ziel- wie auch Zeitperspektive hat als ein Mensch im mittleren Lebensalter. Dies gilt es bei der Beratung der Betroffenen – wie auch deren Angehörigen – immer zu reflektieren.

Literatur

[1] Bergman H, Ferrucci L, Guralnik J, et al. Frailty: an emerging research and clinical paradigm – issues and controversies. J Gerontol A Biol Sci Med Sci. 2007;62:731–7.

[2] Bauer JM, Sieber CC. Sarcopenia and frailty – a clinician's controversial point of view. Exp Gerontol. 2008;43:674–678.

[3] Vaupel JW, Manton KG, Stallard E. The impact of heterogeneity in individual frailty on the dynamics of mortality. Demography. 1979;16:439–454.

[4] Schächter F, Cohen D, Kirkwood TBl. Prospects for the genetics of human longevity. Human Genetics. 1993;91:519–526.

[5] Simm A, Müller B, Nass N, et al. Protein glycation – between tissue aging and protection. Exp Gerontol. 2015;68:71–75.

[6] Baltes B. Das hohe Alter. Mehr Bürde oder Würde, http://www.elfenbeinturm.net/archiv/2004/01.html (8.8.2010).

[7] Medizinische Versorgung im Alter – Welche Evidenz brauchen wir? Stellungnahme Leopoldina September 2015. Als pdf zugänglich über www.leopoldina.org.

[8] Capri M, Valensin S, Tieri P, et al. Inflamm-aging, cytokines and aging: state of the art, new hypotheses on the role of mitochondria and new perspectives from systemic biology. Curr Pharm Des. 2006;12:3161–3171.

[9] Weissbuch Geriatrie. Herausgegeben vom Bundesverband Geriatrie e. V. Kohlhammer Verlag 2010 (ISBN-13: 978–3170215887).

[10] Isaacs B. Towards a definition of geriatrics. J Chronic Dis. 1972;25:4225–432.

[11] Rubenstein L. Geriatric assessment: an overview of its impacts.Clin Geriatr Med. 1987;3: 1–15.

[12] Nikolaus T, Grundlagen S. 161 in:T Nikolaus (Hrsg.) Klinische Geriatrie, Springer Verlag Heidelberg.

[13] Stuck AE, Siu AL, Wieland GD. Comprehensive geriatric assessment. A meta-analysis of controlled trials. Lancet. 1993;342:1032–6.

[14] Lachs MS, Feinstein AR, Cooney LM Jr, et al. A simple procedure of general screening for functional disability in elderly patients. Ann Intern Med. 1990;112(9):699–706.

[15] Thiem U, Greuel HW, Reingräber A, et al. Consensus for the identification of geriatric patients in the emergency care setting in Germany. Z Gerontol Geriatr. 2012;45:310–314.

[16] Fachprogramm Akutgeriatrie des Bayerischen Staatsministeriums für Umwelt und Gesundheit (StMuG). www.stmug.bayern.de/gesundheit/krankenhaus/behandlungs-zentren/geriatrie/doc/fachprog_akutgeriatrie_ba.pdf (letzter Zugriff: 21.10.2021).

[17] Arbeitsgruppe Geriatrisches Assessment (AGAST). Geriatrisches Basisassessment: Handlungsanleitung für die Praxis. München: MMV Medizin Verlag; 1995.

[18] Mahony FL, Barthel DW. Functional Evaluation: The Barthel Index. Md State Med J. 1965;14:61–65.

[19] Folstein MF, Folstein SE, McHugh PR. Mini Mental State. – A practical method for grading the cognitive state of patients for the clinician. J. Psychiat. Res. 1975;12:189–198.

[20] Shulman KI, Shedletsky R, Silver I. The challenge of time: clock drawing and cognitive function in the elderly. Int J Geriatr Psychiatry. 1986;1:135–140.

[21] Watson YI, Arfken CL, Birge SJ. Clock completion: an objective screening test for dementia. J Am Geriatr Soc. 1993;41(11):1235–40.

[22] Yesavage JA, Brink TL, Rose TL, et al. Development and validation of a geriatric depression screening scale: a preliminary report. J Psychiatr Res. 1982–1983;17(1):37–49.

[23] Nikolaus T, Specht-Leible N, Bach M, Oster P, Schlierf G. Social aspects in diagnosis and therapy of very elderly patients. Initial experiences with a newly developed questionnaire within the scope of geriatric assessment. Z Gerontol. 1994;27(4):240–5.

[24] Philipp P. Grip strength, mental performance and nutritional status as indicators of mortality risk among female geriatric patients. Age Ageing. 1986;15:53–56.

[25] Bautmans J, Onyema O, Van Puyvelde K, et al. Grip work estimation during sustained maximal contraction: validity and relationship with dependency and inflammation in elderly persons. J Nutr Health Aging. 2011;15:731–736.

[26] Podsiadlo D, Richardson S. The timed "Up & Go": a test of basic functional mobility for frail elderly persons. J Am Geriatr Soc. 1991;39(2):142–148.

[27] Tinetti ME. Performance-orientated assessment of mobility problems in elderly patients. J Am Geriatr Soc. 1986;34(2):119–126.

[28] Guigoz Y, Vellas B, Garry PJ. Mini Nutritional Assessment: a practical assessment tool for grading the nutritional state of elderly patients. Facts Res Gerontol. 1994:15–59.

[29] Rubenstein LZ, Harker JO, Salvà A, Guigoz Y, Vellas B. Screening for undernutrition in geriatric practice: developing the short-form mini-nutritional assessment (MNA-SF). J Gerontol A Biol Sci Med Sci. 2001;56(6):M366–372.

[30] Kaiser MJ, Bauer JM, Ramsch C, et al. Validation of the Mini Nutritional Assessment short-form (MNA-SF): a practical tool for identification of nutritional status. J Nute Health Aging. 2009;13:782–788.

[31] Lawton MP, Brody EM. Assessment of older people: self-maintaining and instrumental activities of daily living. Gerontologist. 1969;9:179–1869.

[32] http://www.kcgeriatrie.de/downloads/2013_Auslegungshinweise_8-550_.pdf (letzter Zugriff: 21.10.2021).

[33] Stuck, Andreas E. Geriatrisches Assessment zur Entscheidungsfindung. http://www.dggeriatrie-kongress.de/downloads/Stuck_Geriatisches_Assessment_zur_Entscheidungsfindung.pdf (letzter Zugriff: 21.10.2021).

[34] Ellis G, Whitehead MA, O'Neill D, et al. Comprehensive geriatric assessment for older adults admitted to hospital. Cochrane Databse Syst Rev. 2011;6:CD006211.

[35] Fried LP, Tangen CM, Walston J, et al; Cardiovascular Health Study Collaborative Research Group. J Gerontol A Biol Sci Med Sci. 2001;56:M146–M156.

[36] Rockwood K, Andrew M, Mitnitski A. A comparison of two approaches to measuring frailty in elderly people. J Gerontol A Biol Sci Med Sci. 2007;62:738–43.

[37] Drey M, Wehr H, Wehr G, et al. The frailty syndrome in general practitioner care: a pilot study. Z Gerontol Geriatr. 2011;44:48–54.

[38] Ritt M, Schwarz C, Kronawitter V, et al. Analysis of Rockwood et Al's Clinical Frailty Scale and Fried et Al's Frailty Phenotype as Predictors of Mortality and Other Clinical Outcomes in Older Patients Who Were Admitted to a Geriatric Ward. J Nutr Health Aging. 2015;19:1043–1048.

[39] Rougé Bugat ME, Cestac P, Oustric S, et al. Detecting frailty in primary care: a major challenge for primary care physicians. J Am Med Dir Assoc. 2012;13:669–672.

[40] Subra J, Gillette-Guyonnet S, Cesari M, et al. The integration of frailty into clinical practice: pre-liminary results from the gérontopôle. J Nutr Health Aging. 2012;16:714–720.

[41] Salvi F, Morichi V, Grilli A, et al. Screening for frailty in elderly emergency department patients by using the identification of Seniors At Risk (ISAR). J Nutr Health Aging. 2012;16:313–318.

[42] Malmstrom TK, Miller DK, Morley JE. A comparison of four frailty models. J Am Geriatr Soc. 2014;62:721–726.

[43] Frontera WR, Hughes VA, Fielding R, et al. Aging of skeletal muscle: a 12-yr longitudinal study. J Appl Physiol. 2000;88:1321–1326.

[44] Ferrucci L, Guralnik JM, Buchner D, et al. Departures of linearity in the relationship between measures of muscular strength and physical performance of the lower extremities.: the Wo-men's Health and Aging Study. J Gerontol A Biol Sci Med Sci. 2007;52:M275–M285.

[45] Cruz-Jentoft A, Baeyens JP, Bauer J, et al. Sarcopenia: European consensus on definition and diagnosis. Age Ageing. 2010;39:412–23.

[46] Muscaritoli M, Anker SD, Argiles J, et al. Consensus definition of sarcopenia, cachexia and pre-cachexia: Joint document elaborated by Special Interest Groups (SIG) "cachexia-anorexia in chronic wasting diseases" and "nutrition in geriatrics". Clin Nutr. 2010;29;154–59.

[47] Cederholm T, Morley JE. Sarcopenia: the new definitions. Curr Opin Clin Nutr Metab Care. 2015;18:1–4.

[48] Cruz-Jentoft AJ, Landi F, Schneider SM, et al. Prevalence o fand interventions for sarcopenia in ageing adults: a systemic review. Report of the International Sarcopenia Initiative (EWGSOP and IWGS). Age Ageing. 2014;43:748–759.

[49] Janssen I, Heymsfield SB, Ross Robert. Low relative skeletal muscle mass (sarcopenia) in older persons is associated with functional impairment and physical disability. J Am Geriatr Soc. 2002;50:889–896.

[50] Zamboni M, Mazzali G, Fantin , et al. Sarcopenic obesity: a new category of obesity in the elder-ly. Nutr Metab Cardiovasc Dis. 2008;18:388–395.

[51] Goisser S, Kemmler W, Porzel S, et al. Sarcopenic obesity and complex interventions with nutri-tion and exercise in community-dwelling older persons – a narrative review. Clin Interv Aging. 2015;10:1–16.

[52] Kemmler W, von Stengel S, Engelke K, et al. Prevalence of sarcopenic obesity in Germany using established definitions: Baseline data oft he FORMOSA study. Osteoporo Int 2015 (Epub ahead of print).

[53] Pirlich M, Schütz T, Norman K, et al. The German hospital malnutrition study. Clin Nutr. 2006;25:563–572.

[54] Kaiser MJ, Bauer JM, Uter W, et al. Prospective validation of the modified mini nutritional as-sessment short-forms in the community, nursing home, and rehabilitation setting. J Am Geriatr Soc. 2011;59:2124–2128.

[55] Volkert D, Sieber CC. Protein requirements in the elderly. Int J Vitam Nutr Rev 2011;81:109–119.

[56] Bauer JM, Biolo G, Cederlolm T, et al. Evidence-based recommendations for optimal dietary pro-tein intake in older people: a position paper from the PROTAGE study group. J Am Med Dir As-soc. 2013;14:542–559.

[57] Bauer JM, Verlaan S, Bautmans I, et al. Effects of a vitamin D and leucine-enriched whey protein nutritional supplement on measures of sarcopenia in older adults, the PROVIDE study: a rando-mized, double-blind, placebo-controlled trial. J Am Med Dir Assoc. 2015;16:740–747.

[58] Freiberger C, Sieber C. Mobility in old age: aspects of training in independently living older people (Original in Deutsch). Dtsch Med Wochenschr. 2013;138:2007–2010.

[59] Giné-Garriga M, Roqué-Figuls M, Coll-Planas L, et al. Physical exercise interventions for impro-ving performance-based measures of physical function in community-dwelling, frail older adults: a systematic review and meta-analysis. Arch Phys Med Rehabil. 2014;95:753–769.

[60] Cesari M, Vellas B, Hsu FC, et al. A physical activity intervention to treat the frailty syndrome in older persons – results form the LIFE-P study. J Gerontol A Biol Sci Med Sci. 2015;70:216–222.

[61] http://www.choosing.wisely.org/socieities/american-geriatrics-society

[62] Hasenfuß G, Märker-Hermann E, Hallek M, Fölsch UR. Initiative „Klug entscheiden": Gegen Unter- und Überversorgung. Dtsch Ärztebl. 2016; 113(13):A-600/B-506/C-502.

[63] Santoli G, Angleman S, Welmer AK, et al. Age-Related Variation in Health Status after Age 60. PLoS One. 2015;10:e0120077.

[64] Landi F, Liperoti R, Russo A, et al. Disability, more than multimorbidity, was predictive of mortality among older persons aged 80 years and older. J Clin Epidemiol. 2010;63:752–759.

[65] ICF = International Classification of Functioning, Disability and Health. WHO 2001 (resolution WHA 54.21).

[66] Cruz-Jentoft AJ, Bahat G, Bauer J, et al. Sarcopenia: revised European consensus on definition and diagnosis. Age Ageing. 2019;48:16–31.

[67] Cruz-Jentoft AJ, Kiesswetter E, Drey M, Sieber CC. Nutrition, frailty, and sarcopenia. Aging Clin Exp Res. 2017;29:43–48.

[68] De Man F, Barazoni R, Garel P, et al. Towards optimaö nutritional care for all: A multi-disciplinary patient centred approach to a complex challenge. Clin Nutr. 2020;39:1309–1314.

[69] Volkert D, Beck AM, Cederholm T, et al. ESPEN guideline on clinical nutrition and hydration in geriatrics. Clin Nutr. 2019;38:10–47.

[70] Sieber CC. Malnutrition and sarcopenia. Aging Clin Exp Res. 2019;31:793–798.

[71] Aranjo de Carvalho I, Martin FC, Cesari M, et al. Operationalizing the concept of intrinsic capacity in clinical settings. WHO 2017 – htps://www.who.int/ageing/health-systems/clinical-consortium/CCHA2017-backgroundpaper-1.pdf (letzter Zugriff: 21.10.2021).

[72] Nestola T, Orlandini L, Beard JR, et al. COVID-19 and intrinsic capacity. J Nutr Health Aging. 2020;24:692–695.

3 Ernährung im Alter

Julia Wojzischke, Rebecca Diekmann, Jürgen M. Bauer

3.1 Gewichtsbereiche und Gewichtsempfehlungen für ältere Menschen

Gewichtsempfehlungen werden im Allgemeinen auf der Basis des *Body-Mass-Index* (BMI) gegeben. Dieser berücksichtigt das Verhältnis von Gewicht zu Größe und ergibt sich aus dem Quotienten von Körpergewicht geteilt durch Körpergröße zum Quadrat (kg/m^2). Eine Einteilung des BMI erfolgt anhand der WHO-Klassifikation in Unter-, Normal- und Übergewicht sowie Adipositas. Normalgewicht besteht demnach bei einem BMI von 18,5–25 kg/m^2. Untergewicht beginnt ab einem BMI < 18,5 kg/m^2, Übergewicht bei einem BMI von 25–30 kg/m^2 und Adipositas ab einem BMI ≥ 30 kg/m^2. Von Experten wird jedoch die Einführung von altersspezifischen Grenzwerten bei der BMI-Einteilung für notwendig erachtet (siehe Tab. 3.1).

Tab. 3.1: Allgemeine Gewichtsempfehlungen für ältere Menschen (> 65 Jahre).

BMI in kg/m^2	Bereich	Handlungsempfehlung
< 20	Untergewicht	– Gewichtszunahme – Optimierung der Energie- und Proteinzufuhr – orale Nahrungssupplemente bei Bedarf
20–30	Normalgewicht	– Gewicht halten – optimierte Proteinzufuhr
> 30	Adipositas	– optimierte Proteinzufuhr – Empfehlung zur Gewichtsreduktion zurückhaltend stellen und individuell abwägen – Gewichtsreduktion nur in Kombination mit professioneller Bewegungstherapie

Abkürzungen: BMI = *Body Mass Index*

Der WHO-Klassifizierung liegt ein nachgewiesenes erhöhtes Gesundheits- und Sterblichkeitsrisiko bei BMI-Werten im Bereich von Unter- und Übergewicht sowie bei Adipositas zugrunde [1]. Bei älteren Menschen gilt diese Beobachtung im Prinzip ebenfalls. Es findet sich jedoch eine zunehmende wissenschaftliche Evidenz, dass die Schwellenwerte für das Auftreten von Krankheiten und für eine erhöhte Sterblichkeit im Alter im Vergleich zu jüngeren Erwachsenen verschoben sind. Bei untergewichtigen Senioren wurde eine erhöhte Sterblichkeitsrate bereits für einen BMI von 20 kg/m^2 nachgewiesen. 2006 wurde daher die empfohlene Untergrenze des Normalgewichts

https://doi.org/10.1515/9783110697650-003

von der Europäischen Gesellschaft für klinische Ernährung und Stoffwechsel (ESPEN) für ältere Menschen von 18,5 auf zumindest 20 kg/m² angehoben [2].

Bezüglich Übergewicht und Adipositas zeigen repräsentative Daten für Deutschland einen Anstieg der Prävalenz mit zunehmendem Lebensalter. Die höchste Prävalenz von Übergewicht und Adipositas (BMI ≥ 25 kg/m²) besteht mit 83,9 % bei den Männern in der Gruppe der 60–69-Jährigen und bei Frauen mit 80,3 % in der Gruppe der 70–79-Jährigen [3]. Bezüglich der WHO-Einteilung wurde für ältere Erwachsene auch hinsichtlich der Schwellenwerte für Übergewicht und Adipositas ein Anpassungsbedarf festgestellt. Es besteht hiernach die geringste Sterblichkeitsrate im BMI-Bereich von 20–30 kg/m² [4]. Für eine Gewichtsempfehlung sollte nicht nur das Sterblichkeitsrisiko, sondern auch die körperliche Funktionalität Berücksichtigung finden. Die körperliche Funktionalität ist bei älteren Menschen eine wichtige Determinante für die Aufrechterhaltung von Selbständigkeit und die Vermeidung von Pflegebedürftigkeit. Sie steht ebenfalls mit dem BMI im Zusammenhang. Die wenigsten Funktionseinschränkungen bestehen demnach bei zu Hause lebenden Senioren bei einem BMI zwischen 25–30 kg/m² [5]. 200 Pflegeheimbewohner in Nürnberg wiesen über einen Zeitraum von 12 Monaten in der Gruppe der Adipösen (BMI ≥ 30 kg/m²) keine Veränderung der körperlichen Funktionalität auf, wohingegen für die normalgewichtigen (BMI 20–30 kg/m²) Pflegeheimbewohner eine Abnahme der körperlichen Funktionalität beobachtet werden konnte [6]. Diese Beobachtungen legen eine sehr differenzierte Empfehlung bezüglich des Normalgewichtbereichs im höheren Lebensalter nahe.

3.1.1 Gewichtsreduktion im Alter

Im Alter Gewicht zu verlieren, ist mit deutlichen Risiken verbunden. Studien belegen eine erhöhte Sterblichkeitsrate bei Senioren mit vorangegangenem Gewichtsverlust. Ein stabiles Gewicht oder eine Gewichtszunahme sind hingegen mit einem niedrigeren Sterblichkeitsrisiko assoziiert [7]. Für Einschränkungen der körperlichen Funktionalität konnte der gleiche Effekt beobachtet werden. So war ein Gewichtsverlust bei älteren Menschen mit der Entwicklung von Funktionsbeeinträchtigungen wie zum Beispiel dem erschwerten Steigen von Treppenstufen oder einer Beeinträchtigung des Gehens verbunden, wohingegen ein stabiles Gewicht oder eine Gewichtszunahme die Funktionalität nicht beeinträchtigten. Ursächlich für den Funktionsverlust ist die Abnahme von Muskelmasse. Im Gegensatz zu jüngeren Erwachsenen geht die Gewichtsabnahme beim älteren Mensch mit einem bevorzugten Muskelmassenverlust einher, der in der Folge häufig nur schwer auszugleichen ist. Das Vorliegen von Adipositas im Alter ist ebenfalls mit einem hohen Risiko für negative Gesundheitsereignisse wie einem beschleunigten funktionellen Abbau, Stürzen, Frailty, kardiovaskulären Erkrankungen und einer erhöhten Mortalität verbunden. Jedoch empfiehlt die europäische Fachgesellschaft ESPEN eine Gewichtsreduktion bei älteren Menschen (BMI 25–30 kg/m²)

ganz zu vermeiden, da in diesem Gewichtsbereich die Nachteile einer Gewichtsreduktion gegenüber den Vorteilen überwiegen. Ab einem BMI von über 30 kg/m² kann eine
Gewichtsreduktion erwogen werden, wenn sie unter bewegungs- und ernährungsthe-
rapeutischer Begleitung erfolgt. Von einer alleinigen Gewichtsreduktion ohne Bewe-
gungs- und Ernährungsmonitoring sollte abgesehen werden [2]. Die Entscheidung für
eine Gewichtsabnahme sollte immer individuell und nur nach ausführlicher Abwägung aller Vor- und Nachteile erfolgen. Ein spezifischer individueller Nutzen sollte die
Basis für eine diesbezügliche Empfehlung darstellen. Diese sollte niemals allein aufgrund der Betrachtung des BMI erfolgen, da auch bei einer Gewichtsabnahme bei einem BMI von über 30 kg/m² die Nachteile gegenüber den Vorteilen im Einzelfall überwiegen können. Erfolgt die Entscheidung für eine Gewichtsabnahme, so sollte diese
nur unter engmaschiger, professioneller Betreuung und in Kombination mit einer al-
tersangepassten Bewegungstherapie aus Kraft- und Ausdauertraining erfolgen. Außerdem wird eine ernährungstherapeutische Anbindung empfohlen, um eine adäquate
Proteinzufuhr und Nährstoffqualität zu gewährleisten [9].

Ein spezielles Augenmerk sollte insbesondere im höheren Lebensalter auf das
sogenannte Gewichts-Cycling gerichtet werden, bei dem es zu Gewichtsschwankun-
gen durch zyklisch aufeinander folgende Phasen von Gewichtsabnahmen und Ge-
wichtszunahmen kommt. Über einen längeren Zeitverlauf kommt es auf diese Weise
zu einem Verlust an Muskelmasse. Zusammenfassend ist festzustellen, dass ein Gewichtsverlust und ein Gewichts-Cycling bei älteren Menschen bedeutende Einflussfaktoren für die Entwicklung von Funktionsbeeinträchtigungen darstellen und deshalb vermieden werden sollten [8]. Dieser negative Effekt tritt dabei unabhängig vom
Ausgangsgewicht und vom Vorhandensein von Erkrankungen auf. Ob ein Gewichtsverlust gewollt oder ungewollt erfolgte, kann in den vorliegenden Studien meist
nicht klar differenziert werden.

3.2 Energie- und Nährstoffbedarf

3.2.1 Energiebedarf

Der tägliche Energiebedarf nimmt mit dem Alter im Vergleich zu jüngeren Erwachsenen ab. Er setzt sich aus dem täglichen Grund- und Aktivitätsumsatz zusammen. Als
Grundumsatz wird der Energieverbrauch des Körpers bei völliger Ruhe bezeichnet.
Er sinkt mit dem Alter von ursprünglich 25 kcal/kg Körpergewicht (KG) auf 20 kcal
pro kg Körpergewicht aufgrund einer veränderten Körperzusammensetzung (Abnahme der Muskelmasse, Zunahme der Fettmasse). Häufig ist im Alter jedoch zudem
auch der tägliche Aktivitätsumsatz verringert. Der Aktivitätsumsatz bezeichnet die
Energie, die durch körperliche Aktivität wie beispielsweise Sitzen, Gehen, Haus-
arbeit, berufliche Tätigkeit oder Sport verbraucht wird. Mit zunehmendem Alter
kommt es zu einer ruhigeren Lebensweise. Als Richtwert für den täglichen Energie-

bedarf kann je nach dem Aktivitätsumfang mit einer Kalorienzufuhr von 25–30 kcal/ kg Körpergewicht (KG) kalkuliert werden (siehe Tab. 3.2).

Bei großer körperlicher Aktivität, z. B. ausgeprägten sportlichen Aktivitäten oder bei Hyperaktivität im Rahmen einer Demenz kann der Energiebedarf auf 35–40 kcal/ kg KG steigen. Um den Erfordernissen bei Untergewicht (BMI < 20 kg/m²) gerecht zu werden, sollte die Energiezufuhr angemessen über den Grund- plus Aktivitätsumsatz liegen, ohne die Patienten zu überfordern [11].

Tab. 3.2: Richtwerte für die Energie- und Flüssigkeitszufuhr älterer Menschen (> 65 Jahre), (nach [10]).

	Richtwerte zur Berechnung des Bedarfs
Flüssigkeitszufuhr	30 ml/kg KG/Tag
Energiezufuhr gesunde Senioren	
geringe Mobilität (innerhalb der Wohnung, mit und ohne Hilfsmittel)	22 kcal/kg KG/Tag
mäßige Mobilität (außerhalb der Wohnung, mit Hilfsmitteln)	25 kcal/kg KG/Tag
gute Mobilität (normale Aktivität, ohne Hilfsmittel)	30 kcal/kg KG/Tag
gute Mobilität und viel Bewegung (sportlich aktiv)	35 kcal/kg KG/Tag
Energiezufuhr für Senioren mit akuten oder chronischen Erkrankungen	Mehrbedarf möglich, in Abhängigkeit der Erkrankung
KG: Körpergewicht	

3.2.2 Makronährstoff- und Flüssigkeitsbedarf

Die Empfehlung zur Makronährstoffzufuhr ist eng mit der Empfehlung zur Energiezufuhr verbunden. Die Zufuhrempfehlungen für Erwachsene werden von der Deutschen Gesellschaft für Ernährung (DGE) als prozentualer Anteil der Energiezufuhr angegeben. Die tägliche Kohlenhydratzufuhr soll > 50 % der täglichen Energiezufuhr, die Fettzufuhr 30 % betragen. Eine Besonderheit stellt beim älteren Menschen der Proteinbedarf dar. Er wird in Kap. 3.2.3 ausführlich erläutert [12].

Der Flüssigkeitsbedarf orientiert sich wie der Energiebedarf am Körpergewicht und kann mit der Formel 30 ml/kg KG berechnet werden [10]. Zur Flüssigkeitszufuhr zählen sowohl Getränke als auch die in festen Speisen enthaltenen Flüssigkeiten. Letztere liefern dem Körper täglich etwa einen Liter Flüssigkeit. Der Rest sollte über Getränke zugeführt werden. Als Richtwert kann eine Flüssigkeitszufuhr über Getränke von 1–1,5 Liter herangezogen werden. In besonderen Situationen wie bei Fieber oder Diarrhöen besteht ein erhöhter Bedarf: Pro 1° C > 37° C müssen 0,5–1 Liter zusätzlich gerechnet werden.

3.2.3 Proteinbedarf

Der Proteinbedarf von Erwachsenen wird von der WHO und der DGE unabhängig vom Lebensalter mit 0,8 g/kg KG pro Tag [12,13] angegeben. Für ältere Menschen mehren sich jedoch die Hinweise, dass bei ihnen ein höherer Proteinbedarf als bei jüngeren Erwachsenen besteht. So konnte gezeigt werden, dass bei Senioren eine höhere Menge Protein benötigt wird, um eine muskelanabole Wirkung zu erzielen. Aktuell wird eine Anhebung der Empfehlung für die Proteinzufuhr für ältere Menschen vor allem deshalb diskutiert, um einen Verlust an Muskelmasse und -kraft zu verhindern und die Funktionalität zu erhalten. Da ein Proteinmangel somit die Entstehung einer Sarkopenie und einer Osteoporose begünstigt, ist es wichtig Senioren mit der optimalen Menge an Protein zu versorgen. Vorteile einer höheren Proteinzufuhr sind bei Älteren mittlerweile in epidemiologischen und klinischen Studien belegt.

Im Kontext der Diskussion über die optimierte Proteinzufuhr kommt eine Gruppe aus internationalen Experten, die PROT-AGE-Gruppe, zu der Empfehlung einer täglichen Proteinzufuhr von 1,0–1,2 g Protein pro/kg KG für gesunde Senioren [12] (siehe Tab. 3.3).

Tab. 3.3: Empfehlungen für die Proteinzufuhr älterer Menschen (> 65 Jahre) (mod. nach [14]).

	PROT-AGE-Empfehlungen für Senioren	
stabile Stoffwechsellage	ca. 1,0–1,2 g/kg KG/Tag	
akute oder chronische Erkrankungen	ca. 1,0–1,5 g/kg KG/Tag	
Hämodialyse	> 1,2 g/kg KG[†]/Tag oder 1,5 g/kg KG[†]/Tag, wenn realisierbar[‡]	
Peritonealdialyse	> 1,2 g/kg KG[†]/Tag oder 1,5 g/kg KG[†]/Tag, wenn realisierbar[‡]	
nicht-dialysepflichtige Niereninsuffizienz	Schwere NI, GFR < 30[1]	eingeschränkte Proteinzufuhr 0,8 g/kg KG[†]/Tag
	moderate NI, 30 < GFR < 60	Protein > 0,8 g/kg KG[†]/Tag ist sicher (GFR 2 × pro Jahr kontrollieren)
	milde NI, GFR > 60	Proteinzufuhr nach Bedarf erhöhen

KG: Körpergewicht; NI: Niereninsuffizienz; GFR: glomeruläre Filtrationsrate.
[1] GFR in ml/min/1,73 m^2
[†] Empfehlungen basieren auf dem Idealgewicht
[‡] Prospektive Studien bezüglich dieser hohen Proteinzufuhr bei älteren Patienten unter Hämo- oder Peritonealdialyse sind nicht verfügbar

Im Falle von Komorbiditäten durch akute oder chronische Erkrankungen ist der Proteinbedarf unter Umständen erhöht. Für diese Seniorengruppe kann die Proteinzufuhr auf bis zu 1,5 g/kg KG angehoben werden. Eine Besonderheit für die Proteinzufuhr stellt das Vorliegen einer Niereninsuffizienz dar. Bei Patienten mit Niereninsuffizienz muss die Proteinzufuhr an den Grad der Nierenleistung angepasst werden. Bei Patienten mit fortgeschrittener chronischer Niereninsuffizienz (GFR < 30 ml/min) wird eine Zufuhr von maximal 0,6–0,8 g/kg KG empfohlen. Mit Beginn der Dialyse steigt der Bedarf an und sollte auf 1,2 g/kg KG angehoben werden. Diese Empfehlungen entsprechen den Empfehlungen der International Society of Renal Nutrition and Metabolism [15].

Die Frage nach der optimierten Proteinversorgung beinhaltet neben der Festlegung der optimalen Proteinzufuhr auch die Frage nach der optimalen Proteinqualität und der optimalen Proteinmenge pro Mahlzeit, um eine bestmögliche Verwertung des zugeführten Proteins zu gewährleisten. Eine Möglichkeit die Proteinqualität zu messen, ist die Einteilung von Proteinen nach ihrer biologischen Wertigkeit. Je mehr die Aminosäurezusammensetzung des Proteins der von körpereigenen Proteinen ähnelt, desto effizienter lässt sich das konsumierte Protein nutzen und in körpereigenes Protein umbauen und desto höher ist die biologische Wertigkeit des Proteins angegeben. Häufig sind hierbei die essentiellen Aminosäuren der bestimmende Faktor. Der Referenzwert der biologischen Wertigkeit liegt bei einem Wert von 100 und basiert auf der Aminosäurezusammensetzung des Volleis. Durch Kombination geeigneter Lebensmittel kann eine biologische Wertigkeit von über 100 erreicht werden.

Auch der Resorptionsgeschwindigkeit von Proteinen scheint eine besondere Bedeutung für die Muskelproteinsynthese zuzukommen. Proteine mit ähnlicher Aminosäurezusammensetzung lassen sich auf Basis ihrer Resorptionsgeschwindigkeit in „schnelle" und „langsame" Proteine unterteilen. Der Verzehr von „schnellen" Proteinen führt zu einem raschen Anstieg der Plasmaspiegel der Aminosäuren, wohingegen für „langsame" Proteine ein deutlich langsamerer Anstieg beobachtet wird. Molkeproteine, die zu den „schnellen" Proteinen zählen, führten unter Studienbedingungen zu einer stärkeren Stimulation der postprandialen Muskelsynthese als Casein, welches ein Vertreter der „langsamen" Proteine ist.

Des Weiteren spielt die verzehrte Proteinmenge pro Mahlzeit und die Verteilung der Proteinaufnahme über den Tag eine Rolle für die Verwertung von Protein. Da ältere Menschen postprandial eine höhere anabole Schwelle für die maximale Muskelsynthese aufweisen als jüngere Erwachsene, wird als möglicher Ansatz die Steigerung der Proteinaufnahme auf 25–30 g pro Hauptmahlzeit diskutiert. Während in mehreren Studien die möglichst gleichmäßige Verteilung der Proteinzufuhr auf die drei Hauptmahlzeiten empfohlen wird, konnten in anderen Studien Vorteile für das sogenannte *Pulse-feeding* beobachtet werden. Hierbei wird eine Hauptproteinmahlzeit am Mittag eingenommen [14]. Empfehlungen für die Verteilung der Proteinaufnahme können derzeit aufgrund der noch widersprüchlichen Studienlage noch nicht endgültig formuliert werden.

3.2.4 Mikronährstoffbedarf

Der Mikronährstoffbedarf verändert sich mit zunehmendem Alter kaum. Es gelten die gleichen Zufuhrempfehlungen wie für jüngere Erwachsene [10]. In Deutschland werden die Zufuhrempfehlungen von der DGE herausgegeben. Sie sind im Übersichtswerk D-A-CH-Referenzwerte nachzulesen oder auf der Internetseite der DGE abrufbar. Mikronährstoffdefizite treten nicht zwangsläufig mit einem Mangel an Energiezufuhr zusammen auf. So können auch vermeintlich gut genährte Senioren einen Mangel eines oder mehrerer Mikronährstoffe aufweisen. Auch bei einer ausgewogenen Ernährung mit hoher Nährstoffdichte sind Mikronährstoffdefizite nicht auszuschließen. Von einer pauschalen Einnahme von Mineralstoff- oder Multivitaminpräparaten sollte jedoch abgeraten werden. Bei Auftreten von Mikronährstoffdefiziten sollte eine Umstellung auf eine ausgewogene nährstoffreiche Kost und eine gezielte Substitution erfolgen. Am häufigsten werden bei Senioren Defizite an Vitamin D, Vitamin B12 und Folsäure beobachtet.

Der Vitamin D-Mangel ist unter älteren Menschen besonders weit verbreitet. Die Vitamin D-Spiegel hängen unter anderem auch von der dermalen Synthese ab. Diese nimmt bei älteren Menschen in der Regel deutlich ab. Zudem weist ein Teil der Senioren eine erniedrigte Sonnenlichtexposition auf. Besonders gefährdet hinsichtlich eines Vitamin D-Mangels sind dabei institutionalisierte und kranke Senioren, die sich nicht mehr täglich im Freien aufhalten. Tritt ein Vitamin D-Mangel auf, ist in der Regel eine orale Substitution in Form von Cholecalciferol ausreichend. Nach den Leitlinien des Dachverbandes Osteologie (DVO) sollte ein Zielwert von > 50 nmol/l (> 20 ng/ml) angestrebt werden. Bei fortgeschrittener Niereninsuffizienz erfolgt die Umwandlung von Cholecalciferol in das metabolisch aktive 1,25(OH)2-Vitamin D3 (Calcitriol) nur unzureichend. In diesem Fall wird die Gabe von Calcitriol oder der Kombination von Cholecalciferol und Calcitriol empfohlen. Eine Substitutionstherapie mit Vitamin D sollte nur dann erfolgen, wenn Kontraindikationen wie das Vorliegen einer Hyperkalziämie und einer Sarkoidose ausgeschlossen sind [16]. Die Therapie des Vitamin B12-Mangels erfolgt in der Mehrzahl der Fälle parenteral. Die Folsäuresubstitution kann auf oralem Wege erfolgen.

3.3 Mangelernährung

Eine gesunde Ernährung ist häufig ein Indikator für Gesundheit im Alter. Zahlreiche Faktoren tragen jedoch im Alter dazu bei, dass die Ernährung bzw. die Zufuhr von Nahrung unzureichend sind. Betrachtet man geriatrische Patienten, so zeichnen sie sich nicht allein durch ihr fortgeschrittenes Lebensalter aus. Bei Ihnen wird häufig die geriatrietypische Multimorbidität beobachtet. Zudem leiden diese älteren Patienten häufig unter Beeinträchtigungen des seelischen und sozialen Gleichgewichtes, die zu einer verminderten Alltagsbewältigung führen können. Insgesamt ist bei dieser Patientengruppe eine reduzierte adaptive und regenerative Kapazität zu beobachten. Diese wirkt sich auch auf die Ernährungssituation und den Ernährungsstatus aus und kann mit schweren Ernährungsdefiziten einhergehen. Insbesondere bei Vorliegen einer Multimorbidität besteht ein hohes Risiko, begünstigt unter anderem durch Polypharmazie, katabole Stoffwechseleffekte und eine verminderte Nahrungsaufnahme, eine progrediente Mangelernährung zu entwickeln [10].

Entgegen der Annahme, dass Mangelernährung vornehmlich eine Besonderheit der dritten Welt sei, konnte in den letzten Jahren in zahlreiche Studien gezeigt werden, dass dieses Thema ebenso die westliche Welt betrifft. Besonders unter älteren Menschen ist die Mangelernährung weit verbreitet. Mangelernährte Senioren stellen dabei eine besondere Risikogruppe dar.

3.3.1 Prävalenz von Mangelernährung im Alter

In einer deutschlandweiten Untersuchung zur Prävalenz von Mangelernährung im Krankenhaus konnte gezeigt werden, dass ein erhöhtes Alter mit einem erhöhten Risiko für die Entwicklung einer Mangelernährung einhergeht. In insgesamt 13 Krankenhäusern war jeder dritte bis vierte Patient von Mangelernährung betroffen oder wies zumindest ein diesbezüglich erhöhtes Risiko auf. Mit einer Prävalenz von 60 % waren geriatrische Patienten besonders häufig betroffen. Der Anteil lag bei ihnen höher als in jeder anderen untersuchten Fachrichtung [17]. Jedoch weisen nicht nur Senioren, die in einem Krankenhaus behandelt werden, einen erhöhten Anteil an Mangelernährung oder ein diesbezüglich erhöhtes Risiko auf. So wurde anhand des *Mini Nutritional Assessment* (MNA) die Ernährungssituation von über 65-jährigen Senioren in unterschiedlichen Lebenssituationen bewertet. Ältere Menschen im Pflegeheim und zu Hause lebende Senioren sind ebenfalls von Mangelernährung betroffen. Bei bis zu über 60 % der Senioren in einem Pflegeheim konnte eine manifeste Mangelernährung oder ein diesbezügliches Risiko beobachtet werden. Der Anteil der Senioren im Privathaushalt ist mit etwa 4 % deutlich geringer. Da diese Gruppe die in absoluten Zahlen größte Population mit Mangelernährung darstellt, darf der ambulante Bereich keinesfalls vernachlässigt werden [18].

3.3.2 Folgen von Mangelernährung im Alter

Mangelernährung ist ein unabhängiger Risikofaktor, der die Lebenserwartung, die Funktionalität sowie den klinischen Verlauf von Erkrankungen negativ beeinflusst (siehe Abb. 3.1). So kommt es unter anderem zu Einbußen der körperlichen Funktionalität und damit unter Umständen zum Verlust der Selbständigkeit und dem Eintreten von Pflegebedürftigkeit. Die Lebensqualität ist bei Mangelernährung ebenfalls re-

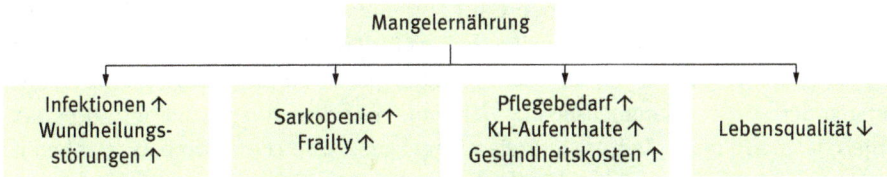

Abb. 3.1: Folgen von Mangelernährung (modifiziert nach [19]).

duziert. Mangelernährung ist hinsichtlich seiner Ursachen als Syndrom zu betrachten, das, wenn es erkannt wird, in vielen Fällen effektiv behandelt werden kann [19].

3.3.2.1 Lebenserwartung

Es ist gut belegt, dass eine Gewichtsabnahme bei älteren Menschen mit einem erhöhten Sterblichkeitsrisiko assoziiert ist. Dies wurde auch bei gesunden, zu Hause lebenden Senioren beobachtet, die keine malignen Grunderkrankungen aufwiesen [7]. Ebenfalls gut belegt ist, dass eine manifeste Mangelernährung mit einer erhöhten Sterblichkeitsrate im Krankenhaus und nach Entlassung einhergeht [20]. In einer deutschen Studie diente der Phasenwinkel der bioelektrischen Impedanzanalyse als Indikator für den Ernährungs- und Allgemeinzustand. Er war bei stationär aufgenommenen Patienten negativ mit deren Sterblichkeit assoziiert [21].

3.3.2.2 Klinischer Verlauf bei Erkrankungen

Die Fähigkeit zur Anpassung an Krankheits- und Stresssituationen ist bei älteren Menschen verringert. Tritt bei ihnen eine Mangelernährung auf, weisen sie eine zusätzlich erhöhte Anfälligkeit für Infekte auf. Im Erkrankungsfall ist bei ihnen im Vergleich zu Senioren ohne Mangelernährung die Rekonvaleszenzzeit verlängert. Bei stationär behandelten älteren Patienten ist der Aufenthalt prolongiert und es treten signifikant häufiger Komplikationen wie Wundheilungsstörungen oder Dekubitalulcera auf. Die Rehospitalisierungsrate ist ebenfalls erhöht [20].

3.3.2.3 Funktionalität

Eigenständigkeit und soziale Teilhabe sind wesentliche Faktoren für die Lebensqualität älterer Menschen. Für ihre Aufrechterhaltung kommt der körperlichen Funktionalität eine maßgebliche Bedeutung zu. Ein guter Ernährungszustand ist wiederrum eng mit einer guten körperlichen Funktionalität verbunden. Treten Ernährungsdefizite auf, wirken sich diese negativ auf die Funktionalität aus. Im Falle einer Mangelernährung geht die reduzierte Funktionalität vor allem auf einen Verlust an Skelettmuskelmasse und den begleitenden Verlust von Muskelkraft zurück. Einschränkungen der Funktionalität können den Gang, die Balance und die Mobilität betreffen. Sind diese beeinträchtigt, besteht ein erhöhtes Risiko pflegebedürftig zu werden [22].

Im Laufe des Alterungsprozesses kommt es per se zu physiologischen Veränderungen der Körperzusammensetzung. Mit zunehmendem Alter steigt der Körperfettanteil, während der Anteil der fettfreien Masse sinkt [23]. Dieser Umbau setzt bereits ab dem 30. Lebensjahr ein und bedeutet ab dem 70. Lebensjahr einen Verlust von durchschnittlich 1 % Skelettmuskulatur in jedem weiteren Lebensjahr. Das Auftreten einer Mangelernährung verstärkt diesen altersphysiologischen Effekt durch eine defizitäre Versorgung mit Energie und Protein [24]. Ein Energiedefizit führt dazu, dass das aufgenommene Protein nicht für den Muskelerhalt zur Verfügung steht, sondern dem Energiestoffwechsel zugeführt wird. Zudem greift der Organismus zur Deckung des Aminosäurebedarfs auf das Proteinreservoir des Muskels zurück. Besonders kritisch ist diese Veränderung zu sehen, da es im Alter schwerer gelingt Gewicht und Muskelmasse zurückzugewinnen als in jüngeren Jahren [25]. Eine anhaltende Mangelernährung führt zu einem erhöhten Sturz- und Frakturrisiko.

Kommt es im Zeitverlauf zu besonders ausgeprägten, nachteiligen Muskelveränderungen und gehen diese Veränderungen mit Muskelschwäche einher, wird dieses Phänomen als Sarkopenie bezeichnet. Definiert wird die Sarkopenie im Konsensus der europäischen Arbeitsgruppe EWGSOP (European Working Group on Sarcopenia in Older People) mehrerer Fachgesellschaften. Ältere Menschen mit einem Risiko für eine Sarkopenie können mit dem SARC-F-Fragebogen oder anhand der klinischen Einschätzung identifiziert werden. Eine Sarkopenie liegt dann vor, wenn die Muskelkraft erniedrigt ist und zeitgleich die Muskelquantität oder die Muskelqualität vermindert ist. Die Muskelkraft kann mit der Handkraftmessung oder dem Aufstehtest („sit to stand test" bzw. „chair rise test") gemessen werden. Die Muskelquantität und -qualität sollte, wenn möglich mit der *Dual-Energy-X-Ray*-Absorptiometrie (DEXA) bestimmt werden. Ist dieses Verfahren nicht verfügbar, kann insbesondere im ambulanten Bereich die weniger genaue BIA eingesetzt werden. Die Einteilung des Schweregrades der Sarkopenie wird anhand der Funktionalität vorgenommen. Zur Beurteilung der Funktionalität kann die Gehgeschwindigkeit, die *Short Physical Performance Battery*, der *Timed-Up & Go* Test oder der 400 m Gehtest herangezogen werden [26]. Sarkopenie ist bei älteren Menschen mit negativen klinischen Folgen wie etwa die Gefährdung durch Stürze und Frakturen und dem Auftreten von Frailty (Gebrechlichkeit) assoziiert. Bei Patienten, die von Mangelernährung betroffen sind und bei denen eine Sarkopenie oder Frailty vorliegt, können sich die einzelnen Syndrome wechselseitig verstärken und einen Teufelskreis bilden, der wiederum zu einer reduzierten Funktionalität führt [22].

3.3.3 Risikofaktoren für Mangelernährung im Alter

Mangelernährung entsteht bei älteren Menschen in erster Linie als Folge unzureichender Nahrungsaufnahme und seltener als Folge eines erhöhten Nährstoffbedarfs oder durch Malassimilationszustände (Maldigestion und Malabsorption). Zu ihrer Entwicklung tragen zum einen mit dem Alterungsprozess einhergehende physiologische Veränderungen und zum anderen pathologische Veränderung bei. Auch das Eintreten von belastenden Lebensereignissen kann an der Entstehung einer Mangelernährung beteiligt sein [10]. In der Mehrzahl aller Fälle ist die Genese der Mangelernährung multifaktoriell (siehe Abb. 3.2). Sie soll im Folgenden differenziert dargestellt werden.

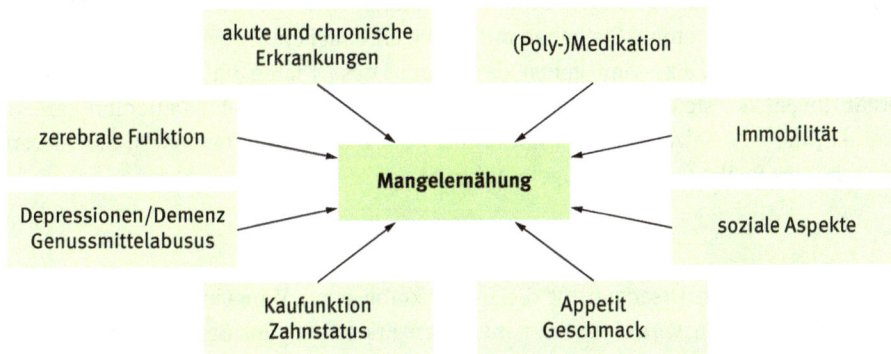

Abb. 3.2: Risikofaktoren für Mangelernährung (modifiziert nach [19]).

3.3.3.1 Altersanorexie

Mit zunehmendem Alter tritt häufig eine Abnahme des Energiebedarfs auf (bereits beschrieben in Kap. 3.2.1). Diese Veränderung geht weitestgehend auf die Abnahme der körperlichen Aktivität zurück und geht bei älteren Menschen sehr häufig mit der Abnahme der Nahrungsaufnahme einher. Der Bedarf an Protein sowie an Mikronährstoffen sinkt mit zunehmendem Alter jedoch nicht. Erfolgt bei einer Abnahme der Nahrungszufuhr keine diesbezügliche Anpassung, besteht die Gefahr eines Protein- und Mikronährstoffmangels. Aus diesem Grund sollte bei älteren Menschen immer die Zufuhrmenge an Protein berechnet werden. Neben der Abnahme des Energiebedarfs können auch das Nachlassen von Appetit und Durst zu einer verminderten Nahrungsaufnahme führen. Aus Angst vor Inkontinenz oder unpassenden Toilettengängen, z. B. in der Nacht oder während Aktivitäten außer Haus, erfolgt häufig bewusst ein Verzicht auf das Trinken oder Essen. Eine Obstipation kann die Inappetenz ebenfalls begünstigen [27].

Des Weiteren treten im Alter hormonelle Veränderungen auf, die mit einer Abnahme der Nahrungsaufnahme einhergehen, indem sie Hunger und Sättigung beeinflussen. Hormonelle orexigene Transmitter wie Ghrelin und zentrale Transmitter wie Opioide und Cannabinoide sind für die Entstehung von Appetit verantwortlich. Hier lassen sich im Alter deutliche Veränderungen beobachten [28]. Bei älteren Menschen konnte beim Verzehr einer Mahlzeit beobachtet werden, dass das Sättigungsgefühl während des Verzehrs einer Mahlzeit frühzeitiger einsetzt und nach beenden der Mahlzeit länger anhält. Auch Veränderungen von Sinneswahrnehmungen können zur Entwicklung einer Mangelernährung beitragen. Auch aufgrund eines reduzierten Geschmacks- und Geruchsempfindens können Appetit und Nahrungsaufnahme vermindert sein.

3.3.3.2 Diätvorschriften
Von restriktiven und unnötigen Diätempfehlungen sollte bei älteren Menschen Abstand genommen werden. Sie gehen mit einem erheblichen Eingriff in die Lebensmittelauswahl einher. Experten gehen davon aus, dass Diäten im Alter das Mangelernährungsrisiko steigern können. In einer Studie konnte dies für Patienten gezeigt werden, die eine salzarme, cholesterinarme oder Diabetesdiät befolgten. Sie wiesen ein erhöhtes Risiko für eine Mangelernährung auf [29].

3.3.3.3 Krankheit und Multimorbidität
Zu den wichtigsten Ursachen für die Entwicklung einer Mangelernährung im Alter zählt das Auftreten von einer oder mehreren Erkrankungen. Beispielsweise ist im akuten Geschehen einer Lungenentzündung die Nahrungsaufnahme häufig deutlich vermindert. Kann das entstandene Ernährungsdefizit in der Folge nicht aufgeholt werden und kommt in der Folge ein weiteres Krankheitsgeschehen hinzu, ist die Entwicklung einer Mangelernährung deutlich begünstigt. Vor allem chronisch-entzündliche Erkrankungen und Schmerzen bedeuten oftmals ein hohes Risiko für eine Mangelernährung, da sie häufig mit einem reduzierten Appetit einhergehen. Ein erhöhter Energiebedarf liegt bei Erkrankungen mit Fieber, bei Sepsis oder bei manifester Hyperthyreose vor.

3.3.3.4 Therapie- und Behandlungsfolgen
Eine Abnahme der Nahrungsaufnahme tritt im Alter sehr häufig als Folge einer Polypharmazie [30] auf. Die Einnahme von fünf oder mehr Medikamenten ist eng mit einer verminderten Nahrungsaufnahme und dem Risiko für die Entwicklung einer Mangelernährung assoziiert.

3.3.3.5 Krankenhausaufenthalt
Die Aufnahme in ein Krankenhaus stellt einen wesentlichen Risikofaktor für die Entwicklung einer Mangelernährung dar. Während des Krankenhausaufenthaltes entstehen immer wieder teils prolongierte Nüchternphasen, insbesondere im Kontext von

diagnostischen und therapeutischen Maßnahmen. In deutschen Krankenhäusern sind 30 bis 80 % der Patienten auf internistischen und chirurgischen Stationen von einem progredienten Gewichtsverlust während des stationären Aufenthaltes betroffen [31]. Darüber hinaus tragen unangenehme Gerüche, unruhige Mitpatienten, Ablehnung des Krankenhausessens, unzureichende pflegerische Unterstützung und Störungen während des Essens zu einer unzureichenden Nahrungsaufnahme bei.

3.3.3.6 Demenz, Depression und Sucht

Ältere Menschen, die an Demenz oder Depressionen erkrankt sind, weisen ein erhöhtes Risiko für die Entwicklung einer Mangelernährung auf. Für Patienten mit Demenz ließ sich bei Vorliegen einer Mangelernährung eine Verminderung der Lebenserwartung nachweisen. Als Folge motorischer Unruhe kann zudem der Energiebedarf erhöht sein. Depressive Erkrankungen gehen häufig mit typischen Symptomen wie Antriebslosigkeit und Appetitverlust einher und sind bei älteren Menschen häufig mit einem Gewichtsverlust assoziiert. Auch Suchterkrankungen können mit einer Mangelernährung einhergehen und sollten auch bei älteren Menschen nicht außer Acht gelassen werden.

3.3.3.7 Funktionalität und Sozioökonomie

Einschränkungen, die die körperliche Funktionalität und sozioökonomische Aspekte betreffen, können sich in erheblichem Maße auf die Ernährungssituation der Betroffenen auswirken. Sind Mobilität und Motorik eingeschränkt, führt dies dazu, dass Einkäufe nicht mehr selbst getätigt werden und Speisen nicht mehr zubereitet werden können [32]. Schlechtsitzende Zahnprothesen können dazu führen, dass bestimmte Lebensmittel aus dem Speiseplan entfallen müssen und gegebenenfalls gar nicht oder durch minderwertigere Lebensmittel ersetzt werden [33]. Schluckstörungen treten häufig in Folge eines Schlaganfalls, einer Demenz oder eines M. Parkinson auf, werden jedoch häufig erst spät erkannt. Sozioökonomische Faktoren wie Armut oder ein niedriges Bildungsniveau können ebenfalls zur Entwicklung einer Mangelernährung beitragen. Auch tiefschneidende Ereignisse wie der Umzug in ein Seniorenheim oder der Verlust des Partners wirken sich oftmals negativ auf die Nahrungsaufnahme aus [30].

3.3.4 Erkennen von Mangelernährung

Die Mangelernährung ist wie bereits beschrieben bei älteren Menschen weit verbreitet. Deshalb wird beim ersten Kontakt mit älteren Patienten empfohlen, den Ernährungsstatus und das Risiko für eine Mangelernährung zu beurteilen. Inhaltlich sollten Fragen nach der Gewichtsentwicklung und dem Appetit sowie nach der Nahrungsaufnahme berücksichtigt werden. Es sollte für jeden Patienten die Bestimmung des BMI erfolgen und unter Umständen ein Screening zum Mangelernährungsrisiko durchgeführt werden. Im Folgenden werden die wichtigsten diesbezüglichen Instrumente vorgestellt.

3.3.4.1 Anamnese, Anthropometrie und körperliche Untersuchung

Hinweise auf eine Mangelernährung ergeben sich bereits durch eine sorgfältige Anamnese. Bei älteren Menschen sollte auch berücksichtigt werden, dass es zu falschen Angaben aufgrund von Erinnerungsverlusten kommen kann. Liegen Gedächtnisstörungen vor oder ist sich der Patient hinsichtlich seiner Angaben sehr unsicher, müssen Angehörige und/oder andere Bezugspersonen in die Anamnese einbezogen werden [34]. Einen ersten Anhaltspunkt zur Beurteilung des Ernährungsstatus liefert der BMI. Anhand diesem erfolgt die Einordnung in Normal-, Unter- und Übergewicht bzw. Adipositas [1]. Untergewicht besteht bei älteren Menschen ab einem BMI < 20 kg/m². Als normalgewichtig werden ältere Menschen bei einem BMI zwischen 20–30 kg/m² bezeichnet, während Adipositas ab einem BMI von 30 kg/m² besteht. Das Körpergewicht und die Körpergröße werden optimaler Weise direkt gemessen. Falls dies nicht möglich ist, können beide Werte auch erfragt werden. Es gilt allerdings zu beachten, dass es zu Fehleinschätzungen kommen kann. Patienten, die nicht auf eine Waage mobilisiert werden können, können mit einer Sitzwaage gemessen werden. Die Körpergröße kann bei Patienten, die nicht stehen können anhand der Länge des Unterschenkels anhand von speziellen Formeln hochgerechnet werden. Für bein- oder armamputierte Patienten gibt es spezielle Umrechnungstabellen, mit denen sich das Gewicht schätzen und anschließend der BMI berechnen lassen.

Über den BMI hinaus sollte nach Möglichkeit der individuelle Gewichtsverlauf erfasst werden, da ein signifikanter Gewichtsverlust bei älteren Menschen entscheidend für die Diagnose einer Mangelernährung und dessen Folgen sein kann. Patienten mit einem Gewichtsverlust, die jedoch noch im Bereich des Normal- oder Übergewichts liegen, können bei alleiniger Würdigung des BMI übersehen werden. Ein Gewichtsverlust gilt als signifikant, wenn mehr als 5 % des Ausgangsgewichts in drei Monaten oder 10 % innerhalb von sechs Monaten verloren wurden. Fragen nach einer Abnahme der Verzehrmenge oder des Appetits sowie nach Veränderungen der Ernährungsgewohnheiten sollten ebenfalls gestellt werden. Außerdem sollten gastrointestinale Beschwerden wie Diarrhöen, Obstipation, Übelkeit und Erbrechen, Alkoholkonsum und Medikamenteneinnahme erfasst werden [34].

Typische Zeichen für eine Mangelernährung sind auch während der körperlichen Untersuchung erkennbar. Hierbei sollte auf Zeichen einer Muskelatrophie und eines Verlusts von Unterhautfettgewebe geachtet werden. Sie sind untrügliche Zeichen für Ernährungsdefizite. Mikronährstoffmängel können ebenfalls mit der körperlichen Untersuchung erfasst werden: Blässe bei Anämie, z. B. in Folge eines Eisen-, Folsäure- oder Vitamin B12-Mangels, Einblutungen durch eine gestörte Gerinnung bei Vitamin K-Mangel, Glossitis in Folge von Vitamin B12-, Vitamin B2-, Vitamin B6-Mangel, Niacin- oder Eisenmangel [35].

3.3.4.2 Laborchemische Parameter

Hinweiszeichen auf das Vorliegen einer Mangelernährung lassen sich auch in der laborchemischen Untersuchung finden. Es gibt bis dato allerdings noch keinen Goldstandard für die laborchemische Diagnostik der Mangelernährung. Die Bestimmung von Laborparametern wird vielmehr als eine ergänzende (Verlaufs-)Untersuchung empfohlen. Im Kontext der Mangelernährung ist Albumin der gängigste und zuverlässigste laborchemische Parameter. Weitere Parameter wie Gesamteiweiß, Lymphozyten, Präalbumin werden nicht zur Beurteilung von Mangelernährung empfohlen. Serumalbuminwerte von unter 35 g/dl können auf eine Mangelernährung hinweisen. Das Albumin weist eine Halbwertszeit von durchschnittlich 20 Tagen im Serum auf und lässt eine Beurteilung der Ernährungssituation der letzten Wochen zu. Da es sich um einen Laborwert handelt, der durch weitere Erkrankungen wie Erkrankungen der Leber und Niere sowie durch Entzündungsgeschehen beeinflusst wird, sollte der Serumalbuminwert nur unter Vorbehalt zur Interpretation von Mangelernährung genutzt werden [34].

Die routinemäßige Kontrolle von Mikronährstoffen im Blut wird nicht empfohlen. Sie sollte nur bei begründetem Verdacht oder beim Auftreten von typischen Mangelerscheinungen erfolgen [10].

3.3.4.3 Körperzusammensetzung

Eine Mangelernährung tritt, wie bereits beschrieben, unter Umständen in Kombination mit Immobilität sowie akuten und/oder chronischen Komorbiditäten auf. Veränderungen der Körperzusammensetzung sind die zuverlässige Folge. In individuell unterschiedlichem Umfang kommt es zu einer Verringerung der Muskelmasse und/oder der Fettmasse. Der BMI gibt über diese Veränderungen nur unzureichend Auskunft. Es gibt mehrere Verfahren, die zur Bestimmung der Körperzusammensetzung herangezogen werden können. Sie werden im Folgenden vorgestellt.

Magnetresonanztomographie (MRT)

Die MRT erlaubt eine äußerst exakte Darstellung der Körperzusammensetzung. Da das Verfahren teuer und mit einem hohen Aufwand für Patienten und Klinik bzw. Praxis verbunden ist, wird es nicht als Routineverfahren zur Bestimmung der Körperzusammensetzung eingesetzt. Die MRT zur Bestimmung der Körperzusammensetzung findet derzeit nahezu ausschließlich in Studien Anwendung [36].

Dual-Energy-X-Ray-Absorptionsmetrie

Das DEXA-Verfahren wird in vielen Kliniken oder Praxen zur Bestimmung der Knochendichte (Osteodensitometrie) angewendet. Mit entsprechender Software versehen, kann das Messgerät auch zur Bestimmung des Muskel- und Fettanteils des Körpers angewendet werden. Es handelt sich bei der Bestimmung der Körperzusammensetzung mittels DEXA um ein ausreichend valides Verfahren [36]. Auch diese Technik findet in diesem Zusammenhang bisher allerdings überwiegend in Studien Verwendung.

Bioelektrische Impedanzanalyse (BIA)

Bei der BIA handelt es sich um eine schnelle, kostengünstige und nicht-invasive *Bed-Site*-Methode zur Bestimmung der Körperzusammensetzung. Die Geräte sind tragbar und können sowohl in der ambulanten Praxis als auch im stationären Bereich eingesetzt werden. Das Verfahren liefert unter gut standardisierten Untersuchungsbedingung verlässliche Werte anhand derer insbesondere im Verlauf auf die Entwicklung der Körperzusammensetzung geschlossen werden kann. Der Phasenwinkel korreliert bei älteren Menschen gut mit dem BMI, dem Albumin und der Trizepshautfaltendicke [37]. Anhand von Referenzperzentilen kann eine Einordnung der Messwerte erfolgen [38].

3.3.4.4 Tellerprotokoll

Liegt der Verdacht auf eine verminderte Nahrungsaufnahme vor, wird das Führen eines Verzehrprotokolls empfohlen. Eine einfache, wenig zeitintensive und leicht durchzuführende Form des Verzehrprotokolls ist das Tellerprotokoll (s. Abb. 3.3). Es

bitte entsprechende Essmenge ankreuzen	nichts	¼ der Mahlzeit	½ der Mahlzeit	¾ der Mahlzeit	alles
Frühstück	⊕	◑	◑	◑	●
Zwischenmahlzeit	⊕	◑	◑	◑	●
Mittagessen	⊕	◑	◑	◑	●
Zwischenmahlzeit	⊕	◑	◑	◑	●
Abendessen	⊕	◑	◑	◑	●

Abb. 3.3: Tellerprotokoll.

bietet die Möglichkeit, die Nahrungszufuhr über 1–3 Tage zu erfassen, um die Ist-Zufuhr mit der Soll-Zufuhr zu vergleichen. Es kann vom Patienten selbst oder von einer Bezugsperson, beziehungsweise bei stationärem Aufenthalt von einer Pflegekraft, geführt werden. Hierbei wird die Nahrungsaufnahme anhand von Haupt- und Nebenmahlzeiten bewertet. Die Bewertung erfolgt durch das Kennzeichen eines Tellerschemas. Wurde eine ganze Portion gegessen, so wird im Tellerschema die Fläche des Tellers komplett gekennzeichnet. Beim Verzehr von ¾, ½ oder ¼ der Portion wird entsprechen nur ¾, ½ oder ¼ der Tellerfläche gekennzeichnet. Wurde gar nichts gegessen so bleibt die Tellerfläche frei. Das Tellerprotokoll korreliert gut mit zeitaufwändigeren Methoden [39].

3.3.4.5 Fragebogentests

Von den europäischen und nationalen wissenschaftlichen Fachgesellschaften wird die systematische Erfassung eines Mangelernährungsrisikos bei älteren Menschen empfohlen. Dies kann auch anhand einer Reihe von Fragebogentests erfolgen. Die unterschiedlichen Tests sind zum Teil für spezielle Settings wie z. B. das Krankenhaus oder die ambulante Versorgung entwickelt worden oder beziehen sich auf spezielle Gruppen, wie beispielsweise auf ältere Menschen. Sie eignen sich vor allem als Screening zur Erkennung einer Mangelernährung oder eines diesbezüglichen Risikos. An einige Screeningverfahren schließt sich systematisch ein Assessment an. Das Screening ersetzt allerdings die ausführliche Anamnese, körperliche Untersuchung und Anthropometrie nicht. Es kann zudem nicht als alleiniges Diagnosekriterium angewandt werden [2,10,40].

Mini Nutritional Assessment

Das Mini Nutritional Assessment (MNA) ist ein Fragebogentest zur Erkennung von Mangelernährung oder eines diesbezüglichen Risikos, der speziell für ältere Menschen entwickelt worden ist (s. Abb. 3.4). Er ist in zwei Versionen, einer Kurz- und einer Langversion, vorhanden. Beide Versionen umfassen den gleichen Screening-Teil. Bei der Langversion folgt dem Screening-Teil ein ausführlicher Assessmentteil. Der Screening-Teil besteht aus 6 Items, für die jeweils 0–2 bzw. 0–3 Punkte vergeben werden. Bewertet werden die Kategorien Nahrungsaufnahme, Gewichtsverlust, Mobilität, Krankheit, neuropsychologische Probleme und der BMI. Eine Punktzahl von 12–14 Punkten entspricht einem normalen Ernährungszustand, 8–11 Punkte stehen für ein Mangelernährungsrisiko und bei 0–7 Punkten liegt eine Mangelernährung vor. Ab einem Punktwert von unter oder gleich 11 kann bei Bedarf mit dem vertiefenden Assessmentteil fortgefahren werden. Dieser Teil besteht aus 12 Items [43]. Der Fragebogen kann im Internet unter http://www.mna-elderly.com/forms/MNA_german.pdf (Stand 10.12.2020) abgerufen werden. Der Zeitaufwand für die Kurzversion beträgt unter fünf Minuten und macht es so zu einem praktischen Instrument für die tägliche Praxis.

Mini Nutritional Assessment
MNA®

Nestlé
NutritionInstitute

Name: Vorname:

Geschlecht: Alter (Jahre):   Gewicht (kg):   Größe (m):   Datum:

Füllen Sie den Bogen aus, indem Sie die zutreffenden Zahlen in die Kästchen eintragen. Addieren Sie die Zahlen des Screenings. Ist der Wert ≤ 11, fahren Sie mit dem Assessment fort, um den Mangelernährungs-Index zu erhalten.

Screening

A Hat der Patient während der letzten 3 Monate wegen Appetitverlust, Verdauungsproblemen, Schwierigkeiten beim Kauen oder Schlucken weniger gegessen?
0 = starke Abnahme der Nahrungsaufnahme
1 = leichte Abnahme der Nahrungsaufnahme
2 = keine Abnahme der Nahrungsaufnahme ☐

B Gewichtsverlust in den letzten 3 Monaten
0 = Gewichtsverlust > 3 kg
1 = nicht bekannt
2 = Gewichtsverlust zwischen 1 und 3 kg
3 = kein Gewichtsverlust ☐

C Mobilität
0 = bettlägerig oder in einem Stuhl mobilisiert
1 = in der Lage, sich in der Wohnung zu bewegen
2 = verlässt die Wohnung ☐

D Akute Krankheit oder psychischer Stress während der letzten 3 Monate?
0 = ja   2 = nein ☐

E Neuropsychologische Probleme
0 = schwere Demenz oder Depression
1 = leichte Demenz
2 = keine psychologischen Probleme ☐

F Body Mass Index (BMI): Körpergewicht in kg / (Körpergröße in m)^2
0 = BMI < 19
1 = 19 ≤ BMI < 21
2 = 21 ≤ BMI < 23
3 = BMI ≥ 23 ☐

Ergebnis des Screenings (max. 14 Punkte) ☐☐

12-14 Punkte: Normaler Ernährungszustand
8-11 Punkte: Risiko für Mangelernährung
0-7 Punkte: Mangelernährung

Für ein tiefergehendes Assessment fahren Sie bitte mit den Fragen G-R fort

Assessment

G Lebt der Patient eigenständig zu Hause?
1 = ja   0 = nein ☐

H Nimmt der Patient mehr als 3 verschreibungspflichtige Medikamente pro Tag?
0 = ja   1 = nein ☐

I Hat der Patient Druck- oder Hautgeschwüre?
0 = ja   1 = nein ☐

J Wie viele Hauptmahlzeiten isst der Patient pro Tag?
0 = 1 Mahlzeit
1 = 2 Mahlzeiten
2 = 3 Mahlzeiten ☐

K Eiweißzufur: Isst der Patient
- mindestens einmal pro Tag Milchprodukte (Milch, Käse, Joghurt)?   ja ☐   nein ☐
- mindestens zweimal pro Woche Hülsenfrüchte oder Eier?   ja ☐   nein ☐
- täglich Fleisch, Fisch oder Geflügel?   ja ☐   nein ☐
0,0 = wenn 0 oder 1 mal «ja»
0,5 = wenn 2 mal «ja»
1,0 = wenn 3 mal «ja» ☐,☐

L Isst der Patient mindestens zweimal pro Tag Obst oder Gemüse?
0 = nein   1 = ja ☐

M Wie viel trinkt der Patient pro Tag? (Wasser, Saft, Kaffee, Tee, Milch ...)
0,0 = weniger als 3 Gläser / Tassen
0,5 = 3 bis 5 Gläser / Tassen
1,0 = mehr als 5 Gläser / Tassen ☐,☐

N Essensaufnahme mit / ohne Hilfe
0 = braucht Hilfe beim Essen
1 = isst ohne Hilfe, aber mit Schwierigkeiten
2 = isst ohne Hilfe, keine Schwierigkeiten ☐

O Wie schätzt der Patient seinen Ernährungszustand ein?
0 = mangelernährt
1 = ist sich unsicher
2 = gut ernährt ☐

P Im Vergleich mit gleichaltrigen Personen schätzt der Patient seinen Gesundheitszustand folgendermaßen ein:
0,0 = schlechter
0,5 = weiß es nicht
1,0 = gleich gut
2,0 = besser ☐,☐

Q Oberarmumfang (OAU in cm)
0,0 = OAU < 21
0,5 = 21 ≤ OAU ≤ 22
1,0 = OAU > 22 ☐,☐

R Wadenumfang (WU in cm)
0 = WU < 31
1 = WU ≥ 31 ☐

Assessment (max. 16 Punkte) ☐☐,☐

Screening ☐☐,☐

Gesamtauswertung (max. 30 Punkte) ☐☐,☐

Ref. Vellas B, Villars H, Abellan G, et al. Overview of MNA® - Its History and Challenges. J Nut Health Aging 2006; 10: 456-465.
Rubenstein LZ, Harker JO, Salva A, Guigoz Y, Vellas B. Screening for Undernutrition in Geriatric Practice: Developing the Short-Form Mini Nutritional Assessment (MNA-SF). J. Geront 2001; 56A: M366-377.
Guigoz Y. The Mini-Nutritional Assessment (MNA®) Review of the Literature – What does it tell us? J Nutr Health Aging 2006; 10: 466-487.
® Société des Produits Nestlé SA, Trademark Owners.
© Société des Produits Nestlé SA 1994, Revision 2009.

Mehr Informationen unter: www.mna-elderly.com

Auswertung des Mangelernährungs-Index

24-30 Punkte   Normaler Ernährungszustand
17-23,5 Punkte   Risiko für Mangelernährung
Weniger als 17 Punkte   Mangelernährung

Abb. 3.4: Mini Nutritional Assessment Short Form.

Malnutrition Universal Screening Tool

Das *Malnutrition Universal Screening Tool* (MUST) ist ein Fragebogentest, der von der Britischen Gesellschaft für parenterale und enterale Ernährung speziell für ältere Menschen entwickelt wurde. Das Einsatzgebiet ist in erster Linie die ambulante Versorgung [40]. Er wird jedoch auch im Pflegeheim und in der Klinik eingesetzt. Der Fragebogentest bewertet das Gesamtrisiko für das Vorliegen einer Mangelernährung. Drei Items, der BMI, Gewichtsverlust und das Vorliegen einer akuten Erkrankung werden mit 0–2 Punkten bewertet. Bei 0 Punkten liegt ein geringes Gesamtrisiko vor und eine Wiederholung des Screenings im Verlauf wird empfohlen. 1–2 Punkte stehen für ein mittleres Gesamtrisiko, eine Beobachtung mittels Verzehrprotokoll und gegebenenfalls eine Wiederholung des Screenings wird empfohlen. Ab einem Punktwert von ≥ 2 Punkten besteht ein hohes Gesamtrisiko und ein Assessment gefolgt von einer Therapie soll eingeleitet werden [44] (MAG 2000). Der Fragebogen kann im Internet auf der Seite der Deutschen Gesellschaft für Ernährungsmedizin unter https://www.dgem.de/sites/default/files/PDFs/Screening/Sch%C3%BCtz%20MUST %20Feb%202020%20%5BKompatibilit%C3%A4tsmodus%5D.pdf (Stand 10.12.2020) abgerufen werden.

Nutritional Risk Screening

Das *Nutritional Risk Screening* (NRS) nach Kondrup aus dem Jahre 2002 wird von der Deutschen Gesellschaft für Ernährung als Screening-Instrument für Patienten im Krankenhaus empfohlen, da es die Gefährdung durch eine Akuterkrankung besonders berücksichtigt. Mit diesem Screening-Tool kann das Risiko für eine Mangelernährung erhoben, nicht jedoch eine manifeste Mangelernährung erfasst werden. Das Screening besteht aus einem Vorscreening mit vier Fragen und einem Hauptscreening. Wird eine der vier Fragen aus dem Vorscreening mit Ja beantwortet, so schließt das Hauptscreening an. Sind alle Fragen mit Nein zu beantworten, endet das Screening. Die Fragen im Vorscreening beziehen sich auf einen Gewichtsverlust, einen erniedrigten BMI und eine verminderte Nahrungsaufnahme sowie auf das Vorliegen einer schweren Erkrankung, die eine Intensivtherapie erfordert. Im Hauptscreening werden der Ernährungsstatus und der Krankheitsstatus anhand von Punkten bewertet. Es werden jeweils 0–3 Punkte vergeben. Ab einem Alter von 70 Jahren gibt es einen Extra-Punkt für das unabhängige Risiko für Mangelernährung, das mit dem Alter einhergeht. Eine Punktzahl von ≥ 3 steht für ein hohes Risiko für Mangelernährung, Risikofaktoren sollten geprüft werden und bei Bedarf soll eine Behandlung eingeleitet werden. 1–2 Punkte gehen mit einem erhöhten Risiko für Mangelernährung einher. Das Screening sollte wöchentlich wiederholt werden und bei einer Verschlechterung weitere therapeutische Maßnahmen eingeleitet werden. 0 Punkte bedeuten kein Risiko für eine Mangelernährung [45].

3.3.5 Praktisches Vorgehen bei Mangelernährung

Für die Diagnose Mangelernährung gibt es bisher noch keinen Goldstandard. In der Praxis sollten ältere Personen mit einer Mangelernährung oder mit einem diesbezüglichen Risiko mit Hilfe von validierten Screening-Instrumenten identifiziert werden. Diese sollten bei positivem Testausfall einem Assessment zugeführt werden, auf dessen Erkenntnissen die anschließende Behandlung basiert. Der Erfolg der Behandlung sollte durch adäquates Monitoring überprüft werden Die *Global Leadership Initiative on Malnutrition* (GLIM) ist eine globale Initiative führender Fachgesellschaften mit dem Ziel ein weltweit standardisiertes Vorgehen für die Diagnose der Mangelernährung zu konsentieren. Sie wurde im Jahr 2016 gegründet und veröffentlichte 2017 Kriterien für die Diagnose der Mangelernährung in einem zweistufigen Modell (siehe Tab. 3.4). Der initiale Schritt bei der Diagnose der Mangelernährung besteht in der Durchführung eines Risiko-Screenings für Mangelernährung anhand eines validierten Screening-Instrumentes, wie beispielsweise weiter oben vorgestellt. In einem zweiten Schritt erfolgt das Diagnose Assessment basierend auf drei phänotypische und zwei ätiologische Kriterien mit einer anschließenden Bestimmung des Schweregrades. Phänotypische Kriterien sind ein ungewollter Gewichtsverlust, ein niedriger BMI und eine reduzierte Muskelmasse. Ätiologische Kriterien sind eine unzureichende Nahrungsaufnahme und -verstoffwechselung sowie eine bestehende Krankheitslast zum Beispiel durch Inflammation. Liegt ein phänotypisches und ein ätiologisches Kriterium vor, kann die Diagnose der Mangelernährung gestellt werden. Der Schweregrad der Mangelernährung wird in moderat und schwer unterteilt und anhand von Grenzwerten für die phänotypischen Kriterien festgelegt [41]. Die Praxistauglichkeit des GLIM-Ansatzes ist noch nicht belegt und muss in einem nächsten Schritt in klinischen Studien belegt werden.

Tab. 3.4: Diagnostikschema der *Global Leadership Initiative on Malnutrition* GLIM (nach [41]).

Risiko-Screening

Das Risiko-Screening erfolgt mit einem validierten Screening-Instrument z. B. NRS-2002, MNA-SF, MUST, ESPEN 2015, SGA,

Diagnostisches Assessment

Phänotypische Kriterien
Ungewollter Gewichtsverlust
– < 5 % des Ausgangsgewichtes innerhalb der letzten 6 Monate oder
– > 10 % des Ausgangsgewichtes über 6 Monate hinaus

Niedriger BMI
– < 20 kg/m² bei einem Alter < 70 Jahre oder
– < 22 kg/m² bei einem Alter von < 70 Jahre

Tab. 3.4: (fortgesetzt).

Reduzierte Muskelmasse
- ASMI < 7 kg/m² Männer und < 6 kg/m² Frauen oder
- FFMI < 17 kg/m² Männer und < 15 Frauen oder
- ALM < 21,4 kg Männer und < 14,1 Frauen oder
- ALM/BMI < 0,0725 Männer und < 0,0591 Frauen

Ätiologische Kriterien
Unzureichende Nahrungsaufnahme und -assimilation
- ≤ 50 % des Energiebedarfs > 1 Woche oder
- jede Reduktion des Energiebedarfs > 2 Wochen oder
- chronische gastrointestinale Beschwerden, die die Nahrungsassimilation und -absorption beeinträchtigen

Krankheitslast durch Inflammation
- akute Erkrankung/Verletzung oder
- chronisch krankheitsbezogen

Diagnosestellung

Die Diagnosestellung erfolgt, wenn mindestens 1 phänotypisches und 1 ätiologisches Kriterium vorliegen.

Beurteilung des Schweregrades

(bei Vorliegen jeweils eines phänotypischen Kriteriums)

Moderate Mangelernährung	Schwere Mangelernährung
Ungewollter Gewichtsverlust	*Ungewollter Gewichtsverlust*
- 5–10 % in 6 Monaten oder - 10–20 % über 6 Monate hinaus	- > 10 % in 6 Monaten oder - > 20 % über 6 Monate hinaus
Niedriger BMI	*Niedriger BMI*
- < 20 kg/m² bei einem Alter < 70 Jahre oder - < 22 kg/m² bei einem Alter > 70 Jahre	- < 18,5 kg/m² bei einem Alter < 70 Jahre oder - < 20 kg/m² bei einem Alter > 70 Jahre
Reduzierte Muskelmasse - mildes bis moderates Defizit nach validierter Assessment-Methode	*Reduzierte Muskelmasse* - schweres Defizit nach validierter Assessment-Methode

ALM: Appendikuläre Magermasse; ALM/BMI: Appendikuläre Magermasse adjustiert für Body Mass Index; ASMI: Appendikulärer Muskelmasse Index; BMI: *Body Mass Index*; ESPEN: Europäische Gesellschaft für klinische Ernährung und Stoffwechsel; FFMI: Fettfreie Masse Index; MNA: *Mini Nutritional Assessment – Short Form*; MUST: *Malnutrition Universal Screening Tool*; NRS-2002: *Nutritional Risk Screening* 2002; SGA: *Subjective Global Assessment*

3.4 Therapie der Mangelernährung

Wird eine Mangelernährung diagnostiziert und können Nährstoff-, Energie- und Proteinbedarf nicht gedeckt werden, sollte eine Ernährungstherapie eingeleitet werden. Die Ernährungstherapie kann jedoch nur wirksam sein, wenn sie ursachenorientiert ist. Daher sollten zu Beginn der Ernährungstherapie alle der Mangelernährung zugrundeliegenden Ursachen erfasst werden und mögliche Ernährungshemmnisse beseitigt werden. Als erste Maßnahme zur Therapie der Mangelernährung ist die Anreicherung von Speisen mit Energie in Form von hochwertigen Pflanzenölen, Sahne und Butter hilfreich. Nahrungsfette haben unter den Nährstoffen den höchsten Energiegehalt und eignen sich besonders um energiereiche Speisen zuzubereiten, insbesondere, wenn nur kleine Portionen oder nur wenige Mahlzeiten über den Tag verteilt verzehrt werden können. Pflanzenöle haben den Vorteil reich an einfach- und mehrfachungesättigten Fettsäuren zu sein. Fettemulsionen (feine Verteilung von Fetttröpfchen in einer wässrigen Lösung) wie Butter und Sahne sind mitunter leichter bekömmlich als Pflanzenöle. Die Verträglichkeit ist jedoch individuell unterschiedlich und sollte zu Beginn mit dem Verzehr von nur kleinen Mengen getestet werden. Es stehen außerdem geschmacksneutrale Eiweiß- oder Maltodextrinpulver zur Verfügung, mit denen die Speisen kalorisch aufgewertet werden können. Führen diese Maßnahmen nicht zum gewünschten Erfolg, sollte der Einsatz von oralen Trinksupplementen erfolgen. Für die Therapie stehen Produkte in hochkalorischer (1–2,4 kcal/ml) und hochkonzentrierter Form zur Verfügung. Es kann dabei aus einem Angebot unterschiedlicher Geschmacksrichtungen und Zusammensetzungen (protein-, fett-, kohlenhydratdefiniert, ballaststoffhaltig) gewählt werden. Die Trinksupplemente können sowohl in Form eines fertigen Getränks als auch in Form eines Pulvers zum Anrühren eingesetzt werden, wobei die Pulverlösung mit etwas mehr Aufwand in der Zubereitung verbunden ist. Der Proteingehalt sollte mit der aktuellen Proteinzufuhr abgestimmt und an den individuellen Bedarf angepasst werden (siehe auch Kap. 3.2.3). Orale Trinksupplemente gibt es sowohl mit Proteingehalten von 15 % der Nahrungsenergie (5,6 g/100 ml) als auch in proteinreicher Form mit 20–27 % der Nahrungsenergie (10 g/100 ml). Kontraindikationen zum Einsatz von Trinksupplementen müssen beachtet werden. Um eine möglichst gute Compliance bei der Trinksupplement-Einnahme zu erzielen, empfiehlt sich die Einnahme über einen kurzen Zeitraum, zum Beispiel über 1–3 Monate. Der Nutzen für den älteren Patienten konnte in mehreren wissenschaftlichen Untersuchungen nachgewiesen werden. So zeigt eine Metaanalyse an geriatrischen Krankenhauspatienten den Rückgang der Wiederaufnahmerate ins Krankenhaus und der allgemeinen Komplikationsrate sowie der Sterblichkeitsrate durch die Einnahme von Trinksupplementen [42]. Die Trinksupplemente sollten, wenn möglich zusätzlich zu den Mahlzeiten eingenommen werden. Da sie ebenfalls zur Sättigung beitragen, empfiehlt sich die Einnahme als Zwischen- oder Spätmahlzeit und nicht direkt vor oder mit einer der Hauptmahlzeiten. Der Abstand zur Hauptmahlzeit sollte idealerweise 2 Stunden betragen. Als Spätmahlzeit, nach 21 Uhr gegeben, überbrücken die Trinksupplemente die lange Fastenperiode, die über Nacht entsteht. Falls Schluckstörungen bestehen, lassen sich die Trinksupplemente bei Bedarf auf die gewünschte Konsistenz andicken. Insgesamt ist eine zusätzliche Gabe von 400–600 kcal pro Tag durch den Einsatz von Trinksupplementen möglich. Bei nachgewiesener Mangelernährung und nach Ausschöpfung aller allgemeinen Maßnahmen sind Trinksupplemente verordnungs- und erstattungsfähig.

Literatur

[1]   World Health Organization. Obesity: Preventing and managing the global epidemic. Geneva: World Health Organization; 2000. (WHO Technical Report Series; vol 894).

[2]   Volkert D, Beck AM, Cederholm T, et al. ESPEN guideline on clinical nutrition and hydration in geriatrics. Clin Nutr. 2019; 38(1):10–47.

[3]   Mensink, GB, Schienkiewitz A, Haftenberger M, et al. Overweight and obesity in Germany: results of the German Health Interview and Examination Survey for Adults (DEGS1). Bundesgesundheitsblatt, Gesundheitsforschung, Gesundheitsschutz. 2013;56(5–6):786–94.

[4]   Heiat A, Vaccarino V, Krumholz HM. An evidence-based assessment of federal guidelines for overweight and obesity as they apply to elderly persons. Archives of internal medicine 2001;161 (9):1194–203.

[5]   Al Snih S, Ottenbacher KJ, Markides KS, et al. The effect of obesity on disability vs mortality in older Americans. Archives of internal medicine. 2007;167(8):774–80.

[6]   Kaiser R, Winning K, Uter W, et al. Functionality and mortality in obese nursing home residents: an example of 'risk factor paradox'? Journal of the American Medical Directors Association. 2010;11(6):428–35.

[7]   de Groot CP, van Staveren WA. Undernutrition in the European SENECA studies. Clinics in geriatric medicine. 2002;18(4):699–708, vi.

[8]   Murphy RA, Patel KV, Kritchevsky SB, et al. Weight change, body composition, and risk of mobility disability and mortality in older adults: a population-based cohort study. Journal of the American Geriatrics Society. 2014;62(8):1476–83.

[9]   Goisser S, Kiesswetter E, Schoene D, Torbahn G, Bauer JM. Dietary weight-loss interventions for the management of obesity in older adults. Rev Endocr Metab Disord. 2020;21(3):355–68.

[10] Volkert D, Bauer J, Frühwald T, et al. Leitlinie der Deutschen Gesellschaft für Ernährungsmedizin (DGEM) in Zusammenarbeit mit der GESKES, der AKE und der DGG. Aktuel Ernahrungsmed. 2013 (cited 2016 Jan 16);38(03):e1–e48.

[11] Gaillard C, Alix E, Salle A, Berrut G, Ritz P. Energy requirements in frail elderly people: a review of the literature. Clinical nutrition (Edinburgh, Scotland). 2007;26(1):16–24.

[12] Deutsche Gesellschaft für Ernährung (DGE), Österreichische Gesellschaft für Ernährung (ÖGE), Schweizerische Gesellschaft für Ernährung (SGE). Referenzwerte für die Nährstoffzufuhr. 2. Aufl., 1. Ausgabe. Neustadt an der Weinstrasse: Neuer Umschau Buchverlag; 2015.

[13] World Health Organisation. Protein and amino acid requirements in human nutrition: Report of a joint WHO/FAO/UNU expert consultation. World Health Organization technical report series 2007;(935):1–265, back cover.

[14] Diekmann R, Bauer JM. Protein requirements of elderly people. Deutsche medizinische Wochenschrift (1946). 2014;139(6):239–42.

[15] Bauer J, Biolo G, Cederholm T, et al. Evidence-based recommendations for optimal dietary protein intake in older people: a position paper from the PROT-AGE Study Group. Journal of the American Medical Directors Association. 2013;14(8):542–59.

[16] Dachverband der Deutschsprachigen Wissenschaftlichen Osteologischen Gesellschaften e. V. (DVO). Prophylaxe, Diagnostik und Therapie der Osteoporose bei postmenopausalen Frauen und bei Männern: Leitlinie des Dachverbands der Deutschsprachigen Wissenschaftlichen Osteologischen Gesellschaften e. V.; 2017. Available from: URL: http://dv-osteologie.org/uploads/Leitlinie%202017/Finale%20Version%20Leitlinie%20Osteoporose%202017_end.pdf (Stand 12.12.2020).

[17] Pirlich M, Schutz T, Norman K, et al. The German hospital malnutrition study. Clinical nutrition (Edinburgh, Scotland). 2006;25(4):563–72.

[18] Kaiser MJ, Bauer JM, Ramsch C, et al. Frequency of malnutrition in older adults: a multinational perspective using the mini nutritional assessment. Journal of the American Geriatrics Society. 2010;58(9):1734–8.

[19] Löser C. Unter-/Mangelernährung im Krankenhaus. Aktuel Ernahrungsmed 2011 (cited 2016 Jan 26);36(01):57–75.

[20] Volkert D, Sieber CC. Mangelernährung in der Geriatrie. Aktuel Ernahrungsmed. 2011;36(3).

[21] Wirth R, Volkert D, Rosler A, Sieber CC, Bauer JM. Bioelectric impedance phase angle is associated with hospital mortality of geriatric patients. Archives of gerontology and geriatrics. 2010;51 (3):290–4.

[22] Bauer JM. Nutrition in older persons. Basis for functionality and quality of life. Der Internist. 2011;52(8):946–54.

[23] Kyle UG, Genton L, Slosman DO, Pichard C. Fat-free and fat mass percentiles in 5225 healthy subjects aged 15 to 98 years. Nutrition (Burbank, Los Angeles County, Calif.). 2001;17(7–8):534–41.

[24] Houston DK, Nicklas BJ, Ding J, Harris TB, et al. Dietary protein intake is associated with lean mass change in older, community-dwelling adults: the Health, Aging, and Body Composition (Health ABC) Study. The American journal of clinical nutrition. 2008;87(1):150–5.

[25] Roberts SB, Fuss P, Heyman MB, et al. Control of food intake in older men. JAMA. 1994;272 (20):1601–6.

[26] Cruz-Jentoft AJ, Bahat G, Bauer J, et al. Sarcopenia: revised European consensus on definition and diagnosis. Age Ageing. 2019;48(1):16–31.

[27] Volkert D. Ernährung im Alter. Wiesbaden: Quelle und Meyer; 1997. (Uni-Taschenbücher Ernährungswissenschaft; vol 1948).

[28] Bauer JM, Haack A, Winning K, et al. Impaired postprandial response of active ghrelin and prolonged suppression of hunger sensation in the elderly. The journals of gerontology. Series A, Biological sciences and medical sciences. 2010;65(3):307–11.

[29] Zeanandin G, Molato O, Le Duff F, et al. Impact of restrictive diets on the risk of undernutrition in a free-living elderly population. Clinical nutrition (Edinburgh, Scotland). 2012;31(1):69–73.

[30] Pirlich M, Schutz T, Kemps M, et al. Social risk factors for hospital malnutrition. Nutrition (Burbank, Los Angeles County, Calif.). 2005;21(3):295–300.

[31] Loser C. Malnutrition in hospital: the clinical and economic implications. Deutsches Ärzteblatt international. 2010;107(51–52):911–7.

[32] Boumendjel N, Herrmann F, Girod V, Sieber C, Rapin CH. Refrigerator content and hospital admission in old people. Lancet (London, England). 2000;356(9229):563.

[33] Volkert D. Ernährungstherapie im Alter. In: Biesalski HK, Bischoff SC, Puchstein C, Hrsg. Ernährungsmedizin. Stuttgart: Thieme; 2010. p. 368–9.

[34] Bauer JM, Volkert D, Wirth R, et al. Diagnosing malnutrition in the elderly. Deutsche medizinische Wochenschrift (1946). 2006;131(5):223–7.

[35] Pirlich M, Norman K. Bestimmung des Ernährungszustandes: Moderne Standards. In: Löser C, Hrsg. Unter- und Mangelernährung: Klinik, moderne Therapiestrategien, Bugdetrelevanz; 81 Tabellen. 1. Aufl. Stuttgart (u. a.): Thieme; 2011. p. 76–96 .

[36] Prado, Carla MM, Heymsfield SB. Lean tissue imaging: a new era for nutritional assessment and intervention. JPEN. Journal of parenteral and enteral nutrition. 2014;38(8):940–53.

[37] Wirth R, Miklis P. Bioelectric impedance analysis in the diagnosis of malnutrition. Zeitschrift für Gerontologie und Geriatrie. 2005;38(5):315–21.

[38] Bosy-Westphal A, Danielzik S, Dorhofer R, et al. Phase angle from bioelectrical impedance analysis: population reference values by age, sex, and body mass index. JPEN. Journal of parenteral and enteral nutrition. 2006;30(4):309–16.

[39] Rüfenacht U, Rühlin M, Imoberdorf R, Ballmer PE. Das Tellerdiagramm: Ein sinnvolles Erfassungsinstrument für ungenügende Nahrungszufuhr bei Patienten im Krankenhaus. Aktuel Ernahrungsmed. (cited 2016 Jan 31);31:66–72.

[40] Kondrup J, Allison SP, Elia M, Vellas B, Plauth M. ESPEN guidelines for nutrition screening 2002. Clinical nutrition (Edinburgh, Scotland). 2003;22(4):415–21.

[41] Cederholm T, Jensen GL, Correia MITD, et al. GLIM criteria for the diagnosis of malnutrition – A consensus report from the global clinical nutrition community. Clin Nutr. 2019;38(1):1–9.

[42] Milne AC, Potter J, Vivanti A, Avenell A. Protein and energy supplementation in elderly people at risk from malnutrition. The Cochrane database of systematic reviews. 2009;(2):CD003288.

[43] Vellas B, Villars H, Abellan G, et al. Overview of the MNA–Its history and challenges. The journal of nutrition, health & aging. 2006;10(6):456–63; discussion 463–5.

[44] Malnutrition Advisory Gruop (MAG). MAG-guidelines for detection and management of malnutrition: British Association for Parenteral und Enteral Nutrition. Redditch; 2000.

[45] Kondrup J, Rasmussen HH, Hamberg O, Stanga Z. Nutritional risk screening (NRS 2002): a new method based on an analysis of controlled clinical trials. Clinical nutrition (Edinburgh, Scotland). 2003;22(3):321–36.

4 Effekte des Alterns auf den Gastrointestinaltrakt

4.1 Einfluss des Alterns auf die Mukosa von Ösophagus und Magen

Arne Kandulski, Peter Malfertheiner

4.1.1 Einleitung

Im Alter kommt es bei einer Reihe von gastrointestinalen Funktionsabläufen zu anatomischen, histomorphologischen und funktionellen Veränderungen.

Im Ösophagus stellen sich mit zunehmendem Alter anatomische Veränderungen, wie große axiale Hernien und eine Abnahme sekretorischer Funktionen der Schleimhaut aber auch der Speicheldrüsen ein. Diese führen zusammen mit der Körperhaltung und längeren Liegezeiten bei geriatrischen Patienten häufiger zu einer gestörten ösophagealen Clearance. Als Folge daraus kommt es zu verlängerter Exposition und Kontaktzeiten der Speiseröhre mit saurem Mageninhalt, wodurch die Entstehung erosiver Veränderungen der Speiseröhrenschleimhaut (i. S. der gastroösophagealen Refluxerkrankung, GERD) bis hin zu schweren Ulzerationen und Blutungen begünstigt wird.

Die strukturelle und funktionelle Struktur des Magens verändert sich im Alter erstaunlicherweise nur geringfügig. Entgegen der allgemeinen Vorstellung geht die Schleimhaut nur bei chronischer Schädigung durch die H. pylori Infektion mit Ausprägung atrophischer Veränderungen und einer reduzierten Magensäuresekretion einher. Funktionell betroffen sind vorwiegend der Magentonus mit abgeschwächter Motilität. Die Fähigkeit der Hormonproduktion in der Magenschleimhaut nimmt leicht ab. Auch die Schleimhautresistenz des Magens, als Mukosabarriere bezeichnet, nimmt ab und begünstigt die Entstehung von Beschwerden und Schleimhautläsionen.

In der speziellen Behandlung des geriatrischen gastroenterologischen Patienten müssen eine veränderte Organdurchblutung, veränderte neuronale Innervation sowie eine reduzierte Perzeption von Symptomen im Kontext mit Nebenerkrankungen und Komedikationen unterschiedlichster Substanzklassen Berücksichtigung finden.

Im Folgenden soll auf krankhafte Veränderungen des Ösophagus und Magens bei geriatrischen Patienten und auf das klinische Management eingegangen werden. Dabei ist der geriatrische Patient nicht durch eine Altersgrenze definiert, sondern muss vielmehr im geriatrischen Gesamtkontext (Frailty; Gebrechlichkeit) und unter Berücksichtigung seiner Komorbidität beurteilt werden. Von zunehmend großem Interesse ist der Aspekt einer erhöhten Vulnerabilität des alten Menschen unter dem Einfluss eines sich verändernden Darm-Mikrobioms, insbesondere vor dem Hintergrund einer säuresuppressiven Therapie und häufiger Polypharmazie in diesem Patientengut.

https://doi.org/10.1515/9783110697650-004

4.1.2 Die gastroösophageale Refluxerkrankung – klinischer Stellenwert beim geriatrischen Patienten: weniger Symptome, mehr Komplikationen

Die symptomatische Refluxerkrankung ist eine Erkrankung mit hoher Prävalenz vor allem in den westlichen Industrienationen. Wenn die Diagnose der Refluxerkrankung basierend auf der Montreal Klassifikation [1], also basierend auf dem Auftreten von typischen Symptomen (Sodbrennen und/oder saurem Aufstoßen) gestellt wird, beträgt die Prävalenz in den westlichen Industrienationen bis zu 20–30 % der Einwohner eines Landes. Epidemiologische Daten aus den USA und skandinavischen Ländern belegen, dass jeder fünfte Einwohner dieser Länder unter typischem Sodbrennen als Kardinalsymptom an durchschnittlich 2–3 Tagen in der Woche leidet [2]. Die gastroösophageale Refluxerkrankung (GERD) ist die häufigste Diagnose, die durch niedergelassene gastroenterologische Fachärzte in den Vereinigten Staaten von Amerika (USA) im Zeitraum der letzten 10 Jahre gestellt wurde [3].

Zunächst scheint die Prävalenz der Diagnose GERD insgesamt unabhängig vom Alter des Patienten zu sein [4]. Es gilt jedoch festzustellen, dass dabei die Diagnose der Refluxerkrankung mit zunehmendem Alter häufiger durch schwerere Ausprägungen einer erosiven Ösophagitis mit Komplikationen wie Blutungen oder Stenosen als durch typische Reflux-Symptome gestellt wird [5].

Grund dafür ist, dass im Alter die Perzeption von Symptomen deutlich vermindert ist. Bei Patienten über dem 70. Lebensjahr treten zum Teil schwere erosive Veränderungen der Speiseröhre auf, dabei ist jedoch die Prävalenz von Reflux-Symptomen im Vergleich mit jüngeren Altersgruppen deutlich vermindert [4,6,7]. Schwere Verläufe mit Komplikationen wie einer oberen gastrointestinalen Blutung oder Strikturen werden deutlich häufiger beim geriatrischen Patienten festgestellt [8,9].

Die schwere Refluxösophagitis mit Blutung und Strikturen stellt im klinischen Alltag die typische „geriatrische" Verlaufsform der gastroösophagealen Refluxerkrankung dar. Sie ist im Hinblick auf die Pathophysiologie und der klinischen Bedeutung gegenüber der Erkrankung des jüngeren Menschen differenziert zu betrachten.

In Untersuchungen mittels pH-Metrie konnte gezeigt werden, dass die Speiseröhre mit zunehmendem Alter (> 70 Lebensjahr) einer höheren Säureexposition ausgesetzt ist. Zusätzlich ist mit zunehmendem Alter eine gestörte bzw. ineffektive ösophageale Motilität assoziiert [10,11].

Zusätzlich findet sich beim geriatrischen Patienten häufiger eine axiale Hernie, was mit einer intrathorakalen Lokalisation des unteren Ösophagussphinkters einhergeht. Dies hat zur Folge, dass die sogenannte „Acid Pocket" überwiegend oberhalb des Zwerchfells lokalisiert ist [12]. Diese „Acid Pocket" im Bereich der Kardia des Magens weist eine relativ konstante Säuresekretion auf, die durch Nahrungsaufnahme wenig zu beeinflussen ist. Die Lokalisation der „Acid Pocket" proximal des Zwerchfells begünstigt gerade in liegender Körperposition das Auftreten saurer gastroösophagealer Refluxepisoden mit hoher ösophagealer Säureexposition [13].

Zur Therapie der Refluxerkrankung bei geriatrischen Patienten liegen nur wenig Daten aus klinischen Studien vor. Neben der Effektivität von Protonenpumpenhemmern (PPI) für die Refluxerkrankung ist die Sicherheit auch für das geriatrische Patientenkollektiv belegt [14,15]. Der therapeutische Algorithmus unterscheidet sich insgesamt nur wenig im Vergleich zu jüngeren Patienten, für die eine Vielzahl an Daten aus kontrollierten Studien mit unterschiedlichen säuresuppressiven Medikamenten sowie eine langjährige klinische Erfahrung vorliegt.

Es sind dennoch einige Anmerkungen aus der klinischen Erfahrung heraus für die Therapie der Refluxerkrankung geriatrischer Patienten herauszustellen. Protonenpumpenhemmer stellen bei symptomatischer Refluxerkrankung und erosiver Ösophagitis die Therapie der Wahl dar. Dauer und Dosierung der Protonenpumpenhemmer entsprechen den allgemeinen Empfehlungen und sollten sowohl Komorbiditäten als auch die Begleitmedikation berücksichtigen. Insgesamt ist eine höherdosierte und länger andauernde Therapie insbesondere bei ösophagealen Komplikationen notwendig als bei jüngeren Patienten. Lifestyle-Modifikationen sind im geriatrischen Setting in der Regel nicht zielführend [16]. An eine Dosisanpassung bzw. auch an die Beendigung einer säuresuppressiven Therapie sollte insbesondere beim geriatrischen Patienten geachtet werden, wenn dies indiziert ist [28–30]. In einer großen Populations-basierten Studie geriatrischer Patienten (> 65 Jahre) konnte bei 50 % der Patienten eine inadäquate PPI-Therapie dokumentiert werden. Dabei waren etwa 60 % der Patienten „übertherapiert", bei 30 % der Patienten lag entsprechend der Indikation eine Untertherapie bzw. fehlende PPI-Therapie vor [31]. Bei Patienten mit Dysphagie ist gegebenenfalls eine MUPS-Galenik und das Auflösen der Tabletten in Wasser zu berücksichtigen. Daten zur passageren Therapie mit Prokinetika existieren für geriatrische Patienten nicht. Bei schwerer Refluxösophagitis, bettlägerigen Patienten und vermuteter Magenentleerungsstörung (z. B. bei diabetischer Gastroparese) finden Prokinetika gerade in der Akutphase der Ösophagitis häufigen Einsatz.

4.1.3 Einfluss des Alterns auf den Magen

4.1.3.1 Physiologische und pathologische Veränderungen der Mukosa

Mit zunehmendem Lebensalter stellen sich in sehr begrenztem Maße physiologische Veränderungen der Schleimhaut ein (siehe Tab. 4.1). Dazu gehören eine verminderte Mukussekretion und Prostaglandinsynthese sowie eine reduzierte Mikrozirkulation. Dies trägt insgesamt zu einer reduzierten Barrierefunktion der Schleimhaut bei. Mit verminderten Repair- und Regenerationsmechanismen der Schleimhaut führt dies bei unverminderter basaler Säuresekretion der Belegzellen und häufiger Komedikation (ASS, NSAR) zu einer erhöhten Vulnerabilität der Schleimhaut.

Funktionell hat eine verminderte Compliance und Fundusrelaxation im Alter im Zusammenspiel mit einer leichten Alteration der Schleimhaut und verminderten

Plasmaspiegeln von Ghrelin und Leptin einen direkten Einfluss auf das Sättigungsgefühl [17].

Die Infektion mit *Helicobacter pylori* ist beim alten Menschen der wichtigste Risikofaktor für die peptische Ulkuskrankheit beziehungsweise bei Ausbildung einer atrophischen Gastritis als Risikofaktor für das Magenkarzinom zu interpretieren [18,19]. In einer Matched-Pairs-Untersuchung konnte gezeigt werden, dass bei alten Patienten (> 75 Jahre) mit einer *H.-pylori*-Infektion atrophische Veränderungen der Magenschleimhaut stärker ausgeprägt sind als in einer alters- und geschlechts-angepassten Vergleichsgruppe ohne *H.-pylori*-Infektion. Bei diesen Patienten waren *Helicobacter pylori*-induzierte Veränderungen mit erniedrigter Ghrelin und Leptin-Expression in der Magenschleimhaut und verringerten Plasmakonzentrationen dieser Hormone assoziiert. Diese hormonellen Veränderungen korrelierten eng mit niedrigerem BMI und verminderter täglicher Kalorienzufuhr [20]. Die *H.-pylori*-Infektion muss in diesem Zusammenhang als Faktor diskutiert werden, der bei geriatrischen Patienten zu vermindertem Hungergefühl und Malnutrition beiträgt. Immerhin beträgt bei alten Patienten (> 70 Jahre) die Seroprävalenz der *H.-pylori*-Infektion in Deutschland um 50 % [21].

Eine grundlegende Frage ist, ob die Magenschleimhaut auch ohne eine Infektion mit *Helicobacter pylori* alters-assoziierte Veränderungen aufweist. In den letzten Jahren konnten vermehrt Hinweise gewonnen werden, dass dies tatsächlich so ist. Im Tiermodell an Ratten wurde die Entwicklung atrophischer Veränderungen in der Schleimhaut im Alter infolge verminderter Mikroperfusion und verminderter neuronaler Innervation nachgewiesen. Die atrophierte Mukosa wird durch Bindegewebe mit vermehrtem Gehalt an Kollagen ersetzt. Diesen Veränderungen ist einer Verminderung der Repair-Vorgänge der Magenschleimhaut geschuldet. Auch beim Menschen ist der Nachweis atrophischer Veränderungen der Magenschleimhaut infolge von schweren Durchblutungsstörungen gezeigt worden. Die verminderte Resistenz der Mukosabarriere wird als Ursache einer erhöhten Vulnerabilität der Schleimhaut im Alter angesehen und ist für die erhöhte Neigung zu peptischen und medikamentös induzierten Ulcera verantwortlich. [22]. Untersuchungen zur sogenannten Hydrophobizität der Mukosa konnten zeigen, dass die Schleimhaut von alten Patienten (> 65 Jahre) auch ohne *H.-pylori*-Infektion eine verminderte Mukosaresistenz und damit erhöhte Permeabilität aufweist als die Schleimhaut von Patienten in Kontrollgruppen niedrigeren Alters [23].

Die verminderte mukosale Barrierefunktion im Alter konnte im Tiermodell für die Kolonschleimhaut reproduziert werden. Die Untersuchungen wurden an Schleimhaut von Pavianen durchgeführt. Es konnte bei alten Tieren eine erhöhte transepitheliale Permeabilität bei vermindertem transepithelialen Widerstand nachgewiesen werden. Diese funktionellen Veränderungen sind strukturell mit einer verminderten Dichte epithelialer *Tight-Junction*-Proteine assoziiert.

Neben der Veränderung der epithelialen Barrierefunktion wurde zusätzlich durch dieselbe Arbeitsgruppe die mukosale Immunantwort bei alten Tieren und einer jüngeren Vergleichsgruppe untersucht. Im höheren Alter liegt dabei ein überwiegend proinflammatorisches Zytokinmilieu mit Expression von IFN-γ, IL-6 und IL-1β β3 vor [24].

Die Balance zwischen mukosaler Immunantwort und mukosalem Mikrobiom scheint gerade im Magen altersabhängigen Veränderungen zu unterliegen. Dabei nimmt die mikrobielle Diversität des Magens im höheren Alter ab [25]. Die mukosale Immunantwort ist anscheinend in Abhängigkeit vom gastralen Mikrobiom ebenfalls durch ein proinflammatorisches Zytokinprofil charakterisiert [26]. Welche funktionelle Bedeutung diesen Veränderungen zukommt, ist Gegenstand aktueller Untersuchungen [27]. Diese werden mit hohen methodischen und finanziellen Aufwendungen durchgeführt und prägen den Begriff des *Healthy Agings*.

Tab. 4.1: Pathophysiologische Veränderungen der Physiologie des Magens beim geriatrischen Patienten (adaptiert nach [17]).

Veränderungen der Magenphysiologie im Alter	
basale Säuresekretion	unverändert
mukosale Barriere	
Bikarbonat- und Mukussekretion	vermindert
Prostaglandinsynthese	vermindert
Mikrozirkulation	vermindert
Repairmechanismen	vermindert
Sättigung/Hungergefühl	verändert
nervale Innervation (cholinerge Plexus), NO-Produktion	vermindert
Hormonproduktion (Gastrin, Leptin, Ghrelin)	leicht vermindert
Fundus-Compliance	vermindert
Magenentleerung	verzögert

Literatur

[1] Vakil N, et al. The Montreal definition and classification of gastroesophageal reflux disease: A global evidence-based consensus. Am. J. Gastroenterol. 2006;101:1900–1920.

[2] El-Serag HB, Sweet S, Winchester CC, Dent J. Update on the epidemiology of gastro-oesophageal reflux disease: a systematic review. Gut. 2014;63:871–80.

[3] Peery A, Dellon E, Lund J. Burden of gastrointestinal disease in the United States: 2012 update. Gastroenterology. 2012;143:1179–1187.

[4] Becher A, Dent J. Systematic review: Ageing and gastro-oesophageal reflux disease symptoms, oesophageal function and reflux oesophagitis. Aliment. Pharmacol. Ther. 2011;33:442–454.

[5] Goldacre MJ. Demography of aging and the epidemiology of gastrointestinal disorders in the elderly. Best Pract. Res. Clin. Gastroenterol. 2009;23:793–804.

[6]   Johnson DA, Fennerty MB. Heartburn severity underestimates erosive esophagitis severity in el-
       derly patients with gastroesophageal reflux disease. Gastroenterology. 2004;126:660–4.

[7]   Pilotto A, et al. Clinical features of reflux esophagitis in older people: a study of 840 consecuti-
       ve patients. J. Am. Geriatr. Soc. 2006;54:1537–42.

[8]   Greenwald DA. Aging, the gastrointestinal tract, and risk of acid-related disease. Am. J. Med.
       2004;117:8S–13S.

[9]   Brunnen PL, Karmody AM, Needham CD. Severe peptic oesophagitis. Gut. 1969;10:831–7.

[10] Lee J, et al. Effects of age on the gastroesophageal junction, esophageal motility, and reflux
       disease. Clin. Gastroenterol. Hepatol. 2007;5:1392–8.

[11] Grande L, et al. Deterioration of esophageal motility with age: a manometric study of 79 healthy
       subjects. Am. J. Gastroenterol. 1999;94:1795–801.

[12] Clarke AT, et al. Severe reflux disease is associated with an enlarged unbuffered proximal gas-
       tric acid pocket. Gut. 2008;57:292–7.

[13] Rohof WO, Bennink RJ, Boeckxstaens GE. Proton Pump Inhibitors Reduce the Size and Acidity of
       the Acid Pocket in the Stomach. Clin. Gastroenterol. Hepatol. 2014;12:1101–1107.e1.

[14] Savarino E, et al. Microscopic esophagitis distinguishes patients with non-erosive reflux disea-
       se from those with functional heartburn. J. Gastroenterol. 2013;48:473–82.

[15] Pilotto A, Franceschi M, Paris F. Recent advances in the treatment of GERD in the elderly: focus
       on proton pump inhibitors. Int. J. Clin. Pract. 2005;59:1204–9.

[16] Soumekh A, Schnoll-Sussman FH, Katz PO. Reflux and acid peptic diseases in the elderly. Clin.
       Geriatr. Med. 2014;30:29–41.

[17] Tarnawski AS, Ahluwalia A, Jones MK. Increased susceptibility of aging gastric mucosa to injury:
       the mechanisms and clinical implications. World J. Gastroenterol. 2014;20:4467–82.

[18] Malfertheiner P. Management of Helicobacter pylori infection-the Maastricht V/Florence Con-
       sensus Report. Gut. 2017;66(1):6–30. doi: 10.1136/gutjnl-2016-312288. Epub 2016 Oct 5. PMID:
       27707777.

[19] Sugano K, et al. Kyoto global consensus report on Helicobacter pylori gastritis. Gut.
       2015;64:1353–67.

[20] Salles N, et al. Effects of Helicobacter pylori infection on gut appetite peptide (leptin, ghrelin)
       expression in elderly inpatients. J. Gerontol. A. Biol. Sci. Med. Sci. 2006;61:1144–50.

[21] Wex T, et al. Serological prevalence of Helicobacter pylori infection in Saxony-Anhalt, Germany,
       in 2010. Clin. Vaccine Immunol. 2011;18:2109–12.

[22] Kang JM, et al. Effect of aging on gastric mucosal defense mechanisms: ROS, apoptosis, angio-
       genesis, and sensory neurons. Am. J. Physiol. Gastrointest. Liver Physiol. 2010;299:G1147–53.

[23] Hackelsberger A, et al. Age and Helicobacter pylori decrease gastric mucosal surface hydropho-
       bicity independently. Gut. 1998;43:465–9.

[24] Tran L, Greenwood-Van Meerveld B. Age-associated remodeling of the intestinal epithelial bar-
       rier. J. Gerontol. A. Biol. Sci. Med. Sci. 2013;68:1045–56.

[25] Claesson MJ, et al. Gut microbiota composition correlates with diet and health in the elderly.
       Nature. 2012;488:178–84.

[26] Hollister EB, Gao C, Versalovic J. Compositional and Functional Features of the Gastrointestinal
       Microbiome and Their Effects on Human Health. Gastroenterology. 2014;146:1449–1458.

[27] Vasapolli R, et al. Analysis of Transcriptionally Active Bacteria Throughout the Gastrointestinal
       Tract of Healthy Individuals. Gastroenterology. 2019;15:1081–1092. doi: 10.1053/j.gastro.
       2019.05.068.

[28] Piau A, et al. Optimization of drug therapy in elderly individuals admitted to a geriatric unit; Clin
       Interv Aging. 2017;12:1691–1696. doi: 10.2147/CIA.S132309.

[29] Farrell B, et al. Deprescribing proton pump inhibitors: Evidence-based clinical practice guideli-
       ne. Fam Physician. 2017;63(5):354–364.

[30] Mafi JN, et al. Low-Value Proton Pump Inhibitor Prescriptions Among Older Adults at a Large Academic Health System. J Am Geriatr Soc. 2019;67:2600–2604. doi: 10.1111/jgs.16117.
[31] Franchi C, et al. Use and prescription appropriateness of drugs for peptic ulcer and gastrooesophageal reflux disease in hospitalized older people. Eur J Clin Pharmacol. 2020;76:459–465. doi: 10.1007/s00228-019-02815-w.

4.2 Effekt des Alterns auf den Dünn- und Dickdarm – Klinische Implikationen

Torsten Kucharzik, Christian Maaser

4.2.1 Gastrointestinale Funktionen verändern sich im Alter

Altern ist grundsätzlich mit einer Reihe verschiedener Störungen des Gastrointestinaltraktes verbunden. Einige dieser Veränderungen haben einen starken Einfluss auf die Lebensqualität der betroffenen Personen. Andere Alterungsprozesse, die primär nicht den Gastrointestinaltrakt betreffen, können auch mit dem Altern von Zellen des Gastrointestinaltraktes im Zusammenhang stehen. Die Beeinträchtigung des intestinalen Immunsystems als ein Resultat von Alterungsprozessen ist beispielsweise ein wesentlicher Faktor, der für die vermehrte Häufigkeit und die vermehrte Intensität von gastrointestinalen Infektionen bei alten Menschen verantwortlich ist. Das Verständnis, wie einzelne Zellen des Gastrointestinaltraktes sich während des Alterungsprozesses verändern, ist ein wesentlicher Bestandteil wissenschaftlicher Bemühungen in der Geriatrie.

Erkrankungen des Gastrointestinaltraktes treten häufig bei geriatrischen Patienten auf. Neben einer vermehrten Inzidenz von gastrointestinalen Tumoren im Alter treten gehäuft Symptome wie Dysphagie, Reflux, chronische Obstipation, Diarrhoe oder Analinkontinenz auf. Andere Symptome wie eine bakterielle Übersiedlung sind zumindest partiell mit einer verzögerten Magenentleerung und einer Verminderung der Resorptionsfähigkeit assoziiert [1]. Andere Erkrankungen im Alter sind begründet durch Veränderungen der Funktion des intestinalen Immunsystems im Alter. So weisen ältere Menschen eine erhöhte Empfänglichkeit für Magen-Darm-Infektionen auf [2] und intestinale Entzündungen nehmen im Alter an Häufigkeit zu. Ein anderes altersbezogenes Symptom, welches den Magen-Darm-Trakt involviert, ist die Malnutrition und die Anorexie im Alter [3]. Die Malnutrition ist durch eine Vielzahl von Faktoren im Alter determiniert und resultiert in einer erhöhten Gebrechlichkeit und Schwäche, die viele alte Menschen betrifft. Einige gastroenterologische Symptome sind im Alter besonders hervorstechend. So ist insbesondere die chronische Obstipation bei alten Menschen ein sehr häufiges Symptom, was bei mehr als 50 % der alten Menschen auftritt und bei etwa 75 % der Patienten dieser Gruppe die Einnahme von Laxantien nötig macht [4]. Abgesehen von der erheblichen Einschränkung der Lebensqualität, die mit dem Auftreten dieser Symptome bei alten Menschen verbunden ist, entstehen hier erhebliche gesellschaftliche Kosten, die das Gesundheitssystem in einer alternden Gesellschaft zunehmend belasten.

Die Mechanismen, die zu einem vermehrten Auftreten von gastrointestinalen Symptomen bei alten Menschen führen, sind leider nur unzureichend verstanden, stehen aber in den letzten Jahren insbesondere im Kontext der Mikrobiom- und der Inflammasom-Forschung zunehmend im wissenschaftlichen Fokus. Neben Veränderungen des Darm-Mikrobioms, des mukosalen Immunsystems und der Alterung von Zellen des Gastrointestinaltraktes, gibt es verschiedene zusätzlich Faktoren wie Komorbiditäten, Medikation oder eine verminderte Mobilität, die zum Auftreten von Erkrankungen des Gastrointestinaltraktes beim alten Menschen beitragen. Die Komplexität und multifaktorielle Genese von gastrointestinalen Dysfunktionen beim alten Menschen erschweren das Verständnis und die Erklärung der individuellen Ursachen verschiedener Symptome.

Die Analyse der Veränderungen des Gastrointestinaltraktes während des Alterungsprozesses wurde auf verschiedenen Ebenen untersucht und schließt physiologische und pharmakologische Untersuchungen einzelner Organe und Zellpopulationen ebenso ein wie Untersuchungen von Gesamtorganismen in Bezug auf die Nahrungsaufnahme, Motilität usw. Neben Tiermodellen, die zum Studium von Alterungsprozessen des Verdauungstraktes herangezogen wurden, wurden Alterungsprozesse in verschiedenen Zellpopulationen wie intestinalen Epithelzellen, glatten Muskelzellen und Zellen des enterischen Nervensystems untersucht. Darüber hinaus existieren umfangreiche Untersuchungen zu Alterungsprozessen des mukosalen Immunsystems und der intestinalen Vaskularisierung. Wesentliche neue Erkenntnisse wurden in den letzten Jahren bei der Analyse von Alterungsprozessen im Bereich der Mikrobiom-Forschung gewonnen. So gilt es mittlerweile als erwiesen, dass Veränderungen des Darm-Mikrobioms Einfluss auf verschiedene Erkrankungen haben können. Insbesondere Untersuchungen zur „Brain-Gut-Achse" haben einen wesentlichen Erkenntniszuwachs bezüglich des Zusammenhangs zwischen altersbedingten Veränderungen des Darm-Mikrobioms mit neurodegenerativen sowie neuropsychiatrischen Erkrankungen erbracht.

Das folgende Kapitel gibt einen Überblick über den aktuellen Kenntnisstand bzgl. der physiologischen Alterungsprozesse im Gastrointestinaltrakt mit einem besonderen Fokus auf die Veränderungen der Mikrobiota und deren Auswirkungen auf Erkrankungen innerhalb und außerhalb des Gastrointestinaltraktes im Alter. Am Beispiel der bei geriatrischen Patienten gehäuft auftretenden Durchfallerkrankungen werden die mit dem Alterungsprozess verbundenen diagnostischen und therapeutischen Implikationen näher beleuchtet.

4.2.1.1 Veränderungen des intestinalen Mikrobioms im Alter

In den letzten Jahren mehren sich die Hinweise, dass die Darm-Mikrobiota eine zentrale Rolle bei verschiedenen altersspezifischen Veränderungen spielt. Altern hat physiologische Effekte auf das Mikrobiom und auf den Wirt. Die Interaktion zwischen Wirt und Mikrobiom scheint daher in seiner Gesamtheit einen Einfluss auf Alterungsprozesse zu haben [5]. Das Mikrobiom ist ein generell determinierender Faktor für die Entwicklung des Immunsystems und die Dysregulation des Mikrobioms kann einen proinflammatorischen Status begünstigen [6]. Altersbedingte Änderungen des intestinalen Immunsystems können eventuell in einer niedrigschwelligen chronischen Entzündungsreaktion resultieren, was häufig mit dem Begriff „Inflammaging" umschrieben wird. Dies wieder kann mit der vermehrten Empfänglichkeit für chronische Erkrankungen wie kardiovaskulären Erkrankungen, kognitiven Abbau, Frailty und metabolischen Erkrankungen assoziiert sein [7,8]. Die in den letzten Jahren viel beschriebene „gut-brain-Achse" beschreibt gut untersuchte bidirektionale Verbindungen zwischen dem Darm-Mikrobiom und dem Gehirn mit der Möglichkeit, Verhalten sowie kognitive und neuronale Funktionen zu beeinflussen [9]. Andersherum scheint ein intaktes Darm-Mikrobiom ein Garant bzw. die Voraussetzung für einen gesunden Alterungsprozess zu sein [10]. Unter diesen Aspekten liefert das Darm-Mikrobiom eine faszinierende Möglichkeit, Alterungsprozesse zu untersuchen und zu verstehen. Neue metagenomische, kulturunabhängige Labormethoden haben das Verständnis der Komplexität des Darmmikrobioms innerhalb der letzten Jahre deutlich erweitert. Mit Hilfe neuer wissenschaftlicher Methoden gelingt es nicht nur die Zusammensetzung des intestinalen Mikrobioms im Alter besser zu erforschen, sondern auch Erkenntnisse über funktionelle Zusammenhänge durch Untersuchungen des Transkriptoms, des Proteoms und des Metaboloms zu gewinnen [11].

Eine Vielzahl von wissenschaftlichen Arbeiten konnte in den letzten Jahren zeigen, dass während des Alterns relevante Veränderungen im intestinalen Mikrobiom auftreten, die wiederum Einfluss auf die Entstehung unterschiedlicher Erkrankungen haben [12–15]. Die Veränderungen korrelieren mit dem Gesundheitsstatus und den Ernährungsgewohnheiten [13] und unterliegen verschiedenen anderen Einflussfaktoren wie u. a. dem allgemeinen Gesundheitsstatus, also dem Auftreten bzw. Vorhandensein von Komorbiditäten. Der menschliche Gastrointestinaltrakt beherbergt eine überaus große Menge unterschiedlicher Mikroorganismen, die mindestens 500–1000 unterschiedliche Bakterienstämme umfasst. Veränderungen im Ökosystem des Darms werden mit verschiedenen chronischen gastrointestinalen Erkrankungen assoziiert wie beispielsweise den chronisch entzündlichen Darmerkrankungen, aber auch metabolischen Veränderungen wie Diabetes mellitus, Übergewicht ebenso wie zahlreichen neurologischen Erkrankungen [16]. Untersuchungen der letzten Jahre zeigen, dass Veränderungen der Zusammensetzung des Mikrobioms auch altersabhängig sind und eine erhebliche Variabilität zwischen den Extremen der Kindheit und des höheren Lebensalters aufweisen. Eine wesentliche Veränderung des Mikrobioms bei alten Menschen besteht in einer Veränderung der Proportionen von *Firmicuten* und *Bacteroidetes* mit einem höheren Anteil von *Bacteroidetes* in der geriatrischen Population im Vergleich zu einem hohen Anteil von *Firmicuten* bei jüngeren Erwachsenen [17,18]. Insbesondere die hochbetagten Menschen scheinen einen generell niedrigeren Anteil an *Firmicuten* und einen erhöhten Anteil an *Bacteriodetes* Stämmen aufzuweisen [15,17]. Wenngleich die Studien eine erhebliche Variabilität aufweisen, zeigen die meisten Untersuchungen eine Vermehrung von *Akkermansia* bei alten Menschen, während *Faecalibacterien, Bacteroidaceae* und *Lachnospiraceae* eher vermindert sind [15]. Ältere Menschen scheinen auch reduzierte Stoffwechsel-wege für den Kohlenhydrat-Metabolismus und die Aminosäure-Synthese aufzuwei-sen. Insgesamt scheinen die Beobachtungen einer verminderten mikrobiellen Diver-sität bei Hochbetagten assoziiert zu sein mit vermehrter Gebrechlichkeit sowie mit dem Aufenthalt in Pflegeheimen mit konsekutiv verminderter Mobilität und reduzier-ter Variabilität in der Ernährung [13,19]. Die verminderte Diversität des intestinalen Mikrobioms im hochbetagten Alter scheint wiederum mit einer erhöhten Suszeptibili-tät für unterschiedliche Erkrankungen einherzugehen. Jüngere Arbeiten untersuchen den Zusammenhang zwischen dem Mikrobiom des Darms sowie Ernährung, Gesund-heitszustand und Umgebungsfaktoren [13]. Im Speziellen wurden Zusammenhänge zwischen der Diversität des Mikrobioms und funktionellen Parametern wie dem Bar-thel-Index oder dem *Functional Independence Measure-Score* (FIM) aufgezeigt. Eine verminderte Diversität des Mikrobioms korrelierte mit einer vermehrten Gebrechlich-keit, Verminderungen in der Diversität der Nahrungsaufnahme und erhöhten Spie-geln an Entzündungsmarkern. Auch Krankenhausaufenthalte und Antibiotikathera-pien haben einen Einfluss auf die Diversität der Darmflora. Hospitalisierung selbst resultiert in einem verminderten Vorkommen von *Bacteroides species* [20] und eine Antibiotikatherapie vermindert sowohl das Vorhandensein von Bifidobakterien als auch *Bacteroides species* [20,21]. Im Gegensatz dazu nehmen *Lactobacillus species* bei älteren Patienten, die mit Antibiotika behandelt werden, zu [21], ebenso wie die Diversität von *Clostridien species* [22]. Diese Veränderungen der Darmflora insbeson-dere unter einer Therapie mit Antibiotika sind sicher eine der Ursachen einer drama-tischen Zunahme an *Clostridioides difficile (C. diff.)*-Infektionen bei älteren Menschen, die wir in den letzten Jahren weltweit beobachten. *C. diff.*-Infektionen einhergehend mit *C. diff.*-assoziierter Diarrhoe gehen mit einer deutlichen Reduktion von Bifidobak-terien, *Bacteroides* und *Prevotella species* einher [23]. Derzeit fehlen noch eindeutige Beweise, dass die beobachteten Veränderungen in Bezug auf die Korrelation von ver-änderter Mikrobiota und Ernährung, Alter und Krankheitsstatus auch in einem kau-salen Zusammenhang stehen.

Aktuell sind wir aufgrund der hohen Variabilität der Zusammensetzung der Darmflora noch nicht in der Lage, ein klassisches Mikrobiom des geriatrischen Men-schen im Vergleich zum jungen Menschen aufzuzeigen. Es gibt lediglich repetitiv be-obachtete Trends im Alter wie die Abnahme der Bifidobakterien und einen Anstieg der Enterobakterien, wenngleich auch diese Veränderungen nicht universell repro-duzierbar sind. Der erhebliche Einfluss der Ernährung wie auch geografische Fak-toren begründen die hohe interindividuelle Variabilität und verbieten vereinfachen-de Korrelationen. Weitere longitudinale, prospektive Studien sind notwendig, um den Einfluss der Mikrobiota auf Alterungsprozesse und Lebensdauer genauer zu verstehen.

4.2.1.2 Die „Gut-Brain-Achse" – neurodegenerative und neuropsychiatrische Erkrankungen und Veränderungen der intestinalen Mikrobiota im Alter

Zahlreiche Studien der letzten Jahre belegen das Vorhandensein einer „Gut-Brain-Achse", bei dem über verschiedene bidirektionale Signaltransduktionswege unter Einschluss des Immunsystems und einem relevanten Einfluss des Mikrobioms kognitive und neuropsychiatrische Funktionen beeinflusst werden [19,24–26]. Veränderungen des Mikrobioms im Sinne einer Dysbiose können in einer veränderten Permeabilität der Blut-Hirnschranke resultieren und neuroimmunologische Prozesse auslösen. Neuroinflammatorische Erkrankungen wie die Multiple Sklerose, Morbus Parkinson und Morbus Alzheimer, aber auch Angststörungen und depressive Erkrankungen werden mit dem durch Dysbiose assoziierten Inflammasom in Verbindung gebracht [27].

In verschiedenen Tiermodellen konnte das Vorliegen einer „Gut-Brain Achse" belegt werden. So weisen bestimmte Alzheimer Mausmodelle in keimfrei gehaltenen Tieren verminderte zerebrale Amyloid-Ablagerungen auf [28]. In anderen Modellen konnte gezeigt werden, dass die Darm-Mikrobiota neuroinflammatorische Prozesse über die Produktion von Butyrat und die Differenzierung von T-Zellen in regulatorische T-Zellen beeinflusst [29]. Erste Interventionsstudien im Tiermodell deuten darauf hin, dass die Gabe von Prebiotika über das Wachstum spezifischer Darm-Bakterien kognitive Funktionen beeinflussen kann [30–32].

Auch Untersuchungen des Mikrobioms zeigen, dass beispielsweise eine verminderte alpha-Diversität mit verminderter Kognition, einschließlich verlangsamter Reaktionszeiten und verbalen Einschränkungen verbunden ist [33]. Die alpha-Diversität des Darm-Mikrobioms scheint insbesondere bei den Hochbetagten vermindert zu sein [15]. Wenngleich auch die Studien im Humansystem mehr und mehr die Bedeutung der „Gut-Brain Achse" unterstreichen und Hinweise geben, dass Veränderungen der Darm-Mikrobiota beispielsweise mit dementiellen Prozessen assoziiert sind, erscheint die Studienlage hier doch noch sehr heterogen. Prospektive klinische Studien, die diese Hypothese insbesondere in Bezug auf dementielle Entwicklung im Alter eindeutig belegen, stehen derzeit noch aus [19].

4.2.1.3 Therapeutische Beeinflussung des intestinalen Mikrobioms im Alter

Ob die beobachteten Veränderungen des Mikrobioms auch therapeutische Implikationen bei alternden Menschen haben können, ist fraglich. Ernährung ist sicherlich ein wesentlicher Einflussfaktor für die Zusammensetzung der Mikrobiota insbesondere auch bei betagten und hochbetagten Menschen. Eine therapeutische Beeinflussung ist daher durchaus vorstellbar. Da beispielsweise Bifidobakterien eine recht gut etablierte Rolle als probiotische Organismen besitzen, sind diätetische Interventionen mit Prä- oder Probiotika denkbar, um Bifidobakterien im Alter im Darmmikrobiom zu vermehren und Enterobakterien zu reduzieren. Veränderungen des Mikrobioms können im Sinne einer therapeutischen Intervention durchaus auch Erkrankungen positiv beeinflussen. Dies konnte sowohl durch die Gabe von Probiotika beispielsweise bei Colon irritabile [34] aber auch durch Studien zum Mikrobiom-Transfer bei *C. difficile* Infektionen [35] und auch bei Patienten mit Colitis ulcerosa gezeigt werden [36]. Problematisch ist, dass die therapeutischen Veränderungen des Mikrobioms meist nur von kurzer Dauer sind und dass nach jeder Beeinflussung des Mikrobioms beispielsweise durch die Gabe von Probiotika diese in der Mikrobiom-Analyse nach Einnahme oft gar nicht nachweisbar sind oder aber das Mikrobiom nach relativ kurzer Zeit wieder zu seiner Ursprungsform zurückkehrt. Hinzu kommt, dass Probiotika mit Bakterien, die eine hämolytische Aktivität aufweisen, durchaus auch mit negativen gesundheitlichen Folgen assoziiert sein können [37]. Das zunehmende Verständnis um die Zusammenhänge zwischen Darm-Mikrobiom und verschiedenen Erkrankungen ist leider noch nicht gleichbedeutend mit dem Wissen um eine therapeutische Beeinflussung. Da Veränderungen des Mikrobioms im Alter aktuell noch zu wenig verstanden und zu komplex sind, sind Erfolge von Interventionsstudien in diesem Zusammenhang noch als futuristische Konzepte anzusehen. Auch in Bezug auf therapeutische Interventionen beispielsweise durch den Einsatz von Prä- oder Probiotika zur Behandlung neuropsychiatrischer oder neurodegenerativer Erkrankungen, sollten daher hier noch keine voreiligen Schlüsse gezogen werden.

Jüngere Untersuchungen zeigen allerdings, dass schon regelmäßige Bewegung und sportliche Aktivität einen positiven Einfluss auf die Diversität des intestinalen Mikrobioms haben und darüber positive Effekte bezüglich der Entwicklung von Erkrankungen im Alter ausüben können [38,39]. Eine sinnvolle therapeutische Beeinflussung des intestinalen Mikrobioms im Alter ist daher möglicherweise einfacher zu erreichen, als man vermuten könnte.

4.2.1.4 Untersuchungen von Alterungsprozessen im Gastrointestinaltrakt in experimentellen Modellen

Neben den beschriebenen Studien aus Tierexperimenten zur Rolle des Mikrobioms bei der Entwicklung neurodegenerativer und neuropsychiatrischer Erkrankungen untersuchen funktionelle *in-vivo*-Studien die Frage nach Alterungsprozessen im Gastrointestinaltrakt. In alternden Ratten konnte beispielsweise eine verzögerte Magenentleerung, eine erhöhte Kolontransitzeit und eine verminderte Stuhlproduktion beobachtet werden [40]. Alternde C57BL/6-Mäuse zeigen in einer anderen Studie eine verminderte Stuhlproduktion und eine reduzierte Kolontransitzeit [41].

Im Vergleich zu *in-vivo* Studien existieren weit mehr Untersuchungen, die Alterungsprozesse des Verdauungstraktes durch *ex-vivo*-Analysen von Darmproben bzw. einzelnen Zelltypen charakterisiert haben. Im Rahmen dieser Untersuchungen konnten beispielsweise Veränderungen in den glatten Muskelzellen des Darms beobachtet werden [42]. Neben morphologischen Änderungen von glatten Muskelzellen zeigen sich auch hier Abnormalitäten der Mitochondrien mit vermehrter Apoptose und auch veränderten mitochondrialen Funktionen in alternden glatten Muskelzellen [43].

Eine besondere Zellpopulation, die eine Rolle bei Alterungsprozessen im Gastrointestinaltrakt spielt, stellen Zellen des enterischen Nervensystems (ENS) dar. Studien zeigen eine verminderte Anzahl von Neuronen im Darm von älteren Tieren [44]. Die Datenlage hierzu ist jedoch heterogen [45]. Altersabhängige neurodegenerative Veränderungen im Darm zeigen sich auch in veränderten und dystrophen Nervenfasern in alternden Tieren [46–48]. Weitere Studien zeigen eine verminderte Nervenfaserdichte im alternden Darm, was für Veränderungen der Motilität im Alter verantwortlich sein könnte [49,50].

Da bekannt ist, dass Veränderungen des intestinalen Nervensystems auch die intestinalen und epithelialen Barrierefunktionen mit beeinflussen können [51], ist auch das intestinale Epithel und deren Barrierefunktion Fokus wissenschaftlicher Untersuchungen der letzten Jahre. Funktionelle Studien zeigen diesbezüglich variable Ergebnisse. Während in einigen Studien eine vermehrte Absorption beschrieben wurde, zeigen andere Untersuchungen eine verminderte Resorption im Alter [52,53]. Jüngere Daten weisen eine verminderte Mukus- und Bikarbonatsekretion im Magen alternder Tiere auf [54]. Morphologische Untersuchungen zeigen, dass alternde intestinale epitheliale Stammzellen eine erhöhte Anzahl an Mutationen der mitochondrialen DNA aufweisen [55,56]. Die Veränderungen in den intestinalen epithelialen Stammzellen, die vermutlich für eine Reihe epithelialer Veränderungen im alternden Darm verantwortlich sind, sind gut reproduzierbar und konnten nicht nur im Tiermodell, sondern auch beim Menschen beobachtet werden [57,58].

Veränderungen der intestinalen Mikrogefäßstruktur wurden bisher wenig untersucht. Im Tiermodell wurde eine Reduktion der intestinalen Mikrogefäße mit erhöhter Gefäßpermeabilität beschrieben [42,59]. Es ist denkbar, dass diese Veränderungen ischämische Kolitiden, die bei geriatrischen Patienten gehäuft auftreten können, mitbegünstigen können.

Mukosale Abwehrfunktionen sind im Alter vermindert. Das vermehrte Auftreten von gastrointestinalen Infektionen und Entzündungen im Alter ist ein indirekter Hinweis auf Veränderungen des intestinalen Immunsystems, was sowohl in Tiermodellen als auch bei Menschen beobachtet wurde [2,42,60]. Verschiedene Studien im Tiermodell konnten eine veränderte Migration von Immunzellen in und aus den Peyer'schen Plaques beschreiben [60]. Darüber hinaus konnten veränderte Zytokinproduktionen in mukosalen T-Zell-Populationen in alternden Mäusen beobachtet werden [61] ebenso wie funktionelle Veränderungen in Dendritischen Zellen und in M-Zellen [62,63]. Alterungsprozesse des Immunsystems, die im Wesentlichen auch das intestinale Immunsystem betreffen und die mit einem chronischen Entzündungszustand ohne Hinweis auf einen spezifischen Entzündungsfokus einhergehen, werden auch mit dem Begriff „Inflammaging" umschrieben [64]. Jüngere Untersuchungen im Tiermodell sowie Studien beim Menschen lassen vermuten, dass in diesem

Kontext Veränderungen der intestinalen Mikrobiota proinflammatorische Prozesse im Darm begünstigen [64]. Alterungsprozesse im Darm beinhalten auch zelluläres Altern, welches sowohl wie weiter oben beschrieben in epithelialen Stammzellen, aber auch in anderen intestinalen Zellpopulationen beobachtet wurde und zu vermehrten DNA-Schädigungen im Alter führt [65,66].

Alle genannten Alterungsprozesse auf zellulärer Ebene können über vielfältige Mechanismen auch mit der Interaktion des intestinalen Mikrobioms bzw. einer Dysbiose primär oder sekundär in Zusammenhang stehen. Diese zum Teil noch wenig verstandenen Interaktionen werden derzeit wissenschaftlich intensiv untersucht.

4.2.1.5 Veränderungen von neuromuskulären Funktionen im Alter

Bis zum 7. Lebensjahrzehnt treten üblicherweise keine relevanten neuromuskulären Veränderungen bei Menschen auf. Veränderungen im Tast- und Geruchssinn, in der Magenmotilität, Veränderungen der gastrointestinalen Hormone und Neurotransmitter sowie Veränderungen der Dünn- und Dickdarmmotilität mit den daraus resultierenden Veränderungen sind typischerweise Erscheinungen des fortgeschrittenen Alters. Veränderungen im Schluckakt können Ursache dauerhafter Aspirationen sein, Veränderungen in der Magenentleerung können zu Übelkeit, Appetitlosigkeit und Maldigestionserscheinungen führen. Altersbedingte Veränderungen in der Struktur und Funktion des Beckenbodens und des Anorektums können sowohl Ursache von Verstopfungen sein als auch zu Stuhlinkontinenz bei alten Menschen führen, ebenso wie das Auftreten einer Divertikulose Ursache einer altersbedingten Schwäche der Dickdarmmuskulatur sein kann. Auch extraintestinale Komorbiditäten wie kardiovaskuläre Erkrankungen, Bluthochdruck und Diabetes mellitus sowie deren medikamentöse Behandlung können relevante Effekte auf die Funktion der gastrointestinalen Neuromuskulatur ausüben, welche wiederum viele negative klinische Implikationen haben können. Inwieweit die beschriebenen Veränderungen auf die bereits diskutierten Veränderungen des Mikrobioms zurückzuführen sind, werden zukünftige Studien zeigen. Einige Autoren sprechen bereits von einer „Gut-muscle Achse", da Veränderungen der Mikrobiota im Alter mit einem Verlust von mikrobiellen Mediatoren einhergehen, die anabole Wirkungen auf die Muskelzellen haben. Andersherum fördert körperliche Bewegung die Biodiversität der Mikrobiota [67,68]. Diese Mechanismen könnten u. a. die progrediente Sarkopenie bei alten Menschen erklären [19], eventuell aber auch die beschriebenen Altersveränderungen im Bereich der glatten Muskulatur.

Motorische und sensorische Veränderungen im Bereich des Kolons und des Anorektums werden ausführlich in einem anderen Kapitel und daher an dieser Stelle nicht im Detail besprochen. Sie sind jedoch eng mit anderen morphologischen und funktionellen Veränderungen des GI-Traktes im Alter verbunden und tragen in Zusammenschau mit den übrigen funktionellen Alterationen des Gastrointestinaltrakts auch zu den nachfolgend beschriebenen Besonderheiten bei Durchfallerkrankungen bei.

4.2.2 Klinische Konsequenzen der Alterungsprozesse im GI-Trakt

4.2.2.1 Einfluss von Alter auf Erkrankungen des GI-Traktes am Beispiel des Symptoms Diarrhö

Wie im vorhergehenden Abschnitt aufgeführt, können eine Reihe verschiedener Alterungsprozesse im Gastrointestinaltrakt direkt oder indirekt zu funktionellen Veränderungen führen. Im Alter gehäuft auftretende Motilitätsstörungen im GI-Trakt, die beispielsweise mit einer chronischen Obstipation einhergehen, werden an anderer Stelle im Detail besprochen. Stuhlunregelmäßigkeiten einhergehend mit Veränderungen der Stuhlkonsistenz und Stuhlfrequenz gehören ebenfalls zu den häufigeren Symptomen im höheren Lebensalter. Im Gegensatz zu einem jüngeren Patienten ist das mögliche Ursachenspektrum bei einem geriatrischen Patienten deutlich größer und reicht von der häufig unterschätzten Ursache einer Medikamentennebenwirkung, Reizdarmsyndrom über infektiöse, verschiedene chronische autoimmune bis hin zu neoplastischen Ursachen.

Sind Diarrhöen in jedem Lebensalter mit einer Reduktion der Lebensqualität verbunden, so kommt im geriatrischen Alter erschwerend eine häufig noch zusätzlich bestehende Sphinkterinsuffizienz hinzu. Hierdurch kommt es gehäuft zum Auftreten von Inkontinenz, mit dem Risiko von sozialer Isolierung. Da eine anale Inkontinenz meist als stigmatisierend empfunden wird, wird diese häufig verschwiegen und sollte durch eine gezielte Anamnese erfragt werden. Klinisch kommt es beim geriatrischen Patienten zudem rascher zu Dehydratationen mit dem Risiko einer Abnahme der Vigilanz, einem erhöhten Sturzrisiko sowie der Gefahr der Verschlechterung von Komorbiditäten wie einer chronischen Niereninsuffizienz. Zudem besteht die Gefahr, dass aus Angst vor vermehrten Stuhlgängen die Nahrungsaufnahme deutlich reduziert wird und es zu einer verstärkten Malnutrition und körperlichem Abbau kommt. Eine rasche Abklärung und Therapie von Diarrhöen im höheren Lebensalter kommt somit eine wesentliche Bedeutung zur Vermeidung von Folgekomplikationen zu (Abb. 4.1).

Welche Differentialdiagnosen müssen im geriatrischen Alter beim Symptom Diarrhö mit in Betracht gezogen werden und welche Besonderheiten sollten bei der Manifestation, Diagnostik und spezifischen Therapie bedacht werden?

Generell sollte bei akuten, ausgeprägten Diarrhöen im höheren Lebensalter bedacht werden: Einhergehend mit Diarrhöen kommt es im höheren Lebensalter relativ rasch zur Exsikkose, was häufig zu einer Verschlechterung von vorbestehenden Organerkrankungen wie chronischer Nieren- oder Herzinsuffizienz führt. Auch kommt es vermehrt zur Ausbildung eines Delirs, von denen insbesondere das hypoaktive Delir leicht übersehen werden kann. Unzureichende Einnahme der üblichen Medikation oder eine der akuten Situation unangepassten Einnahme der Medikamente können die Anzahl der Komplikationen erhöhen. So kann z. B. eine unangepasste Fortführung einer antihypertensiven Therapie bei klinisch schweren infektiösen Diarrhöen

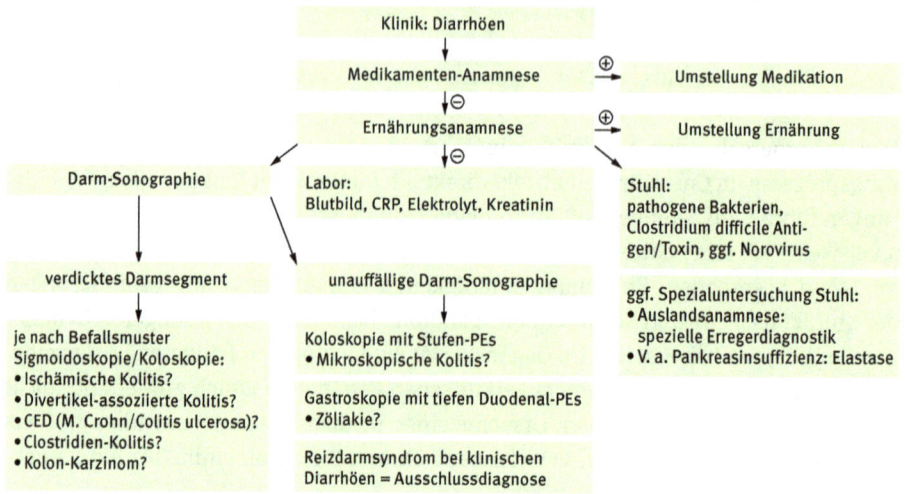

Abb. 4.1: Diagnostikalgorithmus bei Diarrhö im höheren Lebensalter.

zu vermehrten hypotonen Zuständen mit verminderter Organperfusion z. B. der Niere und einem deutlich erhöhten Sturzrisiko führen.

Allgemeine therapeutische Maßnahmen bei Diarrhö im höheren Lebensalter:

- frühzeitige Flüssigkeitssubstitution mit Bilanzierung der Ein- und Ausfuhr unter Beachtung von Komorbiditäten wie schwerer Herzinsuffizienz
- Anpassung der Hausmedikation an den aktuellen klinischen Zustand, z. B. Antihypertensiva
- Sturzprophylaxe

4.2.2.2 Medikamenten-assoziierte Diarrhöen

Zahlreiche Medikamente können gastrointestinale Nebenwirkungen verursachen [69–72]. Bei dem klinischen Symptom von neu aufgetretenen Diarrhöen sollte daher unbedingt auch eine differenzierte Medikamentenanamnese insbesondere in Hinblick auf Zeitpunkt der Erstmanifestation der gastrointestinalen Symptome und möglicherweise neu eingenommenen Medikamenten erfolgen. Häufig verschriebene Medikamente wie Protonenpumpeninhibitoren, stellen eine häufige Ursache bei der Entstehung von Diarrhö dar, was in der Praxis oft wenig beachtet wird. Bei der Anamneseerhebung sollte speziell auch nach nicht rezeptpflichtigen Medikamenten wie zum Beispiel Laxantien und Magnesium gefragt werden. Das Auslassen einer differenzierten Medikamentenanamnese vor Einleitung weitergehender Maßnahmen birgt ansonsten das Risiko der Durchführung unnötiger teils invasiver Untersuchungen wie Koloskopien sowie die Verschreibung von weiteren, letztlich nicht indizier-

ten Medikamenten, so dass es zu einer klassischen medikamentösen Verschreibungs-
kaskade kommt.

Arzneimittel, die häufig Diarrhöen verursachen:

- Antibiotika
- Metformin
- Digoxin
- Colchicin
- Nicht-steroidale Antirheumatika
- magnesiumhaltige Antazida
- Protonenpumpeninhibitoren
- CSE-Hemmer
- Laxantien
- Selektive Serotonin-Wiederaufnahme Hemmer
- Tyrosin-Kinase-Hemmer
- Immunsuppressiva
- Zytostatika

4.2.2.3 Infektiöse Ursachen

Bakterielle und virale Erreger gehören auch im höheren Alter mit zu den Hauptver-
ursachern akut auftretender Diarrhöen. Hier spielen die erhöhte Empfänglichkeit für
intestinale Infektionen aufgrund der weiter oben beschriebenen Alterungsprozesse
im intestinalen Immunsystem, aber auch Veränderungen des Mikrobioms eine besondere Rolle. Prinzipiell kommt hierfür dasselbe Erregerspektrum wie im jüngeren
Lebensalter in Frage. Einzelne Erreger haben jedoch eine besondere Bedeutung, wie
im Nachfolgenden beispielhaft aufgeführt.

Norovirus

Aufgrund der hohen Kontagiösität kommt es aufgrund altersspezifischer Wohnsitua-
tionen wie z. B. im Pflegeheim bei Patienten im hohen Lebensalter gehäuft zu Aus-
brüchen von Norovirusinfektionen. Für eine Ansteckung reichen dabei bereits wenige Viruspartikel, welche durch Schmierinfektion von Mensch-zu-Mensch übertragen
werden können. Die hohe Kontagiösität erklärt sich des Weiteren dadurch, dass die
Noroviren Tage bis Wochen bei Raumtemperatur überleben können. Aufgrund des
rapiden Einsetzens der Symptome bestehend aus Brech-Durchfall mit raschem Flüssigkeitsverlust ist eine rasche Einleitung und Beachtung nachfolgend aufgeführter
Maßnahmen bei Diarrhöen im höheren Lebensalter unbedingt notwendig. Diese Notwendigkeit zeigt sich auch an dem nachgewiesenen erhöhten Mortalitätsrisiko ab
dem 75. Lebensjahr [73].

Clostridioides difficile (C. diff.) Infektion

Generell ist in den vergangenen Jahren ein deutlicher Anstieg der Infektionshäufigkeit mit *C. diff.* zu verzeichnen, die sich aufgrund verschiedener im Anfang dieses Kapitels beschriebener Mechanismen vornehmlich in höherem Lebensalter manifestiert [74]. Klassische klinische Symptome einer Infektion sind blutige Diarrhöen, häufig einhergehend mit krampfartigen abdominellen Schmerzen. Die Klinik unterscheidet sich dabei nicht wesentlich von einer der häufigeren Differentialdiagnosen, der ischämischen Kolitis. Da sich das therapeutische Vorgehen jedoch ganz wesentlich unterscheidet und eine *Clostridium*-Infektion im höheren Lebensalter mit einem deutlichen Anstieg der Mortalität einhergeht, ist eine rasche Diagnosestellung und Therapieeinleitung dringend notwendig. Hauptrisikofaktoren für die Entstehung einer *C. diff.* Infektion sind neben einer antibiotischen oder immunsuppressiven Therapie das höhere Lebensalter selbst. *C. diff.* Infektionen gehen im höheren Alter zudem mit einer erhöhten Mortalität einher.

Blutige Diarrhöen im höheren Lebensalter, auch ohne antibiotische Vorbehandlung oder immunsuppressiver Therapie, bedürfen des raschen Ausschlusses einer *C. diff.* Infektion. Standard ist hierbei der Nachweis von *C. diff.* Antigen und Toxin im Stuhl. Da diese Parameter in der Regel nicht zur Standardanforderung „pathogene Darmbakterien" gehören, muss hieran bei der Erstellung der Laboranforderung gedacht werden. Da es je nach Klinik und Labor einige Tage dauern kann, bis das endgültige Ergebnis eingeht, sollte bei relevanter Klinik zwecks rascherer Therapieeinleitung eine endoskopische Diagnostik durchgeführt werden. Hierzu ist meist die Durchführung einer Sigmoidoskopie ausreichend, so dass auf eine belastende Darmvorbereitung mittels Spüllösung verzichtet werden kann. Klassischerweise finden sich bei einer *Clostridium* Infektion im linksseitigen Kolon Pseudomembranen. Diese sind pathognomonisch für die Infektion, können jedoch vor allem bei Patienten mit anderen chronischen Darmentzündungen wie CED fehlen. Bei entsprechendem Nachweis sollte umgehend mit einer Therapie begonnen werden. Einschränkend ist zu bedenken, dass sich diese Pseudomembranen in Einzelfällen lediglich im rechtsseitigen Kolon befinden, so dass bei unauffälligem linksseitigem Kolon bei klassischer Klinik versucht werden sollte, trotz fehlender Vorbereitung in das C. ascendens vorzuspiegeln, soweit dies die Sicht mit ausreichender Sicherheit erlaubt.

Die Therapie der pseudomembranösen Kolitis des Patienten im hohen Lebensalter wurde in den letzten Jahren etwas modifiziert. So sollte Metronidazol als Erstlinientherapie nur noch beim leichten bis moderaten Verlauf des jungen Patienten verwendet werden. Ersttherapie bei Ersterkrankung des älteren Patienten ist Vancomycin p. o. [75]. Bei weiterhin refraktären Verläufen stehen als weitere Optionen eine medikamentöse Therapie mit Fidaxomicin [76] oder eine Stuhltransplantation zur Verfügung [77]. Zudem kann additiv bei der rekurrenten Erkrankung der monoklonale Antikörper gegen das C. diff. Toxin B, Bezlotoxumab, zur Anwendung kommen [75]. Wichtig ist jeweils eine zeitnahe Evaluation des Therapieerfolges und bei unzureichendem Ansprechen der Therapiewechsel. Dabei muss man sich als Behandler im Wesentlichen auf die Einschätzung des klinischen Verlaufs verlassen, wobei das Ziel die Abnahme der Stuhlfrequenz mit Normalisierung der Konsistenz ist. Eine erneute Stuhluntersuchung als Parameter zur Erfolgsbeurteilung ist in der Regel nicht sinnvoll, da der Nachweis auch bei Therapieerfolg noch eine Zeitlang positiv ausfallen kann.

4.2.2.4 Divertikulitis und Divertikel-assoziierte Kolitis

Da Divertikel im Kolon mit zunehmendem Alter aufgrund der oben beschriebenen muskulären Wandveränderungen gehäuft auftreten finden sich die hiermit einhergehenden potenziellen Komplikationen wie Divertikelblutung und Divertikulitis naturgemäß auch gehäuft im höheren Lebensalter.

Klassisches Symptom der Divertikelblutung ist das Absetzen von meist reichlich flüssig blutigem, meist frischblutigem Stuhlgang, wobei dies in der Regel nicht mit relevanten abdominellen Schmerzen einhergeht [78]. Differentialdiagnostisch käme bei diesem Symptom unter anderem eine akute Hämorrhoidenblutung in Frage. Die Unterscheidung gelingt relativ problemlos im Rahmen einer endoskopischen Diagnostik, die für beide Erkrankungen das Verfahren der Wahl zur Diagnosesicherung darstellt. Größtes klinisches Problem bei der akuten Divertikelblutung im höheren Lebensalter ist ähnlich den akuten infektiösen Diarrhoen der akute Volumenverlust mit den o. g. potenziellen Komplikationen. Hierdurch kommt es nicht selten zu hypotonen Kreislaufsituationen. Da aufgrund der gehäuften Stuhlfrequenz vermehrt Toilettengänge notwendig sind, besteht somit ein deutlich erhöhtes Sturzrisiko mit der Gefahr des Auftretens weiterer Komplikationen.

Klinisch in der Regel nicht ganz so dramatisch stellt sich die Divertikel-assoziierte Kolitis dar. Hierbei handelt es sich um eine segmentale Entzündung des Divertikel-tragenden Abschnittes typischerweise unter Aussparung des proximalen Kolons und Rektums. Die Klinik besteht aus Tenesmen, Blut im Stuhl und Diarrhöen. Endoskopisch findet sich eine entzündliche Schwellung der Mukosa gelegentlich einhergehend mit Erosionen, welche dem Bild eines leichtgradigen Schubes eine Colitis ulcerosa ähneln kann. Die histologischen Veränderungen sind nicht pathognomonisch. Eine Abgrenzung zu einer Proktosigmoiditis ulcerosa gelingt aufgrund der Aussparung des Rektums bei der Divertikel-assoziierten Kolitis. Therapie der Wahl ist die Gabe von Mesalazin, wobei Applikationsart und -dosierung analog der einer Proktosigmoiditis erfolgen. Bei therapie-refraktären Verläufen gibt es erste Studiendaten, die eine zusätzliche Gabe von Rifaximin 1 Woche/Monat möglicherweise sinnvoll erscheinen lassen. Eine Zulassung von Rifaximin für diese Behandlungsindikation besteht jedoch nicht [79]. Aufgrund der häufig therapierefraktären Verläufe stellt eine chirurgische Resektion eine weitere Therapieoption dar.

4.2.2.5 Ischämische Kolitis

Die ischämische Kolitis ist im Wesentlichen eine Erkrankung des > 60. Lebensjahres. Aufgrund der Gefäßversorgung ist hierbei meist das linksseitige Kolon mit C. descendens und Sigma unter Aussparung des Rektums aufgrund der hier vorliegenden doppelten Gefäßversorgung betroffen. Klinisch kommt es zu plötzlichen krampfartigen abdominellen Schmerzen, starkem Stuhldrang mit meist blutigen Diarrhöen und druckschmerzhaftem Abdomen. Für die Diagnostik reicht in der Regel eine partielle Koloskopie aus, da sich der Befall meist bei oder aboral der linken Flexur findet. Während das makroskopische Bild gelegentlich auch mit einem segmentalen Kolonbefall bei Morbus Crohn verwechselt werden kann, ist die Histologie pathognomonisch. Die Ursache findet sich dabei in den meisten Fällen nicht. Die Therapie besteht aus supportiven Maßnahmen, Flüssigkeitssubstitution, Absetzen von potenziell vasokonstriktorisch oder schleimhautschädigenden Medikamenten (z. B. Digitalispräparate und nicht steroidale Antirheumatika) und in ausgeprägten Fällen ggf. aus einer vorübergehenden Nahrungskarenz. Der Verlauf ist häufig selbstlimitierend und dann mit guter Prognose. Insbesondere im höheren Lebensalter kann es bei der gangränösen Verlaufsform zu einem fulminanten Verlaufsbild mit septischen Komplikationen mit dann auch deutlich erhöhtem Mortalitätsrisiko kommen.

4.2.2.6 Chronisch entzündliche Darmerkrankungen

Die beiden chronisch entzündlichen Darmerkrankungen, Morbus Crohn und Colitis ulcerosa, werden häufig als Erkrankung der ersten Lebenshälfte angesehen. Jedoch geht man mittlerweile davon aus, dass der Anteil der älter als 60-Jährigen an der Prävalenz in den kommenden Jahren auf ca. 30 % ansteigt [80]. Dabei handelt es sich auch um Erstmanifestationen im höheren Lebensalter, wobei die Erstmanifestationen an Colitis ulcerosa überwiegen [81,97]. Da die klinischen Symptome Diarrhöen teils mit Blut und abdominelle Schmerzen sind, muss bei diesen Symptomen auch in höherem Lebensalter als Differentialdiagnose an die Erstmanifestation einer chronisch entzündlichen Darmerkrankung gedacht werden. Vom Befallsmuster liegt bei Erstmanifestation bei Morbus Crohn vornehmlich ein Kolonbefall, bei Colitis ulcerosa eine Linksseitencolitis vor. Insgesamt scheint der Verlauf beider Krankheitsbilder im Alter eher etwas milder als im jüngeren Lebensalter zu sein [80]. Die initiale Diagnostik unterscheidet sich nicht von der im jüngeren Lebensalter [82,83]. Prinzipiell sind alle zugelassenen medikamentösen Therapieoptionen einsetzbar, jedoch sind hierbei Komorbiditäten und Polypharmazie zu bedenken.

Bei der Mesalazin-Therapie stehen weniger Medikamenteninteraktionen im Vordergrund als vielmehr Limitationen hinsichtlich der lokalen Applikationsform. Sphinkterinsuffizienz und körperlich eingeschränkte Beweglichkeit lassen rektale Darreichungsformen trotz positivem Nutzen-Risiko-Profil bei der linksseitigen Kolitis häufig nicht effektiv einsetzen. Bei den Medikamenteninteraktionen ist zu bedenken, dass Mesalazin die Wirkung von Antikoagulantien wie Phenprocoumon verstärken kann. Steroiden ist mit allen anderen in der Behandlung eingesetzter Immunsuppressiva ein erhöhtes Infektionsrisiko gemeinsam [84]. Das Infektionsrisiko ist insbesondere bei älteren Patienten deutlich erhöht [100]. Dabei ist zu bedenken, dass sich Infektionen beim geriatrischen Patienten häufig mit weniger klassischen Symptomen manifestieren, und somit das Risiko einer verzögerten Erkennung besteht. Um das Risiko von Infektionen zu reduzieren, sollten Primärpräventionen wie Impfungen durchgeführt werden [85,98]. Aber auch das Risiko für andere Komplikationen einer Steroidtherapie sind im geriatrischen Alter relevant höher: ein im Alter häufiger koexistenter Diabetes mellitus kann sich verschlechtern, das Risiko für osteoporotische Frakturen erhöht sich und durch eine Komedikation mit Plättchenaggregationshemmern und Antikoagulantien steigt das Risiko für die Entstehung von Ulzera des Magens. Zudem besteht ein erhöhtes Glaukomrisiko. Wie in jedem Alter gilt auch im geriatrischen Alter eine Langzeitimmunsuppression mit Steroiden als obsolet. Beim Einsatz von Azathioprin/6-Mercaptopurin sind insbesondere Medikamenteninteraktionen zu bedenken. Der Xanthinoxidasehemmer Allopurinol hemmt zum Beispiel den Abbau von Azathioprin, wodurch das Risiko für eine Agranulozytose steigt. Eine Kombination beider Medikamente sollte möglichst vermieden werden. Zudem steigt im Alter > 65. Lebensjahr unter Azathioprin das Risiko für die Entstehung eines Lymphoms deutlich an [86,87,99]. Neben den auch im jüngeren Alter bestehenden potenziellen Nebenwirkungen wie Hepatopathie, Lungenfibrose und Alveolitis ist für die Anwendung von Methotrexat im höheren Lebensalter zu bedenken, dass es bei einer fortgeschrittenen Niereninsuffizienz zu einer Akkumulation und einer weiteren Nierenschädigung kommen kann. Auch birgt die Dosierung mit Einmalgabe pro Woche das Risiko einer Fehleinnahme mit akzidenteller täglicher Einnahme [88]. Der Einsatz von Ciclosporin sollte aufgrund des deutlich erhöhten Risikos für Nebenwirkungen im Alter sehr kritisch überdacht werden. Neben dem erhöhten Infektionsrisiko findet sich eine erhöhte Nephrotoxizität in Kombination mit bestimmten Antibiotika. Zudem können P450 Inhibitoren wie Diltiazem, Verapamil, Metoclopramid, Allopurinol und Makrolidantibiotika eine Erhöhung des Serumspiegels bewirken. Für die anti-TNF Medikamente konnten verschiedene Studien zeigen, dass das Risiko für infektiöse Komplikationen insbesondere bei Patienten ab dem 60. Lebensjahr deutlich erhöht ist [89]. Hierbei zeigt sich nicht nur eine erhöhte Morbidität, sondern auch Mortalität. Dabei muss unbedingt bedacht werden, dass das Keimspektrum atypisch sein kann [84,90]. Aufgrund des erhöhten Mortalitätsrisikos sollte bei unklarem Befund daher rasch eine erweiterte Diagnostik durchgeführt werden, was bei pulmonalen Komplikationen neben Röntgen-Thorax eine Computertomographie des Thorax sowie eine Bronchoskopie mit Lavage zur Erregeridentifizierung einschließen kann. Zudem ist eine anti-TNF-Therapie bei einer fortgeschrittenen Herzinsuffizienz kontraindiziert. Eine aktuelle Arbeit zur Sicherheit von Ustekinumab und Vedolizumab konnte zeigen, dass möglicherweise nicht allein das numerische Alter, sondern Komorbiditäten wesentlich zur Risikoerhöhung beitragen könnten [91]. Belastbare Daten zur Sicherheit der Anwendung von Tofacitinib bei älteren Patienten mit Colitis ulcerosa gibt es nicht. Grundsätzlich sollten das möglicherweise generell erhöhte Risiko einer Zostererkrankung und das Thromboembolierisiko bedacht werden [92].

Generell sollte beim Einsatz von Immunsuppressiva im höheren Lebensalter bedacht werden, dass die Wahrscheinlichkeit des Vorliegens einer malignen Erkrankung zunimmt. Daher sollte neben einer diesbezüglichen Anamnese eine ausführliche körperliche Untersuchung sowie die geschlechterspezifischen Krebsvorsorgeuntersuchungen erfolgen.

4.2.2.7 Mikroskopische Kolitis

Eine weitere wichtige Differentialdiagnose bei klinisch wässrigen Diarrhöen im höheren Lebensalter sind die beiden mikroskopischen Kolitiden, die lymphozytäre und die kollagene Kolitis. Hierbei handelt es sich um Erkrankungen, die vermehrt im Alter > 65. Lebensjahr auftreten [93]. Insbesondere bei der lymphozytären Kolitis überwiegt der Anteil der Frauen. Risikofaktoren für die Entstehung sind ein Nikotinabusus sowie die Einnahme spezifischer Medikamente, u. a. Acetylsalicylsäure, NSAR, Protonenpumpenhemmer und Sertralin. Da diese beiden Erkrankungen keine wesentlichen laborchemischen Veränderungen insbesondere auch der Entzündungsparameter aufweisen, besteht die Diagnostik der Wahl bei sonst nicht erklärbaren wässrigen Diarrhoen in der Durchführung einer Koloskopie mit Entnahme von Stufenbiopsien. Das makroskopische Bild ist hierbei meist unspezifisch und die Diagnose wird anhand der Histologie gestellt. Dabei definiert sich die lymphozytäre Kolitis durch den Nachweis von vermehrten intraepithelialen Lymphozyten (> 20 IELs/ 100 Epithelzellen) und die kollagene Kolitis durch ein subepithelial gelegenes Kollagenband (> 10 µm Dicke). Die einzige bislang durch mehrfache Studien gesicherte Therapie nach Ausschluss medikamentöser Ursachen und Beendigung eines Nikotinabusus besteht in der Therapie mit Budesonid in einer Initialdosis mit 9 mg [101]. Symptomatisch kann zudem mit Cholestyramin, Mesalazin, Bismuth und Loperamid behandelt werden [94].

4.2.2.8 Zöliakie

Auch die Zöliakie kann sich erstmals im Alter > 65. Lebensjahr manifestieren und sollte bei Patienten mit gastrointestinalen Beschwerden insbesondere dann, wenn zusätzlich Zeichen der Malabsorption bestehen, mit in Betracht gezogen werden. Zudem sollte bedacht werden, dass die mikroskopische Kolitis gehäuft mit einer Zöliakie assoziiert ist. Die Diagnostik, Antikörperbestimmung und Gastroskopie mit tiefen Duodenal- und Bulbusbiopsien sowie Therapie unterscheidet sich nicht von Patienten < 65. Lebensjahr [95]. Bei therapierefraktären Verläufen sollte an die Möglichkeit der Entstehung eines intestinalen Lymphoms gedacht werden.

4.2.2.9 Nahrungsmittelunverträglichkeit

Nahrungsmittelunverträglichkeiten können sich auch erst im höheren Lebensalter manifestieren und somit Ursache von Diarrhöen sein. Zur differentialdiagnostischen Abklärung gehört somit auch eine diesbezügliche Anamnese. Die Diagnostik, u. a. mittels H2-Atemtesten, und die Therapie unterscheiden sich nicht von der im jüngeren Lebensalter. Hilfreich kann bei Verdacht auf eine Nahrungsmittelunverträglichkeit das Hinzuziehen eines Ernährungsberaters sein.

4.2.2.10 Reizdarm

Selbstverständlich kann auch im höheren Lebensalter ein Reizdarmsyndrom die Ursache für das Vorliegen von Diarrhöen sein. Die Diagnostik und Therapie unterscheidet sich dabei nicht von der im jüngeren Lebensalter und wird sehr differenziert in der aktuellen S3-Leitlinie der Deutschen Gesellschaft für Verdauungs- und Stoffwechselerkrankungen (DGVS) und der Deutschen Gesellschaft für Neurogastroenterologie und Motilität (DGNM) abgehandelt [96].

4.2.2.11 Kolon-Karzinom

Da insbesondere im höheren Lebensalter bei Vorliegen von Stuhlunregelmäßigkeiten die Wahrscheinlichkeit eines Kolon-Karzinoms als Ursache steigt, sollte bei klinischem Symptom *Diarrhö* nach Ausschluss akut infektiöser oder medikamentöser Ursachen und nicht wegweisender Darmsonographie die Durchführung einer kompletten Koloskopie in Erwägung gezogen werden.

4.2.3 Alterungsprozesse im Gastrointestinaltrakt – Zusammenfassung

Das Verständnis der Alterungsprozesse des Verdauungstraktes und ihrer einzelnen Komponenten ist ein wichtiges wissenschaftliches Feld innerhalb der Geriatrie. Alterungsprozesse innerhalb des gastrointestinalen Verdauungssystems werden in ihren komplexen Funktionen und Interaktionen verschiedener Zelltypen und der Mikrobiota zunehmend besser verstanden. Veränderungen individueller Zelltypen wie der intestinalen Epithelzellen, der enterischen Nervenzellen und der glatten Muskelzellen sind heute eindeutiger charakterisiert und in ihrer Interaktion besser verstanden. Neben den Alterungsprozessen auf zellulärer Ebene verstehen wir auch die Einflüsse der Nahrung sowie der intestinalen Mikroflora und deren Einfluss auf Alterungsprozesse des Verdauungstraktes zunehmend besser. Die komplexe Interaktion dieser verschiedenen zellulären Interaktionen und ihrer äußeren Einflüsse stellen Schlüsselfunktionen für das Verständnis von Alterungsprozessen gastrointestinaler Funktionen dar, zumal die altersbedingten Veränderungen des Verdauungssystems letztlich den gesamten Organismus, Stichwort „gut-brain"- und „gut-muscle"-Axis, betreffen können.

Das Verständnis komplexer Veränderungen innerhalb des Gastrointestinalsystems im Alter ist eine notwendige Voraussetzung zum Verständnis des Auftretens altersspezifischer Erkrankungen oder dem altersspezifischen Verlauf gastroenterologischer Erkrankungen wie beispielsweise der akuten und chronischen Diarrhö. Erkenntnisse zum Einfluss der Ernährung, der Medikamenteninteraktionen, Komorbiditäten, aber auch der Mikrobiota und von Bewegung auf Alterungsprozesse im GI-Trakt sind essenziell, um gastrointestinale Erkrankungen im Alter besser zu verstehen und um diese effektiver behandeln zu können. Darmerkrankungen verlaufen im Alter anders und benötigen eine besondere Form der Diagnostik und Therapie. Am klinischen Beispiel der unterschiedlichen Verlaufsformen akuter und chronischer Durchfallerkrankungen im Alter zeigen sich die diagnostischen und therapeutischen Herausforderungen, die gastrointestinale Erkrankungen bei geriatrischen Menschen mit sich bringen.

Literatur

[1] Firth M, Prather CM. Gastrointestinal motility problems in the elderly patient. Gastroenterology. 2002;122:1688–700.

[2] Ogra PL. Ageing and its possible impact on mucosal immune responses. Ageing Res Rev. 2010;9:101–6.

[3] Moss C, Dhillo WS, Frost G, et al. Gastrointestinal hormones: the regulation of appetite and the anorexia of ageing. J Hum Nutr Diet. 2012;25:3–15.

[4] Gallagher P, O'Mahony D. Constipation in old age. Best Pract Res Clin Gastroenterol. 2009;23:875–87.

[5] Bana B, Cabreiro F. The Microbiome and Aging. Annu Rev Genet. 2019;53:239–261.

[6] Honda K, Littman DR. The microbiome in infectious disease and inflammation. Annu Rev Immunol. 2012;30:759–95.

[7] Ferrucci L, Fabbri E. Inflammageing: chronic inflammation in ageing, cardiovascular disease, and frailty. Nat Rev Cardiol. 2018;15:505–522.

[8] Gorelick PB. Role of inflammation in cognitive impairment: results of observational epidemiological studies and clinical trials. Ann N Y Acad Sci. 2010;1207:155–62.

[9] Cryan JF, Dinan TG. Mind-altering microorganisms: the impact of the gut microbiota on brain and behaviour. Nat Rev Neurosci. 2012;13:701–12.

[10] Ragonnaud E, Biragyn A. Gut microbiota as the key controllers of "healthy" aging of elderly people. Immun Ageing. 2021;18:2.

[11] Durack J, Lynch SV. The gut microbiome: Relationships with disease and opportunities for therapy. J Exp Med. 2019;216:20–40.

[12] Biagi E, Candela M, Fairweather-Tait S, et al. Aging of the human metaorganism: the microbial counterpart. Age (Dordr). 2012;34:247–67.

[13] Claesson MJ, Jeffery IB, Conde S, et al. Gut microbiota composition correlates with diet and health in the elderly. Nature. 2012;488:178–84.

[14] Duncan SH, Flint HJ. Probiotics and prebiotics and health in ageing populations. Maturitas. 2013;75:44–50.

[15] Badal VD, Vaccariello ED, Murray ER, et al. The Gut Microbiome, Aging, and Longevity: A Systematic Review. Nutrients. 2020;12:3759.

[16] Sekirov I, Russell SL, Antunes LC, et al. Gut microbiota in health and disease. Physiol Rev. 2010;90:859–904.

[17] Mariat D, Firmesse O, Levenez F, et al. The Firmicutes/Bacteroidetes ratio of the human micro-biota changes with age. BMC Microbiol. 2009;9:123.

[18] Odamaki T, Kato K, Sugahara H, et al. Age-related changes in gut microbiota composition from newborn to centenarian: a cross-sectional study. BMC Microbiol. 2016;16:90.

[19] Ticinesi A, Tana C, Nouvenne A, et al. Gut microbiota, cognitive frailty and dementia in older individuals: a systematic review. Clin Interv Aging. 2018;13:1497–1511.

[20] Bartosch S, Fite A, Macfarlane GT, et al. Characterization of bacterial communities in feces from healthy elderly volunteers and hospitalized elderly patients by using real-time PCR and effects of antibiotic treatment on the fecal microbiota. Appl Environ Microbiol. 2004;70:3575–81.

[21] O'Sullivan O, Coakley M, Lakshminarayanan B, et al. Alterations in intestinal microbiota of el-derly Irish subjects post-antibiotic therapy. J Antimicrob Chemother. 2013;68:214–21.

[22] Woodmansey EJ, McMurdo ME, Macfarlane GT, et al. Comparison of compositions and metabolic activities of fecal microbiotas in young adults and in antibiotic-treated and non-antibiotic-trea-ted elderly subjects. Appl Environ Microbiol. 2004;70:6113–22.

[23] Hopkins MJ, Macfarlane GT. Changes in predominant bacterial populations in human faeces with age and with Clostridium difficile infection. J Med Microbiol. 2002;51:448–54.

[24] Bonaz BL, Bernstein CN. Brain-gut interactions in inflammatory bowel disease. Gastroenterolo-gy. 2013;144:36–49.

[25] Bajaj JS. The role of microbiota in hepatic encephalopathy. Gut Microbes. 2014;5:397–403.

[26] Rieder R, Wisniewski PJ, Alderman BL, et al. Microbes and mental health: A review. Brain Behav Immun. 2017;66:9–17.

[27] Rutsch A, Kantsjo JB, Ronchi F. The Gut-Brain Axis: How Microbiota and Host Inflammasome In-fluence Brain Physiology and Pathology. Front Immunol. 2020;11:604179.

[28] Harach T, Marungruang N, Duthilleul N, et al. Reduction of Abeta amyloid pathology in APPPS1 transgenic mice in the absence of gut microbiota. Sci Rep. 2017;7:41802.

[29] Minter MR, Hinterleitner R, Meisel M, et al. Antibiotic-induced perturbations in microbial diver-sity during post-natal development alters amyloid pathology in an aged APPSWE/PS1DeltaE9 murine model of Alzheimer's disease. Sci Rep. 2017;7:10411.

[30] Athari Nik Azm S, Djazayeri A, Safa M, et al. Lactobacilli and bifidobacteria ameliorate memory and learning deficits and oxidative stress in beta-amyloid (1–42) injected rats. Appl Physiol Nutr Metab. 2018;43:718–726.

[31] Chen D, Yang X, Yang J, et al. Prebiotic Effect of Fructooligosaccharides from Morinda officinalis on Alzheimer's Disease in Rodent Models by Targeting the Microbiota-Gut-Brain Axis. Front Aging Neurosci. 2017;9:403.

[32] Gao L, Li J, Zhou Y, et al. Effects of Baicalein on Cortical Proinflammatory Cytokines and the In-testinal Microbiome in Senescence Accelerated Mouse Prone 8. ACS Chem Neurosci. 2018;9:1714–1724.

[33] Verdi S, Jackson MA, Beaumont M, et al. An Investigation Into Physical Frailty as a Link Between the Gut Microbiome and Cognitive Health. Front Aging Neurosci. 2018;10:398.

[34] Andresen V, Gschossmann J, Layer P. Heat-inactivated Bifidobacterium bifidum MIMBb75 (SYN-HI-001) in the treatment of irritable bowel syndrome: a multicentre, randomised, double-blind, placebo-controlled clinical trial. Lancet Gastroenterol Hepatol. 2020;5:658–666.

[35] van Nood E, Dijkgraaf MG, Keller JJ. Duodenal infusion of feces for recurrent Clostridium difficile. N Engl J Med. 2013;368:2145.

[36] Costello SP, Soo W, Bryant RV, et al. Systematic review with meta-analysis: faecal microbiota transplantation for the induction of remission for active ulcerative colitis. Aliment Pharmacol Ther. 2017;46:213–224.

[37] Kothari D, Patel S, Kim SK. Probiotic supplements might not be universally-effective and safe: A review. Biomed Pharmacother. 2019;111:537–547.

[38] Shin HE, Kwak SE, Lee JH, et al. Exercise, the Gut Microbiome, and Frailty. Ann Geriatr Med Res. 2019;23:105–114.

[39] de Sire A, de Sire R, Petito V, et al. Gut-Joint Axis: The Role of Physical Exercise on Gut Microbiota Modulation in Older People with Osteoarthritis. Nutrients. 2020;12:574.

[40] Smits GJ, Lefebvre RA. Influence of aging on gastric emptying of liquids, small intestine transit, and fecal output in rats. Exp Gerontol. 1996;31:589–96.

[41] Patel BA, Patel N, Fidalgo S, et al. Impaired colonic motility and reduction in tachykinin signalling in the aged mouse. Exp Gerontol. 2014;53:24–30.

[42] Saffrey MJ. Aging of the mammalian gastrointestinal tract: a complex organ system. Age (Dordr). 2014;36:9603.

[43] Lopes GS, Mora OA, Cerri P, et al. Mitochondrial alterations and apoptosis in smooth muscle from aged rats. Biochim Biophys Acta. 2004;1658:187–94.

[44] Cowen T, Johnson RJ, Soubeyre V, et al. Restricted diet rescues rat enteric motor neurones from age related cell death. Gut. 2000;47:653–60.

[45] Saffrey MJ. Cellular changes in the enteric nervous system during ageing. Dev Biol. 2013;382:344–55.

[46] Phillips RJ, Kieffer EJ, Powley TL. Aging of the myenteric plexus: neuronal loss is specific to cholinergic neurons. Auton Neurosci. 2003;106:69–83.

[47] Gamage PP, Ranson RN, Patel BA, et al. Myenteric neuron numbers are maintained in aging mouse distal colon. Neurogastroenterol Motil. 2013;25:e495-e505.

[48] Phillips RJ, Walter GC, Ringer BE, et al. Alpha-synuclein immunopositive aggregates in the myenteric plexus of the aging Fischer 344 rat. Exp Neurol. 2009;220:109–19.

[49] Peck CJ, Samsuria SD, Harrington AM, et al. Fall in density, but not number of myenteric neurons and circular muscle nerve fibres in guinea-pig colon with ageing. Neurogastroenterol Motil. 2009;21:1075-e90.

[50] Wang C, Houghton MJ, Gamage PP, et al. Changes in the innervation of the mouse internal anal sphincter during aging. Neurogastroenterol Motil. 2013;25:e469-77.

[51] Neunlist M, Van Landeghem L, Mahe MM, et al. The digestive neuronal-glial-epithelial unit: a new actor in gut health and disease. Nat Rev Gastroenterol Hepatol. 2013;10:90–100.

[52] Drozdowski L, Thomson AB. Aging and the intestine. World J Gastroenterol. 2006;12:7578–84.

[53] Thomson AB. Small intestinal disorders in the elderly. Best Pract Res Clin Gastroenterol. 2009;23:861–74.

[54] Salles N. Is stomach spontaneously ageing? Pathophysiology of the ageing stomach. Best Pract Res Clin Gastroenterol. 2009;23:805–19.

[55] Taylor RW, Barron MJ, Borthwick GM, et al. Mitochondrial DNA mutations in human colonic crypt stem cells. J Clin Invest. 2003;112:1351–60.

[56] Greaves LC, Barron MJ, Plusa S, et al. Defects in multiple complexes of the respiratory chain are present in ageing human colonic crypts. Exp Gerontol. 2010;45:573–9.

[57] Nooteboom M, Johnson R, Taylor RW, et al. Age-associated mitochondrial DNA mutations lead to small but significant changes in cell proliferation and apoptosis in human colonic crypts. Aging Cell. 2010;9:96–9.

[58] Greaves LC, Barron MJ, Campbell-Shiel G, et al. Differences in the accumulation of mitochondrial defects with age in mice and humans. Mech Ageing Dev. 2011;132:588–91.

[59] Chen YM, Zhang JS, Duan XL. Changes of microvascular architecture, ultrastructure and permeability of rat jejunal villi at different ages. World J Gastroenterol. 2003;9:795–9.

[60] Schmucker DL, Owen RL, Outenreath R, et al. Basis for the age-related decline in intestinal mucosal immunity. Clin Dev Immunol. 2003;10:167–72.

[61] Santiago AF, Alves AC, Oliveira RP, et al. Aging correlates with reduction in regulatory-type cytokines and T cells in the gut mucosa. Immunobiology. 2011;216:1085–93.

[62] Moretto MM, Lawlor EM, Khan IA. Aging mice exhibit a functional defect in mucosal dendritic cell response against an intracellular pathogen. J Immunol. 2008;181:7977–84.

[63] Kobayashi A, Donaldson DS, Erridge C, et al. The functional maturation of M cells is dramatically reduced in the Peyer's patches of aged mice. Mucosal Immunol. 2013;6:1027–37.

[64] Shintouo CM, Mets T, Beckwee D, et al. Is inflammageing influenced by the microbiota in the aged gut? A systematic review. Exp Gerontol. 2020;141:111079.

[65] Wang C, Jurk D, Maddick M, et al. DNA damage response and cellular senescence in tissues of aging mice. Aging Cell. 2009;8:311–23.

[66] Jurk D, Wang C, Miwa S, et al. Postmitotic neurons develop a p21-dependent senescence-like phenotype driven by a DNA damage response. Aging Cell. 2012;11:996–1004.

[67] Ticinesi A, Lauretani F, Milani C, et al. Aging Gut Microbiota at the Cross-Road between Nutrition, Physical Frailty, and Sarcopenia: Is There a Gut-Muscle Axis? Nutrients. 2017;9:1303.

[68] Picca A, Fanelli F, Calvani R, et al. Gut Dysbiosis and Muscle Aging: Searching for Novel Targets against Sarcopenia. Mediators Inflamm. 2018;2018:7026198.

[69] Abraham B, Sellin JH. Drug-induced diarrhea. Curr Gastroenterol Rep. 2007;9:365–72.

[70] Haschke M. [Drugs and diarrhea]. Ther Umsch. 2014;71:565–9.

[71] Jain V, Pitchumoni CS. Gastrointestinal side effects of prescription medications in the older adult. J Clin Gastroenterol. 2009;43:103–10.

[72] Triantafyllou K, Vlachogiannakos J, Ladas SD. Gastrointestinal and liver side effects of drugs in elderly patients. Best Pract Res Clin Gastroenterol. 2010;24:203–15.

[73] Bernard H, Hohne M, Niendorf S, et al. Epidemiology of norovirus gastroenteritis in Germany 2001–2009: eight seasons of routine surveillance. Epidemiol Infect. 2014;142:63–74.

[74] Kelly CP, LaMont JT. Clostridium difficile—more difficult than ever. N Engl J Med. 2008;359:1932–40.

[75] Oksi J, Anttila V.-J., Mattila E. Treatment of Clostridiodes (Clostridium) difficile infection. Ann Med. 2020;52:12–20.

[76] Louie TJ, Miller MA, Mullane KM, et al. Fidaxomicin versus vancomycin for Clostridium difficile infection. N Engl J Med. 2011;364:422–31.

[77] Austin M, Mellow M, Tierney WM. Fecal microbiota transplantation in the treatment of Clostridium difficile infections. Am J Med. 2014;127:479–83.

[78] Leifeld L, Germer CT, Bohm S, et al. [S2k guidelines diverticular disease/diverticulitis]. Z Gastroenterol. 2014;52:663–710.

[79] Tursi A, Papa A, Danese S. Review article: the pathophysiology and medical management of diverticulosis and diverticular disease of the colon. Aliment Pharmacol Ther. 2015;42:664–84.

[80] Charpentier C, Salleron J, Savoye G, et al. Natural history of elderly-onset inflammatory bowel disease: a population-based cohort study. Gut. 2014;63:423–32.

[81] Ott C, Obermeier F, Thieler S, et al. The incidence of inflammatory bowel disease in a rural region of Southern Germany: a prospective population-based study. Eur J Gastroenterol Hepatol. 2008;20:917–23.

[82] Dignass A, Preiss JC, Aust DE, et al. [Updated German guideline on diagnosis and treatment of ulcerative colitis, 2011]. Z Gastroenterol. 2011;49:1276–341.

[83] Preiss JC, Bokemeyer B, Buhr HJ, et al. [Updated German clinical practice guideline on "Diagnosis and treatment of Crohn's disease" 2014]. Z Gastroenterol. 2014;52:1431–84.

[84] Toruner M, Loftus EV, Jr., Harmsen WS, et al. Risk factors for opportunistic infections in patients with inflammatory bowel disease. Gastroenterology. 2008;134:929–36.

[85] Taleban S, Colombel JF, Mohler MJ, et al. Inflammatory bowel disease and the elderly: a review. J Crohns Colitis. 2015;9:507–15.

[86] Beaugerie L, Brousse N, Bouvier AM, et al. Lymphoproliferative disorders in patients receiving thiopurines for inflammatory bowel disease: a prospective observational cohort study. Lancet. 2009;374:1617–25.

[87] Stallmach A, Hagel S, Gharbi A, et al. Medical and surgical therapy of inflammatory bowel disease in the elderly – prospects and complications. J Crohns Colitis. 2011;5:177–88.

[88] Zarowitz BJ. Reducing methotrexate errors. Geriatr Nurs. 2010;31:361–4.

[89] Cottone M, Kohn A, Daperno M, et al. Advanced age is an independent risk factor for severe infections and mortality in patients given anti-tumor necrosis factor therapy for inflammatory bowel disease. Clin Gastroenterol Hepatol. 2011;9:30–5.

[90] Rahier JF, Magro F, Abreu C, et al. Second European evidence-based consensus on the prevention, diagnosis and management of opportunistic infections in inflammatory bowel disease. J Crohns Colitis. 2014;8:443–68.

[91] Asscher VER, Biemans VBC, Pierik MJ, et al. Comorbidity, not patient age, is associated with impaired safety outcomes in vedolizumab- and ustekinumab-treated patients with inflammatory bowel disease-a prospective multicentre cohort study. Aliment Pharmacol Ther. 2020;52:1366–1376.

[92] Sandborn WJ, Panes J, D'Haens GR, et al. Safety of Tofacitinib for treatment of ulcerative colitis, based on 4.4 years of data from global clinical trials. Clin Gastroenterol Hepatol. 2019;17:1541–1550.

[93] Pardi DS. Microscopic colitis. Clin Geriatr Med. 2014;30:55–65.

[94] Munch A, Aust D, Bohr J, et al. Microscopic colitis: Current status, present and future challenges: statements of the European Microscopic Colitis Group. J Crohns Colitis. 2012;6:932–45.

[95] Felber J, Aust D, Baas S, et al. [Results of a S2k-Consensus Conference of the German Society of Gastroenterolgy, Digestive- and Metabolic Diseases (DGVS) in conjunction with the German Coeliac Society (DZG) regarding coeliac disease, wheat allergy and wheat sensitivity]. Z Gastroenterol. 2014;52:711–43.

[96] Layer P, Andresen V, Pehl C, et al. [Irritable bowel syndrome: German consensus guidelines on definition, pathophysiology and management]. Z Gastroenterol. 2011;49:237–93.

[97] Everhov ÅH, Halfvarson J, Myrelid P, et al. Incidence and treatment of patients diagnosed with inflammatory bowel diseases at 60 years or older in Sweden. Gastroenterology. 2018;154:518–528.

[98] Sturm A, Maaser C, Mendall M, et al. European Crohn´s and Colitis Organisation topical review on IBD in the Elderly. J Crohns Colitis. 2017;11:263–273.

[99] Lemaitre M, Kirchgesner J, Rudnichi A, et al. Association between use of thiopurines or tumor necrosis factor antagonsits alone or in combination and risk of lymphoma in patients with inflammatory bowel dosease. JAMA. 2017;318:1679–1686.

[100] Borren NZ, Ananthakrishnan AN. Safety of biologic therapy in older patients with immune-mediated diseases: a systematic review and meta-analysis. Clin Gastroenterol Hepatol. 2019;17:1736–1743.

[101] Miehlke S, Verhaegh B, Tontini GE, et al. Microscopic colitis: pathophysiology and clinical management. Gastroenterol Hepatol. 2019;4:305–314.

4.3 Gallenwege

Frank Lammert

Die Prävalenz von Gallensteinen und der durch sie bedingten Krankheiten nimmt mit dem Lebensalter zu. Jeder vierte Erwachsene, der älter als 50 Jahre alt ist, entwickelt Gallensteine. In einer Untersuchung in Mecklenburg-Vorpommern wurde die höchste Steinprävalenz bei Frauen zwischen dem 70. und 80. Lebensjahr beobachtet [1]. Bei annähernd 60 % dieser Frauen ließen sich sonographisch Gallensteine nachweisen oder es bestand ein Zustand nach Cholezystektomie [1]. Da das Gallensteinleiden eine chronische Krankheit ist und die Prävalenz altersabhängig ein Plateau in der sechsten Lebensdekade erreicht, ist vorgeschlagen worden, dass die Häufigkeit im höheren Lebensalter am besten die gesundheitliche Belastung durch diese Krankheit widerspiegelt (Tab. 4.2) [2].

Passend zu diesen Daten finden sich im höheren Lebensalter ansteigende Raten von Komplikationen des Gallensteinleidens wie akute Cholezystitis, akute Cholangitis oder biliäre Pankreatitis, wobei eine abgeschwächte Immunabwehr zur erhöhten Letalität im Alter beitragen könnte. Ein Drittel aller akuten Pankreatitiden ereignen sich im Alter über 65 Jahre, und zwei Drittel dieser Fälle sind biliärer Genese. Im fortgeschrittenen Lebensalter ist zudem mit einer hohen Rate an Komorbiditäten zu rechnen. Schließlich ist zu berücksichtigen, dass auch die Inzidenz an Cholangiokarzinomen bei älteren Patienten erhöht ist [3].

Grundsätzlich entspricht die Diagnostik und Therapie der Krankheiten der Gallenwege im Alter den aktuellen Empfehlungen, die in deutschen und europäischen Leitlinien zusammengefasst worden sind [4,5]. Die Therapie hängt primär von der Lokalisation der Steine ab (Abb. 4.2).

Tab. 4.2: Ultraschall-basierte Prävalenz von Gallensteinen in der sechsten Lebensdekade (Daten aus [2]).

Land	Stadt und Population (falls spezifiziert)	Prävalenz, Frauen (%)	Prävalenz, Männer (%)
USA	USA (NHANES III)	12	7
	White, Non-Hispanics (NHANES III)	24	9
	Mexican American, Latinos (NHANES III)	42	16
	Black American (NHANES III)	19	10
	Mexican American	27–40	10–19
	Cuban American	19	5,1
	Puerto Ricans	21	3,3
	Native American	64	29

Tab. 4.2: (fortgesetzt).

Land	Stadt und Population (falls spezifiziert)	Prävalenz, Frauen (%)	Prävalenz, Männer (%)
Mexiko	Mexico City	32	8
Chile	Native American (Mapuche)	75	43
	Latinos	60	25
Peru	Latinos & Native American	33	20
Argentinien	Latinos	29–37	19–23
Norwegen		29	24
Schweden		22–24	15
Dänemark	Kopenhagen	15	6,6
Großbritannien	Bristol	14	7,5
Deutschland	Schwedt, Neuruppin	39	21
	Pommern (SHIP-Kohorte)	32	16
Österreich	Oberperfuss	33	16
Frankreich	Vidauban	16	9,8
Spanien		12–16	14–18
Italien	Sirmione	27	11
	Rom	18	15
	Chianciano	16	6,3
	18 Gruppen (MILCOL)	24	14
Japan	Okinawa	5	2
Indien		29	8,1
China	Han	28	18
	Uighur	61	31
	nationale Umfrage	8,2	7,9
Russland	Nowosibirsk, Sibirien	18	4,4
Südafrika	Soweto	10	
Ghana	Kath	12	6
Tunesien		6,1	

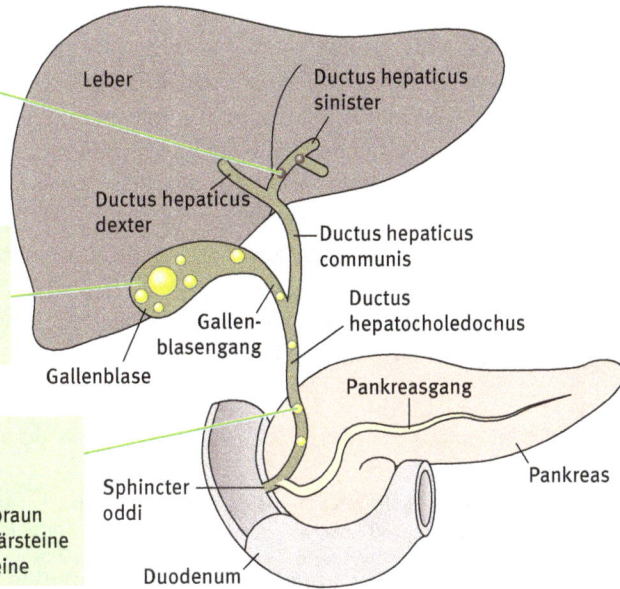

intrahepatische Gallengangsteine (Hepatolithiasis) enthalten hauptsächlich braunes Pigment und Cholesterin	Leber / Ductus hepaticus sinister
Gallenblasensteine (Cholecystolitiasis) enthalten Cholesterin- (oder schwarz pigmentierte) Steine	Ductus hepaticus dexter / Ductus hepaticus communis / Ductus hepatocholedochus / Gallen-blasengang / Gallenblase
extrahepatische Gallengangsteine (Choledocholithiasis) Primärsteine hauptsächlich braun pigmentierte Steine, Sekundärsteine hauptsächlich Cholesterinsteine	Pankreasgang / Pankreas / Sphincter oddi / Duodenum

Abb. 4.2: Lokalisation der Gallensteine in den Gallenwegen. Die verschiedenen Farben repräsentieren die Zusammensetzung der Steine: gelbe Cholesterinsteine und braune bzw. schwarze Pigmentsteine.

4.3.1 Gallenblasensteine

Gallenblasensteine sind im höheren Lebensalter häufiger auch oligo- und asymptomatisch, da die entzündliche Komponente (Fieber, Entzündungsparameter, Schmerz) fehlen oder schwächer ausgeprägt sein kann [6,7].

Daher kann die typische klinische Manifestation bei symptomatischer Cholelithiasis bei älteren Patienten fehlen, so dass primär die Sonographie der Gallenblase zur Diagnose führt. Die Sensitivität des Murphy-Zeichens ist bei älteren Patienten auf 48 % vermindert, und ein negatives Murphy-Zeichen schließt eine akute Cholezystitis keinesfalls aus [8].

Wenn das Gallensteinleiden symptomatisch wird, ist der Krankheitsverlauf im höheren Lebensalter aber häufiger schwerwiegender als bei jüngeren Patienten. Insbesondere die akute Cholangitis führt Steinträger > 80 Jahre in die Notaufnahme der Krankenhäuser [9]. Die häufigsten Symptome der Cholelithiasis bei Patienten > 80 Jahre sind biliäre Koliken und Verschlussikterus, die jeweils bei etwa einem Drittel der stationär aufgenommenen Patienten berichtet werden [8]. Die seltene Komplikation des Gallensteinileus wird ebenfalls bei älteren Patienten häufiger beobachtet [6].

4.3.1.1 Asymptomatische Cholezystolithiasis

Eine asymptomatische Cholezystolithiasis bedarf im Allgemeinen keiner Behandlung. Falls jedoch sonographisch zusätzlich Gallenblasenpolypen detektiert werden und gleichzeitig Risikofaktoren für eine Adenomentwicklung (Alter > 50 Jahre, solitärer Polyp > 1 cm) bestehen, sollte auch in diesen Fällen eine Cholezystektomie erwogen werden [4,5,11]. Polypen < 1 cm sollten bei älteren Patienten nach 6 Monaten und dann – falls keine Größenzunahme vorliegt – über 5 Jahre jährlich kontrolliert werden [12]. Da sich die bisherigen Kosten-Nutzen-Analysen bei asymptomatischen bzw. symptomarmen Patienten regelhaft auf die offene Cholezystektomie bezogen, sind Studien sinnvoll, die das höhere Lebensalter der Bevölkerung und die laparoskopische Cholezystektomie als Standardeingriff berücksichtigen.

4.3.1.2 Symptomatische Cholezystolithiasis

Die symptomatische Cholezystolithiasis ist auch im höheren Lebensalter in der Regel eine Indikation zur laparoskopischen Cholezystektomie.

Mehrere Studien zeigen, dass auch bei Patienten > 65 Jahre die Cholezystektomie mit geringerer Morbidität und Mortalität als ein abwartendes Vorgehen verbunden ist [4,10,13]. 38 % der etwa 200.000 jährlich in Deutschland durchgeführten Cholezystektomien erfolgen bei Patienten > 65 Jahre; die Häufigkeit von Cholezystektomien bei Patienten > 75 Jahre liegt bei 4,5 Operationen pro 1000 Einwohner und hat nur während der COVID 19-Pandemie um 15 % abgenommen [14]. Altersgrenzen für die elektive laparoskopische Cholezystektomie bestehen nicht. Während einige Studien zeigen, dass die laparoskopische Cholezystektomie auch bei Patienten im Alter > 75–80 Jahren sicher durchgeführt werden kann [15,16], wurden in anderen Serien höhere Konversionsraten, mehr Komplikationen und längere Krankenhausaufenthalte beobachtet [17–19]. So steigt auch die Häufigkeit von Gallengangverletzungen mit höherem Alter der Patienten an [20]. Die auf diesen Daten basierende Empfehlung der *European Association for the Study of the Liver* (EASL) bei älteren Patienten lautet [5]:

> Should cholecystectomy be performed in elderly patients and in patients with high anaesthetic risk? Cholecystectomy should be performed in the elderly and in patients with high anaesthetic risk with gallstone complications (such as acute cholecystitis, gallstone pancreatitis, or obstructive jaundice) as soon as the general status allows surgery (low quality evidence; weak recommendation). Laparoscopic cholecystectomy should not be withheld on the basis of chronological age alone (very low quality evidence; weak recommendation).

Die akute Gallenkolik wird mit Spasmolytika in Kombination mit Analgetika (z. B. Diclofenac), bei schwerer Kolik mit Opiatderivaten (z. B. Pethidin) behandelt, wobei beim älteren Patienten als häufigere Kontraindikationen Engwinkelglaukom und Blasenentleerungsstörungen zu berücksichtigen sind.

Eine generelle medikamentöse Steinprophylaxe, z. B. mit Ursodeoxycholsäure, wird nicht empfohlen [4,5], jedoch reduziert die Einnahme von Statinen wahrscheinlich sowohl das Risiko für die Entwicklung von Gallensteinen als auch die Wahrscheinlichkeit einer Cholezystektomie bei Steinträgern [5,21]. Dagegen erhöhen bestimmte Antidiabetika wie das Glucagon-like-Peptid(GLP-1)-Analoga Semaglutid das Steinrisiko [22]

4.3.1.3 Akute Cholezystitis

Patienten > 70 Jahre mit akuter Cholezystitis haben ohne operative Sanierung eine Letalität von mehr als 10 %. In dieser Altersgruppe, insbesondere bei Patienten mit Diabetes mellitus, entwickelt sich auch häufiger eine gangränöse oder emphysematöse Cholezystitis oder eine Gallenblasenperforation [22].

Die Standardtherapie der leichten und mittelschweren akuten Cholezystitis ist auch bei älteren Patienten die laparoskopische Cholezystektomie innerhalb von 24 h nach der stationären Aufnahme. Diese führt bei identischen Konversions- und Komplikationsraten zu kürzeren Krankenhausverweildauern und Fallkosten und vermeidet zudem das Risiko von erneuten Komplikationen in der präoperativen Wartephase [23]. In einer großen Kohortenstudie mit fast 30.000 Patienten mit akuter Cholezystitis, die älter als 65 Jahre waren, führte der Verzicht auf die frühe Cholezystektomie zu einer steinbedingten Wiederaufnahme bei 38 % der Patienten und einem signifikant schlechteren 2-Jahresüberleben [24].

Bei sehr schwerer Cholezystitis und erhöhtem Operationsrisiko (ASA-Risikoklasse ≥ 3) kann alternativ eine perkutane Drainage der Gallenblase (Cholezystostomie) mit niedrigen Letalitäts- und hohen Erfolgsraten erwogen werden [4,5]. Auch die alleinige endoskopische Papillotomie könnte den Verlauf einer Cholezystitis günstig beeinflussen, da eine signifikante Abnahme septischer Verläufe (28 % versus 0 %) in einer retrospektiven Analyse eines universitären Zentrums bei 105 Patienten > 65 Jahre berichtet wurde [25]. Alternative Verfahren sind die endosonographisch gesteuerte Gallenblasendrainage (EUS-GBD) und transpapilläre Gallenblasendrainagen, die durch erfahrene Untersucher in spezialisierten Zentren durchgeführt werden können [4].

4.3.2 Gallengangsteine

Ein sonographisch erweiterter Gallengang in Kombination mit einer Hyperbilirubinämie und erhöhter γ-GT oder ALT oder simultanen Gallenblasensteinen sind Kriterien, die mit hoher Wahrscheinlichkeit für eine Choledocholithiasis sprechen. Zu beachten ist, dass im höheren Lebensalter der Durchmesser der nicht obstruierten extrahepatischen Gallengänge geringfügig zunimmt, ohne jedoch bei der überwiegenden Mehrzahl der Patienten 6–7 mm zu überschreiten. Symptomatische Gallengangsteine sind in der Regel eine Behandlungsindikation. Da jedoch nur unzureichende Daten zum natürlichen Verlauf asymptomatischer Gallengangsteine vorliegen und nur 25–50 % dieser Patienten symptomatisch werden, müssen asymptomatische Gallengangsteine nicht zwingend entfernt werden [4].

Bei Patienten mit Gallengangsteinen sollte zur Therapie ohne Altersbegrenzung eine endoskopische Steinextraktion nach Papillotomie durchgeführt werden [26]. Die endoskopische Ballondilatation ist auch bei älteren Patienten (≥ 85 Jahre) eine sichere und effektive Alternative, die wahrscheinlich nicht mit einem höheren Komplikationsrisiko assoziiert ist [27]. Bei älteren Patienten mit einem erhöhten Operationsrisiko (ASA-Risikoklasse ≥ 3) kann bei nicht zu entfernenden Konkrementen auf eine zeitaufwändige Steinextraktion bzw. Steinzertrümmerung verzichtet werden und eine Primärversorgung durch Einlage einer Endoprothese erfolgen [28].

4.3.2.1 Akute Cholangitis

Die akute Cholangitis als akute bakterielle Infektion der Gallenwege ist meist Folge einer steinbedingten Obstruktion des Galleabflusses und insbesondere bei älteren Patienten mit einer erheblichen Morbidität und Mortalität assoziiert [29]. Die ERC ist auch in dieser Patientengruppe durch eine niedrigere Morbidität und Mortalität als eine perkutane Gallenwegdrainage charakterisiert [30]. Ist die endoskopische Steinentfernung bei einer akuten Cholangitis nicht möglich, stellt die Stenteinlage ebenfalls eine therapeutische Alternative dar. Bei Patienten > 80 Jahre oder anderen Hochrisikopatienten kann die Endoprothese als Langzeittherapie belassen werden [31]. Die Dauerversorgung mit Endoprothesen und regelmäßigen Stentwechseln sollte allerdings wegen des Risikos der Cholangitis und Sepsis auf individuelle Fälle beschränkt werden.

4.3.2.2 Biliäre Pankreatitis

Auch im fortgeschrittenen Lebensalter soll bei biliärer Pankreatitis mit Cholestase/ Ikterus oder Zeichen einer Cholangitis die ERC mit Steinextraktion so rasch wie möglich durchgeführt werden (bei Cholangitis innerhalb von < 24 h nach Aufnahme) [5].

Bei der steininduzierten Pankreatitis ohne Cholangitis hatte die frühzeitig durchgeführte ERCP bei Patienten mit einem Durchschnittsalter von 70 Jahren bezüglich schwerer Komplikationen und der Mortalität keine Vorteile gegenüber der konservativen Behandlung [32]. Ist nach Anamnese, klinischer Untersuchung, Labordiagnostik und transabdominellem Ultraschall die Ursache einer akuten Pankreatitis nicht zu klären, sollen ein endoskopischer Ultraschall (EUS) oder alternativ eine MRCP erfolgen.

Nach erfolgreicher Gallengangsanierung sollten auch ältere Patienten mit Gallenblasensteinen unter Risikoabwägung so bald wie möglich cholezystektomiert werden [5,13,24]. Studien, die zwischen laparoskopischer Cholezystektomie nach endoskopischer Gallengangsanierung und abwartendem Verhalten verglichen, bestätigen, dass ein abwartendes Vorgehen mit einer höheren Mortalität, höheren Komplikationsraten und häufigeren Notfalleingriffen verbunden ist [33]. Jedoch wurden in diesen Studien meist ältere Patienten mit hohem OP-Risiko ausgeschlossen. In einer Studie, in der 162 Patienten älter als 70 Jahre randomisiert wurden, zeigte sich, dass auch hier die Zahl der biliären Ereignisse (einschließlich Cholangitis) durch die elektive Cholezystektomie signifikant reduziert wird [34].

4.3.3 Chronische Cholangitiden

Die möglichen Ursachen einer chronischen Cholangitis umfassen
- primär biliäre Cholangitis (PBC)
- primär sklerosierende Cholangitis (PSC)
- sekundär sklerosierende Cholangitis (SSC)
- IgG4-assoziierte Cholangitis (IRC)
- ABCB4-Defizienz (Low Phospholipid-Associated Cholelithiasis, LPAC)

Bis auf die PBC werden die anderen Diagnosen bei älteren Patienten selten gestellt. Die primäre biliäre Cholangitis (alter Name: primär biliäre Cirrhose) wird häufig erst nach dem 65. Lebensjahr diagnostiziert. Die notwendige Voraussetzung für die Diagnose ist eine Erhöhung der Cholestasewerte (AP, γ-GT) über mehr als 6 Monate. PBC-Patienten haben meist erhöhte Immunglobulin M-Konzentrationen im Serum und der Nachweis antimitochondrialer Autoantikörper (AMA) vom Subtyp M2 ist pathognomonisch. Die Krankheit wird mit Ursodeoxycholsäure behandelt (13–15 mg/kg/ Tag).

Obgleich einige der PBC-Patienten aufgrund der fortgeschrittenen Leberkrankheit Symptome und Zirrhosezeichen aufweisen, sind viele Patienten auch asymptomatisch, und die positiven AMA-M2 werden im Rahmen von Laboruntersuchungen entdeckt [35]. Die Progression der PBC bei diesen älteren asymptomatischen Patienten ist langsamer, und die Prognose der meisten Patienten entspricht der älteren Bevölkerung insgesamt.

4.3.4 Cholangiokarzinome

> Mit dem Lebensalter steigt das Risiko von Patienten mit Gallenblasensteinen ein Gallenblasenkarzinom zu entwickeln an, so dass die Cholezystektomie nicht nur die durch Steine hervorgerufenen Symptome behandelt, sondern auch karzinompräventiv ist.

Daten des amerikanischen *Surveillance, Epidemiology, and End Results* (SEER) Programm weisen darauf hin, dass 75 % der Gallenblasenkarzinome nach dem 85. Lebensjahr auftreten [36,37]. Neben dem hohen Lebensalter, der Porzellangallenblase (insbesondere bei fleckförmigen Verkalkungen), Gallenblasenpolypen (> 1 cm), großen Gallenblasensteinen (> 3 cm) und Gallengangzysten erhöht auch ein langer gemeinsamer Gallen- und Pankreasgang (> 1 cm, „pancreaticobiliary maljunction") das Karzinomrisiko.

Sollte nach einer Cholezystektomie bei Cholezystolithiasis postoperativ die Diagnose eines Gallenblasenkarzinoms gestellt werden, so richtet sich das weitere Vorgehen nach dem Tumorstadium. Bei Mukosakarzinom oder Carcinoma *in situ* war die Cholezystektomie ausreichend. Bei einem Stadium ≥ T2 sollte eine Reoperation mit kurativem Ansatz angestrebt werden [5], die eine Resektion des Gallenblasenbetts mit einer radiären Tiefenausdehnung von 3 cm oder eine Leberteilresektion der Segmente IV/V und eine Lymphadenektomie vom Ligamentum hepatoduodenale bis zum Truncus coeliacus umfasst [3].

Das Gallengangkarzinom ist im geriatrischen Patientengut zwar selten, wird aber mit steigender Häufigkeit beobachtet. Es kann intrahepatisch, als Klatskin-Tumor proximal der Einmündung des Ductus cysticus oder im distalen Ductus hepatocholedochus wachsen. Der schmerzlose Ikterus stellt das Leitsymptom dar. Als operative Therapieoptionen stehen eine Leberresektion bzw. eine Whipple-OP zur Verfügung. Diese Eingriffe prädisponieren insbesondere älteren Patienten zur Entwicklung von Pneumonien, Pleuraergüssen sowie Darmfunktions- und Wundheilungsstörungen. Die palliative Einlage eines Gallengangstents verbessert die Lebensqualität und verringert das Risiko einer Cholangiosepsis. Auch im höheren Lebensalter kann eine die Überlebenszeit verlängernde Kombinationschemotherapie mit Gemcitabin und Platinderivat durchgeführt werden [38].

Literatur

[1]   Völzke H, Baumeister SE, Alte D, et al. Independent risk factors for gallstone formation in a region with high cholelithiasis prevalence. Digestion. 2005;71:97–105.

[2]   Lammert F, Gurusamy K, Ko CW, et al. Gallstones. Nat Rev Dis Primers. 2016;2:16024. doi: 10.1038/nrdp.2016.24.

[3]   Schilling MK, Lammert F. Maligne Gallenwegstumoren (Cholangiokarzinome). In: Messmann H. (Hrsg.). Klinische Gastroenterologie. Thieme, Stuttgart 2012:696–704.

[4]   Gutt C, Jenssen C, Barreiros AP, et al. Aktualisierte S3-Leitlinie der Deutschen Gesellschaft für Gastroenterologie, Verdauungs- und Stoffwechselkrankheiten (DGVS) und der Deutschen Gesellschaft für Allgemein- und Viszeralchirurgie (DGAV) zur Prävention, Diagnostik und Behandlung von Gallensteinen. Z Gastroenterol. 2018;56:912–966.

[5]   Lammert F, Acalovschi M, Ercolani G, et al. EASL Clinical Practice Guidelines on the prevention, diagnosis and treatment of gallstones. J Hepatol. 2016;65:146–181.

[6]   Agrawal RM, Morrissey S, Thakkar S. Gallbladder disease. In: Pitchumoni CS, Dharmarajan TS (Hrsg.). Geriatric Gastroenterology. Springer, New York, Heidelberg 2012:421–428.

[7]   Parker LJ, Vukov LF, Wollan PC. Emergency department evaluation of geriatric patients with acute cholecystitis. Acad Emerg Med. 1997;4:51–55.

[8]   Adedeji OA, McAdam WA. Murphy's sign, acute cholecystitis and elderly people. J R Coll Surg Edinb. 1996;41:88–89.

[9]   Bergman S, Sourial N, Vedel I, et al. Gallstone disease in the elderly: are older patients mana-
      ged differently? Surg Endosc. 2011;25:55–61.

[10] Arthur JD, Edwards PR, Chagla LS. Management of gallstone disease in the elderly. Ann R Coll
      Surg Engl. 2003;85:91–99.

[11] Cairns V, Neal CP, Dennison AR, Garcea G. Risk and cost-effectiveness of surveillance followed
      by cholecystectomy for gallbladder polyps. Arch Surg. 2012;147:1078–1083.

[12] Wiles R, Thoeni RF, Barbu ST, et al. Management and follow-up of gallbladder polyps : Joint gui-
      delines between the European Society of Gastrointestinal and Abdominal Radiology (ESGAR),
      European Association for Endoscopic Surgery and other Interventional Techniques (EAES), Inter-
      national Society of Digestive Surgery – European Federation (EFISDS) and European Society of
      Gastrointestinal Endoscopy (ESGE). Eur Radiol. 2017;27:3856–3866.

[13] Costi R, DiMauro D, Mazzeo A, et al. Routine laparoscopic cholecystectomy after endoscopic
      sphincterotomy for choledocholithiasis in octogenarians: is it worth the risk? Surg Endosc.
      2007;21:41–47.

[14] Drösler S, Weyermann M. Entwicklung der Leistungen für hochbetagte Patienten. In: Klauber J,
      Geraedts M, Friedrich J, Wasem J (Hrsg.). Krankenhaus-Report 2013. Mengendynamik: mehr
      Menge, mehr Nutzen? Schattauer, Stuttgart 2013:49–67.

[15] Kim HO, Yun JW, Shin JH, et al. Outcome of laparoscopic cholecystectomy is not influenced by
      chronological age in the elderly. World J Gastroenterol. 2009;15:722–726.

[16] Lill S, Rantala A, Vahlberg T, Gronroos JM. Elective laparoscopic cholecys- tectomy: the effect of
      age on conversions, complications and long-term results. Dig Surg. 2011;28:205–209.

[17] Kuy S, Sosa JA, Roman SA, Desai R, Rosenthal RA. Age matters: a study of clinical and economic
      outcomes following cholecystectomy in elderly Americans. Am J Surg. 2011;201:789–796.

[18] Kuwabara K, Matsuda S, Fushimi K, et al. Relationships of age, cholecystectomy approach and
      timing with the surgical and functional outcomes of elderly patients with cholecystitis. Int J
      Surg. 2011;9:392–399.

[19] Downing SR, Datoo G, Oyetunji TA, et al. Asian race/ethnicity as a risk factor for bile duct injury
      during cholecystectomy. Arch Surg. 2010;145:785–787.

[20] Erichsen R, Frøslev T, Lash TL, Pedersen L, Sørensen HT. Long-term statin use and the risk of
      gallstone disease: A population-based case-control study. Am J Epidemiol. 2011;173:162–170.

[21] Wilding JPH, Batterham RL, Calanna S, et al. Once-weekly semaglutide in adults with overweight
      or obesity. N Engl J Med. 2021;384:989–1002.

[22] Mentzer RM, Golden GT, Chandler JG, Horsley JS. A comparative appraisal of emphysematous
      cholecystitis. Am J Surg. 1975;129:10–15.

[23] Asai K, Watanabe M, Kusachi S, et al. Changes in the therapeutic strategy for acute cholecystitis
      after the Tokyo guidelines were published. J Hepatobiliary Pancreat Sci. 2013;20:348–355.

[24] Riall TS, Zhang D, Townsend CM, et al. Failure to perform cholecystectomy for acute cholecysti-
      tis in elderly patients is associated with increased morbidity, mortality, and cost. J Am Coll
      Surg. 2010;210:668–679.

[25] Vracko J, Markovic S, Wiechel KL. Conservative treatment versus endoscopic sphincterotomy in
      the initial management of acute cholecystitis in elderly patients at high surgical risk. Endosco-
      py. 2006;38:773–77.

[26] Mitchell RM, O'Connor F, Dickey W. Endoscopic retrograde cholangiopancreatography is safe
      and effective in patients 90 years of age and older. J Clin Gastroenterol. 2003;36:72–74.

[27] Ito Y, Tsujino T, Togawa O, et al. Endoscopic papillary balloon dilation for the management of
      bile duct stones in patients 85 years of age and older. Gastrointest Endosc. 2008;68:477–482.

[28] Bergmann J, Rauws EA, Tijssen JG. Biliary endoprotheses in elderly patients with endoscopically
      irretrievable common bile duct stones: report on 117 patients. Gastrointest Endosc.
      1995;42:195–201.

[29] Hui CK, Liu CL, Lai KC, et al. Outcome of emergency ERCP for acute cholangitis in patients 90 years of age and older. Aliment Pharmacol Ther. 2004;19:1153–1158.

[30] Sugiyama M, Atomi Y. Treatment of acute cholangitis due to choledocholithiasis in elderly and younger patients. Arch Surg. 1997;132:1129–1133.

[31] Maxton DG, Tweedle DE, Martin DF. Retained common bile duct stones after endoscopic sphincterotomy: temporary and longterm treatment with biliary stenting. Gut. 1995;36:446–449.

[32] Sperna Weiland CJ, Smeets XJNM, Kievit W, et al. Urgent endoscopic retrograde cholangiopancreatography with sphincterotomy versus conservative treatment in predicted severe acute gallstone pancreatitis (APEC): a multicentre randomised controlled trial. Lancet. 2020;396:167–176.

[33] McAlister VC, Davenport E, Renouf E. Cholecystectomy deferral in patients with endoscopic sphincterotomy. Cochrane Database Syst Rev. 2007: CD006233.

[34] Zargar SA, Mushtaq M, Beg MA, et al. Wait-and-see policy versus cholecystectomy after endoscopic sphincterotomy for bile-duct stones in high-risk patients with co-existing gallbladder stones: a prospective randomised trial. Arab J Gastroenterol. 2014;15:24–26.

[35] James OF. Parenchymal liver disease in the elderly. Gut. 1997;41:430–432.

[36] Gloeckler Ries LA, Reichman ME, Lewis DR, Hankey BF, Edwards BK. Cancer survival and incidence from the Surveillance, Epidemiology, and End Results (SEER) program. Oncologist. 2003;8:541–552.

[37] Welzel TM, Graubard BI, El-Serag HB, et al. Risk factors for intrahepatic and extrahepatic cholangiocarcinoma in the United States: a population-based case-control study. Clin Gastroenterol Hepatol. 2007;5:1221–1228.

[38] Valle J, Wasan H, Palmer DH, et al. Cisplatin plus gemcitabine versus gemcitabine for biliary tract cancer. N Engl J Med. 2010;362:1273–1281.

[39] Piau A, et al. Optimization of drug therapy in elderly individuals admitted to a geriatric unit; Clin Interv Aging. 2017;12:1691–1696.

[40] Farrell B, et al. Deprescribing proton pump inhibitors: Evidence-based clinical practice guideline. Fam Physician. 2017;63(5):354–364.

[41] Mafi JN, et al. Low-value proton pump inhibitor prescriptions among older adults at a large academic health system. J Am Geriatr Soc. 2019;67:2600–2604.

[42] Franchi C, et al. Use and prescription appropriateness of drugs for peptic ulcer and gastrooesophageal reflux disease in hospitalized older people. Eur J Clin Pharmacol. 2020;76:459–465.

5 Spezielle Symptome

5.1 Schluckstörungen/oropharyngeale Dysphagie (OD)

Martin Jäger

5.1.1 Körperfunktion Schlucken

Die *European Geriatric Medicine Society* (EUGMS) empfiehlt, die oropharyngeale Dysphagie aufgrund ihrer Prävalenz, Komplexität, Komorbiditäten, schweren Komplikationen und Folgeerkrankungen als geriatrisches Syndrom einzuordnen. Oropharyngeale Dysphagie zeigt Assoziationen zu anderen geriatrischen Syndromen wie Sarkopenie und Malnutrition und kann bei gemeinsamem Auftreten Behandlungsergebnisse und Überlebensrate verschlechtern.

Die Körperfunktion Schlucken (ICF) ist Voraussetzung für Essen und Trinken (Aktivitäten und Teilhabe), damit für existentielle menschliche Bedürfnisse sowie für Genuss und Lebensfreude! Schlucken, und damit Essen und Trinken sind von großer Relevanz für adäquate Versorgung des Körpers mit Flüssigkeit, Kalorien, Nährstoffen, Vitaminen, zusätzlich für soziale Kontakte und Interaktionen, auch im Rahmen von Freizeitgestaltung und Freundschaften. Ernährungs- und Muskelstatus sind entscheidend für Funktionalität und Lebensqualität.

Der Schluckakt stellt eine der komplexesten Körperfunktionen dar, mit Vernetzungen muskulärer (Muskelmasse und -kraft), sensibler, koordinativer, kognitiver Leistungen in zeitgerechtem Zusammenspiel (Timing). Mehr als 25 Muskelpaare in Mund, Rachen, Kehlkopf und Speiseröhre sowie 6 Hirnnerven sind beteiligt. Der Schluckvorgang wird meist willkürlich eingeleitet, ab Auslösung des Schluckreflexes läuft er unwillkürlich ab und wird meist nicht bewusst wahrgenommen. Die Schluckfrequenz pro Tag beträgt etwa 600–2500.

Der obere Abschnitt des Verdauungstraktes erfüllt eine duale Funktion als Kanal für Nahrung und Flüssigkeiten sowie als Atemweg. Präzise koordinierte Bewegungsabläufe ermöglichen einerseits die Nahrungsaufnahme und andererseits den Schutz der Atemwege. Schlucken ist bestimmt durch die schwierige anatomische Situation mit Kreuzung der Luft- und Nahrungswege, gesteuert durch neuronale Netzwerke in vielen Regionen des Gehirns mit Leitungsbahnen in der weißen Substanz.

Daher können Störungen in zahlreichen Hirnarealen Schluckstörungen verursachen. Dies stellt eine Ursache der hohen Störanfälligkeit bei Alterungsprozessen, altersassoziierten Krankheiten, Multimorbidität, Multimedikation bei geriatrischen Patienten dar.

Das Schlucken als dynamischer Vorgang wird theoretisch in *drei bis vier Phasen* unterteilt, mit fließenden Übergängen.

1. *Antizipatorische präorale Phase:* Die Nahrung wird optisch, olfaktorisch, ggfs. haptisch erfasst, erkannt und führt zu Speichelfluss. Subjektive Wahrnehmung

https://doi.org/10.1515/9783110697650-005

und psychosoziale Umgebungsfaktoren beeinflussen Schluckmotivation und Wohlbefinden. Bewegungsabschnitte sind Greifen nach der Nahrung und Führen der Nahrung zum Mund, diese unterliegen dem direkten, willentlichen Einfluss.

2. *Orale Phase:* Die Vorbereitungs-, Kau- und Transportphase ist teils willentlich beeinflussbar mit Vorbereitung, Zerkleinerung, Vermischung mit Speichel, synergistische Kontraktionen oraler und perioraler Muskeln, Formung und Transport der Portion unter Beteiligung von Lippen, Wangen, Zunge, Kiefer, Gaumensegel.

3. *Pharyngeale Phase:* Diese Phase erfolgt meist unwillkürlich. Die Dauer dieser Phase beträgt ca. 0,5–1 Sekunde von Beginn der Schluckreflexauslösung bis zum Eintritt des Bolus in die Speiseröhre. In dieser Phase greifen folgende Bewegungsmuster ineinander: kurzes Sistieren der Atmung meist in Exspiration, Rückwärtsbewegung der Zunge, Zungenbasisretraktion, Heben des Gaumensegels, velopharyngealer Verschluss, Bewegung des Hyoid-Larynx-Komplexes nach superior-anterior mit Verkürzung und Erweiterung des Hypopharynx, laryngeale Adduktion mit Verschluss von Glottis, Taschenfalten und Epiglottis, sequenziellen Kontraktionen der Pharynxmuskulatur. Öffnung des oberen Ösophagussphincters.

4. *Ösophageale Phase:* Diese Phase beginnt mit dem Schluss des oberen Ösophagussphincters, der Bolus wird durch primäre peristaltische Wellen mit ca. 2–4 cm/sec aboral gerichtet durch den dann geöffneten unteren Ösophagussphincter in den Magen transportiert. Die sekundäre peristaltische Welle reinigt den Ösophagus von liegengebliebenen Nahrungsresten.

5.1.2 Neuroanatomie des Schluckens

Neuroanatomische Schluckstudien unter Verwendung von PET, MEG, fMRI zeigen Aktivitäten in einem supramedullären Netzwerk mit multiplen Regionen kortikal, subkortikal, wie im prä- und postzentralen Kortex, in Brodman Area 1–4, 6, im frontoparietalen Operculum, vorderen Inselarealen, Gyrus cinguli, Amygdala, im Thalamus, in Capsule interna, in den Basalganglien, im Cerebellum, mit cortico-corticalen, cortico-subcorticalen, corticobulbären, corticospinalen Leitungsbahnen in der periventrikulären weißen Substanz.

Dieses Netzwerk steht in Verbindung mit Hirnnervenkernen sowie den Schluckzentren in Hirnstamm und Medulla oblongata, *Central pattern generators* in den Bereichen von Nucleus tractus solitarius, Nucleus ambiguus, Formatio reticularis.

Die physiologischen Grundlagen des Schluckaktes sowie die Pathophysiologie der Dysphagie sind komplex. Sie beinhalten afferente sensible und sensorische Signale, Modulation, Koordination der verschiedenen am Schluckvorgang beteiligten Muskelgruppen.

Die mit Schluckvorgängen verbundene kortikale Aktivierung zeigt in der Arbeit von Teismann et al. 2009a in den ersten 600 ms eine Beteiligung des linken primären sensomotorischen Kortex, zwischen 600 und 800 msec eine bilaterale Beteiligung, zwischen 800 und 1000 msec eine Aktivierung rechtshemisphärisch. Somit scheint schwerpunktmäßig die linke Hemisphäre für die orale, die rechte Hemisphäre für die pharyngeale Phase verantwortlich zu sein.

5.1.3 Definition oropharyngealer Dysphagie

Der Begriff Dysphagie, aus der griechischen Vorsilbe dys = gestört, verbunden mit dem Verb phagein = essen abgeleitet bedeutet somit „Störung des Essens", weiter gefasst Störung der Nahrungs- und Flüssigkeitsaufnahme.

Die allgemein gefasste Definition der Dysphagie als Funktionsstörung des Schluckaktes erfordert keine bewusste Wahrnehmung des Betroffenen und umfasst damit auch das Phänomen der stillen Aspiration.

Eine Aspiration, d. h. der Eintritt von Flüssigkeiten, Getränken bzw. Nahrungsmitteln in die Atemwege unterhalb der Glottisebene kann durch Beeinträchtigungen von Motorik, Sensibilität, von Koordination in Zeit und Stärke und der Reflexauslösung verursacht werden. Bei Wahrnehmungsstörungen kann eine Aspiration weitgehend symptomlos (still) verlaufen (s. Abb. 5.1).

Dysphagie stellt im höheren Lebensalter einen unabhängigen Prädiktor für schwerwiegende Komplikationen dar.

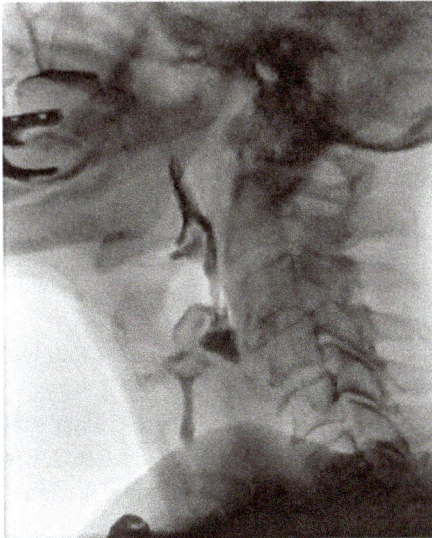

Abb. 5.1: VFSS mit stiller Aspiration von Flüssigkeit bei unzureichendem Larynxverschluss und Sensibilitätsstörung.

Oropharyngeale Dysphagien mit den assoziierten teils schwerwiegenden Komplikationen und daraus resultierender erhöhter Morbidität und Mortalität sowie eingeschränkter Lebensqualität erfahren international und national in unterschiedlichen Teilbereichen der Medizin zunehmende Beachtung.

5.1.4 Presbyphagie

- Schluckstörungen betreffen prinzipiell alle Altersgruppen, wobei geriatrische und neurologische Patienten die größte Gruppe repräsentieren.
- Der physiologische Alterungsprozess bringt Veränderungen in allen Phasen des Schluckvorgangs und wird als primäre Presbyphagie bezeichnet, der an sich kein eigener Krankheitswert zugemessen wird.
- Es kommt zu einer altersabhängigen Zunahme der kortikalen Aktivierung, größere Areale sind involviert. Die Schluckreflextriggerung ist verzögert.
- Zu altersabhängigen Prozessen zählen Veränderungen von Sensibilität in Mundhöhle, Pharynx und Larynx sowie Sensorik mit Aussehen, Geschmack, Geruch, Konsistenz. Die Zahl myelinisierter Nervenfasern im N. laryngeus superior nimmt ab. Die Triggerpunkte zur Auslösung des Schluckreflexes verlagern sich von den vorderen Gaumenbögen nach kaudal Richtung Zungenbasis und Pharynx.
- Kiefer- und Zahnstatus können sich verschlechtern bis hin zum völligen Verlust der Zähne. Es kommt zu Gewebsveränderungen im oralen, palatalen und laryngealen Gebiet sowie einer leichten Verminderung der Speichelproduktion.
- Der altersabhängige Abbau von Skelettmuskulatur betrifft auch die Schluckmuskulatur und die Zunge. Veränderungen des Achsenskeletts und der Körperhaltung können in einer verminderten Distanz C2–C4 resultieren. Zervikale Spondylophyten können zu mechanischen Einengungen, Nervenläsionen, chronischer Entzündung der pharyngoösophagealen Muskulatur führen. Veränderungen des Bindegewebes führen zu vermehrter Steifigkeit durch reduzierte Elastizität, teilweise finden sich Kalkeinlagerungen [55]. Funktionell ist die Zungenbewegung verlangsamt, die Larynx-Hyoid-Approximation ebenso wie der nicht verschlossene pharyngeale Raum reduziert. Hypopharyngeale Transitzeit, Öffnungsdauer und -weite des oberen Ösophagussphincters sind reduziert.
- Oropharyngeale und pharyngeale Transitzeit sind reduziert. Schluck-Atmungs-Koordination und Atemwegsverschluss sind beeinträchtigt.
- Neben strukturellen Veränderungen des Ösophagus mit reduzierter Elastizität und erhöhter Lumenweite, reduzierter Zahl und Größe von Muskelzellen sowie veränderter Muscularis propria, finden sich funktionelle Veränderungen wie reduzierte, ineffektive, hypotensive Peristaltik, zunehmend dysfunktionelle Kontraktionswellen oder spastische Bewegungsstörungen. Die ösophageale Phase ist verlängert, das Risiko für Reflux und GERD nimmt zu.

– Mit zunehmendem Lebensalter nimmt die Prävalenz von Erkrankungen, die mit Schluckstörungen assoziiert sind, zu. Aufgrund der durch primäre Presbyphagie eingeschränkten Funktionsreserve entstehen so rascher schwerere Dysphagien, die als sekundäre Presbyphagien bezeichnet werden können.

5.1.5 Symptomatik der oropharyngealen Dysphagie, einer häufig unterschätzten Gefahr!

Bei Dysphagien kommt es häufig zu Fehleinschätzungen, da sich die Symptome meist untypisch und vieldeutig darstellen oder sogar ganz ausbleiben. Dysphagien sind nicht selten mit einer eingeschränkten Eigenwahrnehmung verbunden und daher nur durch gezieltes Nachfragen und gezielte Diagnostik erkennbar. Beeinträchtigungen von Sensibilität, Störungsbewusstsein, Kognition können hier ursächlich sein. Die Gefahr durch Dysphagien und Dysphagie assoziierte Komplikationen wird daher häufig erheblich unterschätzt.

Zu klinischen Hinweisen zählen Kauprobleme, verlängerte orale Phase mit Liegenbleiben von Nahrungsresten oder Tabletten im Mund, Herausfließen von Speichel oder Nahrung aus dem Mund, Niesen oder Herausfließen von Nahrung aus der Nase, Gefühl des Steckenbleibens im Hals (Globusgefühl), Angst und Einschränkung des Genusses von Essen und Trinken, unklare Gewichtsabnahme, Malnutrition, Exsikkose, häufige untere Atemwegsinfekte bis zur Pneumonie, angestrengtes Schlucken und/oder kompensatorische Mitbewegungen, Schwierigkeiten der Artikulation (Dysarthrie), eingeschränkte oder fehlende Kehlkopfhebung, abgeschwächter willkürlicher Husten, abgeschwächter Würgreflex, aber auch sozialer Rückzug, Depression aus Angst vor Ersticken oder Scham bei Husten während des Essens in Gesellschaft.

Zu den klassischen Warnsymptomen zählen: gurgelnde, belegte Stimmqualität und/oder Räuspern/Rachen reinigen sowie Husten und/oder Erstickungsanfälle in Zusammenhang mit Essen und Trinken (prä-, intra-, postdeglutitiv).

Etwa 40–60 % der Schluckstörungen werden wegen fehlender oder atypischer Symptomatik klinisch nicht erkannt.

Dieses unzureichende Bewusstsein für Dysphagien fordert daher die Notwendigkeit von Aufklärung, Wissensvermittlung und Schulung Betroffener und Beteiligter.

Bis zu 68 % aller Aspirationen (videofluoroskopisch gesichert) verlaufen still, d. h. ohne klinische Symptome oder Schutzreflexe. Das relative Risiko der Entwicklung einer Pneumonie ist bei einer stillen Aspiration ca. 6-mal größer als bei symptomatischer Aspiration.

Schlucken ohne Husten oder Ersticken bedeutet nicht immer: „Schluckvorgang in Ordnung, keine Gefahr!" Husten beim Schlucken ist ein Zeichen für das Eindringen von festem oder flüssigem Material in die oberen Atemwege. Aber fehlender Husten ist kein Zeichen für sicheres gefahrloses Schlucken.

5.1.6 Mögliche Komplikationen bei oropharyngealer Dysphagie

- Untere Atemwegsinfekte, Aspirationspneumonie mit erhöhten Behandlungskosten und erhöhter Mortalität.
- Atemwegsobstruktion bis zum Bolustod durch Aspiration. Eine große autoptische Studie zeigte bei Erstickung durch Fremdkörper bei über 65-Jährigen 43 % mit Erkrankungen wie Schlaganfall, Parkinson, Demenz, nur 10 % mit intaktem Zahnstatus und mindestens 24 Zähnen. Es fand sich eine korrekte Identifikation des Problems durch Notfall/Rettungspersonal in 8 % und eine korrekte Angabe der Todesursache vor Obduktion in 5 % (s. Abb. 5.2).
- Exsikkose mit Folgen wie Verstärkung dementieller Symptome, Verstärkung apathischer Tendenzen, Verstärkung medikamentöser Interaktionen.
- Malnutrition mit verminderter Immunkompetenz, vermindertem funktionellen Status, erhöhter Komplikationsrate und stationärer Verweildauer, Morbidität und Mortalität.
- Sarkopenie mit verminderter Muskelkraft, Muskelmasse, Muskelfunktion, einer Prävalenz von bis zu 33 % in der geriatrischen Population zeigt enge Assoziationen zu Malnutrition und Dysphagie. Neben Ernährungs- und Krankheits-assoziierter Sarkopenie ist die Dysphagie-assoziierte Sarkopenie von großer Bedeutung mit erheblichen Auswirkungen auf Funktionalität, Komplikations- und Sterberate.
- psychosoziale und soziale Folgen wie Angst, Scham, sozialer Rückzug, Isolation, Depression.

Todesfälle durch Dysphagiekomplikationen: vermeidbar durch Wissen, Verständnis, Bewusstsein, Aufklärung/Schulung.

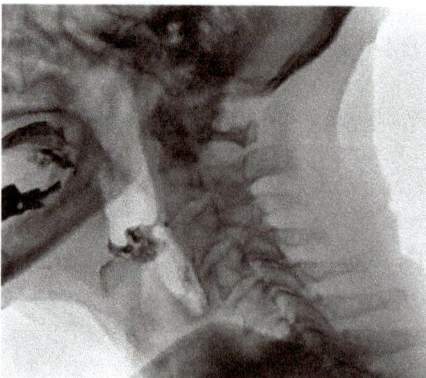

Abb. 5.2: VFSS mit Aspirationsgefahr durch Bolusreste im Bereich Vallecula und Epiglottis postdeglutitiv bei nicht verschlossenem Larynx.

5.1.7 Prävalenzdaten bei oropharyngealer Dysphagie

In der Allgemeinbevölkerung weltweit und in Deutschland wird eine Dysphagieprävalenz von 16–22 % bei über 55-Jährigen angenommen.

Aussagen zur Prävalenz der Dysphagie sind abhängig von der diagnostischen Prozedur!

Epidemiologische Daten aus den USA:
- Mittlere klinische Diagnoserate von Dysphagie bei Schlaganfall in Akutphase: ca. 42 %.
- Mittlere apparative Diagnoserate von Dysphagie bei Schlaganfall innerhalb von 5 Tagen post onset: ca. 75 %.

Mit dem Alter steigt das Risiko eine Schluckstörung zu entwickeln. Weltweit wird sich die Anzahl 60- und über 60-Jähriger bis 2050 mehr als verdoppeln, von 901 Millionen 2015 auf 2,1 Milliarden 2050. Die Prävalenz der oropharyngealen Dysphagie beträgt derzeit ca. 38 % bei unabhängig lebenden Älteren, bei in Pflegeeinrichtungen lebenden Älteren mehr als 50 %, bei im Krankenhaus behandelten geriatrischen Patienten ca. 70 %.

Aussagen zur Prävalenz der Dysphagie sind abhängig von diagnostischer Methode, Alter und demographischer Entwicklung!

In einer prospektiven epidemiologischen Studie zeigt sich eine Verdoppelung der Klinikeinweisungen 2000–2007 mit Dysphagie im Bereich 80–89 Jahre, eine Verdreifachung bei über 90-Jährigen. Über 70 % der Dysphagie-Einweisungen betreffen Patienten älter als 60 Jahre, davon über 42 % über 80 Jahre.

Die Prävalenz einer Dysphagie bei konsekutiv aufgenommenen Patienten in eine geriatrische Akutklinik mit Pneumonie liegt nach klinischer Diagnostik bei ca. 55 %.

5.1.8 Einfluss oropharyngealer Dysphagie auf Kosten und Krankenhausverweildauer

- Odderson (1995) beschrieb eine Reduktion der Verweildauerzeiten durch ein Dysphagie-Management um 2,5–3 Tage. Er zeigte, dass Qualität im Prozess von Diagnostik und Therapie kosteneffektiv ist.
- Addington (1999) stellte in Florida 1997 Kosten durch Dysphagie in Höhe von 1,2 Milliarden Dollar mit steigender Tendenz fest. Eine Pneumonie nach Schlaganfall steigert die Verweildauer um 7 Tage.

– Martino (2000) fand in seiner Übersichtsarbeit eine Kostenreduktion durch Screening und Management um ca. 14 % heraus. Das Screening durch Anamnese und Untersuchung senkte das relative Pneumonierisiko um ca. 80 % und die Mortalität um ca. 70 %.
– Dogget (2002) stellte durch frühzeitiges Assessment und Vorsichtsmaßnahmen eine Senkung der Häufigkeit von Aspirationspneumonie von 6,4 auf 0 % und eine Reduktion der Mortalität von 11 auf 4,6 % fest.

5.1.9 Ätiologie der oropharyngealen Dysphagie

Schluckstörungen können bei vielen verschiedenen Grunderkrankungen auftreten. Hierzu zählen: zerebrovaskuläre Erkrankungen einschließlich Schlaganfall, neurodegenerative dementielle und extrapyramidalmotorische Erkrankungen einschließlich Chorea Huntington- und Parkinson-Syndrom, amyotropher Lateralsklerose bereits zu Beginn bei 15 % – im Verlauf bei nahezu 100 %, entzündliche, infektiöse tumoröse ZNS-Erkrankungen einschließlich Multipler Sklerose in mehr als 30 %, Neurosyphilis und Poliomyelitis, Erkrankungen der Hirnnerven, Motoneuronerkrankungen wie amyotrophe Lateralsklerose, Neuropathien einschließlich Critical Illness Polyneuropathie/-Myopatie z. B. nach prolongierter Beatmung in 70–80 %, Erkrankungen der neuromuskulären Erregungsübertragung wie Myasthenia gravis in mehr als 50 % im Krankheitsverlauf, Myopathien und Myositiden einschließlich metabolischer Myopathien, Polymyositis und Dermatomyositis in 30–60 %, Schädel-Hirn-Trauma ca. 60 %, Halswirbelsäulenerkrankungen wie zervikaler Hyperostose, Psychiatrische Erkrankungen wie Psychose, Schizophrenien, Depressionen mit Bolustod bei bis zu 6 % der stationären psychiatrischen Patienten [3], Psychogene Dysphagien, Folgen von HNO-Erkrankungen, Operationen, Bestrahlung, gastroenterologische Erkrankungen wie Zenker-Divertikel, Hormon- und Stoffwechselerkrankungen, iatrogene medikamentös bedingte Dysphagien.

5.1.9.1 Neurodegenerative Erkrankungen

Bei den neurodegenerativen Erkrankungen, zu denen das Parkinsonsyndrom und Erkrankungen wie Morbus Alzheimer, Morbus Huntington gezählt werden, zeigt sich eine im Verlauf allmähliche progrediente Schluckstörung. Durch entsprechend angepasste Diagnostik und therapeutische Maßnahmen lassen sich Gefahren der Aspiration und eine ernsthafte Mangelernährung vermeiden und fortschreitende Funktionseinbußen zumindest aufhalten.

Parkinson-Syndrom

Das Parkinson-Syndrom weist eine hohe Prävalenz von Schluckstörungen auf. Die Videofluoroskopie als Standardmethode zum Nachweis von Schluckstörungen zeigt Veränderungen in allen drei Phasen des Schluckaktes, wobei sich bei über 90 % der Gesamtpatienten Auffälligkeiten nachweisen lassen.

Die meisten Studien beschreiben eine Prävalenz der parkinsonbedingten Dysphagie von 50 und 81 %. Jedoch nur 15 bis 20 % der Patienten klagen über Beschwerden, wie vermehrtes Husten während der Mahlzeit, Schluckprobleme, verstärkten Speichelfluss oder gestörte Kaufunktion. 15 % der Parkinson-Kranken aspirieren ohne über Beschwerden zu klagen. Die Dysphagie stellt hier einen wesentlichen Risikofaktor für die Entstehung einer Pneumonie dar, die bei diesen Patienten als häufigste Todesursache gilt.

Das medikamentös induzierte Parkinson-Syndrom umfasst verschiedene Medikamentengruppen, wobei die Neuroleptika und Antiemetika zu einer postsynaptischen Blockierung des D2-Rezeptors führen. Antihypertensiva, Reserpin und Alphamethyldopa setzen Bildung und Speicherung von Dopamin in den präsynaptischen Speichern herab.

Dementielle Erkrankungen

Bei dementiellen Erkrankungen einschließlich der Demenz vom Alzheimertyp zeigen 84 % der Patienten mit mittelschwerer bis schwerer Demenz Abnormalitäten der oropharyngealen Phase in der Videofluoroskopie (VFS). 24 % dieser Patienten zeigen in der VFS eine Aspiration. Die häufigste Todesursache im Endstadium ist eine Pneumonie (Deutsche Alzheimer Gesellschaft). Die Multicenterstudie der DGG 2004 zeigt bei ca. 24 % der Patienten mit Demenz klinische Hinweise auf eine mittelschwere bis schwere Dysphagie.

5.1.9.2 Zerebrovaskuläre Erkrankungen und Schlaganfall

Der Schlaganfall ist mit 25 bis 30 % eine der häufigsten Ursachen von Schluckstörungen. In der Akutphase leiden 30–50 % der Patienten an einer Schluckstörung, die Inzidenz sinkt innerhalb von 6 Monaten nach Schlaganfall auf ca. 10 %. Bei Schlaganfällen im Hirnstammbereich liegt die Inzidenz der Dysphagie mit ca. 80–85 % besonders hoch.

In der Akut- und Postakutphase des Schlaganfalls kommt es darauf an, die unmittelbaren Folgen einer Dysphagie wie Obstruktion der oberen Atemwege, Aspirationspneumonie, Malnutrition und Exsikkose zu erkennen und therapeutisch anzugehen.

Schlaganfall und Malnutrition

- Malnutrition bei Schlaganfall bei Aufnahme: ca. 16 %
- Malnutrition bei Schlaganfall generell: ca. 26 %
- Malnutrition bei Schlaganfall mit Dysphagie: ca. 48 %

Schlaganfall und Pneumonie

- Sterblichkeitsrate durch Lungenentzündung/pneumoniespezifische Mortalitäts-rate: ca. 20 %.
- Eine Lungenentzündung verdreifacht das Risiko, in den ersten 30 Tagen nach Schlaganfall zu sterben.
- Eine Lungenentzündung stellt die häufigste Komplikation im Krankenhaus dar, die zum Tod führt und ist für ca. 30 % aller Todesfälle verantwortlich.
- Auftreten von Pneumonie nach akutem Schlaganfall mit Dysphagiezeichen in klinischer Untersuchung ca. 14 % ohne Dysphagie-Management.
- Auftreten von Pneumonie nach akutem Schlaganfall mit Dysphagiezeichen in klinischer Untersuchung ca. 0–5 % mit Dysphagie-Management.
- Senkung des relativen Risikos einer Lungenentzündung und der Sterblichkeit durch Dysphagie-Management um 70– 80 % nachgewiesen.

5.1.9.3 Ausgewählte Medikamente, die das Schlucken negativ beeinflussen
- Oropharyngeale Funktion
  - Sedierung, pharyngeale Schwäche und Dystonie
    - Benziodiazepine
    - Neuroleptika
    - Antikonvulsiva
  - Myopathie
    - Corticosteroide
    - Lipidsenker
  - Mundtrockenheit
    - Anticholinergika
    - Antihypertensiva
    - Antihistaminika
    - Antipsychotika
    - Narkotika
    - Antikonvulsiva
    - Parkinsonmedikation
    - Antidepressiva
    - Anxiolytika
    - Muskelrelaxantien
    - Diuretika
  - Entzündliche Schwellungen
    - Antibiotika
- Ösophageale Funktion
  - Entzündungen (z. B. durch lokale Irritation durch die Tabletten)
    - Tetracycline
    - Doxycyclin

- Eisenpräparate
- Kaliumpräparate
- nichtsteroidale Antirheumatika
- verminderte Motilität oder verstärkter gastroösophagealer Reflux
- Anticholinergika
- Calciumantagonisten
- Theophylline
- Oesophagitis (verbunden mit Immunsuppression)
- Corticosteroide

5.1.9.4 Ausgewählte Medikamente, die das Schlucken positiv beeinflussen können

Pharmakologische Therapieansätze können als Ergänzung der funktionellen Dysphagietherapie auf Einzelfallbasis erwogen und einer Risiko-Nutzen-Analyse unterzogen werden.

Hierzu zählen TRPV1-Agonisten wie Capsainoide und Pipeline die über einen Anstieg der Substanz P im Speichel die Schlucklatenz verkürzen. L-Dopa kann auch bei Schlaganfallpatienten die Schlucklatenz verbessern, Amantadin die Pneumonierate bei chronischen Schlaganfallpatienten reduzieren. ACE-Hemmer können die Auflösbarkeit von Husten- und Schluckreflex verbessern.

5.1.10 Zusammenhänge oropharyngeale Dysphagie – Aspiration – Pneumonie

Dysphagie und Aspiration, damit Eintritt von Flüssigkeit oder Speisen in die Atemwege sind Voraussetzung für die Entwicklung einer Aspirationspneumonie. Aber nicht alle Aspirationen führen zur Pneumonie. Gründe dafür sind multiple Variable wie:
- Aspirationsfrequenz
- Aspirationsvolumen
- Zusammensetzung des Aspirates
- Orale Sekrete (Bakterien, veränderte Mundflora, Zahnstatus, Mundhygiene)

Der primäre Weg von Bakterien in die Lunge geht über oropharyngeale Sekrete. Hier zeigt sich die große Bedeutung von Bakterienlast, veränderter Mundflora, Mundgesundheit, Zahnstatus, Mundhygiene.
- Tod durch Pneumonie bei Aspiration (VFS-diagnostiziert) 5500–11.000 Tote/a (USA, 265 Mio.) könnten 1600–3300 Toten/a (Deutschland, 80 Mio.) entsprechen
- 90 % aller Pneumonietoten sind > 65 Jahre

Pneumonie ist eine Haupttodesursache bei älteren Menschen, nach Daten der WHO in 2016 die vierthäufigste Todesursache mit 3 Millionen Toten weltweit. Ambulant erworbenen Pneumonien kommt zunehmende klinische Bedeutung zu. Hier gibt es klare Assoziationen zur oropharyngealen Dysphagie. Bei ambulant erworbenen Pneumonien zeigt sich in der klinischen Untersuchung eine hohe Prävalenz der Dysphagie von > 50 %. Aspirationen bei älteren Menschen können in bis zu 50 % zu Aspirationspneumonien führen, mit einer Mortalität von 50 %. Oropharyngeale Dysphagie ist mit einer signifikant erhöhten Ein-Jahres-Mortalität assoziiert.

Bei bis zu 80 % der über 70-Jährigen mit ambulant oder in der Klinik erworbener Pneumonie konnten Aspirationen festgestellt werden (Teramoto 2008, Shimizu et al. 2020)

5.1.11 Zusammenhänge oropharyngeale Dysphagie und Malnutrition

Malnutrition und Dysphagie sind in ihrer Bedeutung häufig unterschätzte Krankheitsbilder mit erheblichen Auswirkungen auf Morbidität und Mortalität. Schluckstörungen gelten als mögliche Ursache von Malnutrition. Gleichzeitig gilt die Malnutrition als eine mögliche Komplikation der Dysphagie. Die Schwächung des Immunsystems bei Malnutrition hat starken Einfluss auf Infektionen wie Aspirationspneumonie und ist bei einer fehlenden Frühdiagnose der Dysphagie besonders relevant.

Eine bedarfsgerechte Flüssigkeit- und Nährstoffversorgung bei geriatrischen Patienten ist eine Herausforderung für das gesamte Umfeld dieser Patienten. Die Malnutrition zählt mit zu den häufigsten Erkrankungen im Alter. Ca. 1,6 Millionen Menschen sind in Deutschland mangelernährt. 50 % aller Bewohner von Pflegeheimen und bis zu 70 % aller Betagten in Kliniken zeigen Zeichen von Malnutrition. Die Malnutrition ist mit einer 8-fach erhöhten Mortalitätsrate assoziiert.

Malnutrition ist signifikant und unabhängig mit mindestens mittelschwerer Dysphagie (PAS > 4) assoziiert (Saito et al. 2018).

Auszüge aus internationalen Leitlinien
- Malnutrition wird besonders relevant, wenn eine Dysphagie nicht frühzeitig identifiziert wird.
- Bei neurologisch bedingten Schluckstörungen wird die individuelle Ernährungsform in Abhängigkeit von der Art und Ausprägung der Schluckstörung festgelegt. Ernährungstherapie und Schlucktherapie müssen daher eng aufeinander abgestimmt sein.
- Die Entwicklung einer Malnutrition ist multifaktoriell bedingt. Ernährungsprobleme werden durch Dysphagie negativ beeinflusst. Schlaganfallpatienten mit Malnutrition haben eine signifikant verlängerte Rekonvaleszenz und höhere Mortalität im Vergleich zu solchen mit normalem Ernährungsstatus.

5.1.11.1 Gesamtzusammenhang oropharyngeale Dysphagie – Pneumonie – Malnutrition

Die Komplikationen und Gefahren bei Dysphagie, Aspiration und Pneumonie werden durch Interaktion mit Folgen der Malnutrition im Sinne eines Circulus vitiosus verstärkt.

Obere Atemwegsinfekte und Pneumonien werden durch schlechten Immunstatus bei Malnutrition begünstigt. Die eingeschränkte Immunabwehr führt zu einer Zunahme von Morbidität und Mortalität. Es kommt zu einer Verschlechterung der Prognose von tiefen Atemwegsinfekten und Pneumonien. Die Durchbrechung dieses Teufelskreises erhält somit eine zentrale Bedeutung.

Die bisher einzige Studie zur Fragestellung der Prävalenz von Dysphagien in Deutschland in geriatrischen Einrichtungen mit ausreichender Datenmenge und standardisiertem klinischem Verfahren zeigt folgende Hauptaussagen zum Diätstatus:

- 11 % der Schlaganfallpatienten und 1,3 % der Parkinson-Patienten verbessern sich in ihrem Diätstatus bis zur Entlassung.
- 19,3 % der Demenzpatienten dagegen verschlechtern sich während des Krankenhausaufenthaltes in ihrer Diät.
- Im Vergleich der Konsistenzen bei der Diätform, kann hauptsächlich eine Verbesserung der festen Konsistenzen beobachtet werden.
- Die Verbesserungsrate des Diätstatus stellt sich in der Rehabilitation im Vergleich zur Akutklinik am deutlichsten dar (um 17,5 % im Gegensatz zu 5,4 %).
- Der große Anteil der Patienten (ca. 70 %), die ohne eine Diätadaptation aus den jeweiligen Institutionen entlassen werden, obwohl klinische Anzeichen einer Dysphagie vorliegen, erfordert besonderes Augenmerk. Werden diese Patienten ambulant nicht adäquat betreut, z. B. durch engmaschige weiterführende apparative Diagnostik, besteht die große Gefahr des Auftretens von Sekundärkomplikationen (z. B. pulmonale Infekte, Malnutrition).

> **„Geriatrische I's …"**
> zu den bekannten großen geriatrischen Komplexen Immobilität, Instabilität/Stürze, Inkontinenz, Intellektueller Abbau/Demenz, sollte aufgrund der erheblichen Bedeutung der neue Komplex Inkompetenzen der oralen Ernährung, Malnutrition und Dysphagie hinzugefügt werden.

5.1.12 Sarkopenie-Malnutrition-oropharyngeale Dysphagie

Sarkopenie ist gekennzeichnet durch generalisierten Verlust von Muskelmasse, -kraft und -funktion, mit schwerwiegenden Folgen assoziiert und in Deutschland seit 2018 im ICD-10-GM kodierbar (M62.50) (Ferrari et al. 2020).

Sarkopenische Dysphagie ist Folge einer Reduktion von Muskelmasse, Muskelkraft und -funktion sowohl der Skelett- als auch der Schluckmuskulatur. Dies kann bedingt sein durch negative Energiebilanz bei entzündlichen Erkrankungen, Erkrankungen mit erhöhtem Energiebedarf wie Parkinson Syndrom oder COPD, bei Malnutrition verschiedenster Genese inklusive Malnutrition als Dysphagiefolge.

Patienten mit Nahrungsaufnahme von weniger als 22 kcal/kgKG/D zeigen signifikant schlechtere Rückbildung der Dysphagie und schlechteres Outcome. Iatrogene Sarkopenie und Sarkopenische Dysphagie erfordern ein kombiniertes Rehabilitations-, Trainings-, Ernährungs-, und Dysphagie-Management. Verbesserungen von Energieaufnahme und Ernährungsstatus korrelieren signifikant mit Verbesserungen von Funktionalität, Alltagskompetenzen und Lebensqualität (Nagano 2019).

5.1.13 Dysphagie-Management

Das Dysphagie-Management beschreibt den gesamten Versorgungsprozess von Patienten mit Schluckstörungen von anamnestischen Hinweisen, Symptomen bis zu Diagnostik und Therapie. Die therapeutischen Möglichkeiten reichen von speziellen schlucktherapeutischen über pflegerische bis zu ernährungsmedizinischen Maßnahmen.

Ein Konzept zur suffizienten Versorgung von Dysphagiepatienten muss die Elemente Prävalenz, Diagnostik und Therapie enthalten. Die Gestaltung sollte individuell, stadiengerecht und symptomorientiert auf den Patienten abgestimmt sein. Eine entscheidende Bedeutung kommt der frühstmöglichen und kontinuierlichen Beratung und Begleitung von Patienten und Angehörigen zu.

5.1.13.1 Elemente des Dysphagie-Managements

- Anamnese, insbesondere hinsichtlich schluckrelevanter Vorerkrankungen und -befunde
- Symptome wie Husten, Räuspern, feuchte Stimme in Zusammenhang mit Essen und Trinken
- klinische Untersuchung (Screening, Assessment)
- ggfs. Konsiliaruntersuchungen
- Videofluoroskopie/flexible videoendoskopische Untersuchung des Schluckens
- therapeutische Maßnahmen mit kompensatorischen und rehabilitativen Strategien
- pflegerische Maßnahmen (z. B. Anleitung, Überwachung, Haltungskorrektur)
- adaptive Maßnahmen, Kostformanpassung
- Einbettung in das Gesamtbild
- Angehörigenberatung und Anleitung
- Adaptation des häuslichen Umfeldes durch den Sozialdienst
- psychische Betreuung
- präzise Berichterstattung und Empfehlungen für weiteres Vorgehen sowie Behandlung

5.1.13.2 Ziele des Dysphagie-Managements

- Ermöglichung ausreichender Flüssigkeits- und Nahrungszufuhr in angemessener Zeit
- ausreichender Schutz der tiefen Atemwege
- Verminderung teurer und tragischer Sekundärkomplikationen
- Maximierung der funktionellen Performance hinsichtlich von Schluckfähigkeiten und Nahrungsaufnahme
- Erhalt oder Verbesserung von Ernährungsstatus, Alltagskompetenzen, Lebensqualität
- Vermeidung unnötiger Einschränkungen der Lebensqualität z. B. durch inadäquate, weil ohne vorhergehende präzise Diagnostik verordnete, diätetische Maßnahmen
- Vermeidung unnötiger PEG-Anlagen (präzise Diagnostik kann ggfs. alternativ speziell angepasste Kostformen ermöglichen)

(Bei Spezifität der Klinischen Untersuchung, z. B. Danielstest, von 67 % werden ca. 30 % der Patienten, die nicht aspirieren, so behandelt als würden sie aspirieren).

5.1.14 Interdisziplinäre Diagnostik bei oropharyngealer Dysphagie

Im Umgang mit Dysphagien besteht die Notwendigkeit frühzeitiger Differentialdiagnostik bei multifaktorieller Genese und komplexen Interaktionen z. B. mit Komorbiditäten, Medikation, Ernährungsproblemen. Hierzu zählen die Berücksichtigung des Gesamtbildes von Fähigkeitsstörungen und die Diagnostik von Art, Schwere und Prognose der oropharyngealen Dysphagie.

Die präzise Einschätzung individueller Therapieindikation und Therapiefähigkeit mit der Zielsetzung einer Entwicklung von individuell adaptierten Strategien unter Beachtung der Risiken und Möglichkeiten bei oropharyngealen Dysphagien ist entscheidend.

Einige Ernährungsprobleme, z. B. schlechtsitzende Zahnprothesen und Appetitlosigkeit, hängen nicht mit einer oropharyngealen Dysphagie im engeren Sinne zusammen.

Internistische Probleme wie Ulcuskrankheit, Mund-Soor müssen ebenso beachtet werden wie medikamentöse Nebenwirkungen.

Bei Patienten mit kognitiven, affektiven, agnostischen und apraktischen Problemen stellt die Notwendigkeit von Hilfestellung, Anleitung, Kontrolle beim Essen und Trinken eine große Bedeutung dar.

Es besteht die Notwendigkeit des Einbettens aller Maßnahmen in das individuelle Gesamtbild mit oberstem Ziel der Vermeidung von Komplikationen und Verbesserung von Lebensqualität. Die diagnostische Präzision ist Voraussetzung für eine effektive Therapie und mindert das Potenzial von Schäden durch Fehleinschätzung.

Herausforderung an Diagnostik, Bewertung, Patienten- und Angehörigenaufklärung.

5.1.14.1 Klinische Diagnostik

Stufenschema klinischer Schluckdiagnostik, Empfehlungsgrad B:

- 1. Stufe: Schlucks-Screening mit Kontrolle von: Bewusstseinslage, Grad von Kopf/Haltungskontrolle, oraler Hygiene, oralen Sekreten, Wasserschlucktest. Das Screening kann durch geschultes Personal durchgeführt werden.
- 2. Stufe: Schluck-Assessment nach Screening: Standardisiertes klinisches bedside assessment durch Sprachtherapeuten nach Logemann oder Bartolme wird empfohlen.

Auf Basis der Screening-Ergebnisse werden je nach Ergebnis und Begleitaspekten weitergehende klinische und instrumentelle Diagnostik sowie Sofortmaßnahmen zum Schutz der Atemwege und zur Sicherstellung der Ernährung initiiert. Eine Reduktion von Pneumonierate und Mortalität in Zusammenhang mit Anwendung von Screening-Verfahren ist beschrieben.

Ziel der Screening-Verfahren ist die einfache, schnelle, möglichst zuverlässige Identifikation von Risikopatienten für Dysphagie und Aspiration. Ein optimaler Test wurde bislang in Metaanalysen nicht definiert. Die Auswahl des Verfahrens sollte von weiteren Faktoren wie Patientencharakteristika und der Verfügbarkeit weiterführender Dysphagiediagnostik abhängig gemacht werden (LL DGN).

Die Leitlinie der DGEM Klinische Ernährung in der Neurologie 2013 befasst sich mit klinischem Dysphagie-Screening und -assessment. Hier werden insbesondere der Wasserschlucktest entsprechend den Leitlinien der *Scottish Intercollegiate Guidelines* sowie der Mehrkonsistenzentest GUSS empfohlen.

Bei Patienten mit pathologischem Screening-Befund sollte ein weiterführendes Assessment der Schluckfunktion durchgeführt werden (B); auch bei Patienten mit Leiterkrankungen wie Schlaganfall, Parkinson-Syndrom, demenziellen Erkrankungen, Symptomen wie Husten und Räuspern in Zusammenhang mit der Nahrungs- oder Flüssigkeitsaufnahme.

Bei Patienten ohne pathologischen Screening-Befund, bei denen aber andere klinische Prädiktoren für das Vorliegen einer Dysphagie vorliegen, sollte ebenfalls so früh wie möglich ein weiterführendes Assessment durchgeführt werden (B).

Die Leitlinie Neurogene Dysphagie der Deutschen Gesellschaft für Neurologie 2020 bestätigt, dass die Bewertung eines negativen Screening-Ergebnisses im Kontext mit weiteren klinischen Variablen erfolgen sollte. Das Screening sollte zudem so schnell wie möglich erfolgen, da die mit Screening assoziierte Reduktion von Atemwegsinfekten vom Zeitpunkt der Durchführung abhängig ist. So steigt das Pneumonierisiko von 3 % bei promptem Screening auf bereits 4,5 % nach 24 Stunden an (LL DGN).

Die bekannten Screeningverfahren sind für Schlaganfall validiert und können nur aus Gründen der Plausibilität auf geriatrische Patienten übertragen werden.

Ein standardisiertes und validiertes Dysphagie-Screening sollte als Bestandteil des geriatrischen Screenings und Assesments bei allen Patienten über 75 Jahren, insbesondere jedoch bei Leiterkrankungen wie akuten und chronischen zerebralen Durchblutungsstörungen, bei dementiellen Erkrankungen, bei Parkinson Syndrom, bei Multimorbidität und Multimedikation durchgeführt werden, um Risikopatienten zu identifizieren.

In vielen geriatrischen Kliniken wird der – dem schottischen Wasserschluck vergleichbare – Danielstest mit definierten ansteigenden Flüssigkeitsmengen angewendet.

2020 wurde das von der AG Dysphagie der Deutschen Gesellschaft für Geriatrie entwickelte und erstmalig für eine unselektionierte geriatrische Patientengruppe gegen FEES validierte Dysphagie Screenings Tool Geriatrie (DSTG) vorgestellt. Es zeigt sich eine gute Vorhersagekraft für das Vorliegen einer Dysphagie. Seitdem hat es sich in der Praxis in verschiedenen Versorgungsebenen als gut praktikabel und zuverlässig bewährt und wird zunehmend eingesetzt. Die Publikation zu den Validierungsergebnissen ist in Vorbereitung.

5.1.14.2 Apparative Diagnostik
Apparatives Dysphagie-Assessment: Aufgrund der Limitationen des klinischen Assessments, insbesondere in Hinblick auf die Detektion stiller Aspirationen, kann ergänzend die zeitnahe Durchführung einer zuverlässigen und kosteneffektiven Zusatzdiagnostik erwogen werden (C) [36].

Die apparative Diagnostik findet immer nach der klinischen Untersuchung unter bestimmten Voraussetzungen statt. Hierzu gehören v. a.:
- Einbettung der erhobenen Befunde in das Gesamtbild des Patienten
- Berücksichtigung möglicher therapeutischer Konsequenzen (Lebensqualität)

Ziele der apparativen Diagnostik
- Bestimmung von Vorliegen, Ätiologie und Pathophysiologie einer Dysphagie
- Feststellung von Präsenz, Grund und Schwere von Aspiration
- Vermeidung unnötiger Gefahren und Komplikationen
- Bestimmung des sichersten und effektivsten Weges der Ernährung
- Vermeidung unnötiger Diätveränderungen (häufig aus Sicherheitsgründen bei klinischem Verdacht, daher möglicherweise undifferenziert angesetzt)
- Vermeidung ungezielter oder frustraner Therapieversuche durch präzise Visualisierung von inneren Vorgängen und deren Folgen
- Evaluation der Effektivität therapeutischer Maßnahmen
- konsistenzspezifische Bestimmung von Schlucksicherheit und Schluckeffizienz unter Verwendung validierter Scores
- Evaluation des Schluckens von Tabletten, der sicheren Medikamentenapplikation

Indikation

- Diagnosestellung, Bestätigung und Verifizierung einer Verdachtsdiagnose, bei entsprechender Anamnese, klinischer Symptomatik bzw. klinischem Screening-Befund
- klinische Erkrankung mit erhöhtem Dysphagierisiko
- vorbekannte Dysphagie mit vermuteter Veränderung von Schluckfunktionen
- spezifische Informationen für effektive Therapieplanung und Dysphagie-Management, für Patientenaufklärung zu Risiken und Behandlungsmöglichkeiten

Indikation für FEES

Beurteilung laryngo-pharyngealer Anatomie und Physiologie, Speichelansammlungen, Sekretmanagement, Sensibilitätsprüfung, Therapieevaluation insbesondere bei eingeschränkt kooperativen oder nicht transportfähigen Patienten.

Indikation für VFSS

Darstellung von oraler, pharyngealer, ösophagealer Phase besonders zum Nachweis intradeglutitiver Aspirationen, zur Beurteilung hyolaryngealer Mobilität, Epiglottisinversion, Zungenbasis- und Pharynxhinterwandkontraktion, Öffnungsverhalten des oberen Ösophagussphincters, des Timings verschiedener Schluckgesten wie Transitzeiten.

Keine Indikation

- Patient medizinisch zu instabil
- Patient unfähig zur Kooperation und Teilnahme an Untersuchung
- unzureichende therapeutische Konsequenzen (wenn keine Therapieveränderung denkbar ist)

Videoendoskopie, FEES, flexible endoskopische Evaluation des Schluckaktes

- Diese Untersuchungsmethode ergibt verlässliche Aussagen zur Einschätzung des Aspirationsrisikos und zum Auftreten von Pneumonien.
- Sie ermöglicht eine gute Larynxbeurteilung und die Diagnostik struktureller und funktioneller Veränderungen in diesem Bereich.
- Sie ist ohne Strahlenbelastung möglich.
- Sie kann beim liegenden Patienten durchgeführt werden. Die Untersuchung kann flexibel bis ans Patientenbett eingesetzt werden.
- Als Nachteil ist die fehlende Beurteilbarkeit der oralen Phase zu nennen. Auch die pharyngeale Phase direkt im Schluckakt ist aufgrund der Kontraktionswelle nicht beurteilbar. Die Aspirationsmenge ist nicht genau bestimmbar.
- Ergebnisse beeinflussen gezielt Therapiemaßnahmen und Kostempfehlungen (ca. 40 % Liberalisierung, ca. 10 % Restriktion der Kostform).
- Verlaufsbeurteilung der Entwicklung der Schluckfähigkeiten.

Videofluoroskopie, VFSS oder DFSS

Bei der Videofluoroskopie handelt es sich um eine dynamische, röntgengestützte Videoaufzeichnung des Schluckaktes.

Die Videofluoroskopie dient
- der Objektivierung von Dysphagiesymptomen
- der Spezifizierung physiologischer und biomechanischer Parameter der gestörten Schluckfunktion
- der Bestimmung von Resten in Valleculae oder Recessus piriformes
- der Bestimmung von z. B. oropharyngealen Transitzeiten
- der Ernährungsplanung
- der Evaluation der Effektivität von
  - Haltungsänderungen
  - Boluskonsistenz
  - Schlucktechniken
  - kompensatorischen Strategien
- der Dokumentation des Status vor und nach Therapie

Ein hoher sofortiger Nutzen der Videofluoroskopie für die Patientenversorgung konnte nachgewiesen werden durch z. B. Empfehlung von Schutzstrategien, Therapiemaßnahmen für verbesserte Schlucksicherheit und -effizienz in ca. 48 %, Empfehlungen für Veränderungen von Kostformen ca. 44 %, davon Liberalisierung in ca. 58 %, Restriktion in ca. 41 % (Martin-Harris 2000).

Die Videofluoroskopie und die Videoendoskopie sind valide Methoden zum Dysphagie-Assessment mit einem Empfehlungsgrad C.

Die Anweisungen für Diätmodifikation und kompensatorische Techniken sollten auf der Basis des kompletten Dysphagie-Assessment inklusiv VFS oder FEES erfolgen (Empfehlungsgrad D).

5.1.15 Interdisziplinäre Therapie

Ein multidisziplinäres Vorgehen in Behandlung und Management von Schluckstörungen ist unabdingbar. Dieses Vorgehen ist u. a. abhängig von Art, Schwere, Verlauf und Schweregrad von Schluckstörungen.

Das Behandlungsspektrum reicht von einfachen diätetischen Maßnahmen bis zu invasiven chirurgischen Interventionen wie z. B. Trachealkanüle oder Therapie von Spondylophyten.

Die konservative Therapie erfolgt vor allem mit funktionellen Methoden auf Basis myofunktioneller, neurophysiologischer und mechanischer Konzepte.

Grundsätzlich lassen sich alle konservativ therapeutischen Vorgehensweisen in der Behandlung von Dysphagien in die Gruppe der rehabilitativen, kompensatorischen und adaptierenden Strategien einordnen.

Die interdisziplinäre Therapie ist geprägt durch Vernetzung von Schulung/Aufklärung, funktionell-trainierender Behandlung, Ernährungstherapie mit Verlaufskontrollen, Kommunikation und Sicherstellung des Informationsflusses.

5.1.15.1 Risiko-Nutzen-Abwägung in Therapie und Kostanpassung

Die Maßnahmen sind in das individuelle Gesamtbild der Betroffenen einzubetten. Geriatrische Patienten mit leicht- oder mittelgradiger Dysphagie, bei denen die orale Ernährung noch möglich, aber unzureichend ist, sollten nach Abklärung der Dysphagie Speisen, Flüssigkeiten in der als sicher evaluierten Konsistenz erhalten (B). Diese Maßnahmen sind mit einer signifikanten Reduktion der Komplikationen korreliert. Eine Ablehnung ist mit erhöhter Mortalität assoziiert.

In der Entscheidungsfindung ist interdisziplinär unter Einbezug von Patienten und Angehörigen eine individuelle Abwägung zwischen Fürsorge, Schutz vor gravierenden Komplikationen der Dysphagie (Abwägen z. B. Aspiration, Pneumonie vs. Malnutrition, Exsikkose, Sarkopenie) einerseits und Respektieren der Patientenwünsche, Autonomie andererseits erforderlich. Das Nicht-Schaden-Prinzip beschreibt hier das Ziel, Lebensqualität der Betroffenen weder durch Kostanpassung noch durch Leid durch z. B. Pneumoniesymptome zu beeinträchtigen (Emmerich 2020). Weiterhin ist eine Risikoabwägung zwischen Nahrungskarenz für Aspirationsprophylaxe, Verminderung Risiko einer Aspirationspneumonie und Risiko des Muskelabbaus durch Nichtgebrauch (iatrogene Sarkopenie) erforderlich. Die Anwendung texturadaptierter Kost gemäß der aktuellen Schluckfunktionen kann je nach individueller Konstitution entweder Risiken vermindern, sichere Nahrungszufuhr gewährleisten, Malnutritions- und Sarkopenierisiko reduzieren, Lebensqualität und Lebensdauer optimieren oder aber individuelle Lebensqualität z. B. durch verminderten Genuss beeinträchtigen, bzw. Malnutrition und Sarkopenie begünstigen.

5.1.15.2 Schluckkostformen mit unterschiedlichen Konsistenzdefinitionen

erlauben eine adäquate Anpassung der Ernährung an präzise diagnostizierte Schluckfähigkeiten. Sie sollen einerseits dem Schutz der Atemwege dienen, andererseits eine angemessene Ernährung, auch als Basis für erfolgreiches Funktionstraining mit Muskelaufbau, ermöglichen. Weltweit sind verschiedene, sich im Grundsatz ähnelnde Ansätze, bekannt. Die Japanische Dysphagie-Diät definiert 7, das IDDSI-Projekt 6, die *National Patient Safety Agency* mit der *British Dietetic Association* 4 Koststufen.

Letztere wird in Deutschland häufig in Abwandlung mit 3–4 Koststufen verwendet, ist aufgrund von Logistik, Kostenaufwand, Praktikabilität hier auch in entsprechenden Institutionen umsetzbar und beim Patienten aufgrund der realitätsnahen Definition ohne Zusatzaufwand überprüfbar. Stufe 1: tropft langsam durch die Zinken einer Gabel, dickflüssig, sämig; Stufe 2: tropft nicht durch die Zinken einer Gabel, hält die Form, homogen, wie Pudding, muss nicht gekaut werden; Stufe 3: zwischen Zunge und Gaumen zerdrückbar, weich, zart ohne Mischkonsistenzen, weiche Stückchen bis 5 mm, muss sehr wenig gekaut werden; Stufe 4: leicht mit der Gabel zerteilbar, weich, zart, keine Mischkonsistenzen, weiche Stückchen bis 15 mm, muss wenig gekaut werden.

Wichtig für Akzeptanz und Menge der Nahrungsaufnahme beim über Zusammenhänge und Maßnahme aufgeklärten Patienten sind Abwechslung, Geschmack, Temperatur und Art der Präsentation.

Die Risiko-Nutzenabwägungen in der Dysphagietherapie sind somit gekennzeichnet durch ein Vierecksverhältnis zwischen Dysphagiekomplikationen-Malnutrition-Sarkopenie-Patientenautonomie.

5.1.15.3 Ärztlicher Dienst

- Einbettung der Maßnahmen in das Gesamtbild des Patienten
- Aufklärung und Beratung, Erläuterung und Steuerung der Maßnahmen, Kommunikation im Team
- Medikamentöse Therapie, Modifikation der Art der Medikamentenapplikation gemäß aktueller Schluckfähigkeiten analog zur Kostanpassung
- Einsatz zusätzlicher enteraler/parenteraler Nahrungszufuhr (ZVK, PEG, NGS)
- Einsatz von Trachealkanülen

5.1.15.4 Pflegedienst

- Kernaufgabe: Patienten helfen und unterstützen.
- Vermeidung von Gefahren und Komplikationen durch geschulte Essensbegleitung und Erkennen möglicher klinischer Symptome.
- Kontrolle der Nahrungsaufnahme bezogen auf Haltung, notw. Hilfsmittel, Einhaltung diätetischer Maßnahmen, Essverhalten, Akzeptanz, Einhaltung aufgestellter Essregeln, Beratung und Motivation im klinischen Alltag.
- Beobachtung der Alltagssituation und zeitnahe Kommunikation mit den anderen Berufsgruppen.
- Vertiefung und Förderung der erlernten Strategien und Verhaltensmaßnahmen durch Beobachtung und Anhalten zum tägl. Transfer.
- Durchführung intensiver Mundpflege zur Reduktion des Risikofaktors für Aspirationspneumonie: „Bakterienlast im Speichel, Anzahl und Zusammensetzung" (bei Karies, Biofilm > 10.000 Bakterien/ml Speichel; > 500 Spezies bei Parodontitis mit veränderter Zusammensetzung und Anzahl bei Überwiegen pathogener Spezies), Assoziation Mundpflege mit Verbesserung Hustenreflex (Zusammenhang mit Substanz P), Sensibilität, Pneumonieinzidenz (Nishizawa et al. 2019, Pace et al. 2010, Watando et al. 2004).

5.1.15.5 Sprachtherapie
Kommunikation im Team, Erläuterung der Maßnahmen.

Rehabilitative Strategien
- Interventionsstrategie, die, wenn sie über eine bestimmte Dauer und in einer bestimmten Intensität ausgeführt wird, zu einer langanhaltenden Veränderung der den Schluckakt beeinflussenden Mechanismen führt.
- Motorische Übungen für Mund, Gesicht und Zunge.
- Übungen zur Stimmbandadduktion.
- *Effortful Swallowing* (angestrengtes Schlucken).
- Mendelsohn Manöver (willentlich verlängerte Kehlkopfanhebung).
- Masako Manöver/Zungenhaltemanöver (Kräftigung der Pharynxhinterwandkontraktion).
- Shaker-Manöver/Kopfhaltemanöver (Kräftigung der Schluckmuskulatur).
- EMST (*Expiratory Muscle Strength Training*) Kräftigung von Atem- und submentaler Muskulatur durch Ausatmung gegen Widerstand durch PEEP Ventil.
- Voraussetzung: Gute kognitive Fähigkeiten und die Fähigkeit des selbständigen Übens.

Kompensatorische Maßnahmen
- Strategien, die einen unmittelbaren, jedoch typischerweise nur vorübergehenden Effekt auf die Effizienz oder auf die Sicherheit des Schluckaktes hat. Bei Nichtanwendung fällt der Schluckakt wieder in den unveränderten dysfunktionalen Zustand zurück.
- Haltungsänderungen (z. B. Kopfflexion, Kopfrotation).
- Supraglottisches Schlucken.
- Supersupraglottisches Schlucken.
- Pharyngeale Expektoration.
- Prüfung der Stimmqualität.
- Voraussetzung: Gute kognitive und motorische Fähigkeiten zur ständigen und ausreichenden Umsetzung der Strategien bei jeder Nahrungsaufnahme.

Adaptierende Maßnahmen
- Bedeutet hier die Anpassung der Kontextfaktoren an die individuell nachgewiesene Beeinträchtigung inklusive Aufklärung und Beratung. Mittels externer Hilfen wird versucht, den beeinträchtigten Schluckfunktionen durch Verringerung der Anforderung an den Schluck selbst oder dessen Vorbereitung gerecht zu werden und so den Schutz der Atemwege zu optimieren.
- Diätetische Anpassung (z. B. breiige, homogene Konsistenzen, Andicken von Flüssigkeiten).

– Ess -und Trinkhilfen (z. B. Strohhalm, Nasenausschnittsbecher).
– Prothetische Hilfsmittel.
– Voraussetzung: Für diese Maßnahmen sind keine Lernleistungen erforderlich und nur im reduzierten Maße die Fähigkeit, bestimmte Anweisungen zu befolgen. Für diese adaptierenden Verfahren sind lediglich ein ausreichender Wachheitsgrad und die Motivation, essen und trinken zu wollen, erforderlich.

5.1.15.6 Ernährungstherapie, Diätassistenten
– Ernährungsberatung und Aufklärung.
– Adaptation von Speisen und Getränken mit Gewährleistung der ausreichenden Abdeckung des individuell berechneten Tagesbedarfs.
– Modifikation von Flüssigkeiten (z. B. Andicken, Kühlen).
– Modifikation von Speisen (z. B. Passieren, Weichkochen).
– Verbesserung der Akzeptanz der Patienten durch Schluckkostformen, die appetitlich, abwechslungsreich, optisch ansprechend präsentiert werden.
– Kommunikation im Team.

5.1.15.7 Ergotherapie
– Förderung der individuellen Handlungskompetenz für den Alltag (ADLs).
– Umgang mit erforderlichen Hilfsmitteln.
– Handlungsplanung.
– Kräftigung, Mobilisation und Koordination.
– Kommunikation im Team.

5.1.15.8 Physiotherapie
– Kräftigung, Mobilisation und Koordination.
– Inhibition abnormaler Bewegungen; Faszilitation der Rumpf-, Kopf- und Kieferkontrolle.
– Bewegungsinitiierung.
– Tonusregulierung.
– Mobilisationstechniken.
– Kommunikation im Team.

5.1.15.9 Sozialdienst
– Hilfen beim Übergang ins häusliche Umfeld, Pflegeheim etc.
– Beratung und Unterstützung von Patienten und Angehörigen hinsichtlich der Organisation von diätetischen Umstellungen wie speziellen Lebensmitteln, Andicken, ggf. Essen auf Rädern.
– Psychosoziale Hilfen bei Krisenintervention in Problemphasen der Krankheitsbewältigung.

- Kommunikation im Team.
- Kontakthilfen zu Selbsthilfegruppen.

5.1.15.10 Angehörige

- Die Einbeziehung der Angehörigen ist für die weitere Versorgungsqualität des Patienten von entscheidender Bedeutung.
- Einerseits Abbau von Ängsten durch Information und Verhaltensregeln.
- Andererseits Förderung des Problembewusstseins und der Aufmerksamkeit durch Information und Anleitung.
- Voraussetzung dafür ist eine gründliche Aufklärung über Krankheitsbild, mögliche Symptome, Gefahren, Hilfsmittel und Hilfestellungen (z. B. Essregeln).

5.1.15.11 Schnittstellenthematik

Aufgrund des in der Praxis häufigen Informationsverlustes an den Übergängen zwischen den Versorgungsebenen ist eine strukturierte Kommunikationsplattform erforderlich, die Organdiagnosen, funktionelle Befunde, Ergebnisse klinischer und apparativer Diagnostik, Empfehlungen zu Therapiemöglichkeiten/Empfehlungen und Kostformen zusammenfasst. Präzise Befunde, gezielte Therapieindikation, Empfehlungen zu Verlaufskontrollen werden dargestellt. Der Dysphagiepass als Dokumentationsmedium dient dazu, sektorenübergreifend relevante Informationen für alle Beteiligten transparent zu machen. Der Dysphagiepass bezieht Patienten bzw. Angehörige eigenverantwortlich in die Therapie ein und verbessert damit Verständnis, Mitarbeit und Bewusstsein im Umgang mit diesem Syndrom, gerade auch bei eingeschränktem Störungsbewusstsein. Multimorbidität einschließlich Malnutrition, Funktionalität und Multimedikation werden im Dysphagiepass kompakt kommuniziert.

Literatur

Addington R, Stephens R. Assessing the Laryngeal Cough Reflex and the Risk of Developing Pneumonia After Stroke. Stroke. 1999;30:1203–1207.

Agency for Health Care Policy and Research (AHCPR): Publication No: 99-E024 Juli 1999 Evidence Report No. 8 Diagnosis and Treatment of Swallowing Disorders (dysphagia) in Acute-Care Stroke Patients.

Aldridge K, Taylor N. Dysphagia is a common and serious problem for adults with mental illness: Systematic review. Dysphagia. 2012;27:124–137.

Aslam M, Vaezi M. Dysphagia in the elderly. Gastroenterol Hepatol. 2013;12:784–95.

Australian and New Zealand Society for Geriatric Medicine. Position statement 12-dysphagia and aspiration in older people. Australas J Ageing. 2010:98–103.

Baijens LW, Clave P, et al. European Society for Swallowing Disorders-European Union Geriatric Society white paper: oropharyngeal dysphagia as a geriatric syndrome. Clinical Interventions in Aging. 2016;11:1403–1428.

Balzer KM. Drug induced Dysphagia. YMS Care. 2000;3:29–34.

Bartolome G. Schluckstörungen – Diagnostik und Rehabilitation; Urban & Fischer Verlag München/ Jena; 3. Auflage 2006.

Bauer JM, Sieber C, Volkert D, et al. Diagnostik und Mangelernährung des älteren Menschen. DMW. 2006;131:223–227.

Bauer JM, Sieber, C. Pathophysiologie und Diagnostik der Malnutrition im Alter. Geriatrie Journal. 2005;1(7):12–16.

Berger R, Heide-Schröter A. Einführung von Schluckkoststufen zur Optimierung der Ernährung von Dysphagiepatienten. Forum Logopädie. 2007;1(21):28–32.

Berzlanovich AM et al. Foreign Body Asphyxia, A Preventable Cause of Death in the Elderly. Am J Prev Med. 2005;28(1):65–69.

Bird MR, Woodward MC, et al. Asymptomatic Swallowing Disorders in Elderly Patients with Parkinson's Disease. Age Ageing. 1994;23(3):251–4.

Cabre M, Serra-Prat M, Force L, et al. Oropharyngeal dysphagia is a risk factor for readmission for pneumonia in the very elderly persons: observational prospective study. J Gerontol A Biol Sci Med Sci. 2014:330–7.

Coates C, Bakheit AM. Dysphagia in Parkinson's disease. Eur Neurol. 1997;38:49–52.

Cook I, Kahrilas P. AGA technical review on management of oropharyngeal dysphagia. Gastroenterology. 1999:455–78.

DGG Pressemeldung Dysphagie Screenings Tool Geriatrie (DSTG) vorgestellt; 27.12.2019, https://www.dggeriatrie.de/presse/pressemeldungen/1661-pm-zwei-teeloeffel-wasser-koennen-leben-retten.

Daniels SK, Brailey K, Foundas A. Aspiration in Patients with Acute Stroke. Arch Phys Med Rehabil. 1998;79:14–19.

Daniels SK, McAdam CP. Clinical Assessment of Swallowing and Prediction of Dysphagia Serverity. American Journal of Speech-Language Pathology. 1997;6:17–23.

Daniels SK. Optimal Patterns of Care for Dyspahgic Stroke Patients. Seminars in Speech and Language. 2000;21(4):323–329.

Daniels SK. The cortical representation of swallowing. Review. 耳鼻 2004;50:505–509.

Daniels S, Foundas A, Iglesia G, Sullivan M. Lesion site in unilateral stroke patients with dysphagia. J Stroke Cerebrovasc Dis. 1996;27:23–27.

Dogget, Tappe. Prevention of Pneumonia in Elderly Stroke Patients. Dysphagia. 2001;16:279–295.

Ekberg O, Hamdy S. Social and psychological burden of dysphagia. Dysphagia. 2002;17:139–146.

Emmerich K, Müller-Simianer E, et al. Dysphagietherapie in der Geriatrie: Abwägungen zwischen Lebensqualität und Risiko – eine qualitative Studie; Ethik Med. 2020;32:405–423.

Ferrari U, Drey M. Die aktuelle Sarkopenie Definition. DMW. 2020;145:1315–1319.

Heuschmann P, et al. The German Stroke Registers Study Group, Predictors of In-Hospital Mortality Attributable Risks of Death after Ischemic Stroke. Arch Intern Med. 2004;164:1761–1768.

Hinchey JA, Shepherd T, et al. Formal Dysphagia Screening Protocols Prevent Pneumonia. Stroke. 2005;36(9):1972–6.

Holas M, DePippo K. Aspiration and Relative Risk of Medical, Complications Following Stroke. Arch Neurol. 1994;51:1051–1053.

ICF Internationale Klassifikation der Funktionsfähigkeit, Behinderung und Gesundheit, Stand Oktober 2005, Herausgegeben vom Deutschen Institut für Medizinische Dokumentation und Information, DIMDI WHO-Kooperationszentrum für das System Internationaler Klassifikationen, World Health Organization Genf.

Johnson ER, McKenzie SW. Aspiration Pneumonia in Stroke. Arch Phys Med Rehabil. 1993;74(9):973–976.

Johnston BT, Li Q. Swallowing and esophageal function in Parkinson's disease. Am J Gastroenterol. 1995;90:1741–1746.

Jäger M, Thiem U, Stege H. Entwicklung eines neuen Screeninginstrumentszum Screenings auf Dysphagie bei geriatrischen Patienten: Das Dysphagie Screening-Tool Geriatrie. Z Gerontol Geriater. 2020;53:239–244.

Kahrilas PJ. The Anatomy and Physiology of Dysphagia. In: Gelfand DW, Richter JE, editor(s). Dysphagia: diagnosis and treatment. New York: Jgaku-Shoin; 1989. p. 11–28.

Kalzan IL, Cebul RD. The Effect of Pneumonia on Mortality among Patients Hospitalized for Acute Stroke. Neurology. 2003;60(4):620–5.

Kendall K, Leonard R. Common medical conditions in the elderly: impact on pharyngeal bolus transit. Dysphagia. 2004;19:71–77.

Kendall K, McKenzie S: Timing of events in normal swallowing: Avideofluoroscopic study. Dysphagia. 2000;15:74–83.

Kolb G. Dysphagie, Kompendium für Ärzte und Sprachtherapeuten in Klinik, Rehabilitation und Geriatrie. Verlag Medizin und Wissen 2000.

Kuhlemeier KV. Epidemiology and Dysphagia. Dysphagia. 1994;9:209–217.

Leder SB, Suiter DM. An epidemiologic study on aging and dysphagia in the acute care hospitalized population: 2000–2007. Gerontology. 2009;55(6):714–718.

Leitlinie Neurogene Dysphagie 2020; AWMF Registernummer 030–111.

Leitlinie der Deutschen Gesellschaft für Ernährungsmedizin „Klinische Ernährung in der Geriatrie" 2013, Teil des laufenden S3-Leitlinienprojekts Klinische Ernährung.

Leitlinie der Deutschen Gesellschaft für Ernährungsmedizin „Klinische Ernährung in der Neurologie" 2013, Teil des laufenden S3-Leitlinienprojekts Klinische Ernährung.

Leitlinien Neurologie: Neurogene Dysphagien; Leitlinien für Diagnostik und Therapie in der Neurologie; 3. überarbeitete Auflage 2005.

Leonard R. Swallowing in the elderly: Evidence from Fluoroscopy. Dysphagia. 2010;19:103–114.

Leopold N, Daniels S. Supranuclear control of swallowing, review. Dysphagia. 2010;25:250–257.

Leopold N, Kagel M. Dysphagia Ingestion or Deglutition?: A proposed Paradigm. Dysphagia. 1997;12:202–206.

Marik P, Kaplan D. Aspiration Pneumonia und Dysphagia in the Elderly. Chest. 2003;124:328–336.

Martin-Harris B, Logemann J, et al. Clinical Utility of the Modified Barium Swallow. Dysphagia. 2015;15:136–141.

Martino R, Foly N, et al. Dysphagia after Stroke: Incidence, Diagnosis and Pulmonary Complications. Stroke. 2005;36(12):2756–63.

Martino R, Pron G, Diamant N. Screening for Oropharyngeal Dysphagia in Stroke: Insufficient Evidence for Guidelines. Dysphagia. 2000;15:19–30.

Meng N-H, Wang T-G, et al. Dysphagia in Patients with Brainstem Stroke, Incidence and Outcome. American Journal of Physical Medicine & Rehabilitation. 2000;78(2):170–175.

Meyer S, Pott M. Diesseits der „pattern generators" Kortikale Steuerung des Schluckaktes. HNO. 2011;1:68–72.

Mihai P, von Bohlen und Halbach O, Lotze M. Differentiation of cerebral representation of occlusion and swallowing with fMRI. Am J Physiol Gastrointest Liver Physiol. 2013:G847–54.

Miller N, Noble E. Hard to swallow:Dysphagia in Parkinson's disease. Age Aging. 2006;35:614–618.

Muhle P, Wirth R. Schluckstörungen ins Alter, Physiologie und Pathophysiologie. Der Nervenarzt. 2015;4:440–451.

Nagano A, Nishioka S, et al. Rehabilitation Nutrition for Iatrogenic Sarcopenia and Sarcopenic Dysphagia. J Nutr Health Aging. 2019;23(3)256–265.

National Patient Safety Agency, Royal College of Speech Language Therapists, British Dietetic Association: Dysphagia Diet Food Texture Descriptors, March 2012; www.bda.uk.com/publications statements/National Descriptors Texture Modifications Adults.pdf. Accessed 2 February 2012.

Nishizawa T, Niikura Y, et al. Pilot study for risk assessment of aspiration pneumonia based on oral bacteria levels and serum biomarkers; BMC Infectious Diseases. 2019;19:761, www.ncbi.nlm.nih.gov/pmc/articles/PMC6720072

Odderson IR, Keaton JC. Swollow Management in Patients on an Akute Stroke Pathway: Quality is Cost Effectiv. Arch Phys Med Rehabil. 1995;76(12):1130–1133.

WHO (2018). The top 10 causes of death. https://www.who.int/en/news-room/fact-sheets/detail/the-top-10-causes-of-death

Ozer F, Akin S, et al. Relationship between Dysphagia and Sarcopenia with Comprehensive Geriatric Evaluation. Dysphagia. 2021;36:140–146.

Pace C, Mc Cullough G. The Association Between Oral Microorganisms and Aspiration Pneumonia in the Institutionalized Elderly: Review and Recommendations. Dysphagia. 2020;25:307–322.

Palmer J, Drennan J. Evaluation and Treatment of Swallowing Impairments. American Family Physician. 2000;61:2453–2462.

Parker C, Power M, et al. Awareness of Dysphagia by Patients Following Stroke Predicts Swallowing Performance. Dysphagia. 2004;19(1):28–35.

Perry L, Love C. Screening for Dysphagia and Aspiration in Akute Stroke: A Systemiatic Review. Dysphagia. 2001;16:7–18.

Preiksaitis H, Mills C. Coordination of breathing and swallowing: effects of bolus consistency and presentation in normal adults. Journal of Applied Physiology. 1996;81(4):1707–1714.

Prosiegel M. Dysphagiemanagement in der akuten Schlaganfallphase. Der Nervenarzt. 2012;83:1590–1599.

Prosiege M, Weber S. Dysphagie. Heidelberg: Springer Verlag, 2013.

Rittig T, Jäger M. Strukturen und Methoden des Dysphagiemanagements. Ernährung und Medizin. 2002;17:180–186.

Rittig T. Besondere Stellung der Pflege – Das Dysphagiemanagement. Pflegezeitschrift. 2004;57:306–310.

Rittig T. Der Dysphagie-Pass. Forum Logopädie. 2012;3(26):18–23.

Rittig T, Jäger M, Füsgen I. Prävalenz und Bedeutung bei Patienten in geriatrischen Einrichtungen – eine biometrische Multicenter Studie. EuroJGer. 2009;14:23–27.

Rofes L, Arreola V. Diagnosis and management of oropharyngeal dysphagia and its nutritional and respiratory complications in the elderly. Gastroenterology Research and Practice. 2011. Article ID 818979.

Rota A, Graham C. Dehydration in hospital-admitted stroke patients. Stroke. 2012;43:857–859.

Roy N, Stemple J, Merrill R, Thomas L. Dysphagia in the elderly: preliminary evidence of prevalence, risk factors, and socioemotional effects. Ann Otol Rhinol Laryngol. 2007;116:858–65.

Saito T, Hayashi K, et al. A Significant Association of Malnutrition with Dysphagia in Acute Patients. Dysphagia. 2018;33(2):258–265.

Schmidt J, Holas M. Videofluoroscopic Evidence of Aspiration Predicts, Pneumonia and Death but not Dehydration Following Stroke. Dysphagia. 1994;9(1):7–11.

Scottish Intercollegiate Guidelines Network: SIGN 119 Management of Patients with Stroke: Identifikation und Management of Dysphagia, June 2010.

Shimizu A, Momosaki R, et al. Impact of Multiple Texture-Modified Diets on Oral Intake and Nutritional Status in Older Patients with Pneumonia: A Retrospective Cohort Study. Dysphagia. 2020;35:574–582.

Teasell R, McRae M. Pneumonia Associated with Aspiration following stroke. Arch Phys Med Rehabil. 1996;77:707–709.

Teismann IK, Dziewas R, Steinstraeter O, et al. Time-dependant hemispheric shift of the cortical control of volitional swallowing. Hum Brain Mapp. 2009;30:92–100.

Teramoto S, Fukuchi Y, et al. High Incidence of Aspiration Pneumonia in Community- and Hospital-Acquired Pneumonia in Hospitalized Patients: A Multicenter Prospective Study in Japan. JAGS. 2008;56(3):577–579.

Turley R, Cohen S. Impact of voice and swallowing problems in the elderly. Otolaryngology–Head and Neck Surgery. 2009;140:33–36.

United nations, Department of Economic and Social Affairs, Population Division. World population prospects: the 2015 revision, key findings and advance. 2015

Volonte MA, Porta M, et al. Clinical Assessment of Dysphagia in Early phases of Parkinson's disease, Neurol Sci. 2002;23(2):121–2.

Warnecke T, Dziewas R. Neurogene Dysphagien, Diagnostik und Therapie, Verlag Kohlhammer 2013.

Watando A, Ebihara S, et al. Daily Oral Care and Cough Reflex Sensitivity in Elderly Nursing Home Patients. Chest, Clinical Investigations Airways. 2004;126(4):1066–1070.

5.2 Gastrointestinale Blutung

Christian Scheurlen

Mehr als 1 % der Menschen über 80 Jahre werden jährlich wegen gastrointestinaler Blutungen im Krankenhaus stationär aufgenommen [1]. Blutungsquellen können dabei Läsionen sein, wie sie in allen Altersgruppen vorkommen oder sich nur im höheren Lebensalter finden. Bei geriatrischen Patienten wird die Morbidität und Mortalität der Blutung bestimmt durch die Art der blutenden Läsionen und durch das Vorhandensein von Komorbiditäten. Inzidenz und Prognose einer gastrointestinalen Blutung können bei älteren Patienten ebenfalls beeinflusst sein durch begleitende Medikamenteneinnahmen wie Aspirin oder Antikoagulantien.

5.2.1 Obere gastrointestinale Blutung

Die obere gastrointestinale Blutung ist definiert als ein Blutverlust aus Läsionen proximal des Treitz'schen Bandes. Obwohl insgesamt die Inzidenz der nicht-varikösen oberen gastrointestinalen Blutung abgenommen hat, scheint im höheren Lebensalter der Anteil der oberen GI-Blutung zuzunehmen: 70 % aller obere GI-Blutungen treten bei Patienten über 60 Jahre auf [2]. Ein fortgeschrittenes Lebensalter stellt bereits einen Risikofaktor bei Patienten mit oberer GI-Blutung dar wegen gleichzeitig oft vorhandener hoher Prävalenz der Komorbiditäten (Tab. 5.1).

Tab. 5.1: Ursachen der oberen gastrointestinalen Blutung.

häufige Ursachen	seltene Ursachen
– peptische Ulkuskrankheit	– Portal-hypertensive Gastropathie
– Ösophagitis oder Ösophagusulkus	– Ulkus Dieulafoy
– Gastritis	– Gastrale antrale vaskuläre Ektasie
– Ösophagus- oder gastrische Varizen	– Hämobilie
– Malignome des oberen GI-Traktes	– Hemosuccus pancreaticus
	– aortoenterische Fisteln

5.2.1.1 Peptische Ulkuskrankheit

Die peptische Ulkuskrankheit ist die häufigste Ursache einer oberen GI-Blutung in jedem Lebensalter. Obwohl aber die Anzahl der Krankenhauseinweisungen und Operationen wegen peptischen Ulkuskrankheit seit der Entdeckung von Helicobacter pylori und der Erkenntnis der Bedeutung einer Säuresuppression ebenso wie die Entwicklung endoskopischer Therapieoptionen insgesamt abgenommen hat, haben Blutungshäufigkeit und Krankenhauszuweisungen bei geriatrischen Patienten dagegen zugenommen [3,4]. Dies ist am ehesten einer vermehrten Einnahme von NSAR und Antikoagulantien im höheren Lebensalter zuzuordnen [3,4].

Bei älteren Patienten mit blutendem peptischem Ulkus sollte eine Ösophagogastroduodenoskopie innerhalb von 12 Stunden durchgeführt werden, um die Diagnose zu sichern, das Risiko einer Rezidivblutung zu bestimmen und um eine lokale Therapie einzuleiten. Hierbei kommen Injektionen mit verdünntem (1:10.000) Adrenalin, Thermokoagulation, Applikation von Hämoclips oder die Kombination der Therapieverfahren zum Einsatz. Die gleichzeitige Gabe von Protonenpumpenblockern vermindert dabei zusätzlich das Risiko der Rezidivblutung [5]. Volumenmangel und hypovolämischer Schock müssen unbedingt vermieden werden, da hiermit eine schlechte Prognose bei älteren Patienten verbunden ist. Ein chirurgisches Vorgehen sollte ausnahmslos nur den Patienten vorbehalten sein, bei denen eine lokale Therapie unmöglich ist, da perioperative Sepsis und Multiorganversagen mit einer sehr hohen Mortalität bei geriatrischen Patienten behaftet sind [6].

5.2.1.2 Ösophagusvarizen und portalhypertensive Gastropathie

Ösophagus- und Fundusvarizen entstehen bei portaler Hypertension durch einen gesteigerten kollateralen Blutfluss über die V. coronaria gastrica wenn der hepatische Lebervenendruck 12 mmHg übersteigt. Die Mortalität einer Varizenblutung liegt auch heute noch bei 30 % für jedes Blutungsereignis.

Die pharmakologische Therapie der Varizenblutung besteht in der Gabe eines Somatostatinanalogons mit dem Ziel der Druckreduktion im portalvenösen Kreislauf. Die lokale Blutstillung an den Varizen erfolgt durch endoskopische Varizenligatur, die gegenüber der Sklerosierungstherapie mit deutlich weniger Komplikationen behaftet ist. Nicht-selektive Betablocker (Propranolol) sind bei der primären und sekundären Blutungsprophylaxe wirksam, dabei muss bei älteren Patienten dem möglicherweise auftretenden Risikoprofil Rechnung getragen werden.

Die hypertensive Gastropathie ist häufiger die Ursache eines chronischen Blutverlustes als einer klinisch manifesten Blutung. Therapeutisch können nicht-selektive Betablocker zur Reduktion des portalvenösen Druckes oder endoskopisch lokale Maßnahmen (APC) eingesetzt werden.

5.2.1.3 Ösophagitis

Ösophagitis und Gastritis entstehen meist unter zu hoher lokaler Säureeinwirkung in Speiseröhre oder Magen, am ehesten unter Medikamenteneinfluss (NSAR). Selten sind sie Ursache einer manifesten Blutung, kommen aber im höheren Lebensalter deutlich häufiger vor [7]. Der Endoskopie kommt abgesehen von der Diagnostik in der Therapie der (Reflux-) Ösophagitis therapeutisch meistens keine Bedeutung zu; hier stehen die säuresupprimierende Therapie und – wenn möglich – die Meidung verursachender Medikamente (Aspirin, NSAR) im Vordergrund.

5.2.1.4 Gastrale antrale vaskuläre Ektasie („Wassermelonenmagen")

Diese Patienten werden üblicherweise durch okkulten oder subakuten Blutverlust oder eine transfusionspflichtige Anämie auffällig. Die Prävalenz der gastralen antralen vaskulären Ektasie (GAVE-Syndrom) steigt mit höherem Lebensalter nicht an, kann aber klinisch manifest werden, wenn gleichzeitig bestimmte Komorbiditäten wie Niereninsuffizienz oder Leberzirrhose vorliegen. Die Ablationstherapie mit Argonplasmakoagulation (APC) stabilisiert den Hämoglobinspiegel und beseitigt den Transfusionsbedarf.

5.2.1.5 Ulkus Dieulafoy

Die Läsion besteht in einer rupturierten submukös gelegenen Arterie, die prinzipiell an jeder Stelle des Magen-Darm-Traktes auftreten kann. Eine häufige Lokalisation ist die Kardiaregion des Magens, Hauptsymptom ist eine teilweise massive obere GI-Blutung. Obwohl jedes Lebensalter betroffen sein kann, sind dies meist alte Patienten (M:F = 2:1) mit mehreren Komorbiditäten, häufig hospitalisierte Patienten unter NSAR, Aspirin oder Warfarin ohne vorausgegangene Anamnese einer gastrointestinalen Erkrankung [8].

5.2.2 Untere gastrointestinale Blutung

Die untere GI-Blutung ist weltweit ein signifikanter Risikofaktor für die Morbidität und Mortalität bei älteren und geriatrischen Patienten. Der Anstieg der Inzidenz ist hauptsächlich auf drei Begleitumstände zurückzuführen:
1. die Zunahme spezieller gastrointestinaler Erkrankungen im Alter,
2. der Häufigkeit von Komorbiditäten und
3. von multiplen pharmakologischen Therapien mit Blutungsrisiko.

So finden sich im höheren Lebensalter häufiger die Divertikulose, vaskuläre Ektasien, ischämische Kolitis und Neoplasien des Kolons. Begleiterkrankungen, die die Mortalität einer unteren GI-Blutung bei geriatrischen Patienten beeinflussen, sind kardiovaskuläre Erkrankungen, Leberzirrhose, chronische renale Erkrankungen, Diabetes mellitus und Malignome. Pharmakologische Therapien mit NSAR erhöhen zudem das Risiko einer unteren GI-Blutung.

Die untere GI-Blutung kann sich als manifeste oder okkulte Blutung präsentieren. Die akute Blutung besteht in Meläna („Teerstühle") oder Hämatochezie (frisches Blut). Meläna hat seinen Ursprung häufig im oberen GI-Trakt, kann aber auch aus dem Dünndarm oder dem rechten Hemikolon stammen. Die Hämatochezie ist der rektale Abgang von frischem, rotem Blut mit oder ohne Stuhlabgang. Die okkulte Blutung kann unbemerkt vonstattengehen und wird oft erst durch spezielle Tests (Guaiac-Test) entdeckt. Sie ist die häufigste Ursache der unteren GI-Blutung im höheren Lebensalter bei bis zu 10 % der Bevölkerung; dabei können bis zu 100 ml Blut pro Tag bei unauffälligem Stuhl abgehen.

Ursachen der unteren gastrointestinalen Blutung:
- Diverticulosis coli
- vaskuläre Ektasien (Teleangiektasien, Angiodysplasien)
- entzündliche Darmerkrankungen
- Neoplasien
- Post-Polypektomie-Blutungen
- Hämorrhoiden
- Druckulzera
- Ulcus simplex recti
- Ulcus Dieulafoy
- kolorektale Varizen

5.2.2.1 Diverticulosis coli

Die Inzidenz der Kolondivertikulose in den westlichen Industrienationen nimmt mit dem Lebensalter zu, von ca. 5 % im Alter von 40 Jahren bis zu 40–65 % im hohen Lebensalter [9]. Obwohl die meisten Patienten asymptomatisch sind, stellt sie die häufigste Ursache der unteren GI-Blutung dar, die sich bei 3–5 % der Patienten mit Divertikeln als Hämatochezie präsentiert. Die Blutung kann durchaus ernst verlaufen mit einer signifikanten Morbidität und einer Mortalität bis zu 20 %.

Kolondivertikel sind sackförmige Ausstülpungen durch die Kolonwand an der Lokalisation des Durchtritts versorgender Blutgefäße des Kolons (vasa recta). Begünstig wird der Vorgang durch die Einnahme von NSAR und durch harten Stuhl. Obwohl sich 90 % der Divertikel im linken Kolon finden, liegt der Ursprung einer unteren GI-Blutung aus Divertikeln in 50–90 % in Divertikeln des rechten Hemikolons.

Die Blutung aus Kolondivertikeln präsentiert sich als schmerzlose, akute Hämatochezie. Bei Blutungen aus rechtsseitigen oder Dünndarmdivertikeln (Meckel-Divertikel) kann aber auch Teerstuhl vorliegen. Die meisten Divertikelblutungen sistieren spontan und nur selten sind Bluttransfusionen notwendig [9]. Allerdings nimmt die

Morbidität im hohen Lebensalter durch die zusätzlich vorliegenden Komorbiditäten deutlich zu.

5.2.2.2 Vaskuläre Ektasien

Vaskuläre Ektasien (Angiodysplasien) finden sich im Kolon und im Dünndarm. Sie stellen degenerativ veränderte, ehemals normale Blutgefäße dar, die sich überall im Kolon finden, meist jedoch im Coecum und rechten Hemikolon. Vaskuläre Malformationen des Dünndarmes stellen die häufigste Ursache einer okkulten Blutung in den westlichen Industrienationen dar mit bis zu 60 % aller Fälle [10]. Histologisch bestehen diese Läsionen aus ektatisch erweiterten, verdrehten Venen, Venolen und Kapillaren. Der Mechanismus der Ruptur besteht am ehesten in wiederholten Episoden der Kolonerweiterung mit vorübergehendem Anstieg des intraluminalen Drucks und der Größe der Gefäße, was zu vermehrter Wandspannung und Abflussbehinderungen aus den Gefäßen führt. Angiodysplasien des Kolons finden sich bei über 25 % der älteren Patienten. Es scheint eine Beziehung zu bestehen zwischen dem Vorliegen von vaskulären Ektasien und Herzerkrankungen, speziell einer Aortenklappenstenose [11]. Angiodysplasien verursachen untere GI-Blutungen bei 12–40 % der Patienten. Meist liegen subakute Blutungen vor, der Verlauf kann aber chronisch oder rezidivierend sein, besonders bei Läsionen des Dünndarmes. Meist liegt eine Eisenmangelanämie vor, in bis zu 15 % kann aber auch ein massiver Blutverlust vorliegen.

5.2.2.3 Ischämische Kolitis

In 3–9 % kann eine ischämische Kolitis Ursache einer unteren GI-Blutung bei geriatrischen Patienten sein [12]. Insbesondere bei Patienten mit generalisierter Arteriosklerose präsentiert sich die ischämische Kolitis mit krampfartigen Unterbauchschmerzen und Hämatochezie oder blutigen Diarrhöen. Die Blutungen sind dabei selten schwer. Meist sind die Blutungsquellen an den Grenzgebieten versorgender Arterien im rechten Hemikolon, der linken Kolonflexur oder dem Rektum zu finden. Im chronischen Verlauf können endoskopisch Veränderungen wie bei einem Morbus Crohn gefunden werden, der Verlauf ist allerdings refraktär auf die übliche antiinflammatorische Therapie einer chronisch entzündlichen Darmerkrankung. Perforationen oder Strikturen können den Verlauf komplizieren.

5.2.2.4 Infektiöse Kolitis

Ältere Patienten haben ein höheres Risiko, eine infektiöse Kolitis oder deren Komplikationen wie eine untere GI-Blutung zu erlangen. Selten sind die Blutungen massiv. Die häufigsten infektiösen Ursachen sind *Campylobacter, Salmonellen, Shigellen, E. coli 0157:H7* und *Clostridioides difficile. C. diff.* muss stets in Betracht gezogen werden als Ursache einer infektiösen Darmerkrankung bei älteren Patienten aus Betreuungseinrichtungen und Krankenhäusern und nach Therapie mit Antibiotika.

5.2.2.5 Idiopathische chronisch entzündliche Darmerkrankung

Auch im höheren Lebensalter des geriatrischen Patienten tritt eine chronisch entzündliche Darmerkrankung (CED) auf mit einem zweiten Altersgipfel im 6.–7. Lebensjahrzehnt auf. 5 % der Patienten mit CED entwickeln ihre Symptome nach dem 65. Lebensjahr. Obwohl eine untere GI-Blutung häufig ist bei CED, sind große Blutungen selten, die für ca. 6 % der Patienten mit M. Crohn und 1,4 %–4,2 % der Patienten mit Colitis ulcerosa verantwortlich sind [13].

5.2.2.6 Strahlenkolitis

Bei der Strahlenkolitis wird zwischen einer akuten (bis zu 6 Monaten nach einer Radiatio) und einer chronischen Form (9–12 Monate nach Radiatio) unterschieden. Es besteht eine enge Korrelation zwischen der Höhe der applizierten Strahlendosis und dem Ausmaß der Schleimhautveränderungen. Die akute Strahlenenterokolitis heilt unter symptomatischer Therapie praktisch immer aus. Bei der chronischen Strahlenkolitis kommen auch Salizylate und Steroide zum Einsatz, die Patienten werden aber praktisch nicht beschwerdefrei.

5.2.2.7 Neoplasien des Kolons

Dickdarmkarzinome treten am häufigsten zwischen dem 55. und 65. Lebensjahr auf. Zu Beschwerden kommt es erst relativ spät. Sie bestehen in Darmblutungen, die sich, je nach Höhe des Sitzes, in Abgang von rotem oder schwarzem Blut und plötzlich auftretenden Stuhlunregelmäßigkeiten manifestieren, die bei älteren Menschen daher immer verdächtig sind. Des Weiteren bestehen krampfartige Schmerzen im Tumorbereich, Meteorismus sowie Subileus- und Ileuszeichen. Die Metastasierung erfolgt in die umgebenden Lymphknoten, die Leber, Lunge und das Skelettsystem. Eine Perforation in die Bauchhöhle ist möglich.

Beim Rektum-Karzinom sind das häufigste Erstsymptom Blutungen beim Stuhlgang. Immer wenn ein rektaler Blutabgang auftritt, muss ein ebenfalls vorliegendes Karzinom ausgeschlossen werden, auch wenn offensichtliche Hämorrhoiden oder eine Divertikulose vorliegen. Tenesmen oder ein Gefühl der inkompletten Entleerung können vorliegen. Bei perirektaler Ausdehnung ist Schmerz häufig.

Begleitende Risikofaktoren bei (unterer) gastrointestinaler Erkrankung des geriatrischen Patienten:
- Begleiterkrankungen
- kardiovaskuläre Erkrankungen
- zerebrovaskuläre Erkrankungen
- Diabetes mellitus

- chronische Nierenerkrankungen
- Leberzirrhose
- Bluthochdruck
- Neoplasien
- Polypharmakotherapie
- Antikoagulation
- NSAR

5.2.2.8 Postpolypektomie-Blutung

Die Blutung nach Polypektomie ist die häufigste Komplikation der endoskopischen Polypektomie und kann bei 0,3–6,1 % der Polypektomie auftreten. Die Blutung kann sofort oder erst innerhalb eines Zeitintervalls von bis zu 30 Tagen auftreten. Das Blutungsrisiko hängt dabei von der Größe des resezierten Polypen, der Technik der Polypenabtragung und vom Gerinnungsstatus des Patienten ab. In den meisten Fällen kann die Blutung endoskopisch gestillt werden [14,15]: Injektion mit Adrenalin (1:10.000), elektrische Kauterisierung („hot biopsy"-Zange), Hämoclips, Schlinge oder Gummibandligatur.

Zwei Faktoren beeinflussen direkt den Verlauf und die Prognose der GI-Blutung bei geriatrischen Patienten und erhöhen die Morbidität und Mortalität: (internistische) Begleiterkrankungen und eine Polypharmakotherapie.

5.2.2.9 Begleiterkrankungen

Nach einer Blutungsepisode sind vorhandene Begleiterkrankungen die bedeutendsten Faktoren in der Prognose der Mortalität bei älteren Patienten mit GI-Blutung. Erkrankungen, die mit einer höheren Inzidenz und Schwere einer GI-Blutung assoziiert sind, sind kardiovaskuläre Erkrankungen, Bluthochdruck, chronische Nierenerkrankungen, Diabetes mellitus und Malignome. Eine schwere Arteriosklerose der Mesenterialgefäße im Splanchnikusstromgebiet ist die Ursache der ischämischen Kolitis. Vorhofflimmern kann zu thromboembolischen Ereignissen mit ischämischen Darmveränderungen führen. Aortenklappenstenosen scheinen zu einer erhöhten Inzidenz von vaskulären Malformationen am unteren GI-Trakt zu führen. Zerebrovaskuläre Erkrankungen, Diabetes mellitus und Malignome beeinflussen den Verlauf einer GI-Blutung mit verlängerten Krankenhausaufenthalten aufgrund erhöhter Morbidität und Mortalität [16].

5.2.2.10 Polypharmakotherapie

In einer rezenten Metaanalyse kontrollierter Kohorten- bzw. Fallkontrollstudien zum GI-Blutungsrisiko unter den Antidepressiva der Klasse SSRI, NSAR bzw. deren Kombination wurden die Daten von über 150.000 Patienten ausgewertet [17]. Unter SSRI erhöhte sich das Risiko auf das 2,4-Fache, unter der Kombination hingegen auf das

6-Fache. Damit erhöhen SSRI das GI-Blutungsrisiko in ähnlichem Ausmaß wie ASS. Vor allem ältere, depressive Patienten unter NSAR waren einem erhöhten Risiko ausgesetzt. Das Basisrisiko für Patienten > 50 Jahre betrug 23 Blutungen pro 10.000 Patientenjahre. Unter SSRI betrug die „number needed to harm" 318 pro Jahr, unter der Kombination von SSRI und NSAR verringerte sie sich bis auf 70.

Ein erhöhtes GI-Blutungsrisiko findet sich sowohl für die Kombination von SSRI mit NSAR wie auch für niedrig dosiertes ASS. In einer dänischen Studie konnte gezeigt werden, dass das Risiko für GI-Blutungen unter SSRI allein etwa 3,6-fach erhöht ist, in der Kombination SSRI und ASS auf das über 5-Fache und unter SSRI und NSAR sogar auf das 12-Fache ansteigt [18]. Demnach entspricht das Blutungsrisiko unter einem SSRI-Antidepressivum etwa jenem unter niedrig dosiertem ASS.

5.2.3 Klinischer Verlauf und Evaluation der GI-Blutung

Der klinische Verlauf einer GI-Blutung kann bei geriatrischen Patienten zwischen einer okkulten Blutung und einem massiven, lebensbedrohlichen Ereignis stark variieren. Die klinische Beurteilung orientiert sich daher eng am Symptom der Blutung und dem klinischen Zustand des Patienten. Anamnese und körperliche Untersuchung sind wichtig, werden aber häufig durch visuelle, akustische oder kognitive Beeinträchtigung des Patienten behindert. Dennoch ist die Fremdanamnese unverzichtbar, um Informationen über Ausmaß der Blutung, Dauer der Symptomatik, Begleiterkrankungen, vorausgegangene Operationen, Arzneimittelallergien und eine Begleitmedikation wie Clopidogrel, Warfarin oder NSAR zu erfahren.

Ansonsten klare Symptome einer GI-Blutung können beim geriatrischen Patienten fehlen. Abdominalschmerzen können beispielsweise unter einer Therapie mit NSAR völlig fehlen. Die körperliche Untersuchung muss sich auf den klinischen Zustand des Patienten fokussieren mit der Suche nach Zeichen einer kardiopulmonalen Erkrankung, Stigmata einer chronischen Lebererkrankung oder Hinweisen auf eine Koagulopathie. Orthostatische Veränderungen im Blutdruck lassen einen bereits 20–40 % Verlust des zirkulierenden Blutvolumens vermuten!

(Volumen-)Ersatztherapien sind Hauptbestandteil einer erfolgreichen Therapie geriatrischer Patienten mit GI-Blutung. In vielen Fällen kommen die Blutungen, vor allem bei unterer GI-Blutungsquelle, unter geeigneter Ersatz- und supportiver Therapie zum Stehen. Dennoch kann eine schwere GI-Blutung häufig nur durch geeignete endoskopische, radiologische oder chirurgische Maßnahmen zum Stehen gebracht werden.

Therapeutische Möglichkeiten der (unteren) GI-Blutung.
- Koloskopie (auch Gastroskopie bei oberer GI-Blutung) mit thermaler Koagulation, Adrenalininjektion, Gummibandligatur, Hämostase-Clips, Fibrinkleber, Sklerosierungsmedien

- abdominale Angiographie mit Verschluss des blutenden Gefäßes
- Vasopressin- (oder Analoga-) Infusion
- Embolisierung
- Chirurgie

Bei Patienten mit milder chronischer oder okkulter Blutung mit oder ohne Eisenmangelanämie kann die Abklärung stationär oder auch ambulant erfolgen, je nach klinischem Zustand des älteren Patienten. Jede schwere GI-Blutung sollte stationär behandelt werden, bestenfalls auf der Intensivstation wo ausreichend intravenös Flüssigkeitsersatz und evtl. Bluttransfusionen sowie ausreichend O_2- Applikation verabreicht werden können. Die Labordiagnostik sollte ein komplettes Blutbild, das metabolische Profil, Blutgruppenbestimmung, Herzenzyme und Gerinnungsanalysen umfassen. EKG und Röntgenuntersuchung des Thorax sind durchzuführen. Zu geeigneter Zeit sollte dann eine mikrobiologische Abklärung einer Blutungsursache erfolgen.

Bei 10–15 % der Patienten mit Hämatochezie liegt eine obere GI-Blutung vor. Eine Endoskopie des oberen GI-Traktes sollte daher stets auch zeitnah erfolgen, insbesondere, wenn aus der klinischen Präsentation des Patienten die Lokalisation der Blutungsquelle nicht sofort evident ist.

Abdomenübersichtsaufnahmen, Computertomographie des Abdomens oder Kontrastmitteldarstellungen des Darmes sind meist nicht hilfreich, es sei denn, eine Perforation des Intestinums mit dem Nachweis freier Luft soll ausgeschlossen werden.

5.2.4 Zusammenfassung

- Der Anteil älterer und geriatrischer Patienten mit gastrointestinalen Blutungen hat in den letzten Jahren zugenommen.
- Ein fortgeschrittenes Alter ist meist assoziiert mit Komorbiditäten und einer multiplen Medikamentenanamnese.
- Die Mortalität einer GI-Blutung im Alter wird hauptsächlich durch die Komorbiditäten bestimmt.
- Eine Blutung aus dem oberen GI-Trakt ist 4–5-mal häufiger als aus dem unteren GI-Trakt.
- Die Ätiologien der GI-Blutungen haben sich in den vergangenen Jahrzehnten nicht geändert.
- Die Medikamentenanamnese hat einen hohen prädiktiven Wert für die Lokalisation der Blutungsquelle.
- Ältere Patienten mit einer GI-Blutung benötigen sofortige und konsequente Ersatztherapien.
- Als einer der ersten therapeutischen Schritte müssen Koagulopathien ausgeglichen und eine NSAR-/Aspirintherapie bei GI-Blutungen abgesetzt werden.

- Die Ösophagogastroduodenoskopie ist die erste diagnostische und evtl. therapeutische Maßnahme bei akuter oder okkulter GI-Blutung.
- Die Ileokoloskopie und Enteroskopie stellen inzwischen auch eine diagnostische Methode unter Notfallbedingungen dar.

Literatur

[1]   Kaplan RC et al. Risk factors for hospitalized gastrointestinal bleeding among older persons. Am J Geriatr Soc 2001; 49: 126–133.

[2]   El Tawil AM. Trends on gastrointestinal bleeding and mortality: Where are we standing? World J Gastroenterol 2012; 18: 1154–1158.

[3]   Ohmann C et al. Time-trends in the epidemiology of peptic ulcer bleeding. Scand J Gastroenterol 2005; 40: 914–920.

[4]   Kang JY et al. Recent trends in hospital admission and mortality rates for peptic ulcer in Scotland. Aliment Pharmacol Ther 2006; 24: 65–79.

[5]   Dorward S et al. Proton pump inhibitor treatment initiated prior to endoscopic diagnosis in upper gastrointestinal bleeding. Cochrane Database Syst Rev. 2006.

[6]   Bulut OB et al. Acute surgical treatment of complicated peptic ulcers with special reference to the elderly. World J Surg 1996; 20: 574–577.

[7]   Pilotto A et al. Clinical features of reflux esophagitis in older people: a study of 840 consecutive patients. J Am Geriatr Soc 2006; 54: 1537–1542.

[8]   Baxter M and Aly EH. Dieulafoy's lesion: current trends in diagnosis and treatment. Ann R Coll Surg Engl. 2010; 92: 548–554.

[9]   Bokhari M et al. Diverticular hemorrhage in the elderly–is it well tolerated? Dis Colon Rectum. 1996; 39: 191–195.

[10]   Regula J et al. Vascular lesions of the gastrointestinal tract. Best Pract Res Clin Gastroenterol. 2008; 22: 313–28.

[11]   Imperiale TF et al. Aortic stenosis, idiopathic gastrointestinal bleeding, and angiodysplasia: is there an association? A methodologic critique of the literature. Gastroenterology. 1988; 95: 1670–1676.

[12]   Medina C et al. Outcome of patients with ischemic colitis: review of fifty-three cases. Dis Colon Rectum. 2004; 47: 180–184.

[13]   Katz S and Pardia DS. Inflammatory Bowel Disease of the Elderly: Frequently Asked Questions (FAQs). Am J Gastroenterol 2011; 106: 1889–1897.

[14]   Kapetanos D et al. Postpolypectomy bleeding: incidence, risk factors, prevention, and management. Surg Laparosc Endosc Percutan Tech. 2012; 22: 102–107.

[15]   Levin TR et al. Complications of colonoscopy in an integrated health care delivery system. Ann Intern Med. 2006; 145: 880–886.

[16]   Comay D et al. Resource utilization for acute lower gastrointestinal hemorrhage: the Ontario GI bleed study. Can J Gastroenterol. 2002; 16: 677–682.

[17]   Loke YK et al. Meta-analysis: gastrointestinal bleeding due to interaction between selective serotonin uptake inhibitors and non-steroidal anti-inflammatory drugs. Aliment Pharmacol Ther 2008; 27, 31–40.

[18]   Oksbjerg DS et al. Use of selective serotonin reuptake inhibitors and risk of upper gastrointestinal tract bleeding: a population-based cohort study. Arch Intern Med 2003; 163: 59–61.

5.3 Infektionen

Ralf-Joachim Schulz, Stefan Langenfeld

5.3.1 Welche Besonderheiten weist das Immunsystem im Alter auf?

Der Gastrointestinaltrakt ist die Zone mit der höchsten Kontaktoberfläche und der höchsten Besiedlung an infektionsverursachenden Erregern. Aus diesem Grunde ist nicht nur nach dem ZNS die größte Nervenanzahl im Gastrointestinaltrakt vorhanden, sondern auch nach der Milz die höchste Zelldichte an Abwehrzellen. Während des Alterns durchläuft dieses Immunsystem in der Darmmukosa diverse Veränderungen. Ausgelöst durch abgelaufene Infektionen und Exposition mit verschiedenen Antigenen kommt es zu einer besonderen Entwicklung einer sehr individuellen Abwehrlage auf Grund von durchgemachten Infektionen mit verminderter Regenerationsfähigkeit des Epithels nach Noxenexposition und Eindringen von verschiedenen Erregern. Aber auch die besondere Konstellation von Gedächtniszellen des Immunsystems mit spezifischen Profilen bezüglich der Antikörperproduktion gegen spezielle Antigene macht ein sehr individuelles Immunsystem eines jeden alternden Menschen aus. Dabei stellt die Historie an abgelaufenen Infektionen sicher eine erhöhte Anfälligkeit im Alter gegen eine Reihe von Infektionen dar [1]. Dieser negative Aspekt steht dem positiven Punkt gegenüber, dass eine größere Erfahrung des Immunsystems durch abgelaufene Infektionen und Erregerexpositionen einen erhöhten Schutz vor Infektionen im Senium ausmachen kann, da eine Vielzahl von Infektionen eine „stille Feiung" verursachte. Die Entwicklung von Immunantworten auf Grund von Impfungen ergibt ein sehr heterogenes Bild an schützenden neutralisierenden Antikörperspiegeln, die man an den unterschiedlichen Impfstatussituationen nach Tetanustoxin beim alten Menschen erkennt. Auch eine Boosterung ergibt einen sehr unterschiedlichen Effekt mit sehr guten Ergebnissen bis hin zu nahezu keiner erneuten Antikörperproduktion.

Ein wichtiger Aspekt ist, dass im Rahmen der durchlaufenen Infektionen und der Herstellung von einem humoralen (trainierten) Darm-Immunsystem, der meist multimorbide Patient entsprechend seiner funktionellen Konstitution sehr unterschiedlich in seiner Abwehrreaktion reagiert. Hierbei ist es durchaus üblich, dass Patienten eine schwere Infektion ohne eine adäquate Thermoregulation (Fieber) und entsprechende Kreislaufreaktionen nach nicht adäquatem Anstieg von Zytokin-Spiegeln abbilden. Dies kann zu einer verheerenden Verkennung von schweren Infektionssituationen führen. Offensichtlich werden durch fehlende Reaktivierung bestimmte Abwehrkonstellationen deaktiviert und klassisch physiologische Mechanismen im Alter nicht aktiviert.

5.3.2 Die Beeinflussung der Immunantwort durch Antibiotikaeinsatz im Alter

Die Resistenz-gerechte Antibiotikatherapie nimmt zunehmend im klinischen Alltag bei hochbetagten Patienten einen mehrdimensionalen Stellenwert ein. Einerseits kann sie die Erreger direkt im Rahmen einer bakteriziden Wirkung ausschalten und andererseits zumindest deren Vermehrung hemmen oder die Virulenzfaktoren reduzieren. Manche Faktoren und Substanzen, die hierbei eingesetzt werden, können aber auch eine rein immunmodulierende Wirkung der Körperabwehr erzeugen.

Diese verschiedenartigen Mechanismen bei Infektionen des Darmes werden durch verschiedene Immunabwehrreaktionen und modulierende Substanzen ganz individuell im Verlauf bestimmt. Zu diesen immunmodulierenden Faktoren gehört auch der Ernährungsstatus. Die Ernährung und die immunologische Abwehr bei einer Infektion stehen in einer direkten Beziehung. Bestimmte Nahrungsbestandteile in einer ausgewogenen Ernährung führen zu einer deutlich effektiveren Ausnutzung des Immunsystems mit Stimulierung der Infektabwehr. Bestimmte Komorbiditäten sind aber mit dabei ein verursachender Faktor der Mangel- oder Fehlernährung. Dieser wird noch begünstigt durch die klassischen immunmodulierenden Faktoren wie Nikotinabusus aber auch Diabetes mellitus oder Polymedikation mit Steroideinnahme.

Das geriatrische Syndrom „Mangelernährung" vereint dabei wichtige altersbedingte Veränderungen der Sensorik und des ZNS wie aber auch physisch und psychische Allgemeinveränderungen des Individuums. Hierzu zählen Verlust von sensorischen Fähigkeiten wie Geschmack, Geruch, Sehleistung, schlechter Zahnstatus, Dysphagien, Verdauungs- und Resorptionsschwächen, mentale Störungen wie Demenz und Delir, Interaktionen und Nebenwirkungen bei Polymedikation, verändertes soziales Umfeld, Komorbiditäten wie diabetische Polyneuropathie, Darmresektionen, Rechtsherzinsuffizienz usw. In diversen Studien konnte nachgewiesen werden, dass ein Mangelernährungszustand, speziell eine Hypalbuminämie mit einem deutlich erhöhten Mortalitätsrisiko einhergeht. Proteine, Aminosäuren, sind wichtige Bestandteile in der Infektabwehr, speziell der humoralen Abwehr und kommen besonders deutlich im Magen-Darm-Trakt zur Wirkung. Aber auch der Mangel an Antioxidantien wie Vitamin A, C und E spielen eine erhebliche Rolle beim Erhalt der Barrierefunktion von Epithelien und der Immunabwehr [2]. Auch Spurenelemente wie Zink und Selen sind nachgewiesenermaßen bei Sepsisverläufen substitutionspflichtig und spielen bei der Immunreaktion eine wichtige Rolle.

Ein weiterer allgemeiner Faktor in dem Zusammenspiel bezüglich Infektionsabwehr im Darm stellt das Mikrobiom dar. Während der Magen und der Dünndarm weitestgehend frei von Bakterien sind und einen Schutz durch ein niedriges pH-Milieu genießt, stellt der Dickdarm eine gewaltige Ansammlung von bakteriellen Antigenen dar. Diese Bakterien haben aber nicht nur eine immunstimulierende Wirkung, sondern bilden eine sogenannte anaerobe Flora, die zu einer Verdrängung von Keimen anderer Individuen oder Hospitalkeimen führt. Dadurch wird ein ganz individuelles Keimspektrum erhalten, in dem fremde Keime sich allenfalls kurz halten können, so ist auch nachgewiesen, dass der Einsatz von protektiven Probiotika nur ca. 4 Tage effektiv ist, diese anschließend wieder eliminiert werden bzw. zum Erhalt erneut gegeben werden müssen. Daraus hat sich eine ganze Joghurtkultur-Theorie entwickelt, die dieser These folgt.

Tatsache ist, dass eine entsprechende Kolonisation mit diesen Probiotika bei vorbeschädigten Darmkonvolut die lokale Barriere anatomisch verbessern können und eine entsprechende Stabilisierung der Mukosa verursacht. Diese Arbeitshypothese wird auch bei chronischen Dünndarminfektionen verfolgt. Aber neben der Stabilisierung des Darmepithels kommt es auch zu einer Stimulation der altersabhängigen Abnahme der Lymphozytenaktivität wie z. B. der NK-Zellen, die bei zunehmendem Alter eine wichtige Rolle spielen. Diese sogenannte Immunoseneszenz kann mit diesen Mikroorganismen erneut stimuliert werden und einer Seneszenz entgegen wirken. Abweichend zu früheren Annahmen ist aber die Immunabwehr des alternden Darmes gegenüber einem jungen Darm generell nicht kompromittiert. Gerade in der wichtigen Funktion der phagozytierenden Zellen besteht auch eine hohe funktionelle Reserve im hohen Alter. Es scheinen jedoch die Komorbiditäten, wie z. B. Diabetes mellitus eine entsprechend führende Rolle zu spielen.

5.3.3 Akute infektiöse Gastroenteritis

Generell kann man unter dieser Überschrift die Störung einer Darmschleimhautfunktion in Folge einer Infektion mit Viren, Bakterien oder Protozoen verstehen. Klinisch ist dies mit der führenden Symptomatik einer Diarrhö vergesellschaftet und ist definiert durch mindestens drei oder mehr wässrige oder ungeformte Stuhlentleerungen pro Tag. Dieses Symptom kann, muss aber wie oben ausgeführt, nicht unbedingt von Allgemeinsymptomen wie Fieber, Bauchkrämpfen oder Erbrechen begleitet sein. Entsprechend der Immunabwehrlage und der vorausgegangenen Exposition mit Erregern sind überwiegend drei Infektionssituationen zu unterscheiden. Hierzu zählt der juvenile Darm im Kindesalter, das Darmimmunsystem mit Keimexposition, die während einer Auslandsreise (unbekannte Keimumgebung) erfolgt und der ältere Patient mit seiner Multimorbidität und Komorbidität. Synonyme für die akutinfektiöse Gastroenteritis sind Brechdurchfall, Magen-Darm-Entzündung und Magen-Darm-Grippe.

Differenzialdiagnostisch sind die Erkrankungen durch Vibrio cholerae, enterotoxische Escherichia coli, Clostridium perfringens, Giardia lamblia, Clostridioides difficile, Salmonellen, Campylobacter jejum, aber auch Noro- und Rotaviren in Betracht zu ziehen.

Das Leitsymptom Diarrhö ist in der Altersmedizin differentialdiagnostisch oft schwierig einzuordnen. Per Definition bedeutet es eine Stuhlfrequenz häufiger als dreimal pro Tag, das Stuhlgewicht sollte mehr als 200 g/Tag betragen.

Von einer Steatorrhoe (Fettstuhl mit einer Nahrungsfettausscheidung von mehr als 7 g/24 Stunden im Mittel über 3 Tage) ist ebenfalls bei häufig parallel vorliegender Gallenverlustsymptomatik und exokriner Pankreasinsuffizienz differenzialdiagnostisch auszugehen. Wichtig ist in Bezug auf infektiös bedingte Diarrhöen eine Stuhlkonsistenz, die deutlich vermindert oder flüssig ist, und einen Wassergehalt von über 80 % besitzt.

Man spricht auch von drei Sonderformen der Diarrhö:
1. Die falsche Diarrhö, die eine erhöhte Stuhlfrequenz bei normalem Stuhlgewicht, besonders bei irritablen Darmsyndrom, Proktitis oder analer Inkontinenz besteht.
2. Die paradoxe Diarrhö, die zu Stuhlverflüssigung mit der Ursache einer bakteriellen Vergärung des Stuhls, Banddehnung vor Stenosen, Stase im distalen Kolon und bei immobil geriatrischen Patienten vorliegt.
3. Die nosokomiale Diarrhö, die Durchfallerkrankung, die bei stationärem Patienten mehr als 72 Stunden nach Klinikaufnahme auftritt.

Bei dem Leitsymptom der Diarrhö helfen häufig Begleitsymptome wie Übelkeit, Bauchschmerzen und Fieber, die richtige Differentialdiagnose zu stellen. Übelkeit als zusätzliches Symptom deutet häufig auf Toxine hin. Hierbei treten sowohl Exotoxine hervorgerufen durch Bazillus zereus, Staphylococcus aureus, Clostridium perfringens auf. Auch Enterotoxine, verursacht durch Vibrio cholerae, entero-toxische E. coli, Klebsiella pneumoniae und Aeromonas-Spezies führen zu heftigsten Übelkeitssymptomen.

Treten Bauchschmerzen in Verbindung mit Diarrhöen auf, so ist differentialdiagnostisch an Darm adhärente Bakterien bzw. auch Protozoen zu denken. Enteropathogene bzw. entero-adhärente E.-coli-Stämme sowie Giardia-Spezies und Kryptosporidien haben hierbei eine besonders pathogene Wirkung.

Als zweite Bakteriengruppe, die in Kombination mit Diarrhö Bauchschmerzen verursacht, ist klassischer Weise das Clostridioides difficile und hämorrhagische E.-coli-Stämme anzuführen.

Tritt neben der Diarrhö-Symptomatik führend Fieber auf, so ist an invasive Organismen zu denken, die sich in drei Entzündungsstufen mit ihrer Symptomatik gliedern lassen. Hierbei besteht bei geringer Entzündung häufig eine Rota- oder Norovirus Infektion. Entzündungen unterschiedlichen Ausmaßes verursachen Salmonellen, Campylobacter, Aeromonas-Spezies und Vibrio parahaemolyticus.

Schwere Entzündungsverläufe mit Diarrhöen und Fieber verursachen Schigellen, enteroinvasive E.-coli-Stämme und Entamoeba histolytica. Eine strikte Indikation zur weiteren Diagnostik unter akuten Diarrhöen sind profuse Durchfälle, die zur Dehydratation führen, blutige Stühle, Fieber über 38,5° C und schwere Durchfallepisoden über 48 Stunden ohne klinische Besserung. Umfangreiche Isolations- und Diagnostikmaßnahmen sind immer zu treffen bei Befall von mehreren Patienten mit akuten

Durchfällen in der Umgebung besonders assoziiert mit heftigen Bauchschmerzen. Ebenso gelten Risikopatienten mit über 70 Jahren, kleine Kinder oder immungeschwächte Patienten immer als abklärungsbedürftig. Eine besondere Gruppe an Patienten mit einer entsprechenden Symptomatik sind vorausgegangene Auslandsaufenthalte, insbesondere in südlichen meist subtropischen oder tropischen Ländern. Differentialdiagnostisches Vorgehen bei akuter Diarrhö sollte besonders bei blutigen Durchfällen mit mikrobiologischen Stuhluntersuchungen, Ultraschall des Darmes und gegebenenfalls auch anschließenden Koloskopien erfolgen. Bei fieberhaften Durchfällen sind neben den mikrobiologischen Stuhluntersuchungen Blutkulturen, Ultraschalluntersuchung des Darmes sowie gegebenenfalls Koloskopien zu erwägen. Treten Durchfälle unter oder nach Antibiotikaeinnahmen auf, sollten sie Antibiotika, wenn möglich, abgesetzt werden. Bei 15 bis 23 % der Patienten mit einer C. difficile Infektion (CDI) für bereits das Absetzen der antibiotischen Therapie zum Sistieren der Symptomatik.

Stuhlkulturen auf Clostridioides difficile sind nach den aktuellen Leitlinien nicht mehr sinnvoll. Als Standard sollte ein hochsensitiver PCR-Screeningtest zum Nachweis von C. difficile (C. difficile Toxin B-Gen PCR) angefordert werden. Bei negativem PCR- Testergebnis kann eine C. difficile-Infektion mit sehr hoher Wahrscheinlichkeit ausgeschlossen werden, sodass in diesem Fall keine weitere Diagnostik erforderlich ist. Bei positivem PCR-Testergebnis wird der C. difficile-Toxin A/B Enzymimmunoassay angeschlossen. Untersucht werden sollten hierbei nur eine flüssige oder stark Kontinenz geminderte Probe des Stuhls. Eine Ultraschalluntersuchung des Darmes sowie eventuell eine Recto- bzw. Koloskopie mit der Frage nach einer pseudomembranösen Kolitis kann in Betracht gezogen, sollten Letztere jedoch kritisch gesehen und durch erfahrene Endoskopiker durchgeführt werden.

Fällt der Verdacht auf eine sekretorische Diarrhö, sind differentialdiagnostisch von der Infektion strukturelle Erkrankungen, endokrine Erkrankungen und Nahrungsmittelallergien diagnostisch abzuklären.

Bei der ambulant erworbenen Diarrhoe sollte die Stuhluntersuchung auf Bakterien, Noroviren, Rotaviren, Parasiten und Lamblien erfolgen. Besteht ein Verdacht auf eine Steatorrhö ist differenzialdiagnostisch eine schwere exokrine Pankreasinsuffizienz von der strukturellen Dünndarmerkrankung und einer endokrinen Erkrankung abzugrenzen. Die schwere exokrine Pankreasinsuffizienz tritt jedoch selten alleine und plötzlich auf, sondern hat meistens eine entsprechende Anamnese. Sie wird jedoch auf Grund von einer kontinuierlich abnehmenden exokrinen Pankreasfunktion im Alter häufig übersehen, wobei sie einfach durch die Bestimmung des Elastins im Stuhl diagnostiziert werden kann.

Betrachtet man das geriatrische Patientengut, so sind häufig antibiotikainduzierte Diarrhöen festzustellen. Diese gliedern sich in eine osmotische Diarrhö, sekretorische Diarrhöen bei pseudomembranöser Kolitis und segmentärer hämorrhagischer Kolitis. Häufig treten unter Ampicillin und anderen Antibiotika bei der osmotischen Diarrhö ein weicher und voluminöser Stuhl auf [6]. Die Ursachen ist eine veränderte

Dickdarmflora, die im Kolon nicht ausreichend Kohlenhydrate zur resorbierbaren kurzkettigen Fettsäuren abbauen kann. Bei der sekretorischen Diarrhö übt im Dickdarm die Dihydroxy-Gallensäure eine sekretagoge Wirkung aus, da durch die anaeroben Bakterien die Dihydroxy-Gallensäure nicht zur sekundären Gallensäure dehydroxyliert wird. Der Schwerpunkt der infektionsbedingten Diarrhöen liegt allerdings in seiner klinischen Relevanz auf der pseudomembranösen Kolitis. Ihr Verlauf ist häufig, unter Umständen sogar lebensbedrohlich, wobei C. difficile-Toxine A und B im Stuhl positiv sind. Bei drastischen Durchfällen treten sogar falsch negative Befunde auf. Eine Isolation ist dringend erforderlich und strikte Hygienemaßnahmen sind einzuhalten [3].

Bei der segmentär hämorrhagischen Kolitis handelt es sich um eine durch Penicillin und Penicillin-Derivate verursachte akute Entzündung mit akutem Beginn und späterer Beimengung von Blut im Stuhl (Hämatochezie) und einem charakteristischen sonographischen Bild. Die vollständige Wiederherstellung des ursprünglichen Mucosa-Zustands erfolgt in wenigen Tagen.

Den infektiös verursachten Diarrhöen ist differentialdiagnostisch die Diarrhö-Erkrankung bei langjährig schlecht eingestelltem Diabetes und die Nahrungsmittel induzierte Diarrhö abzugrenzen. Ebenso sind Diarrhöen unter Laxantien-Abusus und motilitätsbedingtem Durchfall differenzialdiagnostisch zu erwägen, gehen aber mit Begleitsymptomen wie z. B. Fieber einher.

Von größerer klinischer Relevanz beim alten hochbetagten Menschen ist der Durchfall bei geschwächter Infektabwehr. Bei akutem Durchfall beginnen bei Patienten unter Chemotherapie (toxische Darmschädigung versus infektiöse Genese) ist an eine gestörte körpereigene Infektabwehr wie z. B. Hypogammaglobulinämie, IgA-Mangel, AIDS und Immunsuppression zu denken. Hierbei sind protrahierte Verläufe besonders häufig auch unter dem Aspekt, dass zunehmend hochbetagte Patienten einer onkologischen Therapie mit Bestrahlung und Chemotherapie unterzogen werden. Hier ist an eine neutropene Kolitis zu denken, die mit Blutkulturen unbedingt differenzialdiagnostisch weiter begleitend abgeklärt werden sollte. Bei wässrigen, nicht blutigen Diarrhöen und unauffällig koloskopischen Befund sind dennoch Biopsien erforderlich, um eine mikroskopische Kolitis nicht zu übersehen.

Die massiven Diarrhöen führen zu einem erheblichen Wasser- und Elektrolyt-Verlust und einer konsekutiven Dehydration. Bei 70 % der Patienten tritt unabhängig vom Erreger eine isotone Dehydration auf, bei 10 % eine hyponatriämische und bei 20 % eine hypertone (hypernatriämische) Dehydration auf. Die Flüssigkeitsverluste können das zwei- bis dreifache des zirkulierenden Blutvolumens betragen, nämlich 150—250 ml/kg Körpergewicht/Tag. Konsekutiv entzieht der Körper dem intrazellulären Raum Flüssigkeit bis zu typischen Symptomen der Exsikkose mit Verwirrtheit, Kreislaufinstabilität und prärenalem Nierenversagen.

5.3.4 Die häufigsten Gastroenteritiden verursachenden Erreger

5.3.4.1 Gastroenteritis durch das Norovirus

Die Noroviren sind unbehüllte Viren mit einer einzelsträngigen RNA aus der Familie der Caliciviridae. Das Virus leitet sich aus der Typspezies Norwalk-Virus ab. Der Nachweis gelingt über RT-PCR der Virus-RNA in den Stuhlproben oder auch im Erbrochenen.

Klinisch manifestiert sich die Infektion als Gastroenteritis mit Brechdurchfällen, Myalgien, Cephalgien meist ohne fieberhaften Verlauf. Klinisch bedrohlich ist die meist bei hochbetagten Patienten einhergehende Exsikkose mit drohendem Nierenversagen. Die Norovirus-Infektion machen mehr als 50 % weltweiter Gastroenteritiden aus. Die Inkubationszeit beträgt 10 Stunden bis 2 Tage und die Symptomatik hält ein bis zwei Tage an. Es ist eine dem Gesundheitsamt meldepflichtige Erkrankung. Da die Infektion selbst limitierend ist, erfolgt eine symptomatische Therapie mit regelmäßiger Kreislaufüberwachung und Vigilanz-Monitoring, Es ist besonders auf einen ausgeglichenen Flüssigkeitshaushalt durch intravenöse Flüssigkeitsgaben mit elektrolyt-haltiger Lösung zu achten.

Die höchste Ansteckungsfähigkeit besteht während der akuten Erkrankung bis zu mindestens 48 Stunden nach Abklingen der klinischen Symptomatik. Die Virusausscheidung findet noch mindestens 8 bis 14 Tage nach Sistieren der Durchfälle statt und kann bis zu vier Wochen andauern. Die Ansteckungsfähigkeit geht aber während dieser Zeit kontinuierlich zurück. Es ist daher auch nicht sinnvoll einen Kontroll-PCR-Test durchzuführen, sondern die Diarrhö-Symptomatik bis 48 Stunden nach Abklingen zu dokumentieren und entsprechend erst dann den Patienten zu endisolieren. Die Immunität ist von kurzer Dauer (wenige Wochen bis einige Monate), Reinfektionen sind daher möglich. Durch die hohe Mutationsrate besteht nur eine partielle Immunität (keine Kreuzimmunität). Als wichtigste Hygienemaßnahme ist Bettruhe im Einzelzimmer während der akuten Phase für die erkrankte Person notwendig. Bis zu 48 Stunden (besser 72 Stunden nach sistierendem Durchfall) sollte der Kontakt mit anderen Personen konsequent eingeschränkt werden und strenge Hygienemaßnahmen im Isolationszimmern eingehalten werden. In stationären Einrichtungen sollten folgende Maßnahmen getroffen werden: Die Kontaktisolierung mit Einzelzimmerunterbringung sollte am besten mit einer eigenen Nasszelle erfolgen. Im Ausbruchsgeschehen kann eine Kohortenisolierung erfolgen. Wenn keine eigene Toilette vorhanden ist, sollte ein Nachtstuhl und Urinflaschen bzw. ein Steckbecken patientenbezogen verwendet werden. Die Beschränkungen bezüglich Personal-, Patienten- und Bewohnerbewegung ist auf eine minimale Kontaktzeit zu beschränken.

5.3.4.2 Clostridioides-difficile-Infektion

Die Clostridioides-difficile-Infektion (CDI) ist eine Infektion des Dickdarms und die häufigste Ursache von nosokomialen Durchfallerkrankungen in Europa. CDI kann als Folge einer Antibiotikatherapie auftreten, allerdings haben auch weitere, motilitätsverändernden Medikamente einen Einfluss auf die Manifestation. Zu den Risikofaktoren für die Ausbildung eines schweren Verlaufes einer CDI gehören vor Allem das höhere Alter des Patienten, gastrointestinale Grundkrankheiten, ein langer Krankenhausaufenthalt und Immunsuppression [12]. Schwere Verläufe können, nicht nur hierdurch, lebensbedrohlich sein. Die S2k-Leitlinie von 2016 'Gastrointestinale Infektionen und Morbus Whipple' wird momentan überarbeitet.

Clostridioides difficile ist ein anaerob wachsendes Stäbchenbakterium, das neben den vermehrungsaktiven Wachstumsformen (vegetative Bakterien) auch umweltresistente Dauerformen (Sporen) ausbildet. Die Sporen finden sich in ubiquitär in der Umwelt verteilt und die Vermehrung der Bakterien erfolgt dagegen ausschließlich im Darm von Warmblütern. Fünf bis zehn Prozent aller Menschen sind mit Clostridioides difficile besiedelt und scheiden den Erreger im Stuhl aus, ohne zu erkranken [7].

Klinisch relevant ist, dass die pathogenen C. diff.-Stämme in der Lage sind, Toxine zu produzieren. Die beiden Haupttoxine, das Enterotoxin (Toxin A) und das Zytotoxin (Toxin B) können bereits in sehr geringer Konzentration Zellen abtöten. Zusätzlich gibt es jedoch auch noch ein weiteres Toxin, das binäre Toxin, dass wahrscheinlich die Wirkung der beiden Haupttoxine verstärkt. Toxigene C.-difficile-Stämme verhalten sich bei kolonisierten Menschen, die zwar das Bakterium tragen aber nicht erkranken, stumm. Das heißt sie produzieren kaum Toxine, sind damit Teil der normalen Darmflora. Problematisch ist, dass diese Bakterienträger aber auch zur Verbreitung des Erregers beitragen, ohne dafür als symptomatisch identifizierbar zu sein.

CDI macht etwa 60 % der gastrointestinalen Infektionen aus. Diese stehen wiederum für 9 % aller nosokomialer Infektionen. Während MRSA Kolonisationen und Infektionen bereits im klinischen Alltag, aber auch in der Öffentlichkeit als Problemkeim wahrgenommen werden, ist die CDI derzeit 2- bis 4-mal so häufig, hat aber noch nicht den entsprechenden Stellenwert in der öffentlichen Wahrnehmung.

Die Zunahme der CDI hat mittlerweile auch entscheidende epidemiologische und durchaus wirtschaftliche Bedeutung, wenn man bedenkt, dass im Jahre 2009 noch knapp 9,7 Millionen Patiententage mit CDI gezählt wurden, während es 2019, zwar zum ersten Mal rückläufig, aber weiter bei gut 58,3 Millionen Patiententagen lagen. [13] Auch in der letzten longitudinalen Studie aus den USA wurde für den Zeitraum 2011–2017 eine 24 % Reduktion nachgewiesen. Dies sei durch den Rückgang der nosokomialen Infektionen zurückzuführen. [15].

Aktuell sehen wir unter den verschärften Hygienemaßnahmen in Pflegeheimen und Krankenhäusern zusätzlich einen dramatischen Rückgang nicht nur von nosokomialen Infektionen allgemein, sondern auch speziell bei CDI. Dies bestätigt umso mehr die These, dass CDI Infektionen im Krankenhaus ein Hygieneproblem sind und die Hygienemaßnahmen nach Abklingen der Covid-Pandemie weiterhin im Fokus des Patientenmanagements speziell bei hochbetagten Patienten unter Antibiotikatherapie sein muss.

Der geriatrische Patient gehört insgesamt in die Risikogruppe derer, die einen schweren Verlauf einer Infektion durch C. diff. erleiden können. Definiert wird ein solch schwerer Verlauf durch vier mögliche Kriterien, nämlich wenn

1. der Erkrankte zur Behandlung einer ambulant erworbenen Clostridioides difficile-Infektion in eine medizinische Einrichtung aufgenommen wird,
2. der Erkrankte zur Behandlung der Clostridioides difficile-Infektion oder ihrer Komplikationen auf eine Intensivstation verlegt wird,
3. ein chirurgischer Eingriff, z. B. Kolektomie, aufgrund eines Megakolons, einer Perforation oder einer refraktären Kolitis erfolgt oder
4. der Erkrankte innerhalb von 30 Tagen nach der Feststellung der Clostridioides difficile-Infektion verstirbt und die Infektion als direkte Todesursache oder als zum Tode beitragende Erkrankung gewertet wird.

Die wichtigsten Risikofaktoren für die Entwicklung einer CDI ist somit eine vorausgegangene Antibiotikatherapie, hierdurch werden empfindliche Darmbakterien abgetötet und das Mikrobiom nachhaltig gestört [5]. Einige potentiell pathogene Mikroorganismen (Bakterien, darunter C. diff. und Pilze) können sich in dieser Situation besonders gut vermehren und stimulieren sich gegenseitig bei der Produktion von Toxinen. Daraus ergeben sich auch die später noch zu diskutierenden Therapiemaßnahmen.

Darüber hinaus begünstigt eine starke Verminderung der H + -Ionenkonzentration im Magensaft durch Protonenpumpen-Hemmer und/oder H2-Rezeptor-Antagonisten das Risiko für CDI um das 2–3-fache.

Für Patienten, die nichtsteroidale Entzündungshemmer einnehmen, wurde ein um 30 % häufigeres Auftreten von CDI beschrieben. Hinzu kommen die klassischen Risikofaktoren für Krankenhausinfektionen wie hohes Alter, gastrointestinale Grundkrankheiten, langer Krankenhausaufenthalt und Immunsuppression [12].

Das klinische Erscheinungsbild lässt sich wie folgt beschreiben: Die Toxin-vermittelte Erkrankung manifestiert sich fast ausschließlich am Dickdarm, in der Regel als schwere Durchfallerkrankung mit mehr als 3, häufig sogar mehr als 10 dünnflüssigen Stuhlentleerungen am Tag. Aus diesem, zum Teil massiv auftretenden Diarrhöen ergeben sich gerade für das hochbetagte Patientengut, ausgewiesen durch Multimorbidität und einem Höchstmaß an Fragilität die große Problematik. Flüssigkeitsschwankungen von zwei bis drei Liter Flüssigkeitsverlust pro Tag sind keine Seltenheit, einhergehend mit massiven Elektrolytverlusten und daraus mitunter entstehenden Herzrhythmusstörungen und osmotischen Dysregulationen die bis hin zu schwersten deliranten Verläufen führen können. Problematisch ist auch, dass diese Diarrhöen viele Wochen persistieren können und auch psychisch dramatisch verlaufen. Das typische Krankheitsbild führt zu charakteristischen Veränderungen an der Dickdarmschleimhaut, der pseudomembranösen Kolitis. Mit dieser Erkrankung sind vergesellschaftet längere Krankenhausaufenthalte, die das Krankheitsbild noch einmal in eine ganz andere Dimension rückt. Die meisten Studien zeigen, dass Krankenhauspatienten, bei denen CDI festgestellt wurde, durchschnittlich 6 bis 21 Tage länger im Krankenhaus verweilen müssen.

Auch ist ein letaler Verlauf einer akuten CDI möglich. Als Hauptursache hierfür steht die toxische Darmlähmung (toxisches Megakolon) und die Sepsis nach Zerstörung mit der lebenswichtigen Schrankenfunktion des Dickdarms. Auch bei adäquater Behandlung liegt das Sterberisiko von allen stationären Patienten mit CDI mehr als 20 % höher als bei vergleichbaren Patienten ohne CDI.

Das Krankheitsbild ist darüber hinaus geprägt durch eine zunehmende Anzahl von Rezidiv-Verläufen. Besonders kritisch sind außerdem die quälenden und schwer zu behandelnden Rezidive mit hochfrequenten wässrigen Durchfällen. Rezidive treten bei 20 bis 30 % der Patienten auf. Das erste Rezidiv sollte zunächst wie die erste Episode medikamentös behandelt werden.

Viel wichtiger als die Behandlung einer CDI ist aber die Prävention, insbesondere bei Patienten der Risikogruppen, also Patienten fortgeschrittenen Alters, mit chronisch entzündlichen Darmerkrankungen (CED) oder Immunsuppression.

Dies erfordert vor Allem eine rationale Antibiotikatherapie mit strenger Indikationsprüfung. Sollte eine antibiotische Therapie jedoch dringend indiziert sein, sollte dies gut dokumentiert werden.

So zeigte sich, dass bei Patienten, die mit Clindamycin, Ampicillin, Cephalosporinen oder Fluorchinolonen besonders anfällig für die Entwicklung einer CDI sind. Neuere Beobachtungen weisen jedoch gerade bei den Risiko-Patienten darauf hin, dass fast jedes Antibiotikum relevant ist.

Dringend zu hinterfragen sind auch immer der Einsatz und die Indikation von Protonenpumpen-Hemmern, da durch Reduktion der Magensäure eine Schutzbarriere für die per orale Aufnahme von Erregern fällt oder entscheidend beeinträchtigt wird. Das Risiko für eine CDI wird hierdurch um das 2 bis 3-fache erhöht.

Auch die zunehmende Patientengruppe mit onkologischen Erkrankungen vergrößert durch die Ausweitung der Therapieindikation bis ins hohe Alter (über 80 Jahre) ganz maßgeblich die Patientengruppe mit dem entsprechenden Risikoprofil in stationären Einrichtungen.

Diagnose und Labordiagnostik sollte wie folgt durchgeführt werden: wie bereits anfangs erwähnt, ist eine mikrobiologische Diagnostik für die klare Einstufung der führenden Symptomatik einer möglichen CDI wichtig. Hierzu gehört als führendes Symptom die Diarrhö. Gemäß den Empfehlungen des Robert Koch-Instituts werden für eine weiterführende mikrobiologische Diagnostik zwei Kriterien berücksichtigt:

1. Symptome vereinbar mit einer nosokomialen C. diff.-Infektionen bei Patienten die in den letzten 60 Tagen Antibiotika eingenommen haben und bei Patienten der oben erwähnten Risikogruppe, unabhängig davon ob sie sich innerhalb oder außerhalb des Krankenhauses befinden.

2. Als zweites Kriterium wird angeführt, dass jede länger als 3 Tage andauernde kDiarrhö ohne andere bekannte Erreger als Grund für eine mikrobiologische Diagnostik dient.

Wie oben beschrieben sind laut Leitlinie Stuhlkulturen auf Clostridioides nicht mehr sinnvoll. Als Standard wird ein hochsensitiver PCR-Screening Test zum Nachweis von C. diff. (C. difficile Toxin B-Gen PCR) empfohlen.

Bei negativem PCR- Testergebnis kann eine C. difficile-Infektion mit sehr hoher Wahrscheinlichkeit ausgeschlossen werden, sodass in diesem Fall keine weitere Diagnostik erforderlich ist. Bei positivem PCR-Testergebnis wird der C. difficile-Toxin A/B Enzymimmunoassay angeschlossen.

Untersucht werden sollten hierbei nur eine flüssige oder stark konsistenzgeminderte Probe des Stuhls. Es sollte aber darauf hingewiesen werden, dass das Probenmaterial frisch sein und innerhalb von zwei Stunden bearbeitet werden muss.

Die ambulant erworbene CDI ist von der nosokomial erworbenen schwierig zu unterscheiden. Dies liegt vor Allem daran, dass mitunter Wochen zwischen dem auslösenden Agens, beispielsweise einer antibiotischen Behandlung, und dem Ausbruch der Erkrankung liegen können.

Die Therapie der Durchfallerkrankung durch C. diff. ist etabliert und richtet sich nach der Schwere der Symptome. Bei leichter Diarrhoe Symptomatik hilft bereits das Absetzen der laufenden Antibiotika Therapie in 15 bis 23 % der Fälle.

Bei älteren Patienten oder Patienten mit persistierender Symptomatik bei denen die aktuelle Antibiotikabehandlung auf Grund der primär vorliegenden Infektion unbedingt weiter fortgesetzt werden muss, sollte eine zusätzliche begleitende Antibiotikatherapie unverzüglich eingeleitet werden.

Da die hochbetagten Patienten als Risikogruppe einzustufen sind, wird häufig der Einsatz von Metronidazol bei Patienten mit einem nicht schweren Verlauf zwar bevorzugt (4 × 250 mg oder 3 × 500 mg oral oder bei Schluckstörung bzw. Passagestörungen i. v.), der Trend geht jedoch bei den zunehmenden Resistenzzahlen (ca. 25–30 % für Metronidazol) zum primären Beginn der Vancomycin Therapie mit 4 × 125 mg per os. Die Selektion von Vancomycin resistenten Enterokokken sollte jedoch im Rahmen der Schwerpunktarbeit des hygienebeauftragten Arztes jeder Klinik im Fokus bleiben.

Bei Patienten mit besonders schweren Verläufen wie einem toxischen Megakolon, wird eine kombinierte Therapie mit Vancomycin oral oder über enterale Sonden und einer Metronidazol Therapie intravenös [9] empfohlen.

Bereits seit 2013 steht ein weiteres spezifisches Antibiotikum aus der Makrozyklin-Gruppe zur Verfügung, das Fidaxomicin.

Es zeichnet sich vor allem, verglichen mit den standardmäßig eingesetzten antibiotischen Therapien mit Metronidazol oder Vancomycin, durch eine deutlich niedrigere Rate an Rezidiven aus. Allerdings sollte es erst in einer etwaigen zweiten Rezidivphase eingesetzt werden.

Im selben Jahr erschien im NEJM ein Artikel über den fäkalen Mikrobiomtransfer, der experimentell, aber erfolgreich bereits erstmals 1958 in den USA durchgeführt wurde.

Hier werden schützende Bakterien aus dem Stuhl von gesunden Probanden verabreicht, um auch den Patienten mit Clostridioides difficile Infektionen eine schützende Darmflora aufzubauen. Dieser Transfer kann durch Instillation des aufbereiteten Mikrobioms in einer Koloskopie verabreicht werden, doch werden mittlerweile auch Kapseln verabreicht.

Die recht eindeutigen Erfolge des Mikrobiomtransfers weisen aber eindeutig darauf hin, dass die Clostridioides difficile Infektion ganz maßgeblich durch die Zerstörung des Mikrobioms verursacht wird und begleitenden Kombinationstherapie mit Probiotika sinnvoll sein kann [6, 7].

Bei einer Rezidivrate von bis zu 50 % innerhalb von 6 Monaten besitzen auch Bewohner von Langzeitpflegeinrichtungen ein erhöhtes Risiko für den Erwerb einer CDI. Auf Grund dessen sollten entsprechend obengenannte Begleittherapie in moderne Therapiekonzepte mit aufgenommen werden, da neben der Belastung der Patienten auch erhebliche Zusatzkosten von durchschnittlich 7.000 bis 14.000 € pro Patient [11] entstehen können. Vor diesem Hintergrund erscheint Fidaxomicin (Dificlir®) für Schwerkranke, multimorbide und ältere Patienten mit CDI eine sinnvolle zusätzliche Alternative bei Rezidiven. Aufgrund einer spezifischen Wirkweise schont es die Darmflora und führt im Vergleich zu bisher verfügbaren Therapieoptionen in Folge einer geringeren Rezidivrate bei signifikant mehr Patienten zu einer anhaltenden Heilung. Gemäß der ESCMID-Leitlinie ist das Medikament sogar zur Behandlung der CDI als Option bei allen Erkrankten die sich für eine orale Antibiotikagabe eignen gewertet worden [8]. Passt man Kosten [4], Risikofaktoren und Komplikationsraten der „Hochrisikogruppe" multimorbider Patienten zusammen, so wird Fidaxomicin als selektives Antibiotikum derzeit bei schweren oder komplizierten Verläufen als Mittel der ersten Wahl gewertet und gemäß des gemeinsamen Bundesausschusses (G-BA) einen beträchtlichen Zusatznutzen zur Behandlung schwerkranker Patienten mit einer CDI bescheinigt.

Der Erhalt und Schutz des Mikrobioms erweist sich auch als eine sehr wirkungsvolle Präventiv- und Bekämpfungsmaßnahme und soll zu einem deutlich verbesserten kontrollierten Antibiotikaeinsatz in den Kliniken führen. Der restriktive Einsatz von Antibiotika die auch für die Kontrolle und Prävention der Ausbildung von Antibiotikaresistenzen kann zu einer Verminderung des Risikos der CDI beitragen [10]. Andere prophylaktische Maßnahmen wie Impfungen sind in Entwicklung. Die Nahrungsergänzung durch schützende Bakterien ist durch herkömmliche probiotische Mikroorganismen derzeit allerdings noch wenig effektiv (Joghurtbakterien und Hefe). Es ist jedoch davon auszugehen, dass in den kommenden Jahren der Einsatz einer Mikrobiotika-Therapie sowohl für die Prophylaxe als auch für die Therapie weiter entwickelt wird.

Neben der Therapie ist eine strenge Hygiene sehr wichtig: Die umweltresistenten Sporen werden in großer Zahl mit dem Durchfall von C. diff.-Patienten ausgeschieden. Diese Sporen können durch viele Desinfektionsmittel nicht inaktiviert werden. In Krankenhäuser sollen deshalb Patienten mit C. diff.-Infektion schnell erkannt, isoliert und behandelt werden. Die wichtigsten Hygienemaßnahmen sind die Schulung des Personals, das Tragen von Handschuhen und Schutzkittel bei Patientenkontakt, die Isolierung der Patienten für die Dauer des Durchfalls und der Einsatz besonderer Sporen abtötender Flächendesinfektionsmittel. Die klassische Händedesinfektion ist gegenüber Sporen nicht wirksam, so dass kontaminierte Hände zunächst durch intensives Waschen gereinigt werden müssen, um danach desinfiziert zu werden.

Die Entisolierungsmaßnahmen bei infizierten Patienten werden 48 Stunden nach Symptomfreiheit eingeleitet. Symptomfrei heißt, dass keine Diarrhoen mehr bestehen und die Stuhlgänge geformt bis breiig sind. Untersuchungen auf Clostridien Antigen sind in diesem Stadium nicht zielführend, da davon ausgegangen wird, dass die Patienten noch Antigene ausscheiden. Die Steuerung erfolgt also rein nach klinischer Symptomatik.

Literatur

[1] Yoshikawa TT. Epidemiology Aging and Infectious Diseases. In: Yoshikawa TT, Norman DC (edes.): Infectious disease in the aging. A clinical handbook. Humana press, Totowa (USA 2003–2006).

[2] Hensgens MP, et al. All-cause and disease-specific mortality in hospitalized patients with Clostridium difficile infection: a multicenter cohort study. Clin Infect Dis. 2013;56:1108–1116.

[3] Kim JH, et al. *Clostridium difficile* Infection in a Long-Term Care Facility: Hospital-Associated Illness Compared with Long-Term Care-Associated Illness. Infect Control Hosp Epidemiol. 2011;32:656–660.

[4] Cornely OA, et al. Clinical efficacy of fidaxomicin compared with vancomycin and metronidazole in Clostridium difficile infections: a meta-analysis and indirect treatment comparison. J Antimicrob Chemother. 2014;69:2892–2900.

[5] Hebuterne X. Gut changes attributed to ageing: effects on intestinal microflora. Curr Opin Clin Nutr metab Care. 2003;6:49–54.

[6] Hager K, Ruwe A. Clostridium-difficile-Toxin-assoziierte Diarrhöen in der Geriatrie. Z Gerontol Geriat. 1998;31:16–21.

[7] Barlett JG, et al. Antibiotic-associated pseudomembranous colitis due to toxin-producing clostridia. N Engl J Med. 1978;298(10):531–4.

[8] Debast SB, et al. European Society of Clinical Microbiology and Infectious Diseases: update of the treatment guidance document for Clostridium difficile infection. Clin Microbiol Infect. 2014;20(Suppl. 2):1–26.

[9] Gerding DN, Muto CA, Owens RC jr. Treatment of Clostridium difficile infection. Clin Infect Dis. 2008;46(1):32–42.

[10] Valiquette L, et al. Impact of a reduction in the use of high-risk antibiotics on the course of an epidemic of Clostridium difficile-associated disease caused by the hypervirulent NAP1/027 strain. Clin Infect Dis. 2007;45(2):112–21.

[11] Magalini S, et al. An economic evaluation of Clostridium difficile infection management in an Italian hospital environment. Rev Med Pharmacol Sci. 2012;16:2136–2141.

[12] Elliott B, et al. Clostridium difficile-associated diarrhoea. Intern Med J. 2007;37(8):561–8.

[13] https://www.nrz-hygiene.de/fileadmin/nrz/module/cdad/201901_201912CDAD_Ref_DEv2.pdf (letzter Zugriff: 20.09.2021).

[14] Els van Nood, et al. Duodenal Infusion of Donor Feces for Recurrent Clostridium difficile. N Engl J Med. 2013;368:407–415.

[15] Guh AY, et al. Trends in U. S. Burden of Clostridioides difficile Infection and Outcomes. N Engl J Med. 2020;382(14):1320–30.

6 Motilitätsstörungen

Thomas Frieling

6.1 Hintergrund

Die demographische Entwicklung in Deutschland führt zu einem überproportionalen Anstieg älterer Menschen [1], die zu einer Zunahme von Motilitätsstörungen der Speiseröhre, des Magens, des Dünn- und Dickdarms und des Anorektums führen wird [2–7].

Dies hat erhebliche klinische Bedeutung durch die Entwicklung von Gewichtsverlust, Anorexie, verminderter Sozialfähigkeit und erhöhter Sterblichkeit mit erheblicher sozioökonomischer Belastung. So weisen Untersuchungen darauf hin, dass bis zu 50 Prozent der geriatrischen Patientinnen und Patienten mangelernährt sind [8]. Hierbei nehmen ältere Patienten Hunger und Durst häufig nicht adäquat wahr und haben Kau- und Schluckprobleme.

Alterungsprozesse und die hierdurch bedingten Motilitätsstörungen werden wesentlich durch eine differenzierte Neurodegeneration des enterischen Nervensystems („Bauchhirn") bedingt. Hierbei können altersassoziierte neurogastroenterologische Funktionsstörungen grundsätzlich durch einen alternden Verdauungstrakt per se oder sekundär durch andere im Alter zunehmende Erkrankungen bedingt sein.

Das Alter eines Menschen wird durch das biologische Alter bestimmt und ist vor dem kalendarischen zu sehen. Der Beginn der „geriatrischen Phase" wird ab 65 bzw. 70 Jahren gesehen und die Gebrechlichkeit (*Frailty*) tritt gehäuft über 80 Jahren auf. Hierbei gibt es allerdings keine fixen Altersgrenzen, sondern es bestehen fließende Übergänge. Klinisch wissenschaftliche Untersuchungen in der Neurogastroenterologie berücksichtigen in der Regel diese Altersgruppen nicht, sodass die Erkenntnisse, die an „Jüngeren" gewonnen wurden auf die „Älteren" extrapoliert werden müssen. Es gibt aber keine Hinweise dafür, dass im Alter grundlegend andere neurogastroenterologische Erkrankungen auftreten oder dass sich diese qualitativ von den Erkrankungen der Jüngeren unterscheiden. In der Geriatrie stellt sich klinisch vielmehr die Frage, ob es im Einzelfall sinnvoll ist, das gesamte Armentarium der diagnostischen und therapeutischen Möglichkeiten beim älteren Menschen sinnvoll anzuwenden. Hierfür gibt es keine allgemeingültigen Regeln, sodass diese Entscheidung immer individuell in Zusammenschau des gesamten klinischen Bildes getroffen werden muss.

Historisch bedingt wurden die gastrointestinalen Funktionen, die Funktionsstörungen und die funktionellen Erkrankungen unter den Begriffen Motilität bzw. Motilitätsstörungen zusammengefasst, da die koordinierten Bewegungen im Magendarmtrakt bzw. ihre Fehlfunktionen als wesentliche pathophysiologische Grundlage der Verdauungsfunktionen angesehen wurden. Im Verlauf konnte jedoch nachgewiesen werden, dass motilitätsbedingte Erkrankungen wesentlich durch Störungen des enterischen Nervensystems bedingt und in ihrer Pathophysiologie sehr viel komplexer

https://doi.org/10.1515/9783110697650-006

als reine Bewegungsstörungen sind. Dies hat zu den Oberbegriffen Neurogastroenterologie bzw. Neurogastroenterologische Erkrankungen geführt. Wir gehen heute davon aus, dass die Kommunikation von „Kopfhirn" (Zentrales Nervensystem, ZNS) und „Bauchhirn" (enterisches Nervensystem ENS) die Funktionen im Magendarmtrakt wesentlich regulieren („Gut-Brain-Axis") [9].

6.2 Motilitätsstörungen des Verdauungstraktes

Neurogastroenterologische Erkrankungen können durch Störungen des enterischen Nervensystems selbst, durch eine beeinträchtigte Interaktion mit anderen Systemen (z. B. Immunsystem) bzw. durch eine veränderte Kommunikation (*gut brain interaction*) mit dem zentralen Nervensystem („Kopfhirn") bedingt sein [10]. Neurogastroenterologische Erkrankungen manifestieren sich hierbei zum einen als messbare pathophysiologisch klar definierte Motilitätsstörungen (z. B. Achalasie, hyperkontraktile Ösophagusmotilitätsstörungen, Magenentleerungsstörungen, gastroösophagealer Reflux, M. Hirschsprung, Stuhlinkontinenz) bzw. als funktionelle Erkrankungen (z. B. Reizdarmsyndrom, funktionelle Dyspepsie, funktionelle Obstipation) [10]. Unter funktionellen Darmerkrankungen werden organische Erkrankungen, für die sich mit den gängigen Routineverfahren keine ausreichenden strukturellen oder biochemischen Veränderungen finden lassen, subsumiert (Abb. 6.1). Dies führte zu der Fehlannahme, dass diese Erkrankungen keine organische Grundlage haben. Neuere detaillierte Untersuchungen zeigen bei den funktionellen Erkrankungen aber eine Fülle an unterschiedlichen Pathophysiologien, sodass sie heute ebenfalls als organi-

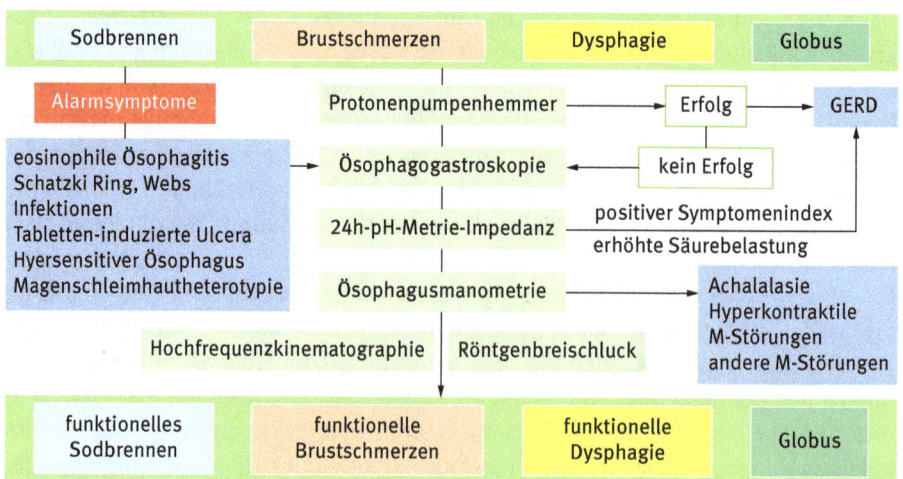

Abb. 6.1: Diagnostischer Algorithmus zur Abklärung von ösophagusbezogenen Symptomen; adaptiert nach Kumar AR, Kath PO. Expert Rev. Gastroenterol. Hepatol. 2013;7:453–461.

sche Erkrankungen aufgefasst werden müssen [10]. Per Definition werden die funktionellen Erkrankungen immer noch durch ihre typische Symptomenkonstellation charakterisiert und als Krankheitsentität postuliert. Sie werden anhand von Konsensuskonferenzen klassifiziert und weiterentwickelt [11]. Die nachfolgende Aufzählung zeigt die aktuelle Rom-IV-Konsensusklassifikation der funktionellen gastrointestinalen Erkrankungen.

Einteilung der funktionellen Darmerkrankungen nach der Rom-IV-Konsensuskonferenz [11]:

– A. Ösophagusstörungen
– A1. Funktioneller Brustschmerz
– A2. Funktionelles Sodbrennen
– A3. Reflux Hypersensitivität
– A4. Globus
– A5. Funktionelle Schluckstörung
– B. Gastroduodenale Störungen
– B1. Funktionelle Dyspepsie
– B3a. Chri
– B1a. Postprandiales Distress Syndrome (PDS)
– B1b. Epigastrisches Schmerzsyndrom (EPS)
– B2. Störungen mit Aufstoßen
– B2a. Exzessives supragastrisches Aufstoßen
– B2b. Exzessives Aufstoßen aus dem Magen
– B3. Übelkeit und Erbrechen
– B3a. Syndrom der Chronischen Übelkeit und Erbrechen (CNVS)
– B3b. Syndrom des Zyklischen Erbrechens (CVS)
– B3c. Syndrom des vermehrten Cannabinoid Erbrechens (CHS)
– B4. Ruminationssyndrom
– C. Darmstörungen
– C1. Reizdarmsyndrom (IBS)
– IBS mit prädominanter Obstipation (IBS-C)
– IBS mit prädominanter Diarrhoe (IBS-D)
– IBS mit gemischtem Stuhlverhalten (IBS-M)
– IBS Unklassifiziertes (IBS-U)
– C2. Funktionelle Verstopfung
– C3. Funktioneller Durchfall
– C4. Funktionelle abdominelle Blähungen/Distension
– C5. Unspezifische Funktionelle Darmerkrankung
– C6. Opioid-induzierte Verstopfung
– D. Zentral-mediierte Schmerzstörungen
– D1. Zentral-mediiertes Bauchschmerzsyndrom (CAPS)
– D2. Narkotisches Bauchsyndrom (NBS)/Opioid-induzierte GI Hyperalgesie
– E. Störungen der Gallenblase und des Sphinkter oddi (SO)

- E1. Schmerzen der Gallenwege
- E1a. Funktionelle Gallenblasenstörungen
- E1b. Funktionelle biliäre SO-Störungen
- E2. Funktional pankreatische SO-Störungen
- F. Anorektale Störungen
- F1. Stuhlinkontinenz
- F2. Funktionelle anorektale Schmerzen
- F2a. Levator ani Syndrome
- F2b. Unspezifische funktionelle Analschmerzen
- F2c. Proktalgia fugax
- F3. Funktionelle Stuhlentleerungsstörungen
- F3a. Inadäquate Defäkationspropulsion
- F3b. Dyssynerge Stuhlentleerung
- G. Funktionelle Gastrointestinale Störungen in der Kindheit: Neugeborene/Säug-
  linge
- G1. Kindliche Regurgitation
- G2. Ruminationssyndrom
- G3. Syndrom des Zyklischen Erbrechens (CVS)
- G4. Koliken in der Kindheit
- G5. Funktionelle Diarrhoe
- G6. Kindliche Dyschezie
- G7. Funktionelle Verstopfung
- H. Funktionelle Gastrointestinale Störungen in der Kindheit: Adoleszente
- H1. Funktionelle Übelkeit und Erbrechen
- H1a. Syndrom des Zyklischen Erbrechens (CVS)
- H1b. Funktionelle Übelkeit und funktionelles Erbrechen
- H1b1. Funktionelle Übelkeit
- H1b2. Funktionelles Erbrechen
- H1c. Ruminationssyndrom
- H1d. Aerophagie H3b.
- H2. Funktionelle Bauchschmerzen
- H2a. Funktionelle Dyspepsie
- H2a1. Postprandiales Distresssyndrom
- H2a2. Epigastrisches Schmerzsyndrom
- H2b. Reizdarmsyndrom (IBS)
- H2c. Migraine des Bauches
- H2d. Funktionelle Bauchschmerzen-NOS
- H3. Funktionelle Stuhlentleerungsstörung
- H3a. Funktionelle Verstopfung
- H3b. Stuhlinkontinenz ohne Stuhlretention

Diese Konsensus-basierten Definitionen sind nicht unumstritten, da sie die klinische Wirklichkeit nur unzureichend wiederspiegeln und sich der klinische Verlauf und die Prognose vieler funktioneller Erkrankungen, die per definitionem nicht in die enge ROM IV-Klassifikation einzuordnen sind, von diesen unterscheidet [12].

Beschwerden durch neurogastroenterologische Erkrankungen sind weit verbreitet und führen bereits jetzt zu den häufigsten Arztbesuchen. So klagten nach einer Umfrage der Apothekenumschau innerhalb eines Jahres über 18 % der Befragten Bundesbürger über Sodbrennen, Völlegefühl, Übelkeit oder Durchfall [13]. Diese Zahlen werden durch neuere epidemiologische Untersuchungen gestützt, nach denen die Prävalenz funktioneller Darmerkrankungen in Deutschland von 12,5 % für das Reizdarmsyndrom und über 22 % für Unterbauchschmerzen angegeben wird [14]. Nach dem Barmer-Ärztereport erhielten eine Million Menschen in Deutschland im Jahr 2017 die Diagnose Reizdarmsyndrom die Dunkelziffer liegt aber deutlich höher und es ist von bis zu elf Millionen Erwachsenen, die an Symptomen wie Durchfall, Krämpfen oder Verstopfung leiden, auszugehen. Hierbei nimmt in Deutschland die Prävalenz ab dem 35. Lebensjahr kontinuierlich zu mit einem Peak bei etwa 80 Jahren. Eine deutliche Unterversorgung dieser Patienten wird konstatiert [15].

Dieses Beispiel zeigt, dass es aufgrund der demographischen Entwicklung auch in Deutschland bereits jetzt zu einem deutlichen Anstieg neurogastroenterologisch bedingter Beschwerden gekommen ist, der in Zukunft noch weiter zunehmen wird. Zu diesen Erkrankungen gehören insbesondere Schluckstörungen durch motilitäts- und refluxbedingte Erkrankungen der Speiseröhre, Übelkeit und Erbrechen durch Funktionsstörungen des Magens und des Dünndarms bzw. Bauch- und Beckenbodenschmerzen durch chronische Obstipation mit Stuhlimpaktierung und Stuhlinkontinenz [16], (Abb. 6.2). So haben bereits jetzt 7 % der Gesamtbevölkerung eine Refluxkrankheit und 1,5 % eine anorektale Inkontinenz. Der Anteil der Inkontinenten erhöht sich auf 10 % bei den über 65-Jährigen, auf 13–23 % bei den Patientinnen, die vaginal entbunden haben, und auf bis zu 56 % der in Alters- oder Pflegeheimen versorgten Bevölkerung [17]. Neurogastroenterologische Funktionsstörungen haben im Alter besondere klinische Konsequenzen, da sie eine Anorexie, eine verminderte Fähigkeit zur sozialen Teilnahme und eine erhöhte Sterblichkeit bedingen. So zeigen Untersuchungen, dass ein Großteil der Patienten in Alten- und Pflegeheimen mangelernährt sind [18]. Hierdurch verursachen neurogastrointestinale Funktionsstörungen eine erhebliche sozioökonomische Belastung [17]. So werden in den USA jährlich allein 400 Mio. Dollar für die basale Kontinenzversorgung ausgegeben. Auch in Deutschland wird der Bedarf für die Inkontinenz- bzw. Stomaversorgung auf über 10 % aller verordneten Medizinprodukte geschätzt.

6.3 Nervale Grundlagen und altersbedingte Veränderungen

Die Funktion der inneren Organe wird durch die Nerven des autonomen Nervensystems und das enterische Nervensystem kontrolliert und koordiniert. Nach heutiger Vorstellung werden hierbei die wesentlichen Funktionen des Magendarmtraktes durch das enterische Nervensystem („Bauchhirn") selbst kontrolliert und vom zentralen und autonomen Nervensystem („Kopfhirn") überwiegend nur moduliert. Das enterische Nervensystem besteht aus zwei ganglionierten Nervengeflechten zwischen der Mukosa und der Submukosa (Plexus submukosus, Meissnerscher Nervenplexus) bzw. zwischen der Längs- und der Zirkulärmuskulatur (Plexus myentericus, Auerbachscher Nervenplexus). Die Steuerung der Motilität erfolgt hierbei durch den myenterischen Nervenplexus, während Flüssigkeitsbewegungen im Magendarmtrakt durch den submukösen Nervenplexus beeinflusst werden. Die Nervenzellen im enterischen Nervensystem sind durch ihre unterschiedlichen elektrophysiologischen Eigenschaften, ihre zahlreichen Neurotransmitter und die synaptischen Verbindungen innerhalb der intrinsische Schaltkreise Grundlage der meisten differenzierten gastrointestinalen Funktionen weitestgehend unabhängig vom zentralen Nervensystem.

Bei der sensorischen Reizübertragung finden sich im Gegensatz zum peripheren Nervensystem im enterischen Nervensystem in der Regel keine spezifischen sensorischen Rezeptorstrukturen. Vielmehr erfolgt die Signaltransduktion über freiliegende sensorische Nervenfasern bzw. enterische Nervenzellen, die z. T. direkt auf mechanische Deformierung bzw. chemische Reize über eine Aktivierung mechanosensitiver bzw. chemosensitiver Ionenkanäle reagieren können. Die Signaltransduktion kann auch über nicht-neuronale Zellen wie z. B. enterochromaffine Zellen (EC cells) und andere endokrine Zellen, die Nervenzellen bzw. Nervenfasern über Freisetzung ihrer Mediatoren wie z. B. 5-Hydroxytryptamin (5-HT) aktivieren können, erfolgen. Die sensorischen Elemente im Verdauungstrakt sind daher polymodal, d. h. sie können durch unterschiedliche Reizqualitäten erregt werden (Mechano-, Chemo- und Thermosensitivität) [19].

Tierexperimentelle Untersuchungen zeigen, dass altersbedingte direkte Veränderungen des Verdauungstraktes überwiegend mit dem Bild einer Neurodegeneration verbunden sind [20]. Hierbei finden sich altersabhängige Verminderungen der Nervenzellen im myenterischen und im submukösen Nervenplexus, wobei die Ausprägung im Dickdarm häufiger als im Dünndarm und Magen vorhanden zu sein scheint. Die Neurodegeneration ist innerhalb des enterischen Nervensystems durchaus differenziert. So sind besonders cholinerge Neurone („cholinerge Degeneration") betroffen, während ein Absterben der häufig morphologisch veränderten nitrergen Neurone selten zu beobachten ist. Zusätzlich finden sich ein Verlust von Gliazellen und eine Degeneration der sympathischen Innervation im myenterischen und submukösen Nervenplexus, wobei auch viszerale Afferenzen, wenn auch nur relativ gering, betroffen sein können. Die Neurodegeneration folgt einem festen zeitlichen Bezug und beginnt bereits im Erwachsenenalter mit Fortsetzung im mittleren und höheren Alter [17]. Weitere Untersuchungen lassen ebenfalls altersbezogene Veränderungen diverser Neuropeptide (Sekretin, Gastric Inhibitory Polypeptide (GIP), Gastrin, Motilin, Peptid YY (PYY), Somatostatin, Vasoactive Intestinales Polypeptid (VIP), Substanz P, Neuropeptid Y (NPY), Galanin, Neurotensin) vermuten [21]. Auch im myenterischen Nervenplexus des Dickdarms von Schweinen finden sich altersbezogene Reduktionen der Ganglien und Ganglienzellen. Hierbei sind die Nervenzellen aufgrund ihres zunehmenden Cytoplasmas vergrößert [22]. Diese Veränderungen im myenterischen Nervenplexus des Dünndarms (s. u.) können Funktionsstörungen verursachen. So zeigen Untersuchungen an Affen altersbezogene Motilitätsstörungen mit Verzögerung der orozökalen Passagezeit, eine erhöhte Entzündungsbereitschaft und eine Schwächung der intestinalen Barrierefunktionen [23].

Auch beim Menschen kann eine altersabhängige differenzierte Neurodegeneration nachgewiesen werden. So findet sich z. B. im myenterischen Nervenplexus des menschlichen Kolons, nicht aber im submukösen Plexus eine altersabhängige Abnahme von Nervenzellen. Systematische Stimulationen des submukösen Nervenplexus im menschlichen Dickdarm zeigen keinen altersabhängigen Einfluss auf die induzierte Chloridsekretion. Die Neurodegeneration im myenterischen Nervenplexus betrifft insbesondere Hu- bzw. ChAT-(„choline acetyltransferase") positive Nervenzellen, während die Zahl der nNOS-(„neuronal nitric oxide synthase") positiven Neurone unverändert ist [17]. Auch im menschlichen Duodenum wurde eine Abnahme der Nervenzellen im myenterischen Nervenplexus mit Ganglien ohne Nervenzellen („empty ganglions") beschrieben [24].

Als Ursachen der Neurodegeneration werden reaktive Sauerstoff- und Stickstoffsubstanzen („RONS" – „reactive oxygen nitrogen species") angeschuldigt. Zusätzlich findet sich eine Erhöhung von Ca^{2+} in den Zellen, eine Zellnekrose bzw. Apoptose, eine veränderte intrazelluläre Signaltransduktion, eine Schädigung der Mitochondrien, eine Verminderung von Neurotrophinen bzw. eine abnorme Insulin-/IGF-I-Kaskade. Protektiv und reparierend scheinen neurogene Stammzellen und Serotonin mediierte 5-HT4-Rezeptorstimulationen zu sein, die regenerative Prozesse induzieren [17].

Altersbedingte Nervenveränderungen betreffen neben den motorischen auch die sensorischen Funktionen. So finden sich im Alter neben einer Magenentleerungsstörung häufig auch Hinweise für ein erniedrigtes Auftreten von Völlegefühl bzw. Blähungen während Magendehnungen, die eine verminderte Perzeption der Magendehnung vermuten lassen. Auch im Dünndarm gibt es Hinweise auf eine reduzierte Nahrungssensorik mit Abnahme appetitvermindernder Nahrungseffekte, möglicherweise bedingt durch altersbedingte verminderte Verdauungsfunktionen durch erniedrigte Magensäure-, Pankreassekret- bzw. Gallensäuresekretion. Zusätzlich werden altersbedingte Verminderungen der gastrointestinalen Hormonsekretion (u. a. GLP-1, PYY) oder ihrer Perzeption diskutiert [25]. Altersbedingte Veränderungen (Dysbioses des Magendarm-Mikrobioms können ebenfalls die Darm-Hirnachse beeinflussen. Hierbei haben mehrere Studien zwar eine Abnahme der Diversität des Mikrobioms auch im

Alter nachweisen können, dieses Phänomen findet sich allerdings auch bei vielen Erkrankungen und ist daher nicht spezifisch für altersbedingte Veränderungen [26].

6.4 Alter und Motilitätsstörungen – Einflussgrößen auf Studienergebnisse

Die Literaturangaben über altersbedingte Verdauungsfunktionen sind uneinheitlich. Dies liegt u. a. daran, dass Untersuchungen über altersbezogene Veränderungen im Verdauungstrakt von vielen Faktoren beeinflusst werden. So sind altersbezogene Untersuchungen grundsätzlich von der verwendeten Datenquelle, der Lebenserwartung, der Geschlechterverteilung, der Urbanisation und dem Lebensstil einer untersuchten Population abhängig [6]. Hierbei können altersassoziierte gastrointestinale Funktionsstörungen primär durch einen alternden Verdauungstrakt selbst oder sekundär durch andere im Alter zunehmende Erkrankungen bedingt sein. So können Tumorerkrankungen, neurologische Erkrankungen, Entzündungen, anatomische Veränderungen, Medikamente oder allein das Vorhandensein einer Multimorbidität bzw. einer Mangelernährung erhebliche Funktionsstörungen im Verdauungstrakt induzieren oder verstärken. Als Beispiel sei die Magen- und Dünndarmmotilität bzw. -sekretion genannt, die beim Menschen durch das Alter selbst praktisch nicht verändert wird, aber durch die im Alter häufiger auftretende Helicobacter pylori-Infektion mit Folge einer chronisch atrophischen Gastritis, konsekutiver bakteriellen Dünndarmfehlbesiedlung (SIBO) zur Entwicklung einer Dyspepsie, eines Meteorismus, eines Gewichtsverlusts und von Stuhlveränderungen führen können [17]. Des Weiteren können Kohorteneffekte Einfluss auf eine Altersabhängigkeit haben. So ist die altersspezifische Prävalenz der Helicobacter pylori Infektion bei älteren Menschen höher als bei Jüngeren und vom sozioökonomischen Status abhängig.

Ein weiterer wichtiger Faktor, ist eine mögliche Abnahme der viszeralen Sensorik im Alter. So konnte z. B. eine altersbezogene verminderte Säureperzeption in der Speiseröhre nachgewiesen werden, was für die Refluxerkrankung im Alter von Bedeutung sein kann [27]. Die Vermutung altersbedingter Perzeptionsminderungen wird durch die Beteiligung von sensorischen Afferenzen bei Alterungsprozessen gestützt (s. u.) und mag die teilweise diskrepanten Literaturberichte erklären. So findet sich zwar eine altersabhängige Zunahme bestimmter neurogastroenterologischer Symptome (Abb. 6.2), andere Untersuchungen lassen aber eher eine Abnahme von gastrointestinalen Beschwerden mit dem Alter vermuten (Abb. 6.3) [28]. Eine Erklärung für diese Diskrepanz könnte die altersabhängige Zunahme von neurogastroenterologischen Funktionsstörungen sein, die aber aufgrund der abnehmenden Wahrnehmungsmöglichkeit klinisch nicht mehr ausreichend erkannt werden.

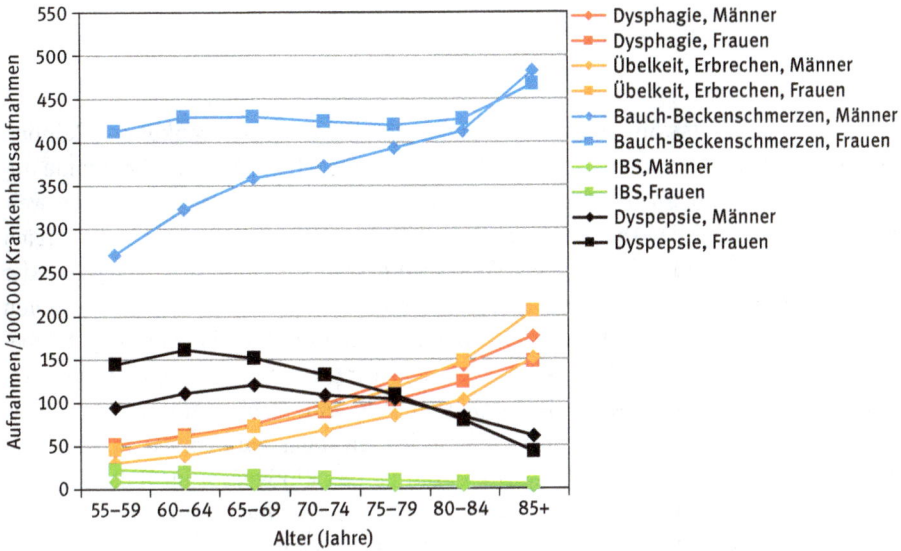

Abb. 6.2: Alters- und geschlechtsabhängige Krankenhausaufnahmen funktioneller Verdauungs-beschwerden pro. 100.000 Einwohner [16]. IBS = engl. *Irritable Bowel Syndrome*, Reizdarmsyndrom.

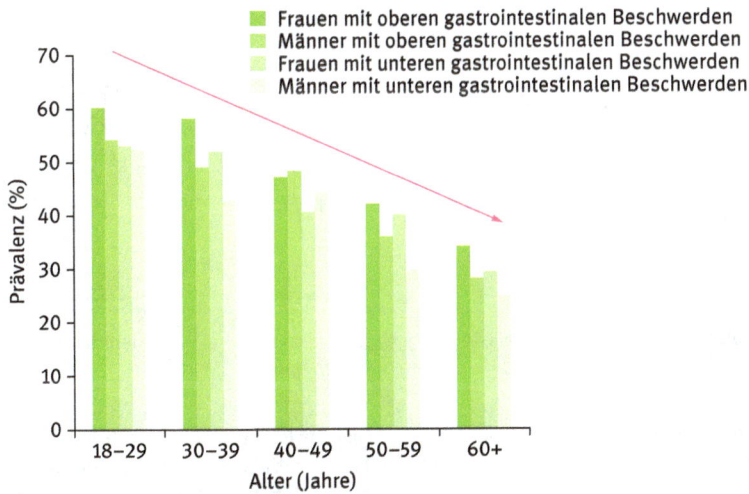

Abb. 6.3: Altersabhängige Prävalenz von gastrointestinalen Beschwerden [28]. In dieser Studie war die altersabhängige Abnahme der Symptome nicht signifikant.

6.5 Motilitätsstörungen der Speiseröhre

6.5.1 Klinik

Ösophagusmotilitätsstörungen und funktionelle Ösophaguserkrankungen können Schluckstörungen, Brustschmerzen und Globus verursachen. Da diese Symptome unspezifisch sind, müssen entzündliche und tumoröse Ursachen ausgeschlossen werden (Abb. 6.4). Bei der Dysphagie sind dies im Wesentlichen Stenosen im Bereich von Ösophagus und Kardia bzw. bei Thoraxschmerzen kardiale Erkrankungen. Jeder bemerkte Nahrungstransport in der Speiseröhre, sei es als Empfindung dumpfen Drucks oder Schmerzes hinter dem Brustbein, als Empfindung von steckengebliebener Nahrung (Dysphagie) bzw. als Verschlucken mit Husten (oropharyngeale Dysphagie) und Nahrungsrücklauf (Regurgitation) zeigt eine Schluckstörung an, die als Alarmsymptom aufzufassen ist und bei häufigerem oder zunehmendem Auftreten abgeklärt werden muss. Hiervon abzugrenzen ist das Kloßgefühl im Hals, das eine Missempfindung, häufig in Stresssituationen darstellt und Folge einer Magenschleimhautheterotopie im proximalen Ösophagus sein kann [29]. Auch der Schluckauf stellt keine eigentliche Schluckstörung dar, kann aber auch durch organische Ursachen hervorgerufen werden, die im Einzelfall weiter abgeklärt werden müssen.

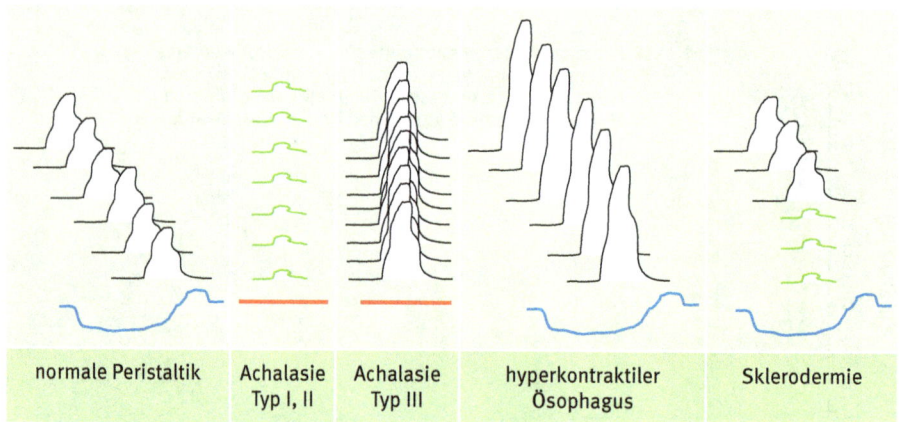

| normale Peristaltik | Achalasie Typ I, II | Achalasie Typ III | hyperkontraktiler Ösophagus | Sklerodermie |

Abb. 6.4: Motilitätsmuster im Ösophagus. Typisch für die Achalasie ist die unzureichende bzw. fehlende Öffnung des unteren Ösophagussphinkters mit Hypo- bzw. Amotilität der tubulären Speiseröhre. Bei der Typ-1-Achalasie ist der tubuläre Ruhedruck unter, bei Typ 2 über Fundusdruck. Die Typ-3-Achalasie (früher vigoröse Achalasie) zeigt simultane und erhöhte Kontraktionen. Bei den hyperkontraktilen Ösophagusmotilitätsstörungen ist die Relaxation des unteren Ösophagussphinkters intakt. Beim diffusen Ösophagusspasmus bzw. hyperkontraktilen Ösophagus (Nussknacker- bzw. Jackhammer-Ösophagus) finden sich simultane bzw. peristaltische Kontraktionen erhöhter Amplitude und Dauer. Bei Ösophagusbeteiligung im Rahmen einer Sklerodermie (CREST-Syndrom) ist nur die glattmuskuläre Speiseröhre betroffen, so dass ein abrupter Kontraktionsamplitudenabfall zwischen proximalem und mittlerem distalem Ösophagus zu verzeichnen ist. Der Ruhedruck des unteren Ösophagussphinkters ist erniedrigt.

Bei der Dysphagie sollte zwischen Schluckstörungen für feste und flüssige Nahrung differenziert werden, da organische Stenosen häufig zu Beginn Schluckbeschwerden nur für feste Nahrung, Ösophagusmotilitätsstörungen aber häufig bereits initial eine Dysphagie für feste und flüssige Nahrung bedingen. Einen Sonderfall stellen Ringe (z. B. Schatzki-Ring) oder „Webs" der Speiseröhre dar, die typischerweise nur zur intermittierenden Dysphagie für schlecht gekaute Nahrung und Bolusobstruktion führen („Steakhouse-Syndrom") und Ausdruck einer eosinophilen Ösophagitis sein können. Aus diesem Grunde sollten bei der Abklärung von ösophagusbedingten Beschwerden daran gedacht werden, dass auch beim älteren Menschen eine eosinophile Ösophagitis vorliegen kann, die durch Entnahme von Ösophagusschleimhautbiopsien und gezielter Anfrage an den Pathologen geklärt werden sollte.

6.5.2 Ösophagusmotilitätsstörungen

Motilitätsbedingte Schluckstörungen entstehen durch eine Störung des gerichteten Transportes von Speichel und Nahrung vom Mund in den Magen. Normalerweise führen die gerichteten Muskelbewegungen der Speiseröhre innerhalb von 6–8 Sekunden zur Passage von Nahrung in den Magen, die nicht bewusst wahrgenommen wird. Die Ösophagusperistaltik wird hierbei wesentlich durch eine aktive, der peristaltischen Kontraktion vorangehende nervale Zirkulärmuskelhemmung (deglutive Hemmung), die auch zur Relaxation des UÖS führt, bestimmt. Nach neueren Untersuchungen wird das Spektrum primärer Ösophagusmotilitätsstörungen (Achalasie, hyperkontraktiler Ösophagus, diffuser Ösophagusspasmus) vermutlich durch eine zunehmende Störung dieser aktiven Hemmung bestimmt. So finden sich Progressionen vom Ösophagusspasmus zur Achalasie bzw. achalasieähnliche Motilitätsstörungen beim diffusen Ösophagusspasmus. Nervales Korrelat hierfür sind Störungen der hemmenden Motorneurone, die die Neurotransmitter VIP und NO enthalten.

Schluckbeschwerden nehmen mit dem Alter aus verschiedenen Gründen zu (Abb. 6.2) [16,30]. Sie haben eine erheblich klinische und sozioökonomische Bedeutung, da sie entscheidenden Einfluss auf den Ernährungszustand, die Entwicklung und Prognose von Erkrankungen, die Lebensqualität und die Mortalität aufweisen. So zeigen Untersuchungen, dass eine Dysphagie bei 12–20 % der Patienten in Akutkrankenhäusern, bei 30–40 % der Patienten in neurologisch-geriatrischen Kliniken und in 60 % der Bewohner in Altersheimen nachweisbar ist. Es wird vermutet, dass Schluckstörungen für etwa 45 % der 12-Monatssterblichkeit mitverantwortlich sind. Insbesondere bei Schlaganfallpatienten sollte frühzeitig, d. h. bereits auf der Stroke Unit gezielt nach Schluckstörungen gefahndet werden, da diese entscheidende prognostische Bedeutung durch die Gefahr einer Aspirationspneumonie aufweisen [31]. Die Auflistung unten zeigt die wichtigsten altersbedingten Ursachen von Schluckstörungen.

Anhand der aktuellen Datenlage wird kontrovers diskutiert, ob sich die Ösophagusfunktionen mit dem Alter per se verschlechtern, also ein sog Altersösophagus (Presbyösophagus) auftreten kann [32]. Es gibt Hinweise, dass die Funktion der Speiseröhrenmuskulatur im Alter ab- und die Steifigkeit zunimmt [33]. Im Gegensatz hierzu konnte eine andere Studie zwar einen altersbezogenen höheren Ruhedruck und Relaxationsstörungen des unteren Ösophagussphinkters, aber keine Veränderungen der tubulären Peristaltik nachweisen [34]. Diese Gruppe konnte zusätzlich auch lageabhängige Veränderungen der Ösophagusperistaltik aufzeigen, deren klinische Relevanz aber unklar ist [35]. In einer weiteren Untersuchung konnten keine altersbezogenen Veränderungen der Ösophagusmanometrie gefunden werden [36].

Hinweise für mögliche altersbedingte Funktionsstörungen der Speiseröhre sind Nachweise einer Verminderung bzw. Veränderung von enterischen Nervenzellen im myenterischen Nervenplexus, insbesondere am oropharyngealen Übergang, eine reduzierte Ösophaguspropulsion und Clearance-Funktion mit geschwächter primärer und sekundärer Peristaltik (Verminderung der Kontraktionsamplituden, Vermehrung nichtpropulsiver repetitiver Ösophaguskontraktionen) und eine vermehrte Refluxgefahr durch eine insuffiziente Sphinkterfunktion (inverse Korrelation Alter und obere/untere Ösophagussphinkterlänge, -druck, -relaxation bzw. -Koordination). Zusätzlich treten im Alter vermehrt primäre Motilitätsstörungen der Speiseröhre (Achalasie, hyperkontraktiler Ösophagus, Ösophagusspasmus) auf, die durch weiterführende Funktionsuntersuchungen abgeklärt werden können [37]. Patienten mit dem Leitsymptom Dysphagie zeigen hierbei häufig Ösophagusmotilitätsstörungen, unter denen die Achalasie dominiert. Beim Leitsymptom Brustschmerz findet sich hingegen überproportional häufig eine gastroösophageale Refluxerkrankung (GERD) bzw. das Bild eines diffusen Ösophagusspasmus bzw. eines hyperkontraktilen oder Nussknackerösophagus [38].

Altersabhängige Ursachen von Schluckstörungen:
- Xerostomie
- Exsikkose
- reduzierter Zahnstatus
- verminderte Sensorik
- anatomische Veränderungen
    - Osteophyten der HWS
    - Aortenbogensyndrom
    - Zenkersches Divertikel
    - Rechtsherzinsuffizienz mit Vorhofvergrößerung
- Tumorerkrankungen
    - oropharyngeale Tumoren
    - Ösophagustumoren
- Ösophagusentzündungen
    - Refluxösophagitis
    - Eosinophile Ösophagitis

- – tabletteninduzierte Entzündungen
- Medikamente
  - – Anticholinergika
  - – Antihistaminika
  - – Calciumkanalhemmer
- Neurologische Erkrankungen
  - – Zerebrovaskulärer Insult
  - – M. Parkinson
  - – Myasthenia gravis
  - – Amyotrophische Lateralsklerose
- Rheumatologische Erkrankungen
  - – Kollagenosen (Sklerodermie)
- Ösophagusmotilitätsstörungen
  - – Altersösophagus (Presbyösophagus): verminderte Kontraktionsamplituden, gestörte Peristaltik, reduzierter unterer Schließmuskeldruck, verminderte Ösophagus-Clearance
  - – Achalasie: unzureichende/fehlende Relaxation des unteren Ösophagussphinkters, hypomotile tubuläre Speiseröhre (Typ 1: normaler tubulärer Ruhedruck, Typ 2: erhöhter tubulärer Ruhedruck, Typ 3: simultane erhöhte Kontraktionsamplituden [vigoröse Achalasie])
  - – hyperkontraktiler Ösophagus (Nussknackerösophagus, Jackhammer-Ösophagus): regelrechte Relaxation des unteren Ösophagussphinkters, erhöhte und verlängerte peristaltische Kontraktionen
  - – Ösophagusspasmus: regelrechte Relaxation des unteren Ösophagussphinkters, erhöhte und verlängerte simultane Kontraktionen

6.5.3 Tubuläre Clearance-Funktion der Speiseröhre

Durch die verminderte Clearance-Funktion der Speiseröhre können häufiger Ösophagusentzündungen auftreten. Dies trifft insbesondere für Reflux- bzw. tabletteninduzierte Ösophagusentzündungen bzw. ulcera zu [17]. Medikamentös induzierte Ösophagusschäden sind lokalisierte Schleimhautläsionen, die durch eine verlängerte Kontaktzeit zwischen eingenommenem Medikament und Speiseröhrenschleimhaut bedingt sind. Die Schleimhautschäden können zu Perforationen bzw. Strikturen führen. Seit der Erstbeschreibung einer durch Kaliumchlorid induzierten Ösophagusläsion sind über 1000 Fälle medikamentös induzierter Ösophagusschäden mit über 100 verschiedenen auslösenden Medikamente beschrieben worden [39]. Die Inzidenz wird mit etwa 4 auf 100.000 Einwohner geschätzt. Ca. 25 % aller Ösophagusulcera, insbesondere im mittleren Ösophagusdrittel, sind medikamentös bedingt, wobei die meisten Patienten zwischen 56 und 66 Jahre alt sind [39]. Wesentliche Bedingungen für medikamentös induzierte Schleimhautschäden sind

- verlängerte Passagezeit des Ösophagus mit verlängerter Verweildauer der Substanz (Größe > 20 mm, Kapsel)
- Azidität (pH < 2–3) der der gelösten Substanzen (Tetrazykline)
- zytolytische Aktivität der Substanz (Tetrazykline, Distraneurin, Eisensulfat) bzw. der gelösten Substanz (NSAIDs)
- hyperosmolare Lösung der Substanz (KCl, Emepromiumbromid)
- Schädigung der Phospholipidschicht der Schleimhaut (Bisphosphonate)
- Schädigung der Schleimhautbarriere für Hydrogendiffusion (Aspirin)
- Hitze (Clinitest Tabletten)
- Potenzierung von Reflux-induzierten Schleimhautschäden (NSAIDs: Lipophilie in saurer Umgebung).

Hierbei können die Medikamente mehrere Stunden in der Speiseröhre, überwiegend im Bereich der physiologischen Engen in Höhe des oberen und unteren Ösophagussphinkters, des Aortenbogen bzw. des linken Hauptbronchus verweilen. Die häufigste Medikamentenretention ist im Bereich der distalen Speiseröhre, wo die Tablettenschädigung durch den gastroösophagealen Reflux verstärkt werden kann. In über 90 % der Fälle werden medikamentös induzierte Ösophagusschäden durch
- Antibiotika,
- antivirale Substanzen,
- Kaliumchlorid,
- Eisenpräparate,
- Quinidin,
- NSAID

bedingt. Heute sind Schädigungen durch NSAID am häufigsten, während früher Tetrazykline für 50 % der Schleimhautschäden verantwortlich waren.

6.5.4 Sensorik

Häufig werden krankhafte Veränderungen der Speiseröhre im Alter klinisch durch eine verminderte Sensorik erst relativ spät bemerkt und können deshalb verstärkt auftreten. So kann z. B. in der Speiseröhre eine altersabhängige verminderte Säureperzeption mit Bedeutung für die gastroösophageale Refluxerkrankung (GERD) nachgewiesen werden [40]. Ähnliche Beobachtungen weisen ebenfalls auf eine verminderte Säureperzeption mit verminderter Symptomenschwere, trotz schwerer Refluxerkrankung und verlängerter Säureexposition durch eine verminderte ösophageale Clearance-Leistung [41].

Die im Alter häufig verminderte Sensorik ist daher von großer klinischer Relevanz und sollte bei ungeklärter Inappetenz und Gewichtsverlust zur weiteren Diagnostik führen. Hierbei kann ein Probetrunk, wie er auch bei Schlaganfallpatienten auf der Stroke-Unit durchgeführt wird, hilfreich sein. Hierdurch können Hinweise auf verschiedene Formen der Schluckstörungen (oropharyngeale Dysphagie mit Verschlucken, Husten, nasaler Regurgitation bzw. ösophageale Dysphagie mit Regurgitation) erhalten werden [30].

6.5.5 Diagnostik von Ösophagusmotilitätsstörungen

Auch beim älteren Menschen kann eine differenzierte Funktionsuntersuchung der Speiseröhre sinnvoll sein. Hierbei können Motilitätsstörungen und Transitstörungen quantitativ und qualitativ erfasst werden.

Motilitätsmessung im Ösophagus

Klinische Motilitätsuntersuchungen der Speiseröhre beinhalten die Motilitätsmessung durch die hochauflösende Ösophagusmanometrie und Transitmessungen durch Röntgenbrei- bzw. Brotbariumschlucke. Durch die hochauflösende Ösophagusmanometrie können die Ösophagusmotilitätsstörungen am zuverlässigsten charakterisiert werden [42]. Die aktuelle Einteilung der Ösophagusmotilitätsstörungen erfolgt nach der Chicago Klassifikation [43]. Tab. 6.1 zeigt die wichtigsten quantitativen Manometrieparameter. Untersuchungen zeigen hierbei, dass in ca. 30 % spezifische Motilitätsmuster erfasst werden, während in zwei Drittel der Untersuchungen nur unspezifische Motilitätsstörungen erhoben werden können. Die Erfassung von Motilitätsmustern (z. B. Achalasie, Ösophagusspasmus, hyperkontraktiler Ösophagus, Sklerodermie) erscheint klinisch wichtiger als die quantitative Analyse von Einzelparametern. (Abb. 6.4, Abb. 6.5).

Tab. 6.1: Hochauflösende Ösophagusmanometrie. Charakteristische Manometrieparameter der primären Ösophagusmotilitätsstörungen nach der Chicago Klassifikation [43]. OÖS – oberer Ösophagussphinkter, UÖS – unterer Ösophagussphinkter, IPR – Integrierter Relaxationsdruck, DCI – d.

Ösophagus-motilitätsstörung	OÖS	Tubulärer Ösophagus	UÖS
Achalasie Typ 1	unauffällig	Mittlerer IRP > oberen normalem Grenzwert, 100 % fehlende Peristaltik	Fehlende/unzureichende Relaxation
Achalasie Typ 2	unauffällig	Mittlerer IRP > oberen normalem Grenzwert, 100 % fehlende Peristaltik tubuläre Druckerhöhung ≥ 20 % der Schluckakte	Fehlende/unzureichende Relaxation
Achalasie Typ 3	unauffällig	mittlerer IRP > oberen normalem Grenzwert, 100 % fehlende Peristaltik Fragmente von normaler oder simultaner Peristaltik ≥ 20 % der Schluckakte	Fehlende/unzureichende Relaxation

Tab. 6.1: (fortgesetzt).

Ösophagus-motilitätsstörung	OÖS	Tubulärer Ösophagus	UÖS
Diffuser Ösophagusspasmus	unauffällig	normaler mittlerer IRP, ≥ 20 % vorzeitige Kontraktionen	unauffällig
Hyperkontraktiler Ösophagus	unauffällig	mindestens 1 Schluck mit DCI > 8,000 mmHg-s-cm	unauffällig

Transitmessungen im Ösophagus

Transitmessungen im Ösophagus können relativ einfach durch Röntgenkontrastmitteluntersuchungen (Kontrastmittelbrei, Brotbariumschluck) durchgeführt werden (Abb. 6.5). Bei der Achalasie hat sich der validierte zeitkontrollierte Ösophagusbreischluck („timed barium swallow"), bei dem der Patient in 15–20 Sekunden 100–250 ml Röntgenkontrastmittel schluckt und die Breite und Höhe der Kontrastmittelsäule in 1-, 2- und 5-minütigem Abstand gemessen wird, bewährt. Bei einer Dysphagie sollten an die Gefahr der Aspiration und die Verwendung von wasserlöslichem Kontrastmittel gedacht werden. Röntgenkontrastmitteluntersuchungen können komplementär zur Endoskopie und Funktionsdiagnostik eingesetzt werden, da sie häufig zusätzliche Informationen von Impressionen, Verlagerungen, eingeschränkter Wandbewegung, Ringen oder „Webs", geringgradigen Strikturen bzw. Divertikeln geben können. Die Passage des Röntgenbreis korreliert hierbei gut mit den manometrisch

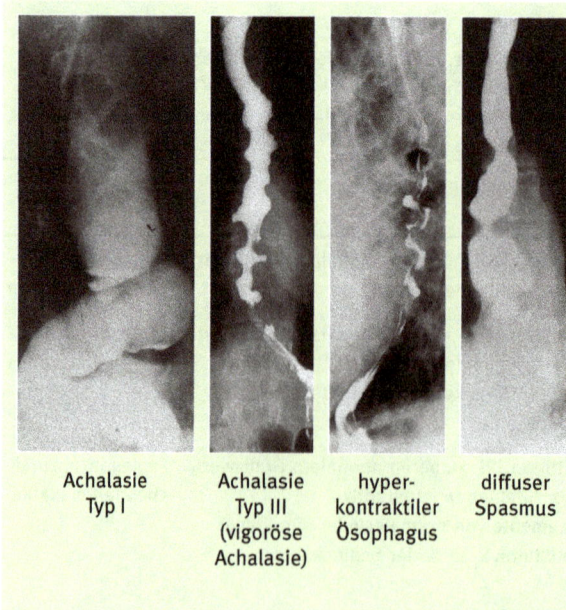

Achalasie Typ I

Achalasie Typ III (vigoröse Achalasie)

hyper-kontraktiler Ösophagus

diffuser Spasmus

Abb. 6.5: Röntgenbreischluck mit Darstellung von primären Ösophagusmotilitätsstörungen. Achalasie Typ 1: sigmaartig elongierter tubulöser Ösophagus mit sektkelchartiger glatt begrenzter Enge im Bereich des distalen Ösophagus/unteren Ösophagussphinkters. Typ-3-Achalasie mit spastischen Kontraktionen der Ösophaguswand. Der hyperkontraktile Ösophagus (Nussknacker-ösophagus, Jackhammer-Ösophagus) weist schraubenartige Einengungen des tubulären Ösophagus auf. Charakteristisch für den diffusen Ösophagusspasmus sind segmentale Einengungen der tubulären Speiseröhre.

gemessenen Ösophaguskontraktionen. Tertiäre Kontraktionen, also schluckaktunabhängige Kontraktionen werden als Zeichen einer Transport- oder Motilitätsstörung interpretiert. Klassische Ösophagusmotilitätsstörungen wie die Achalasie, der diffuse Ösophagusspasmus und der hyperkontraktile Ösophagus ("Nussknackerösophagus") sind häufig schon durch diese Röntgenuntersuchung detektierbar. Typisch für die Achalasie sind eine glatte, sektkelchähnliche Verjüngung zum ösophagokardialen Übergang und eine Dilatation der tubulären Speiseröhre. Der UÖS muss endoskopisch mit nur leichtem Druck zu überwinden sein. Die wichtigste Differentialdiagnose zur Achalasie ist das Kardiakarzinom. Der diffuse Ösophagusspasmus bzw. auch der hyperkontraktile oder Nussknackerösophagus sind durch simultane, segmentale bzw. schraubenförmige Kontraktionen im nicht dilatierten tubulären Ösophagus charakterisiert. Neben der Detektion von Ösophagusdivertikeln, die häufig mit hyperkontraktilen Ösophagusmotilitätsstörungen assoziiert sind, können zusätzliche Informationen über einen Röntgenbreischluck in Prallfüllung ("Webs", Ringe) oder in Hypotonie (intramurale Pseudodivertikulose) erhalten werden.

Die elektrische intramurale Impedanzmessung wird zunehmend häufiger im Rahmen der Refluxdiagnostik (s. u.) eingesetzt. Sie kann auch kombiniert mit einer Ösophagusmanometrie durchgeführt werden und gibt quantitative Informationen über den Bolustransit bzw. saure bzw. nichtsaure Refluxereignisse.

6.5.6 Therapie

Die Therapie der primären Ösophagusmotilitätsstörungen erfolgt endoskopisch bzw. chirurgisch, während medikamentöse Therapien mit Kalziumantagonisten oder Nitropräparaten in der Regel nicht zu befriedigenden Ergebnissen führen. Bei der Achalasie sind die pneumatische Kardiadilatation und die laparoskopische Kardiomyotomie mit Fundoplikatio die etablierten Therapieverfahren mit vergleichbarem klinischem Erfolg von 80–90 %. Die Botulinumtoxininjektion in den unteren Ösophagussphinkter ist eine Behandlungsmöglichkeit für Patienten, die nicht endoskopisch bzw. chirurgisch therapiert werden können. Auch sie weist eine Erfolgsrate von 80–90 % auf, die allerdings nur für 3–6 Monate anhält. Neuerdings wird die perorale endoskopische Myotomie (POEM), d. h. die endoskopische Durchtrennung der zirkulären Ösophagussphinktermuskulatur von verschiedenen Zentren erfolgreich angewendet. Auch hier werden Erfolgsraten von 80–90 % berichtet. Der Stellenwert im Vergleich zu den anderen Techniken wird z. Zt. durch Studien geprüft [44,45].

Die Therapie der Typ-3-Achalasie und der hyperkontraktilen Ösophagusmotilitätsstörungen ist in der Regel schwieriger. Hier zeigen die Injektion von Botulinumtoxin in die bzw. die laparoskopische Myotomie der tubulären Zirkulärmuskulatur nur unbefriedigende Ergebnisse. Die gezielte endoskopische Myotomie der hyperkontraktilen Ösophagusabschnitte durch POEM erscheint hier als erfolgsversprechende Therapie [46].

Die Therapie der funktionellen Ösophagusstörungen erfolgt weiterhin symptomatisch. Hier können die Psychosomatik, trizyklische Antidepressiva bzw. moderne Serotoninwiederaufnahmehemmer versucht werden. Beim Globus sollte endoskopisch auf häufig übersehene Magenschleimhautheterotypien („inlet" oder „cervical inlet patch"), die in etwa 10 % der Endoskopien nachweisbar sind, geachtet werden, da sie durch Argonplasmakoagulation behandelt werden und zu einem Symptomenrückgang führen können [29].

6.6 Motilitätsstörungen des Magens und des Dünndarms

6.6.1 Klinik

Im Alter auftretende Magen- bzw. Dünndarmmotilitätsstörungen sind wesentlich durch eine verminderte postprandiale Fundusrelaxation und Antrumperistaltik des Magens bedingt. Diese Funktionsstörungen können zu einer verzögerten Magenentleerung Nahrungsregurgitation und dyspeptischen Beschwerden bzw. einem erhöhten gastroösophagealen Reflux führen (Tab. 6.2, 6.3). Hierbei kann fettreiche Nahrung die Magenentleerung zusätzlich über eine duodenal vermittelte verstärkte nervale Hemmung verzögern.

Tab. 6.2: Physiologische Magenalterung.

Magensäuresekretion	keine primäre Veränderung
Magenmotilität	keine primäre Veränderung Verstärkte Hemmung der Magenentleerung durch Fette
CCK-Konzentration	erhöht
Ghrelin-Konzentration	vermindert
Stickstoffmonoxid-(NO) Produktion	vermindert
Enterische Nervenzellen	Abnahme im myenterischen Plexus, cholinerge Degeneration
Schleimhautbarriere	Abnahme der „Schleimhaut-Defense" Abnahme der Mukus- und Bikarbonatsekretion Abnahme der Prostaglandinkonzentration Abnahme der Magendurchblutung verminderte Zellreparatur verminderte EGF und TGF-α verminderte Mukosaheilung („mucosal healing")

Tab. 6.3: Sekundäre Ursachen der Magenmotilität mit Abnahme der postprandialen Fundusrelaxation und Antrumperistaltik.

Helicobacter pylori	erhöht
chronisch atrophische Gastritis	erhöht – Helicobacter pylori – Apoptose – oxidativer Stress
Hypochlorhydrie	vermehrt – Helicobacter pylori – Hemmung Parietalzellen – Fundusatrophie – IL-1b, TNF-a – Langzeit-PPI-Therapie
Bakterielle Dünndarmfehlbesiedlung (SIBO)	vermehrt – *H. pylori* induzierte chronisch atrophische Gastritis – Langzeit PPI-Therapie
Vitamin-B12-Malabsorption	vermehrt – chronisch atrophische Gastritis – Langzeit-PPI-Therapie – Biguanide
Anorexie	vermehrt – *H. pylori* induzierte atrophische Gastritis – verminderte Ghrelin-Bildung

Typische Symptome der Magenentleerungsstörung sind postprandiales Völlegefühl, Übelkeit, Erbrechen, dyspeptische Beschwerden (epigastrische Schmerzen, Übelkeit, Erbrechen, frühe Sättigung, postprandiales Völlegefühl) bzw. Gewichtsverlust, schwierig einstellbarer Blutzucker mit Phasen der Hyper- und Hypoglykämie. In schweren Fällen können Nahrungsaspirationen zur Pneumonie, Sepsis und Tod führen. Es gibt aber auch relativ asymptomatische Verläufe, die wahrscheinlich durch eine Schädigung der sensorischen Afferenzen, z. B. im Rahmen einer diabetischen Neuropathie bedingt sind und die sich nur durch Nahrungsretention äußern können. Es gibt keine klare Korrelation zwischen der klinischen Symptomatik und der Schwere einer Gastroparese [47]. Zusätzlich ist zu berücksichtigen, dass zahlreiche dyspeptische Symptome ohne Störung der Magenentleerung auftreten können. Aus diesem Grund sollte die Diagnose einer Gastroparese nicht nur allein durch die Symptomatik getroffen werden. Es ist zu berücksichtigen, dass ein erhöhter Blutzucker per se zu einer Verzögerung der Magenentleerung, einer antralen Hypomotilität und Störungen des Magenschrittmachers mit Dysrhythmien führen kann. Hierdurch kann auch die Aufnahme von oralen Antidiabetika gestört werden.

Mit dem Begriff Dyspepsie wird ein Spektrum von Beschwerden zusammengefasst, die der Patient im Oberbauch, d. h. zwischen Bauchnabel und Processus xiphoideus und seitlich begrenzt durch die Medioklavikularlinie, lokalisiert [48]. Diese Symptome sind Ausdruck der subjektiven Empfindung des Patienten. Sie beinhalten Schmerzen bzw. Unbehagen („Discomfort"), für die der Arzt eine Ursache im Gastroduodenalbereich vermutet. Zu den dyspeptischen Beschwerden gehören epigastrische Schmerzen, manchmal von brennender Qualität, postprandiales Völlegefühl, frühe Sättigung, Blähungen im Oberbauch, epigastrisches Brennen, Übelkeit, Erbrechen und Luftaufstoßen. Grundsätzlich können dyspeptische Beschwerden akut, z. B. bei einer Gastroenteritis, oder chronisch auftreten und sie können organische (z. B. Ulkus, Refluxerkrankung, Pankreaserkrankung, Herzmuskelerkrankungen, etc.) oder funktionelle Ursachen haben. Von einer funktionellen Dyspepsie spricht man immer dann, wenn durch die üblichen diagnostischen Verfahren keine organische, systemische oder metabolische Ursache der Beschwerden gefunden werden kann. Dies bedeutet allerdings nicht zwangsläufig, dass sie nicht vorhanden sind.

Die Vorstellungen über ein normales, also physiologisches Altern des Magens bzw. Dünndarms beim Menschen haben sich aber in den letzten Jahren grundlegend geändert, [17]. So betreffen die intrinsischen Alterungsvorgänge überwiegend die Mukosaprotektion (verminderte Schleim- Bikarbonatsekretion, reduzierte mukosale Prostaglandinsekretion durch verminderte Cyclooxygenase, verminderter Mukosablutfluss, verminderte Kapazität zellulärer Reparaturmechanismen), mukosale Regenerationsprozesse (verringerte Mukosaproliferation, erhöhte Apoptose, vermindertes Ansprechen auf die Mediatoren Gastrin, Bombesin und EGF („epithelial growth factor") bzw. veränderte neuroendokrine Prozesse (erhöhte CCK-Konzentration in der duodenalen Mukosa, veränderte Leptin- bzw. Ghrelin-Expression im Magen).

Die klinische Relevanz der im menschlichen Duodenum nachgewiesenen Abnahme der myenterischen Nervenzellen [49], der im Alter zu findenden Magenentleerungsstörung, den Hinweisen auf eine reduzierte Nahrungssensorik im Dünndarm, möglicher erniedrigter Magensäure-, Pankreassekret- bzw. Gallensäuresekretion bzw. den altersbedingten Verminderungen der gastrointestinalen Hormonsekretion, bleibt unklar [50]. Häufig sind die Funktionen des Magens und des Dünndarms mit Magenentleerung, Dünndarmmotilität, Transit bzw. Nahrungsassimilation im Alter unverändert. Auch die Magensäuresekretion scheint durch das Alter selbst weitestgehend unbeeinflusst und kann teilweise sogar zunehmen. Es liegt also, entgegen früheren retrospektiven Studien, keine eindeutige altersabhängige intrinsische Abnahme der Säuresekretion vor [17]. Ebenso wird die mukosale Integrität des Dünndarms mit regelrechter Permeabilität, Schleimhautaufbau und -höhe und membranständigen Enzymen durch das Alter selbst praktisch klinisch nicht sichtbar beeinflusst und wird durch die Balance zwischen Proliferation der mukosalen Stammzellen, Zellverlust und Erneuerung erhalten. Lediglich der duodenale Schleimhautbesatz mit Laktase nimmt mit dem Alter ab, ist aber aufgrund der fehlenden Symptomatik ohne klinische Relevanz.

Die klinisch relevanten altersabhängigen Veränderungen im Magen und Dünndarm sind also eher Folge von im Alter zunehmenden äußeren Einflüssen, auch von Medikamenten (PPI, NSAID), auf die der Magen durch altersabhängige intrinsische Veränderungen mit Abnahme protektiver Faktoren verstärkt anspricht („pathologisches Altern"). So ist die hohe Prävalenz der chronisch atrophischen Gastritis bei älteren Menschen im Wesentlichen durch die altersabhängige Zunahme der Helicobacter pylori Infektion mit Entwicklung einer chronisch atrophischen Gastritis, konsekutiven Motilitätsveränderungen bzw. Symptomen (Übelkeit, Dyspepsie, Erbrechen) bedingt [17]. Die verminderte gastrale Säurebarriere, die auch unter einer Protonenpumpenhemmer-Langzeittherapie auftritt, kann auch das Risiko einer bakteriellen Dünndarmfehlbesiedlung erhöhen und zusätzlich zu Meteorismus, Bauchkrämpfen, Durchfall und Malassimilation führen.

6.6.2 Pathophysiologie der Motilitätsstörungen von Magen und Dünndarm

Die Regulation der Magenfunktionen ist komplex. Beteiligt sind extrinsische Nerven des Gehirns (N. vagus) und des Rückenmarks (Sympathicus, splanchnische Nerven), die innerhalb der Darmwand befindlichen Nervengeflechte (u. a. submuköser und myenterischer Nervenplexus) und die Muskulatur. Die Nervengeflechte enthalten die integrativen Schaltkreise, die für die Koordination der extrinsischen nervalen Kontrolle und der lokalen Sensorik des Magens verantwortlich sind. Der tiefe muskuläre Plexus enthält die Schrittmacherzellen (Interstitielle Zellen von Cajal, ICC), die den Magen mit einer Frequenz von 3/Minute stimulieren (basale elektrische Aktivität). Die charakteristische Nüchternmotilität (Interdigestiver Migrierender Motorkomplex, MMC) des Dünndarms ist für die geordnete Propulsion und die Reinigungsfunktion für zurückgebliebene Nahrung verantwortlich („housekeeper"). Bei der Nahrungsaufnahme und -verarbeitung kann der Magen funktionell in die Fundus- und Antrumregion differenziert werden. Der Magenfundus relaxiert zur Nahrungsaufnahme (rezeptive bzw. adaptive Relaxation) und fungiert als Reservoir zur Verdauung der Nahrung, während das Magenantrum Kontraktionen zur Verkleinerung der Nahrung generiert („Antrummühle"). Die zerkleinerte Nahrung wird in Partikelgrößen von 1–2 mm durch die zum Duodenum laufenden Antrumkontraktionen über die Hochdruckzone des Pylorus transportiert (antroduodenale Koordination). Größere Restpartikel werden über den MMC entleert. Flüssigkeiten werden ohne Verzögerung exponentiell, feste Nahrung nach einer Lag-Phase linear entleert.

Störungen einzelner oder mehrerer Komponenten können zu einer Magenentleerungsstörung führen. Die Pathophysiologie der Gastroparese ist komplex und in weiten Teilen noch unklar (Tab. 6.4). So ist z. B. die Korrelation zwischen der Gastroparese und Störungen der gastroduodenalen Motilität oder den klinischen Zeichen einer autonomen Neuropathie beim Diabetes mellitus gering. Hier wird als wesentlicher Pathomechanismus eine autonome Neuropathie des enterischen Nervensystems bzw. des N. vagus vermutet. So finden sich in Tiermodellen und bei Patienten mit diabetischer Gastroparese eine veränderte Neurotransmission im myenterischen Nervenplexus, eine Schwächung der Stickstoffmonoxid-haltigen hemmenden Nerven bzw. der neuronalen Stickstoffmonoxid-Synthese (nNOS), eine Schädigung der Schrittmacherzellen bzw. Dysfunktionen der glatten Muskulatur. Morphologische Veränderungen wurden ebenfalls in einigen autonomen Ganglien und myelinisierten Vagusfasern beschrieben.

Auch akute Veränderungen des Blutzuckers können die sensomotorischen Funktionen des Magens beeinflussen. So stimuliert eine Hyperglykämie beim Diabetiker Typ 1 mit autonomer Neuropathie die myoelektrische Magenaktivität und führt zu einer Tachygastrie. Beim Gesunden und bei Patienten mit Diabetes mellitus Typ 1 führt ein erhöhter Blutzucker zur Magenfundusrelaxation, zur Schwächung antraler Muskelkontraktionen und zu vermehrten phasischen Pyloruskontraktionen. Demgegenüber führt eine Hypoglykämie zu einer Beschleunigung der Magenentleerung. Die Auswirkungen des Blutzuckers auf die Magenmotilität zeigen sich bereits bei Blutzuckerschwankungen im physiologischen Bereich, sodass die Magenmotilität durch den Blutzucker in kurzen Zeitphasen verändert werden kann. Hierdurch ist ein wichtiger bidirektionaler physiologischer Regelvorgang zwischen der intestinalen Nahrungszufuhr und dem Blutzuckerspiegel gegeben. Hierbei werden auch die sensorischen Funktionen durch den Blutzuckerspiegel beeinflusst. So führt eine Hyperglykämie zu erniedrigten Empfindungsschwellen im Ösophagus und zur verstärkten Empfindung von Übelkeit und Völlegefühl bei Magenfundusdehnung. Es ist also zu vermuten, dass ein Diabetiker Typ 1 auf die postprandiale Magenfundusdistension vermehrt mit Übelkeit, Völlegefühl und epigastrischen Schmerzen reagiert. Obwohl kaum Daten zum Diabetes Typ 2 vorliegen, werden die gleichen Phänomene wie beim Typ-1-Diabetes vermutet [51].

Tumoren können eine Gastroparese durch direkt stenosierendes bzw. in die Nerven infiltrierendes Wachstum bzw. durch paraneoplastische Effekte mit Freisetzung verschiedener neuronaler Antikörper induzieren. Das kleinzellige Bronchialkarzinom ist der häufigste Tumor mit paraneoplastischer Wirkung, selten finden sich andere Tumoren (Brustkrebs, Ovarialkarzinom, Pankreaskarzinom, Carcinoid, retroperitoneales Sarkom, Hodgkin Lymphom, Cholangiokarzinom). Auch Tumoroperationen können zu Störungen der Magenentleerung führen. So sind größere Duodenalresektionen mit einer verminderten Bildung von Motilin und konsekutiver Hemmung der Magenantrumkontraktionen verbunden. Auch die klassische bzw. pyloruserhaltende Pankreatikoduodenektomie, Vagusresektionen, extensive intraabdominelle Lymphknotenresektionen, Billroth-I-Resektionen bzw. Roux-en-Y-Anastomosen können durch Nervenschädigungen zu einer Gastroparese führen. Weitere Ursachen für eine Gastroparese können virale Infektionen (Norwalk-Virus, Rotavirus), neurologische Erkrankungen (Multiple Sklerose, Schlaganfall, Amyloid-Neuropathie, M. Parkinson, Nervenbeteiligung bei AIDS), Kollagenosen (Sklerodermie), autoimmune Erkrankungen (Paraneoplasien), Medikamente mit nervaler Wirkung (Opiate, Schlafmittel, al-

pha-2-adrenerge Agonisten, trizyklische Antidepressiva, Calcium-Antagonisten, Do-
pamin-Agonisten, Muskarin-Agonisten, Octreotide, Exenatide, Phenothiazine), Chemotherapeutika bzw. eine Radiatio des Bauchraums und psychiatrische Erkrankungen (Depression, Anorexie, Rumination) sein [51].

Tab. 6.4: Veränderungen, die zur Gastroparese führen bzw. die bei Magenentleerungsstörungen beobachtet werden können.

Operationen (Vagotomie, Fundo-plicatio, Magenteilresektion)	Verminderung der Fundusakkomodation Verminderung der Antrumkontraktionen
Diabetes mellitus	veränderte basale elektrische Aktivität des Magens („Tachy-gastrie") verminderter Tonus des Fundus verminderte Muskelkontraktionsfrequenz im Magenantrum (nüchtern, postprandial) verminderte gastroduodenale Koordination (nüchtern, post-prandial) verminderte postprandiale Frequenz der isolierten Druckwellen im Pylorus verminderte Muskelkontraktionsfrequenz im Duodenum (nüch-tern, postprandial) veränderte Nüchternmotilität im Dünndarm verminderte viszerale Perzeption
Funktionelle Dyspepsie	verminderte Magen-Compliance verminderte Fundusakkomodation Magenhypersensitivität frühes Sättigungsgefühl
Antroduodenale Koordination (Diabetes mellitus, idiopathische hypertrophische Pylorusstenose)	Pylorospasmus durch Isolierte Pyloruskontraktionen „isolated pyloric pressure waves", IPPW) erhöhte tonische und phasische Kontraktionen
Malignom-assoziierte Gastroparese	Pankreaskarzinom: Autovagotomie durch Mikrometastasen, Retroperitoneale Nerveninfiltration, Mediatoren (z. B. Vaso-pressin), Störung der neuroendokrinen Feedbackregulation, paraneoplastisch durch antineuronale Antikörper Magenkarzinom: stenosierendes Wachstum, Infiltration des myenterischen Nervenplexus, Vagotomie Leiomyosarkom: paraneoplastisch durch antineuronale Anti-körper Cholangiokarzinom: Vagusinfiltration Kleinzelliges Bronchialkarzinom: paraneoplastisch durch anti-neuronale Antikörper (ANNA-1, anti-Hu) Operationen: Duodenalresektionen, klassische bzw. pyloruser-haltende Pankreatikoduodenektomie, Vagusresektionen, ex-tensive intraabdominelle Lymphknotenresektionen, Billroth-I Resektionen, Roux-en-Y-Anastomosen

6.6.3 Diagnostik

Da alle Funktionsstörungen von Magen und Dünndarm letztendlich zur Entwicklung einer Mangelernährung und zur Anorexie führen bzw. beitragen können, sollte gerade beim älteren Menschen kein diagnostischer Nihilismus betrieben, sondern vielmehr intensiv nach möglichen Ursachen gefahndet werden. Hierbei liefert die auch beim alten Menschen schonend und problemlos durchführbare Spiegelung des oberen Verdauungstraktes mit Entnahme von Stufenbiopsien aus Duodenum, Magen und Ösophagus, die auch als nasogastrale Technik ohne Sedierung durchgeführt werden kann [52], wichtige Informationen über die Ösophagus- Magen- und Dünndarmschleimhaut (Entzündung, Atrophie, Zöliakie) und den *Helicobacter-pylori*-Status. Weiterführende Funktionsuntersuchungen bestehen aus der Funktionsuntersuchung der Magenentleerung (Sonographie, Magenentleerung durch C13-Atemtest), Helicobacter-pylori-Diagnostik (C13-Atemtest) und Wasserstoffatemtests (bakterielle Dünndarmfehlbesiedlung, Milchzucker- Fruchtzuckermalabsorption, orozökaler Transit), siehe Abb. 6.6.

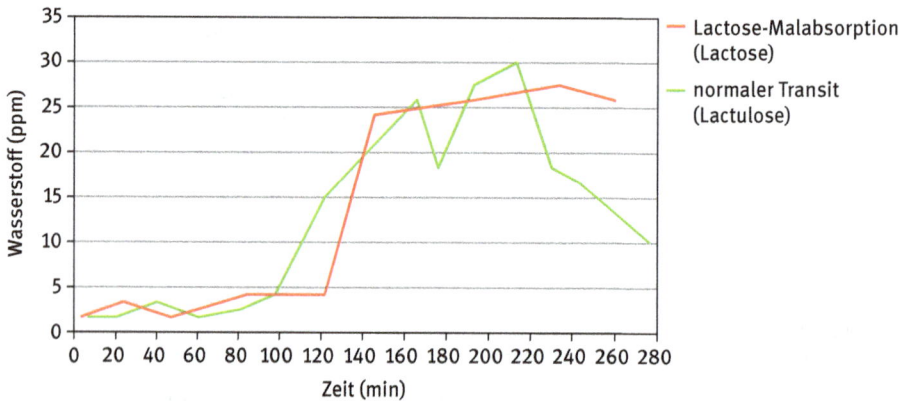

Abb. 6.6: Ergebnisse des Wasserstoffatemtests bei Lactosemalabsorption und -messung des orozökalen Transits. Der Anstieg der Wasserstoffkonzentration nach oraler Gabe von 50 g Lactose entspricht der orozökalen Transitzeit nach Einnahme von 10 g Lactulose.

6.6.4 Motilitätsmessungen im Magen und Dünndarm

Motilitätsuntersuchungen des Magens werden in der Klinik selten durchgeführt. Wichtige Fragestellungen sind die Beurteilung der antroduodenalen Koordination zwischen Antrum- und Pylorus- bzw. Duodenalkontraktionen bei unklaren Magenentleerungsstörungen. Hierbei wird der Manometriekatheter röntgenologisch kontrolliert mit seinen Messpunkten im Magenantrum und Duodenum positioniert. Die

Motilität wird im Nüchternzustand und postprandial nach Gabe einer Standardmahlzeit gemessen. Das interdigestive Muster besteht aus 3 zyklischen Phasen, die als Migrierender Motorkomplex (MMC) beschrieben sind (Phase I: motorische Ruhe, Phase II: intermittierende nicht gerichtete Kontraktionen, Phase III: intensive propulsive Motorik). Das postprandiale Motilitätsmuster ersetzt die interdigestive Motilität und besteht aus regulären Antrum- und Duodenalkontraktionen. Bei der Gastroparese finden sich häufig gestörte Kontraktionsfrequenzen bzw. -amplituden, ein Pylorospasmus oder eine irreguläre antroduodenale Motilität.

Magenentleerung

Der gastroskopische Nachweis von Nahrungsresten nach einer achtstündigen Nüchternperiode beweist eine Magenentleerungsstörung, da der Magen bei normaler Funktion nach zwei Stunden entleert sein sollte. Neben dem Einsatz standardisierter und validierter Fragebögen (*Gastroparesis Cardinal Symptom Index*: GCSI), haben sich in der klinischen Diagnostik Atemtests mit stabilen, nicht radioaktiven Isotopen durchgesetzt. So wird der 13C-Acetat-Atemtest zur Messung flüssiger Mahlzeiten und der 13C-Oktansäure-Atemtest zur Messung fester Mahlzeiten verwandt. Die Daten, die mit diesen Atemtests erhoben werden, korrelieren sehr gut mit der Magenentleerungsszintigraphie, haben aber den Vorteil der einfachen und kostengünstigen Durchführung und der fehlenden Strahlenbelastung. Demgegenüber erlauben die röntgenologische Transitbestimmung mit der Magendarmpassage (MDP) bzw. die Sonographie nur orientierende Aussagen.

Dünndarmtransituntersuchungen

Dünndarmtransituntersuchungen werden in der Klinik überwiegend durch den Lactulose Atemtest durchgeführt. Hierbei wird die sog. orozökale Transitzeit gemessen, d. h. die Zeit, die die Lactulose von der oralen Aufnahme bis zum Erreichen des Zökums mit bakterieller Fermentierung benötigt. Hierbei ist zu berücksichtigen, dass die Messung mit Lactulose im Vergleich zur szintigraphischen Messung durch den osmotischen Effekt zu einer signifikanten Beschleunigung des Dünndarmtransits führt und bei Patienten mit einer bakteriellen Dünndarmfehlbesiedlung unzuverlässig ist.

Bakterielle Dünndarmfehlbesiedlung

Bakterielle Dünndarmfehlbesiedlungen können im Alter durch eine Hypo- bzw. Anazidität des Magens, durch die Einnahme von Protonenpumpenhemmern bzw. Motilitätsstörungen des Magens und des Dünndarms bedingt sein. Führende Symptome sind Dyspepsie, Meteorismus und Stuhlgangveränderungen. Hinweise für eine bakterielle Dünndarmfehlbesiedlung ist eine erhöhte Wasserstoffkonzentration in der Ausatemluft, im Nüchternzustand die durch eine erhöhte Wasserstoffabatmung während eines Atemtest nach Einnahme von Glucose verifiziert werden kann.

6.6.5 Therapie

Das primäre Therapieziel von Motilitätsstörungen des Magens und des Dünndarms ist die Beseitigung von äußeren Ursachen. Hierzu gehört eine ausführliche Medikamentenanalyse, der Ausschluss von Elektrolytstörungen bzw. die Optimierung der Blutzuckereinstellung beim Diabetes mellitus. Beim Diabetiker ist zu berücksichtigen, dass Patienten mit Magenentleerungsverzögerung innerhalb 4 Stunden postprandial weniger Insulin benötigen als Patienten ohne Magenentleerungsstörung.

Eine wesentliche Therapiestrategie bei der Magenentleerungsstörung ist die diätetische Behandlung. Hierbei sollten mehrere kleinere Mahlzeiten über den Tag verteilt eingenommen werden. Es ist zu berücksichtigen, dass ballaststoffreiche bzw. fettreiche Mahlzeiten die Magenentleerung verzögern und daher reduziert werden sollten. Feste Nahrung kann durch flüssige Nahrung ersetzt werden. Eine Gewichtsreduktion ist bei Übergewicht anzustreben. Zur spezifischen medikamentösen Therapie können Prokinetika (Metoclopramid, Domperidon), Phytotherapeutika (z. B. Iberis amara, Pfefferminz- und Kümmelöl) bzw. Erythromycin eingesetzt werden. Der neue als Koloprokinetikum wirksame 5-HT4-Rezeptoragonist Prucaloprid ist für die Indikation der Gastroparese nicht zugelassen. Eine Injektion von Botulinumtoxin in den Pylorus zur Reduktion des Pylorussphinkters kann in einigen Fällen helfen. In schweren Fällen einer Gastroparese muss eine Gastrostomie bzw. Jejunostomie zur Entlastung bzw. Ernährung angelegt werden. Beim Magenschrittmacher ist zu berücksichtigen, dass überzeugende Studien mit Nachweis einer signifikanten Verbesserung der Magenentleerung fehlen. Die Wirkung der Magenschrittmacher beruht wahrscheinlich eher auf einer Stimulation sensorischer Afferenzen mit Änderung des Empfindens und des Appetitverhaltens als auf einer Beschleunigung der Magenentleerung [53].

Die Therapie der funktionellen Dyspepsie ist schwierig, da sich häufig klinisch kein sicheres pathophysiologisches Korrelat finden lässt. Die Behandlung ist also weiterhin symptomorientiert und symptomatisch. Die nachfolgende Aufzählung zeigt die wesentlichen Therapiestrategien. Es ist zu berücksichtigen, dass nur wenige Patienten mit einer Dyspepsie auf Protonenpumpenhemmer und nur etwa 10 % der *Helicobacter-pylori*-Infizierten auf eine Eradikation ansprechen. Aus diesem Grunde sollte eine langfristige Gabe von Protonenpumpenhemmern vermieden werden. Bei Nachweis von Zuckerunverträglichkeiten sollte eine entsprechende Diät eingehalten und bei einer bakteriellen Dünndarmfehlbesiedlung eine Antibiotikatherapie versucht werden.

Der Einsatz von Antidepressiva sollte beim älteren Menschen kritisch gesehen werden. Die Antidepressiva werden nicht zur Behandlung einer Depression eingesetzt, sondern in niedrigen Dosen zur Anhebung der Empfindungs- und Schmerz-schwellen. Diese Eigenschaft trifft insbesondere für die trizyklischen Antidepressiva zu.

Medikamentöse Therapiestrategien (die Zulassungen sollten beachtet werden) bei der funktionellen Dyspepsie:

- Schmerzen, Brennen, Unbehagen
    - Antazida, Sucralfat, Alginate
    - H2-Blocker
    - Protonenpumpenhemmer
    - Eradikation *H. pylori*
- Völlegefühl
    - Domperidon
    - Metoclopramid
    - Erythromycin
- Meteorismus
    - Allgemeinmaßnahmen
    - Diätetik
    - Stuhlnormalisierung
    - oberflächenaktive Substanzen (Dimethylpolysiloxan)
    - Phytotherapeutika
    - Prokinetika
    - Probiotika
- Psyche (Schmerzschwellenanhebung, Stimmungsaufhellung)
    - Amitriptylin
    - Imipramin
    - Trimipramin
    - Doxepin
    - Johanniskraut
    - Kava Kava
- Bauchschmerzen
    - Butylscopolamin
    - Drofenin
    - Trospiumchlorid
    - Trihexyphenidyl
    - Mebeverin
    - Pfefferminzöl
    - Nitrate
    - trizyklische Antidepressiva (anticholinerger Effekt)

6.7 Gastroösophagealer Reflux

6.7.1 Klinik

Nach der z. Zt. gültigen und dem Update 2021 der S2k-Leitlinie der Deutschen Gesellschaft für Gastroenterologie, Verdauungs- und Stoffwechselkrankheiten [54] empfohlenen Montreal-Klassifikation [55] besteht eine gastroösophageale Refluxkrankheit (GERD), wenn durch Rückfluss von Mageninhalt in die Speiseröhre belästigende Symptome und/oder Läsionen in der Speiseröhre auftreten. Es gibt allerdings keinen Goldstandard für die Diagnose GERD. Konklusive Evidenz für die Diagnose GERD liegt vor, wenn in der endoskopischen Diagnostik eine erosive Refluxläsion LA C oder D oder ein Barrett-Ösophagus (histologisch > 1 cm) oder eine peptische Stenose oder eine pathologische pH-Metrie mit einer Säure-Expositions-Zeit > 6 % vorliegt. GERD umfasst die erosive Refluxösophagitis (ERD) verschiedener Schweregrade (Erosionen, Strikturen, Barrett), die nicht erosive Refluxkrankheit (NERD), den hypersensitiven Ösophagus mit refluxbedingtem Sodbrennen bei nicht erhöhtem Reflux (positiver Symptomenindex), Komplikationen der GERD mit sicheren (Laryngitis, chronischer Husten, Asthma, Zahnerosionen) bzw. unsicheren (Pharyngitis, Sinusitis, idiopathische Lungenfibrose, Otitis media) extraösophagealen Manifestationen bzw. refluxunabhängige funktionelle Refluxbeschwerden. GERD ist die häufigste gastrointestinale Ursache des nicht-kardialen Thoraxschmerzes (NCCP) und wird dann Reflux-Thoraxschmerz-Syndrom genannt [56]. Risikofaktoren für GERD sind u. a. Hiatushernie, Nikotin-, Alkoholabusus, männliches Geschlecht, hoher BMI. GERD ist mit einer Prävalenz von bis zu 15 % in den westlichen Industrieländern und einer zunehmenden Inzidenz eine der häufigsten Erkrankungen und verursacht durch direkte und indirekte Kosten eine hohe sozioökonomische Belastung. GERD manifestiert sich in über 50 % als NERD. Hierbei korreliert klinisch weder das Vorhandensein bzw. die Schwere der Entzündung mit dem Ausmaß der Beschwerden, der Beeinträchtigung der Lebensqualität, dem Ansprechen auf Protonenpumpenhemmer-(PPI) Therapie bzw. nachweisbaren anderen Empfindlichkeiten gegen Säureexposition. Es ist wichtig zu wissen, dass eine Abnahme der viszeralen Sensorik im Alter möglich ist. So konnte z. B. eine altersbezogene verminderte Säureperzeption in der Speiseröhre, wahrscheinlich durch Schädigung sensorischer Afferenzen, nachgewiesen werden, was für die Refluxerkrankung im Alter von Bedeutung sein kann [57].

6.7.2 Motilitätsstörungen

Die gastroösophageale Refluxkrankheit (GERD) ist eine Motilitätsstörung, die wesentlich durch eine geschwächte Barrierefunktion des unteren Ösophagussphinkters, eine verminderte Clearance-Leistung der Speiseröhre bzw. eine verzögerte Magenentleerung bestimmt wird [56]. Als zusätzlicher Pathomechanismus werden ebenfalls schluckaktunabhängige Relaxationen des unteren Ösophagussphinkters (TLESR) mit Reflux angesehen. Nach heutiger Interpretation steht die „two hit" Theorie im Vordergrund. Während physiologisch die nervalregulierte gleichzeitige Relaxation des extrinsischen diaphragmalen Sphinkters und des intrinsischen unteren Ösophagussphinkters durch die transienten unteren Ösophagussphinkterrelaxationen (TLESR) zum normalen Luftaufstoßen führt, ist die Schädigung des extrinsischen diaphragmalen Sphinkters, etwa durch eine Hiatushernie, wesentliche Voraussetzung für einen pathologischen Reflux beim Schlucken oder Pressen während der Relaxation des unteren Ösophagussphinkters [58,59].

6.7.3 Diagnostik

Die Abb. 6.7 zeigt den z. Zt. gültigen diagnostischen Algorithmus [54,56]. Die effektive Diagnostik von GERD beruht entscheidend auf einer differenzierten Anamnese der Symptome und Medikamenteneinnahme. So sollte nach typischen Refluxsymptomen wie Sodbrennen („heartburn"), d. h. ein brennendes Gefühl hinter dem Brustbein, Brennen im Rachen, saures oder nicht saures Aufstoßen bzw. Regurgitation, d. h. das passive Zurücklaufen von Mageninhalt, gefragt werden (Tab. 6.5). Hierbei gelten retrosternale Schmerzen, Schluckbeschwerden, (Dysphagie) schmerzhaftes Schlucken

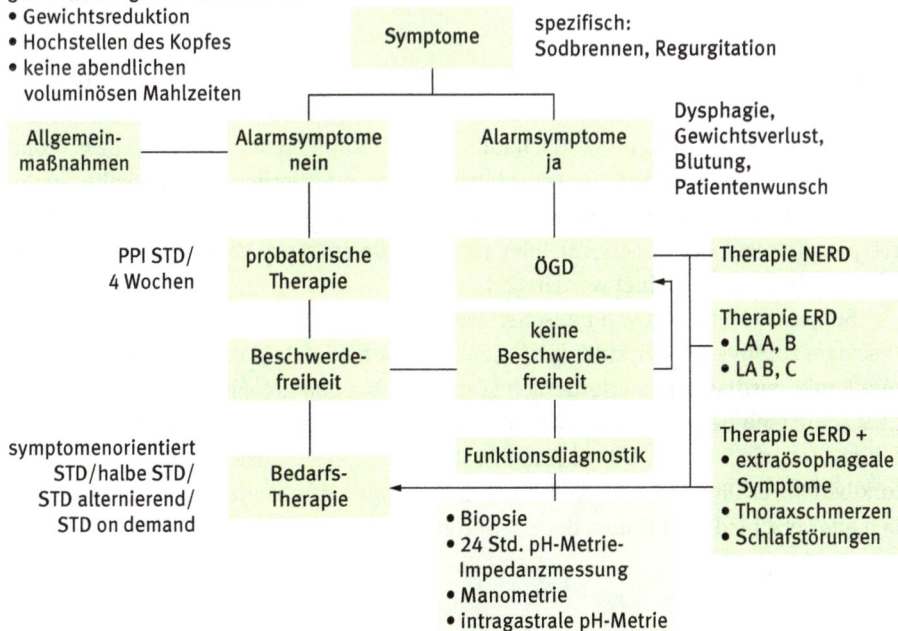

Abb. 6.7: Diagnostischer Algorithmus der Refluxkrankheit.

(Odynophagie), Reizhusten, vermehrtes Räuspern, Heiserkeit, Reizhusten bzw. Asthmaanfälle nicht als typisch, können aber mit GERD assoziiert sein. Refluxfördernde Medikamente sind Kalziumantagonisten, Nitropräparate, Theophylline und Aminophylline, Anticholinergika, beta-adrenerge Agonisten, Benzodiazepine, pfefferminzhaltige Präparate und Östrogenpräparate zur postmenopausalen Hormontherapie.

Tab. 6.5: Typische und nicht-typische Refluxbeschwerden.

typische Refluxsymptome	– Sodbrennen
	– Brennen im Rachen
	– Aufstoßen
	– Regurgitation
nicht-typische Refluxsymptome	– retrosternale Schmerzen
	– Dysphagie
	– Odynophagie
	– Reizhusten
	– vermehrtes Räuspern
	– Heiserkeit
	– Asthmaanfälle
mögliche extraösophageale Refluxsymptomatik	– typische Refluxsymptome und chronischer Husten
	– Asthma
	– Laryngitis
	– dentale Erosionen

Bei Alarmsymptomen, bei atypischen Beschwerden oder bei länger andauernden Beschwerden über mehrere Jahre ist eine weitere Diagnostik durch Ösophagogastroduodenoskopie mit Biopsien, hochauflösender Ösophagusmanometrie bzw. kombinierter 24-Stunden-pH-Metrie-Impedanzmessung erforderlich. Hierbei sollte endoskopisch auch auf im klinischen Alltag häufig übersehenen Magenschleimhautheterotypien („inlet" oder „cervical inlet patch"), die in etwa 10 % der Endoskopien nachweisbar sind, geachtet werden [29].

Bei einem Nachweis von typischen Refluxbeschwerden und endoskopischer ERD (fleckige, streifige oder zirkulär konfluierende Epitheldefekte) ist zunächst keine weitere Funktionsdiagnostik erforderlich (Tab. 6.6). Bei endoskopischem Nachweis von ERD sollte eine Beschreibung nach der Los Angeles-Klassifikation bzw. weiterer Auffälligkeiten wie Stenose, Ulkus, Schatzki-Ring, Metaplasien bzw. Hiatushernie im Befundbericht erfolgen. Bei V. a. eosinophiler Ösophagitis sollten 6 Schleimhautproben aus verschiedenen Höhen der Speiseröhre entnommen werden.

Tab. 6.6: GERD und Indikationen für Therapie, Endoskopie (bei V. a. eosinophile Ösophagitis 6 Ösophagusbiopsien) und Funktionsdiagnostik (24 Stunden-pH-Metrie-Impedanzmessung, hochauflösende Ösophagusmanometrie).

Symptome und Szenarien	Diagnostik
typische Refluxbeschwerden und fehlenden Alarmsymptomen	empirische Therapie PPI-Standarddosis oder z. B. H2-Rezeptorantagonisten, Alginate, Antazida, keine ÖGD und Funktionsdiagnostik
langanhaltende (> 1 Jahr) typische Refluxbeschwerden	ÖGD und Funktionsdiagnostik
unkomplizierte GERD (NERD, Refluxösophagitis Los Angeles Grad A/B)	ÖGD, Funktionsdiagnostik an den Symptomen ausgerichtetes langfristiges medikamentöses Management, keine Übertherapie
komplizierte GERD (Refluxösophagitis Grad C/D, peptische Striktur)	ÖGD, eventuell Funktionsdiagnostik PPI-Dauertherapie
atypische Refluxbeschwerden	ÖGD, Funktionsdiagnostik
Reflux-Thoraxschmerz-Syndrom	ÖGD, Funktionsdiagnostik PPI in doppelter Standarddosis für 8 Wochen
GERD und Schlafstörungen	ÖGD, Funktionsdiagnostik PPI und/oder Alginat zur Nacht
GERD und extraösophageale Symptome	ÖGD, Funktionsdiagnostik PPI-Therapie in doppelter Standarddosis für 12 Wochen, ÖGD, Funktionsdiagnostik
Unzureichendes/fehlendes Ansprechen auf 8-wöchige Therapie mit PPI, nach PPI-Wechsel, nach 8-wöchiger Dosisverdopplung, nach Kombinationstherapie mit einem anderen Wirkprinzip	ÖGD, Funktionsdiagnostik
Alarmsymptome	ÖGD

Bei unsicherer Kausalität zwischen Reflux und Symptomen (fehlendes bzw. unzureichendes Ansprechen auf Säurehemmung, atypische bzw. extraösophageale Symptomatik) sollte zur weiteren Diagnostik die kombinierte 24-Stunden-pH-Metrie-Impedanzmessung nach einwöchiger Beendigung der Säurehemmung eingesetzt werden (Tab. 6.6). Diese Untersuchungen weisen eine hohe Sensitivität und Spezifität auf. Hierbei können saure (pH < 4) Refluxereignisse zeitlich mit dem Auftreten von Symptomen korreliert werden. Hierzu steht die Symptomenassoziation (Symptomenindex) bzw. die Symptomen-Assoziationswahrscheinlichkeit (SAP) zur Verfügung. Die Kombination mit der Impedanzmessung erlaubt zusätzlich die Registrierung von schwach sauren (pH > 4 < 7), nicht sauren (pH > 7) Refluxereignissen bzw. prograden und retrograden Luft- und Flüssigkeitsbewegungen, wodurch die Sensitivität der Methode weiter gesteigert werden kann. Hierdurch ist auch eine Differenzierung zwischen vorhandener bzw. fehlender Refluxkausalität, hypersensitivem Ösophagus bzw. funktionellem Sodbrennen möglich. Eine Messung unter Säurehemmung kann auf eine unzureichende Säurehemmung hinweisen und ermöglicht im Einzelfall eine Anpassung der PPI-Therapie. Die Impedanzmessung kann zusammen mit der Ösophagusmanometrie zum Nachweis einer Transportstörung und verminderten Clearance-Funktion der Speiseröhre genutzt werden.

Die hochauflösende Ösophagusmanometrie kann entscheidende Informationen zur Differentialdiagnose von GERD, der Dysphagie, des unklaren Brustschmerzes bzw. wichtige präoperative Informationen (u. a. Lage und Funktion des unteren Ösophagussphinkters, ösophageale Clearance-Funktion, Motilitätsstörungen) liefern und soll bei der Refluxdiagnostik eingesetzt werden. Sie wird daher wie die 24-Stunden-pH-Metrie-Impedanzmessung auch präoperativ gefordert.

Zur Detektion eines extraösophagealen bzw. laryngoösophagealen Reflux ist die Kombination mit einer oropharyngealen pH-Metrie möglich. Hierdurch können im Einzelfall extraösophageale Refluxsymptome (u. a. Globus, Heiserkeit) weiter abgeklärt werden, die Korrelation zur Klinik ist aber fraglich [29,60]. Die Messung des duodenogastroösophagealen Refluxes bzw. die Szintigraphie und die Röntgenuntersuchung werden aufgrund ihrer niedrigen Empfindlichkeit nicht empfohlen. Eine Helicobacter pylori Diagnostik kann bei GERD durchgeführt werden, wenn hieraus therapeutische Konsequenzen für die Eradikation gezogen werden können. Bei positiver Diagnostik sollte die Indikation zur Eradikation unabhängig von der GERD gestellt werden.

6.7.4 Therapie

Nach Sicherung von GERD als Symptomenursache sollten die Ziele einer modernen Antireflux-Therapie erfüllt werden (Tab. 6.6). Diese sind die Symptomenkontrolle mit Verbesserung der Lebensqualität, die Abheilung der Läsionen bzw. die Verhinderung von Komplikationen der GERD (z. B. Blutung, Stenose, Karzinom). Da die GERD eine Motilitätsstörung (gestörte Barriere, verminderte Ösophagus-Clearance, Magenentleerungsstörung) ist, ist die Säurehemmung eine symptomatische Therapie. Für die Notwendigkeit einer vollständigen Abheilung der Schleimhautläsionen bzw. für eine endoskopische Remission sind in der Literatur keine Belege (erhöhte Rezidivrate, klinisch relevante Karzinomentwicklung) verfügbar. Ganz im Gegenteil ist bei der überwiegenden Mehrheit der Patienten langfristig keine Progression der Erkrankung zu beobachten. Unklar ist auch, ob beim Barrett-Ösophagus die Entwicklung eines Barrett-Karzinoms durch eine medikamentöse oder chirurgische Refluxtherapie vermindert werden kann [54,56].

Bei der GERD-Therapie sollten zunächst Allgemeinmaßnahmen wie Gewichtsreduktion, Vermeidung von individuell unverträglichen Nahrungsmitteln und Getränken, Hochstellen des Bettkopfendes bzw. Kopfkissen, Mahlzeiten kurz vor dem zu Bett gehen, voluminöse Mahlzeiten) vermittelt werden. Ihre Wirkung ist allerdings limitiert. Bei der medikamentösen Behandlung der GERD ist zu berücksichtigen, dass auch bei der Behandlung der GERD ein deutlicher Placeboeffekt besteht und das Absetzen der PPI durch eine vermehrte Säurebildung („Acid-Säure-Rebound") Beschwerden verursachen kann. So entwickeln gesunde Probanden ohne Refluxbeschwerden unter einer PPI-Therapie nach Absetzen der PPI signifikant häufiger Sodbrennen, saures Aufstoßen oder Dyspepsie [61–63]. Dies kann dazu führen, die begonnene PPI-Therapie beizubehalten. Aus diesem Grund kann eine graduelle Dosisreduktion zur Vermeidung eines symptomatischen Säurerebounds erfolgen. Für die PPI-Therapie ergeben sich unterschiedliche Szenarien (Tab. 6.6).

6.7.4.1 Typische Refluxbeschwerden und unbekannte Endoskopie
Eine empirische PPI-Behandlung kann in einfacher Standarddosis über 4 Wochen versucht werden. Bei Therapieansprechen ist diese empirische Therapie für die Diagnose GERD ausreichend (s. o.), sodass keine weitere Diagnostik notwendig ist. Im Verlauf kann der PPI auf die halbe Dosis reduziert, intermittierend bzw. bei Bedarf eingenommen werden. Bei unzureichendem Ansprechen bzw. Bedarf einer hohen Langzeitdosis sollte eine weiterführende Diagnostik (Endoskopie, Funktionsdiagnostik) durchgeführt werden (s. o.).

6.7.4.2 Typische Refluxbeschwerden und NERD bzw. leichte Refluxösophagitis (Los Angeles A, B)
Die Therapie sollte ein an den Symptomen ausgerichtetes langfristiges medikamentöses Management mit Vermeidung einer Übertherapie beinhalten. Andere Medikamente (H_2-Rezeptorantagonisten, Antazida) können eingesetzt werden. Alginate, die aus Alginsäure kombiniert mit $NaHCO_3$ und $CaCO_3$ bestehen, bilden ein Gel, das oben auf dem Mageninhalt lokalisiert als Barriere für zurückfließenden Mageninhalt wirkt („acid pocket"). Bei Ansprechen kann eine Bedarfstherapie mit einem PPI oder niederpotenten Medikamenten angeschlossen werden. Bei schubweisem Verlauf kann die initiale erfolgreiche Therapie wiederholt werden (intermittierende Therapie). Eine Operation ist bei nicht objektiviertem Reflux und fehlender Refluxkausalität (Funktionsdiagnostik) nicht indiziert.

6.7.4.3 Schwere Refluxösophagitis (Los Angeles C, D)
Eine schwere Refluxösophagitis sollte mit einer Dauertherapie mit PPI in Standarddosis behandelt werden. Hiernach sollte eine PPI-Langzeittherapie mit schrittweiser

Dosisreduktion angeschlossen werden. Bei langfristiger Remission kann nach einem Jahr ein Auslassversuch durchgeführt werden.

6.7.4.4 Refluxbedingte Thoraxschmerzen (Reflux-Thoraxschmerz-Syndrom)

Patienten mit refluxbedingten Thoraxschmerzen sollten über 8 Wochen mit der doppelten Standarddosis eines PPI behandelt werden. Es ist zu berücksichtigen, dass auch Patienten mit einer koronaren Herzerkrankung auf PPI ansprechen können, sodass diese immer ausgeschlossen werden muss. Eine schrittweise Reduktion der PPI kann im Verlauf versucht werden.

6.7.4.5 Refluxbedingte Schlafstörungen

Schlafstörungen können durch nächtlichen Reflux ausgelöst werden, wobei Schlafmittel (Zolpidem) einen vermehrten Reflux induzieren können. Bei GERD und Schlafstörungen sollte ein Therapieversuch mit einem PPI in Standarddosis bzw. ein Alginat zur Nacht durchgeführt werden. Die Therapie kann bei Erfolg als Langzeittherapie weitergeführt werden.

6.7.4.6 Therapieversagen

Als Therapieversagen bei Patienten mit NERD gilt die unzureichende oder fehlende Symptomenlinderung auf eine 8-wöchige Therapie mit PPI, auf einen PPI-Wechsel, nach einer 8-wöchigen Dosisverdopplung, nach einer Kombinationstherapie mit einem anderen Wirkprinzip. Bei Beschwerdepersistenz sollte eine Ösophagogastroduodenoskopie mit Biopsien aus Duodenum, Magen und Ösophagus und eine 24h-pH-Metrie-Impedanzmessung und eine hochauflösende Ösophagusmanometrie erfolgen. Bei hypersensitivem Ösophagus oder funktionellem Sodbrennen können Trizyklische Antidepressiva (TAD) und Serotoninwiederaufnahmehemmer (SSRI) allein oder in Kombination mit einem PPI versucht werden. Bei schwerer Refluxösophagitis sollte die Adhärenz überprüft und die Therapie anhand der Untersuchungsergebnisse optimiert werden.

6.7.4.7 PPI und Nebenwirkungen

Durch ihren exzellenten säurehemmenden Effekt gehören PPIs weltweit und auch in Deutschland zu den am häufigsten verordneten Medikamenten. Dieser enorme Anstieg an Verordnungen wird wesentlich durch die unkritische Verabreichung von PPI in Krankenhäusern, ihre Weiterverordnung nach Krankenhausentlassung, durch zu hohe Dosierungen in der Langzeittherapie bzw. ihre Gabe bei funktionellen Abdominal- und Lifestyle-bedingten Beschwerden bedingt [64]. Dieser unkritische Langzeiteinsatz von PPIs hat neben den hieraus resultierenden ökonomischen Belastungen im Gesundheitswesen dazu geführt, dass zunehmend auch potenzielle Nebenwirkungen der PPIs in den Blickpunkt der Diskussion gelangen. Hierbei zeigen Beobachtungsstudien ein leicht erhöhtes Risiko für bakterielle Infektionen der Atemwege und des Verdauungstraktes (insbesondere Clostridium difficile), eine bakterielle Fehlbesiedlung des Dünndarms, Wirbelkörper- und Schenkelhalsfrakturen, Resorptionsstörungen (Vitamin B12), eine Hypomagnesiämie, Interaktionen mit anderen Medikamenten und eine beschleunigte Atrophieentwicklung einer unbehandelten Helicobacter pylori-Gastritis angenommen werden. Wichtig erscheint, dass Patienten mit fortgeschrittener Leberzirrhose unter einer PPI-Therapie ein deutlich erhöhtes Risiko einer spontan bakteriellen Peritonitis, die die Prognose der Patienten entscheidend verschlechtern kann, aufweisen. Ebenfalls wird bei diesen Patienten über das erhöhte Auftreten eines hepatorenalen Syndroms berichtet [25,64]. Insgesamt gilt nach neueren Analysen die Langzeittherapie mit PPI als sicher [65–67].

6.8 Motilitätsstörungen des Dickdarms und des Anorektums

6.8.1 Klinik

Die chronische Obstipation und die Stuhlinkontinenz gehören zu den häufigsten Beschwerden in der Allgemeinbevölkerung und nehmen mit dem Alter zu [7,26]. Hierbei finden sich auch im Dickdarm altersbezogene Veränderungen, wobei praktisch alle Bereiche wie Muskulatur, Bindegewebe, Elastin, Schrittmacherzellen (interstitielle Zellen von Cajal, ICC), Neurone im myenterischen und submukösen Nervenplexus betroffen sind [68]. So konnte in mehreren Studien eine Abnahme der für die Stuhlpropulsion wichtigen hochamplitudigen Powerkontraktionen, eine altersbezogene Verminderung des Analsphinkterruhe- bzw. kneifdrucks, eine verminderte rektale Compliance bzw. Perzeption und eine vermehrte Beckenbodensenkung beobachtet werden [69,70]. Es ist hierbei zu berücksichtigen, dass die normale Stuhlfrequenz einer großen Schwankungsbreite unterliegt und Patienten auch bei formal normaler Stuhlfrequenz ein Verstopfungsgefühl durch eine erschwerte Stuhlentleerung mit der Notwendigkeit des Pressens entwickeln können. Mit der chronischen Obstipation sind häufig weitere Symptome, wie u. a. die Stuhlinkontinenz verbunden. Die Stuhlinkontinenz ist ein individuelles und tabuisiertes Leiden. So berichten nur etwa 50 % der Patienten beim ersten Arztbesuch über dieses Symptom und viele Ärzte kennen diese Symptomatik ihrer Patienten nicht. Nach diesem Symptom muss also gezielt gefragt werden. Durch eine genaue Anamnese, klinische Untersuchung, die Bestimmung der oroanalen Transitzeit (Hinton-Test) bzw. eine anorektale Funktionsdiagnostik kann die chronische Obstipation grundsätzlich in eine Obstipation mit verlangsamter Dickdarmpassage („slow-transit constipation") und eine Obstipation bei anorektaler Entleerungsstörung („outlet obstruction", „obstruktives Defäkationssyndrom", ODS) differenziert werden. Häufig treten beide Formen der Obstipation auch kombiniert auf.

Auch für das Anorektum gilt, dass primäre altersbedingte Veränderungen beim Menschen nicht bewiesen sind. Es wird aber vermutet, dass die Neurodegeneration

Ursache für die beim Menschen im Alter häufig zu findende verlängerte Kolontransit-zeit ist, die zur Obstipation führen kann. Ebenso sind die Kontinenzfunktionen wie Sphinkterruhedruck, Kneifdruck und Rektum-Compliance altersabhängig vermindert [17]. Das Alter gilt für die Stuhlinkontinenz aber nicht als direkter Risikofaktor. Als direkte Risikofaktoren werden vielmehr das weibliche Geschlecht bzw. eine Komorbi-dität mit Reduktion des allgemeinen Gesundheitsstatus und eingeschränkter Mobili-tät angesehen. Als assoziierte Risikofaktoren finden sich u. a. die Unterbringung in Altenheimen, Urininkontinenz, Sondenernährung, Demenz, Schlaganfall, Obstipati-on, Schwangerschaft und Entbindung. Zusätzlich findet sich häufig eine Stuhlinkon-tinenz bei Begleiterkrankungen (Diabetes mellitus, multiple Sklerose, M. Parkinson, Kollagenosen, Amyloidose). Eine Stuhlinkontinenz bei Durchfall sollte hierbei immer zur Abklärung infektiöser Ursachen führen. Dies bedeutet, dass auch beim älteren Menschen eine Basisuntersuchung mit ausführlicher Eigen- bzw. Fremdanamnese, Medikamentenerfassung und eine körperliche Untersuchung mit Inspektion und Austastung des Anorektums durchgeführt werden sollte. Im Einzelfall ist auch beim älteren Menschen eine weiterführende anorektale Funktionsdiagnostik angebracht.

6.8.2 Motilitätsstörungen

6.8.2.1 Die Slow Transit Constipation (STC)

Die STC ist charakterisiert durch eine dominierende Verzögerung des Kolontransits mit Ausbildung einer Verstopfung. Zu berücksichtigen ist, dass eine Passageverzöge-rung des Kolons auch sekundär bei einer Stuhlentleerungsstörung (s. u.) auftreten kann und dass sich die chronische funktionelle Obstipation und das obstipations-dominante Reizdarmsyndrom in etwa 80 % der Fälle überlappen und klinisch schlecht differenziert werden können. Nach heutigen Vorstellungen ist die chro-nische Obstipation häufig die Folge von sensormotorischen Veränderungen der Darmwand [71–75]. Diese können sekundär im Rahmen von Systemerkrankungen und primär durch eine enterische neuromuskuläre Störung der Darmwand auftreten. So kann die chronische Obstipation mit Veränderungen der intestinalen Schritt-macherzellen (interstitielle Cajal-Zellen, ICC) sowie mit enterischen Neuropathien und/oder Myopathien vorkommen. Einzelne oder kombinierte Beeinträchtigungen dieser Strukturen können zu intestinalen Funktionsstörungen führen. Diese Verände-rungen werden in der aktuellen „London Klassifikation" als sog. gastrointestinale neuromuskuläre Pathologien (GINMP) zusammengefasst und in die Formen „enteri-sche Neuropathien", „enterische Myopathien" und „Veränderungen der ICC" einge-teilt [76]. GINMP sind in der Regel nur bei schweren Formen der Obstipation nach-weisbar und zeigen unterschiedliche Ausprägungen. So wurden bei Patienten mit chronischer Obstipation Hypoganglionosen des Plexus myentericus, eine degenerati-ve Neuropathie, intestinale neuronale Dysplasien, eine enterische Ganglionitis bzw. ein veränderter Neurotransmitterstatus beschrieben. Größte Übereinstimmung mit der *slow Transit Constipation* stellt hierbei die Hypoganglionose des Plexus myentericus dar. Bei Patienten mit chronischer Obstipation wurden des weiteren Formen einer enterischen Myopathie, degenerative Fibrosierungen, enterische Leiomyositiden, amphophile Einschlusskörperchen, Myofilament-Verluste bzw. eine atrophe Desmosis coli charakterisiert. Nach Studienlage stellt jedoch keiner dieser histopathologischen Phänotypen einen konsistenten Befund dar. Bei Patienten mit STC wurde mehrheitlich eine signifikante Abnahme der ICC (< 50 % der Norm) beobachtet. Allerdings bleibt unklar, ob der Verlust von ICC ursächlich zur Entwicklung einer chronischen Obstipation beiträgt oder lediglich Folge der verlangsamten Darmpassage ist. Während die Stuhlentleerungsstörung in der Regel anhand funktioneller (z. B. Beckenbodendyssynergie) oder morphologischer (z. B. Beckenbodensenkung, rektoanaler Prolaps) Veränderungen dargestellt werden kann (s. u.), ist die Pathophysiologie der Passagestörung in der Klinik naturgemäß schwieriger zu fassen, da hierzu tiefe submuköse Biopsien bzw. Vollwandbiopsate notwendig sind.

6.8.2.2 Anorektale Funktionsstörungen (Beckenbodendyssynergie, Anismus, Beckenbodenspastik, Beckenbodenschwäche)

Als Beckenbodendyssynergie gilt die erschwerte oder fehlende Stuhlentleerung bei Ausschluss eines mechanischen Entleerungshindernisses. Sie beruht auf einer unzureichenden Koordination zwischen intrarektaler Druckerhöhung und Relaxation des Sphinkterapparates. Dies führt einerseits zur fehlenden Relaxation oder paradoxen Anspannung des internen und externen M. sphincter ani und des M. puborectalis. Hieraus resultiert eine unzureichende Aufrichtung und Begradigung des rektoanalen Winkels sowie unzureichende Verkürzung und Öffnung des funktionellen Analkanals. Darüber hinaus kann der intrarektale Druckanstieg durch den insuffizienten Einsatz der Bauchpresse zu niedrig sein. Im Gegensatz hierzu finden sich beim Anismus unwillkürliche spontane Kontraktionen des Sphinkterapparates bzw. bei der Beckenbodenspastik unwillkürlich reizgetriggerte Kontraktionen durch extrapyramidale Schädigungen bzw. Läsionen des ersten Motorneurons. Die klinisch häufigsten Ursachen von anorektalen Entleerungsstörungen sind die Beckenbodensenkung mit rektoanalem Schleimhautprolaps bzw. seltener extraluminale Obstruktionen (Enterozele, Cul-de-Sac-Syndrom). Hierfür sind in der Regel im ersten Schritt keine anorektalen Funktionsuntersuchungen erforderlich. Sie können aber im Verlauf bei unklaren Befunden und ineffektiver Therapie wegweisend sein. Unter der Beckenbodenschwäche wird eine Insuffizienz der Beckenboden- und Sphinkterfunktion verstanden. Sie entsteht in der Regel durch eine Beckenbodensenkung mit distaler Verlagerung der Sphinkterorgane. Hierdurch kann auch eine Schädigung des N. pudendus („descending perineum syndrome") mit Verminderung der Ruhe- und Willkürfunktion auftreten. Bei der Stuhlinkontinenz ist zu berücksichtigen, dass der Musculus sphincter ani internus 70–85 % des Sphinkterruhedrucks, 40 % bei Druckanstiegen und 65 % des reflektorischen Druckanstiegs bei Rektumdehnung bedingt. Für die Willkürfunktion ist der Musculus sphinkter ani externus, der Musculus puborektalis und der rektoanaler Winkel von 90 Grad entscheidend. Für die Feinkontinenz sind die analen Schleimhautfalten und die Hämorrhoidalpolster wichtig, die etwa 10–20 % des Sphinkterruhedrucks bedingen.

6.8.3 Diagnostik

Bei der STC und den anorektalen Funktionsstörungen überlappen sich im klinischen Alltag häufig Diagnostik und Therapie. So finden sich häufig Patienten, die sich beim Arzt vorstellen und bereits Erfahrungen mit verschiedenen Abführmaßnahmen inkl. Laxanzien gesammelt haben. Häufig treten beide Formen der Obstipation auch kombiniert auf. Eine verminderte Stuhlfrequenz ohne Stuhldrang ist ein Zeichen für eine STC, während die Notwendigkeit des Pressens, das Gefühl der unvollständigen Entleerung und harter Stuhl auf eine Stuhlentleerungsstörung hinweisen. Hierbei kann auch beim älteren Menschen eine Koloskopie sinnvoll sein. Abb. 6.8 zeigt einen diagnostischen Algorithmus. Nach der Basisdiagnostik und Differenzierung zwischen Passage- und Entleerungsstörung kann eine probatorische Therapie erfolgen. Bei starken Beschwerden, hohem Leidensdruck, Warnsymptomen bzw. bei mangelndem Ansprechen der Beschwerden auf die probatorische Therapie können weitergehende Funktionsuntersuchungen erfolgen.

Kolontransitstudien mit röntgendichten Markern (modifizierter Hinton-Test), durch die Kolonszintigraphie bzw. die Motilitätskapsel („SmartPill").

Auch beim älteren Menschen kann im Einzelfalle eine differenzierte Funktionsuntersuchung sinnvoll sein. Die Charakterisierung des oroanalen Transits mittels geschluckter Marker (modifizierter Hinton-Test) ist der in der Praxis und Klinik am häufigsten eingesetzte Test. Er erlaubt die objektive Messung der Kolontransitzeit, die normalerweise maximal 68–72 Stunden beträgt. Er bildet Grundlage für die Diagnose einer STC (Abb. 6.9). Es ist zu berücksichtigen, dass etwa 60 % der Patienten mit Stuhlentleerungsstörungen eine sekundäre Verlängerung des Kolontransits entwickeln können. Es sollte deshalb immer auch sorgfältige morphologische und gegebenenfalls eine funktionelle Untersuchung des Anorektums erfolgen. Die digitale Rektumaustastung mit fehlendem Stuhlnachweis kann bei Zeichen einer Stuhlentleerungsstörung mit Markerkonzentration Sigma Hinweis auf eine proximale Passagestörung durch Enterozele oder Sigmaimpression sein.

Eine kürzlich entwickelte und durch die FDA zugelassene drahtlose Motilitätskapsel („SmartPill") misst die Temperatur (25–49° C), den pH (0,05–9,0) und den intraluminalen Druck (0–350 mmHg) im Gastrointestinaltrakt. Nach dem Schlucken wird sie über 3–5 Tage durch den Gastrointestinaltrakt transportiert und die Daten über ein Trägergerät aufgezeichnet und hiernach ausgewertet. Hierdurch können die Gesamtpassagezeit und die Kolonpassagezeit erfasst werden. Vorläufige Untersuchungen zeigen eine befriedigende Übereinstimmung mit dem etablierten Markertest. Verlässliche Daten, die einen Vorteil gegenüber den konventionellen Transit-messungen belegen und die Kosten rechtfertigen, sind aber noch nicht verfügbar [77].

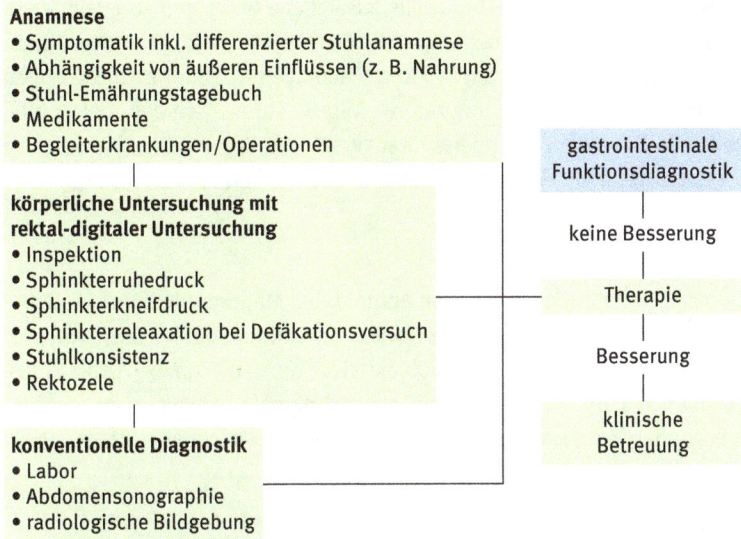

Anamnese
- Symptomatik inkl. differenzierter Stuhlanamnese
- Abhängigkeit von äußeren Einflüssen (z. B. Nahrung)
- Stuhl-Emährungstagebuch
- Medikamente
- Begleiterkrankungen/Operationen

körperliche Untersuchung mit rektal-digitaler Untersuchung
- Inspektion
- Sphinkterruhedruck
- Sphinkterkneifdruck
- Sphinkterreleaxation bei Defäkationsversuch
- Stuhlkonsistenz
- Rektozele

konventionelle Diagnostik
- Labor
- Abdomensonographie
- radiologische Bildgebung

gastrointestinale Funktionsdiagnostik
│
keine Besserung
│
Therapie
│
Besserung
│
klinische Betreuung

Abb. 6.8: Basisdiagnostik bei V. a Funktionsstörungen des Anorektums bzw. Kolons.

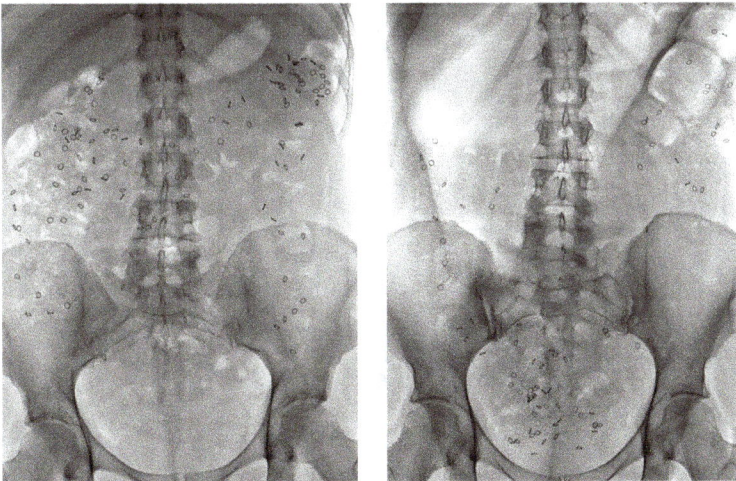

Abb. 6.9: Modifizierter Hinton-Test. Links: diffuse Marketingverteilung als Ausdruck einer „slow transit" Obstipation (STC), rechts: Markerkonzentration im Rektosigmoid als Hinweis auf Stuhl-entleerungsstörung („outlet obstruction").

6.8.3.1 Ballonexpulsionstest

Der Ballonexpulsionstest ist eine einfache Screening-Untersuchung, die die ausgeprägteren Stuhlentleerungsfunktionen global mit hoher Sensitivität und Spezifität erfassen kann. Hierbei wird die Fähigkeit des Patienten untersucht, einen in das Rektum eingeführten wassergefüllten Ballon (meist 50 ml, teils zusätzliche Gewichte) zu evakuieren. Alternativ kann der Ballon auch individuell bis zur Defäkationsschwelle gefüllt und dann entleert oder unter Messung der Zugstärke in Linksseitenlage aus dem Rektum gezogen werden. Normalerweise soll der Ballon innerhalb 1 Minute entleert werden, bei Frauen über 50 Jahre gelten 15 Sekunden als oberer Grenzwert [78]. Der Ballonexpulsionstest kann zeit- und kostensparend mit der anorektalen Manometrie kombiniert werden.

6.8.3.2 Anorektale Manometrie

Mit der konventionellen oder hochauflösenden anorektalen Manometrie können alle relevanten Funktionen der Stuhlentleerung, der Kontinenzfunktion, der Sensorik und der Koordination in Linksseitenlage erfasst und objektiviert werden (Tab. 6.7, Abb. 6.10). Obwohl die wesentlichen Funktionen durch eine rektal-digitale Untersuchung qualitativ erfasst werden können, ist die anorektale Manometrie zur Objektivierung der Para-

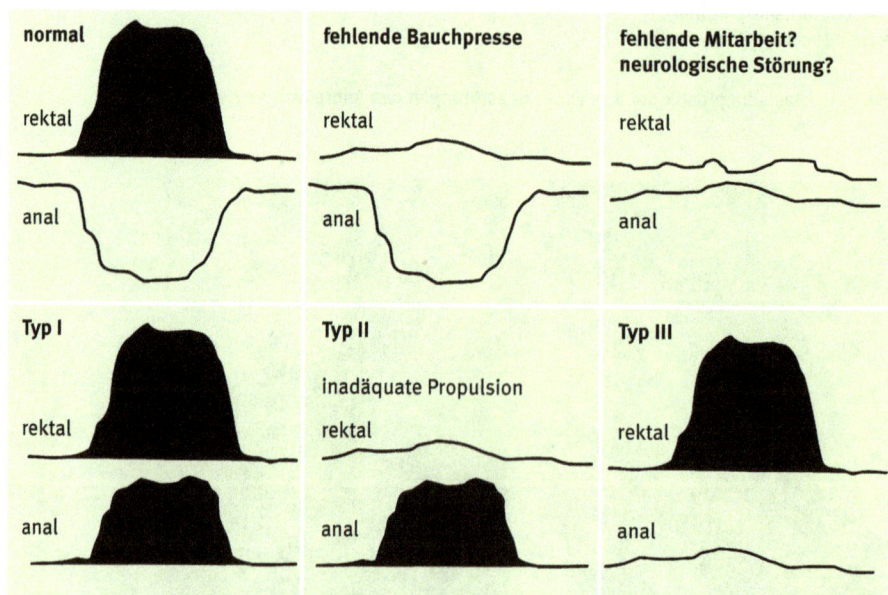

Abb. 6.10: Typische Befunde anorektaler Koordinationsstörungen, modifiziert nach [81]. Normal: Anstieg des rektalen Druckes während Defäkation. Fehlende Bauchpresse: unzureichender oder fehlender Anstieg des rektalen Druckes während der Defäkation. Fehlende Mitarbeit/neurologische Störung: fehlender Anstieg des rektalen Druckes und fehlende Relaxation des Analsphinkters während der Defäkation. Hier liegt eine schwere neurologische Störung (z. B. Querschnittslähmung) oder eine mangelnde Mitarbeit vor. Koordinationsstörungen, Typ I: paradoxer Anstieg des Analsphinkterdruckes während Defäkation, Typ III: fehlende Relaxation des Analsphinkters während Defäkation.

meter vor einer Operationsplanung bzw. bei therapierefraktärer Stuhlinkontinenz sinnvoll [32,34]. Zusätzlich erfasst sie den Anismus und die Beckenbodenspastik (s. o.). Die anorektale Manometrie erlaubt den Ausschluss eines Morbus Hirschsprung (regelrechte Analsphinkterrelaxation während Rektumdehnung) und erfasst eine Beckenbodendyssynergie (fehlenden Relaxation oder paradoxen Anspannung des internen und externen M. *sphincter ani* und des M. *puborectalis* beim Pressen) als Ursache einer schweren Obstipation. Durch die anorektale Manometrie werden in über 60 % weitere diagnostische und therapeutische Maßnahmen beeinflusst [79,80].

Tab. 6.7: Untersuchungsparameter, die durch die konventionelle anorektale Manometrie und den Markertest (modifizierter Hinton-Test) bestimmt werden können.

Funktion	Parameter	Normalwerte
Anatomie	Länge des Analsphinkters	> 20 mm
Motorik	Analsphinkterruhedruck	> 40–50 mmHg
	maximaler Kneifdruck	> 100 mmHg
	Kontraktionsleistung (MW über 10 Sekunden)	> 50 mmHg
	maximaler intrarektaler Druck während Pressens	> 45 mmHg
	Analsphinkterrelaxation während Defäkation	> 20 %
	Analsphinkterrelaxation während rektaler Ballondehnung	qualitativ
	Analsphinkterdruckanstieg während intraabdomineller Druckerhöhung (Husten)	qualitativ, Analsphinkterdruckanstieg > abdomineller Druckanstieg
Sensorik	erste Empfindungsschwelle während rektaler Ballondehnung	30 + 10 ml
	Defäkationsschwelle während rektaler Ballondehnung	80 + 10 ml
	Schmerzschwelle während rektaler Ballondehnung	180 + 20 ml
Compliance	Verhältnis rektaler Ballondruck zu Ballonvolumen	ballonabhängig
Koordination	rektoanaler Hemmungsreflex während intrarektaler Ballondehnung	qualitativ
	Hustenreflex	qualitativ
	Ballonexpulsion	qualitativ
Markertest*	qualitative Beurteilung: STC vs. Stuhlentleerungsstörung	STC: Marker gleichmäßig verteilt Stuhlentleerungsstörung: Markerkonzentration Rektosigmoid
	quantitative Beurteilung	35–70 Stunden
	oroanaler Transit	6 ± 18 Stunden
	Transit rechtes Kolon	8 ± 14 Stunden
	Transit linkes Kolon	

*modifizierter Hinton-Test: Einnahme von 20 röntgendichten Markern/Tag über 6 Tage, Röntgen-Abdomenübersicht am 7. Tag. Transitberechnung: Anzahl der ausgezählten Marker × 1,2 = Transit in Stunden.

6.8.3.3 Kolonmanometrie

Die Motilität des Dickdarms ist komplex und entscheidend für den regelrechten Transport und die Verwertung des Darminhaltes. Hierbei werden im rechten Kolon die Dünndarminhalte gemischt, getrennt, Flüssigkeiten resorbiert und zum linken Kolon weitertransportiert wo der Stuhl weiter eingedickt und zum Rektosigmoid transportiert wird. Das Rektosigmoid fungiert hierbei als sensomotorische Region. Obwohl bei Patienten mit Obstipation viele dieser Motilitätsphänomene gestört sind, hat die Kolonmanometrie in der Klinik praktisch keinen Stellenwert. Die Kolonmanometrie ist eine sehr aufwendige Untersuchung zur meist kombinierten Erfassung der phasischen (Wasserperfusionsmanometrie) und tonischen (Barostat) Motilität. Diese Technik ist für Einzelfälle mit schwerster Symptomatik bei inertem Kolon und fehlender Stuhlentleerungsstörung, insbesondere vor geplanter Kolektomie reserviert.

6.8.4 Therapie

Entgegen früheren Vorstellungen gibt es in der Literatur keine Belege für eine „Autointoxikation" durch Stuhl, eine Laxanziengewöhnung mit vermehrter Darmträgheit, eine laxanzieninduzierte Darmschädigung, eine Schädigung der Darmnerven oder eine „Rebound-Obstipation" nach Absetzen von Laxanzien. Die Melanosis coli ist harmlos, prinzipiell reversibel und Folge einer längeren Einnahme von Anthrachinonen. Ebenfalls sind ein elongiertes Kolon („Dolichokolon") oder eine verminderte Ballaststoffeinnahme in der Regel keine Ursache für eine Obstipation [81,82]. Geschlechtshormone und eine Hypothyreose haben nur einen begrenzten/seltenen Einfluss auf die Stuhlpassage. Obwohl der therapeutische Effekt einer gesteigerten Flüssigkeits- bzw. Ballaststoffzufuhr, vermehrter körperlicher Aktivität oder Gewichtsreduktion auf die Obstipation gering ist, werden sie zunächst im Rahmen der Allgemeinmaßnahmen empfohlen. Hierzu gehört ebenfalls der Hinweis an den Patienten, dass ein über mehrere Tage ausbleibender Stuhlgang ohne Krankheitsrelevanz ist. Es sollte gezielt nach obstipationsauslösenden Medikamenten gefahndet werden [83]. Bei der Auswahl von Ballaststoffen sollte spezielle Aufmerksamkeit auf nichtblähende Präparate (z. B. lösliche Ballaststoffe) gelegt werden. Beim Einsatz von Laxanzien eigen sich zunächst osmotische Laxanzien in Form von nicht resorbierbaren Mono- und Disacchariden (z. B. Lactulose), salinischen Laxanzien und besonders wasserbindenden Polyethylenglycol (PEG). Hierbei ist zu berücksichtigen, dass die Makrogole erst nach mehreren Tagen der Einnahme ihre stuhlfördernde Wirkung erzielen. Schließlich können die stimulierenden Laxanzien (Diphenylethern-Derivate, konjugierte Anthrachinon Derivate) eingesetzt werden. Sie vermindern die Flüssigkeitsresorption, stimulieren die Motilität und die Prostaglandinfreisetzung. Bei regelhaftem Gebrauch sind diese aktiven Laxanzien gute Therapieoptionen für schwere Formen der Obstipation. Die Wirkung von Prokinetika (Prostaglandin-E1-Agonisten

[Misoprostol], Makrolid-Antibiotika, Bethanechol) auf den Dickdarm ist begrenzt. Die Stellung der Probiotika bei der Therapie der Obstipation ist z. Zt. noch unklar.

Therapie (die Zulassungen sollten beachtet werden) der Obstipation („Slow-Transit Constipation"):

- Allgemeinmaßnahmen (Gewichtsreduktion, körperliche Aktivität, Suche nach obstipationsauslösenden Medikamenten)
- Diätetik (Flüssigkeitszufuhr, Ballaststoffe) cave: blähende Ballaststoffe
- Osmotische Laxanzien (nicht resorbierbaren Mono- und Disaccharide, salinische Laxanzien, Polyethylen Glykole)
- Aktive Laxanzien (Diphenylmethan-Derivate, konjugierte Anthrachinone Derivate)
- Prokinetika (Prucaloprid, Resolor®, zugelassen für Frauen mit Obstipation; Prucaloprid ist mittlerweile auch für Männer mit therapierefraktärer Obstipation zugelassen)
- Steigerung der Chloridsekretion (Lubiprostone, Amitiza®, zugelassen in den USA für Obstipations-dominantes IBS, Linaclotid [mittlerweile in Deutschland für das obstipierte Reizdarmsyndrom zugelassen])

In letzter Zeit wurden neue medikamentöse Wirkprinzipien bei der Behandlung der Obstipation untersucht. Zu diesen Präparaten gehören das für das obstipierte Reizdarmsyndrom zugelassene Sekretagogum Linaclotid, das die Chloridsekretion im Kolon durch Aktivierung der Guanylatzyklase erhöht und das Koloprokinetikum Prucaloprid, das die Kolonmotilität über eine selektive Stimulation der 5-HT4-Rezeptoren verstärkt und für obstipierte Männer und Frauen zugelassen ist [84].

Bei Stuhlentleerungsstörungen sollte immer eine Ernährungsberatung mit eventueller Substitution von löslichen Ballaststoffen erfolgen und eine Laktoseintoleranz ausgeschlossen werden. Ziel ist die Konsistenzvermehrung des Stuhls wodurch die Entleerung erleichtert und Inkontinenzepisoden vermindert werden. Bestehen Hinweise auf eine unvollständige Entleerung, Prolaps bzw. Überlaufinkontinenz kann eine sog. Verhaltenstherapie und/oder ein Toilettentraining eingesetzt werden. Hierbei versucht der Patient das Pressen während der Defäkation zu vermeiden und zu definierten Zeiten über die Applikation von Klysmen bzw. Kohlendioxid-bildenden Zäpfchen (Lecicarbon-CO_2-Zäpfchen) den Enddarm vollständig zu entleeren. Sinnvoll ist auch im Einzelfall die Stuhlimpaktierung durch einen Hebe-Senkeinlauf zu beseitigen. Ergänzend kann ein Beckenbodentraining und ein Biofeedback-Training (spastischer Beckenboden) eingesetzt werden. Osmotische Laxanzien (s. o.) können im Einzelfall ebenfalls hilfreich sein.

Therapie (die Zulassungen sollten beachtet werden) anorektaler Funktionsstörungen („Outlet Obstruction", Inkontinenz):

- Allgemeinmaßnahmen/Diätetik
- Verhaltenstherapie
- Beckenbodentraining/Biofeedback/Elektrostimulation

- Toilettentraining (Mikroklysmen/Lecicarbon supp.)
- Stuhlregulierung (lösliche Ballaststoffe/Laxanzien)

Literatur

[1] Statistisches Bundesamt Wiesbaden 2009: Bevölkerung Deutschlands bis 2060. www.destatis. de/kontakt.

[2] Durazzo M, Campion D, Fagoonee S, Pellicano R. Gastrointestinal tract disorders in the elderly. Minerva Med. 2017;108(6):575–591.

[3] Gidwaney NG, Bajpai M, Chokhavatia SS. Gastrointestinal Dysmotility in the Elderly. J Clin Gastroenterol. 2016;50(10):819–827.

[4] Soenen S, Rayner CK, Jones KL, Horowitz M. The ageing gastrointestinal tract. Curr Opin Clin Nutr Metab Care. 2016;19(1):12–18.

[5] Firth M, Prather CM. Gastrointestinal motility problems in the elderly patient. Gastroenterology. 2002;122(6):1688–1700.

[6] O'Mahony D, O'Leary P, Quigley EM. Aging and intestinal motility: a review of factors that affect intestinal motility in the aged. Drugs Aging. 2002;19(7):515–527.

[7] Pilotto A. Aging and the gastrointestinal tract. Ital J Gastroenterol Hepatol. 1999;31(2):137–153).

[8] Arbeitsgruppe Ernährung und Stoffwechsel der Deutschen Gesellschaft für Geriatrie. Dt Ärzteblatt Jg 117, Heft 46, 13, November 2020, B 1902

[9] Schemann M, Frieling T, Enck P. To learn, to remember, to forget-How smart is the gut? Acta Physiol (Oxf). 2019 May 7:e13296. doi: 10.1111/apha.13296. [Epub ahead of print] Review.

[10] Frieling T, Schemann M. Reizdarmsyndrom-Epidemiologie und Pathophysiologie. Coloproctology. 2014;36:181–189.

[11] Drossman DA, Hassler WL. Rome IV – Functional GI Disorders: Disorders of Gut-Brain Interaction. Gastroenterology. 2016;150:1257–1261.

[12] Enck P, Frieling T, Schemann M. Irritable bowel syndrom – disection of a disease. A 13-steps polemic. Z Gastroenterol. 2017;55(7):679–684.

[13] GFK Marktforschung Nürnberg. Die 100 wichtigsten Krankheiten. Woran die Deutschen nach Selbsteinschätzung leiden. Apothekenumschau 1/2006.

[14] Icks A, Haastert B, Enck P, Rathmann W, Giani G. Prevalence of functional bowel disorders and relatetd health care seeking: a population-based study. Z Gastroenterol. 2002;40:177–183.

[15] BARMER Ärztereport 2019, Häuser W, Marschall U, Layer P, Grobe T: The prevalence, comorbidity, management and costs of irritable bowel syndrome—an observational study using routine health insurance data. Dtsch Arztebl Int. 2019;116:463–70. DOI: 10.3238/arztebl.2019.0463.

[16] Goldacre MJ. Demography of aging and the epidemiology of gastrointestinal disorders in the elderly. Best Practice and Research Clinical Gastroenterology. 2009;23:793–804.

[17] Frieling T. Funktionelle gastrointestinale Erkrankungen und Alter. Z Gastroenterol. 2011;49:47–53.

[18] Arbeitsgruppe Ernährung und Stoffwechsel der Deutschen Gesellschaft für Geriatrie. Dt Ärzteblatt Jg 117, Heft 46, 13, November 2020, B 1902.

[19] Frieling T. Viszeraler Schmerz. In: Die Schmerztherapie – Interdisziplinäre Diagnose und Behandlungsstrategien. Hans-Christoph Diener, Christoph Maier (Hrsg.), Elsevier Urban & Fischer München, 4. Auflage 2011, Seite 220–228, ISBN 978-3-437-21542-1.

[20] Wade PR, Hornby PJ. Age-related neurodegenerative changes and how they affect the gut. Sci Aging Knowledge Environ. 2005(12):pe8. doi: 10.1126/sageke.2005.12.pe8.

[21] El-Salhy M, Sandström O. How age changes the content of neuroendocrine peptides in the murine gastrointestinal tract. Gerontology. 1999;45(1):17–22.

[22] Sri Paran T, Rolle U, Puri P. Age-related changes in the myenteric plexus of the porcine bowel. J Pediatr Surg. 2009;44(9):1771–1777.

[23] Mitchel EL, Davis AT, Brass K, et al. Reduced intestinal motility, mucosal barrier function and inflammation in aged monkeys. Nutr Health Aging. 2017;21(4):354–361. doi:10.1007/s12603-016-0725-y.

[24] Mandić P, Lestarević S, Filipović T, Dukić-Macut N, Saranović M. Age-related structural changes in the myenteric nervous plexus ganglion along the anterior wall of the proximal human duodenum–a morphometric analysis. Vojnosanit Pregl. 2013;70(2):177–81.

[25] Hajishafiee M, Bitarafan V, Feinle-Bisset C. Gastrointestinal sensing of meal-related signals in humans, and dysregulations in eating-related disorders. Nutrients. 2019;11:1298; doi:10.3390/nu11061298.

[26] Nagpala R, Mainalia R, Ahmadia S, et al. Gut microbiome and aging: physiological and mechanistic insights. Nutrition and Healthy Aging. 2018;4:267–285.

[27] Chen C-L, Yi C-H, Liu T-T, Orr WC. Altered sensorimotor responses to esophageal acidification in older adults with GERD. Scand J Gastroenterol. 2010;45(10):1150–1155.

[28] Van Kerkhoven LAS, Eikendal T, Laheij RJF, et al. Gastrointestinal symptoms are still common in a general Western population. J Med. 2008;66:16–26.

[29] Frieling T, Kuhlbusch-Zicklam R, Weingardt C, et al. Clinical impact of esophageal function tests and argon plasma coagulation in heterotopic gastric mucosa of the esophagus and extraesophageal reflux symptoms-a prospective study. Z Gastroenterol. 2014;52:101–107.

[30] Achem SR, Devault KR. Dysphagia in aging. J Clin Gastroenterol. 2005;39(5):357–371.

[31] Frieling T. The role of the endoscopist on stroke units. Visceral Medicine. 2016;32(1):53–57. doi: 10.1159/000443656. Epub 2016 Feb.

[32] Grande L, Lacima G, Ros E, et al. Deterioration of esophageal motility with age: a manometric study of 79 healthy subjects. Am J Gastroenterol. 1999;94(7):1795–1801.

[33] Gregersen H, Pedersen J, Drewes AM. Deterioration of muscle function in the human esophagus with age. Dig Dis Sci. 2008;53(12):3065–3070.

[34] Besanko LR, Burgstad CM, Mountifield R, et al. Lower esophageal sphincter relaxation is impaired in older patients with dysphagia. World J Gastroenterol. 2011;17(10):1326–1331.

[35] Besanko LR, Burgstad CM, Cock C, et al. Changes in esophageal and lower esophageal sphincter motility with healthy aging. J Gastrointestin Liver Dis. 2014;23(3):243–248.

[36] Nakato R, Manabe N, Kamada, T, Matsumoto H, Shiotani A. Age-Related Differences in Clinical Characteristics and Esophageal Motility in Patients with Dysphagia. Dysphagia. 2017;32 (3):374–382.

[37] Sonnenberg A. Hospitalization for achalasia in the United States 1997–2006. Dig Dis Sci. 2009;54:1680–1685.

[38] Frieling T. Differential diagnosis "non-cardiac chest pain". Dtsch Med Wochenschr. 2015;140:1166–1172.

[39] Frieling T. Medikamentös induzierte Schäden im Gastrointestinaltrakt. Medikamentös induzierte Schäden in der Speiseröhre. In: Viszeralmedizin, 2015, J. Erckenbrecht, S. Jonas (Hrsg); Seite 639–641. Springer Verlag ISBN 978-3-642-14300-7.

[40] Chen C-L, Yi C-H, Liu T-T, Orr WC. Altered sensorimotor responses to esophageal acidification in older adults with GERD. Scand J Gastroenterol. 2010;45(10):1150–1155.

[41] Lee J, Anggiansah A, Anggiansah R, et al. Effects of age on the gastroesophageal junction, esophageal motility, and reflux disease. Clin Gastroenterol Hepatol. 2007;5(12):1392–1398.

[42] Keller J, Fox MR, Allescher HD, et al. Interpretation und performance of high-resolution esophageal manometry: Recommendations of the German Association of Neurogastroenterology and Motility (DGNM) and the German Association of Gastroenterology, Digestive and Metabolic Diseases (DGVS)]. Z Gastroenterol. 2018;56(11):1378–1408.

[43] Kahrilas PJ, Bredenoord AJ, Fox M, et al. The Chicago Classification of esophageal motility disorders, v3.0. Neurogastroenterol Motil. 2015;27:160–174.

[44] Tack J, Zaninotto G. Therapeutic options in oesophageal dysphagia. Nat Rev Gastroenterol Hepatol. 2015;12:332–341.

[45] Ponds FA, Fockens P, Lei A, et al. Effect of Peroral Endoscopic Myotomy vs Pneumatic Dilation on Symptom Severity and Treatment Outcomes Among Treatment-Naive Patients With Achalasia: A Randomized Clinical Trial. JAMA. 2019;322(2):134–144.

[46] Albers D, Frieling T, Dakkak D, et al. Peroral endoscopic myotomy (POEM) is effective in treatment of noncardiac chest pain caused by hypercontractile esophageal motility disorders: results of the POEM-HYPE-Study. Z Gastroenterol. 2018;56(11):1337–1342.

[47] Frieling T. Clinically relevant effect of G-POEM or GES on gastric emptying – many open questions. Z Gastroenterol. 2020;58(9):895–896.

[48] Madisch A, Andresen V, Enck P, et al. The Diagnosis and Treatment of Functional Dyspepsia. Dtsch Arztebl Int. 2018;115(13):222–232.

[49] Mandić P, Lestarević S, Filipović T, Dukić-Macut N, Saranović M. Age-related structural changes in the myenteric nervous plexus ganglion along the anterior wall of the proximal human duodenum–a morphometric analysis. Vojnosanit Pregl. 2013;70(2):177–81.

[50] Hajishafiee M, Bitarafan V, Feinle-Bisset C. Gastrointestinal sensing of meal-related signals in humans, and dysregulations in eating-related disorders. Nutrients. 2019;11:1298; doi:10.3390/nu11061298.

[51] Tack J, Carbone F, Rotondo A. Gastroparesis. Curr Opin Gastroenterol. 2015;31(6):499–505.

[52] Frieling T, Schindler P, Kuhlbusch-Zicklam R, et al. Krefelder CONTRA – study: conventional peroral esophagogastro-duodenoscopy (EGD) vs. transnasal EGD – a prospective and randomized study with independent evaluation of conscious sedation, endoscopic diameter, and access path. Z Gastroenterol. 2012;50:279–284.

[53] Frieling T. Clinically relevant effect of G-POEM or GES on gastric emptying – many open questions. Z Gastroenterol. 2020;58(9):895–896.

[54] Koop H, et al. S2k-Leitlinie: Gastroösophageale Refluxkrankkheit. Z Gastroenterol. 2014;52:1299–1346. Z. Zt. Update.

[55] Vakil N, van Zanten SV, Kahrilas P, et al. The Montreal definition and classification of gastroesophageal reflux disease: a global evidencebased consensus. Am J Gastroenterol. 2006;101:1900–1920.

[56] Frieling T. Diagnostik und Therapie der gastroösophagealen Refluxerkrankung. Der Gastroenterologe. 2015;10:213–224.

[57] Chen C-L, Yi C-H, Liu T-T, Orr WC. Altered sensorimotor responses to esophageal acidification in older adults with GERD. Scand J Gastroenterol. 2010;45(10):1150–1155.

[58] Tack J, Pandolfino JE. Pathophysiology of Gastroesophageal Reflux Disease. Gastroenterology. 2018;154(2):277–288.

[59] Gyawali CP, Kahrilas PJ, Savarino E, et al. Modern diagnosis of GERD: the Lyon Consensus. Gut. 2018;67(7):1351–1362.

[60] Frieling T, Kuhlbusch-Zicklam R, Weingardt C, et al. Esophageal function tests are not helpful in symptoms suspicious of extraesophageal reflux – a prospective study in 74 patients. Z Gastroenterol. 2016;54(9):1061–8.

[61] Reimer C, Søndergaard B, Hilsted L, Bytzer P. Proton-pump inhibitor therapy induces acid-related symptoms in healthy volunteers after withdrawal of therapy. Gastroenterology. 2009;137:80–87.

[62] McColl KE, Gillen D. Evidence that proton-pump inhibitor therapy induces the symptoms it is used to treat. Gastroenterology. 2009;137:20–22.

[63] Forgacs I, Loganayagam A. Overprescribing proton pump inhibitors. BMJ. 2008;336:2–3.

[64] Frieling T. GERD: Lebenslang PPI. Langzeit-Nebenwirkungen bei einer lebenslangen Einnahme von Protonenpumpenhemmern. J Gastroenterol Hepatol Erk. 2011;9:7–13.

[65] Targownik L. Discontinuing Long-Term PPI Therapy: Why, With Whom, and How? Am J Gastroenterol. 2018 Apr;113(4):519–528. doi: 10.1038/ajg.2018.29. Epub 2018 Mar 20. PMID: 29557943,

[66] Fossmark R, Martinsen TC, Waldum HL. Adverse Effects of Proton Pump Inhibitors-Evidence and Plausibility. Int J Mol Sci. 2019;20(20):5203. doi: 10.3390/ijms20205203

[67] Freedberg DE, Kim LS, Yang YX. The Risks and Benefits of Long-term Use of Proton Pump Inhibitors: Expert Review and Best Practice Advice From the American Gastroenterological Association. Gastroenterology. 2017;152(4):706–715).

[68] Yu SWB, Rao SSC. Anorectal physiology/pathophysiology in the elderly. Clin Geriatr Med. 2014;30(1):95–106.

[69] Di Lorenzo C, Flores AF, Hyman PE. Age-related changes in colon motility. J Pediatr. 1995;127 (4):593–596.

[70] Yu SWB, Rao SSC. Anorectal physiology/pathophysiology in the elderly. Clin Geriatr Med. 2014;30(1):95–106.

[71] Müller-Lissner S. General geriatrics and gastroenterology: constipation and fecal incontinence. Best Prac Res Clin Gastroenterol. 2002;16:115–133.

[72] Keller J, Wedel T, Seid H, et al. S3–Leitlinie der Deutschen Gesellschaft für Verdauungs- und Stoffwechselkrankheiten (DGVS) und der Deutschen Gesellschaft für Neurogastroenterologie und Motilität (DGNM) zu Definition, Pathophysiologie, Diagnostik und Therapie intestinaler Motilitätsstörungen. Z Gastroenterol. 2011;49:374–390.

[73] Pehl C, Enck P, Franke A, et al. Anorectal manometry. Z Gastroenterol. 2007;45:397–417.

[74] Wald A, Bharucha AE, Cosman BC, Whitehead WE. ACG clinical guideline: management of benign anorectal disorders. Am J Gastroenterol. 2014;109:1141–1157.

[75] Andresen V, Enck P, Frieling T, et al. S2k Leitlinie Chronische Obstipation. Z Gastroenterol. 2013;51:651–672.

[76] Knowles CH, De Giorgio R, Kapur RP, et al. The London classification of gastrointestinal neuromuscular pathology (GINMP): report on behalf of the Gastro 2009 International Working Group. Gut. 2010;59:882–887.

[77] Frieling T, Kuhlbusch-Zicklam R. Gastrointestinale Funktionsdiagnostik Anorektum und Kolon. Der Gastroenterologe. 2015;10:439–450.

[78] Bharucha AE, Rao SSC. An update on anorectal disorders for gastroenterologists. Gastroenterology. 2014;146:37–45.

[79] Rao SS, Singh S. Utility of Colonic and Anorectal Manometry in Chronic Constipation. J Clin Gastroenterol. 2010;44:597–609.

[80] Rao SS, Patel RS. How useful are manometric tests of anorectal function in the management of defecation disorders? Am J Gastroenterol. 1997;92:469–475.

[81] Rao SS, Mudipalli RS, Stessman M, Zimmerman B. Investigation of the utility of colorectal function tests and Rome II criteria in dyssynergic defecation (Anismus). Neurogastroenterol Motil. 2004;16:589–961.

[82] Müller-Lissner SA, Kamm MA, Scarpignato C, Wald A. Myth and misconceptions about chronic constipation. Am J Gastroenterol. 2005;100:232–242.

[83] Locke GR, Pemberton JH, Phillips SF. American Gastroenterological Association Medical Position Statement: guidelines on constipation. Gastroenterology. 2000;119:1761–1778.

[84] Frieling T. Funktionsstörungen im Verdauungstrakt und funktionelle Magen-Darm-Erkrankungen. Arzneimitteltherapie. 2017;35(9):308–317.

7 Das hepatobiliäre System

Werner-J. Mayet

7.1 Die Leber im Alter

7.1.1 Einleitung

Altern bedeutet einen multidimensionalen Prozess des Abbaus eines Organismus. Dies betrifft auch die Leber als ein Organ mit vielfältigen Funktionen, wie z. B. Proteinsynthese, Entgiftung und der Produktion von wichtigen verdauungsrelevanten Verbindungen. Bis heute sind allerdings keine spezifischen altersbedingten Lebererkrankungen bekannt. Die Leberfunktion betreffend gibt es derzeit auch keine vereinheitlichten Richtlinien zur Therapie bei Hochbetagten. Analog zu anderen Fachgebieten der Medizin wurden Patienten über 65 Jahre bei bisherigen Studien zur Leberfunktion ausgeschlossen. Entsprechende Studien zur Leitlinienfindung bei Hochbetagten fehlen noch.

Trotz der erstaunlichen bis ins hohe Alter erhaltenen Regenerationsfähigkeit der Leber hat der Alterungsprozess allerdings Einfluss auf den Verlauf und die Prognose von hepatischen Erkrankungen. Der Einfluss des Alters auf die Leber ist noch nicht gänzlich geklärt. Viele der mittlerweile beschriebenen Veränderungen der hepatischen Morphologie und Funktion waren eher qualitativ zu verstehen und in der Vergangenheit nicht unbedingt unter optimalen experimentellen Bedingungen entstanden. Dies hat sich jedoch in den letzten Jahren geändert, so dass im Folgenden ein sowohl pathophysiologisch als auch klinisch relevanter Überblick gegeben werden kann. Die Relevanz dieser Erkenntnisse nimmt mit zunehmendem Einfluss des demographischen Wandels zu.

7.1.2 Altersspezifische Veränderungen der Leber

7.1.2.1 Morphologische Veränderungen

Die am häufigsten beschriebene Veränderung im Alter ist eine Verminderung der Organmasse [1]. Während der ersten drei Lebensdekaden sinkt sie um über 40 % und bleibt im weiteren Verlauf dann relativ stabil [2]. Der Effekt ist trotz einer kompensatorischen Zellhypertrophie bei altersbedingter Reduktion der Hepatozytenzahl nachweisbar [3]. Als „Messmethode" diente bisher meist der Ultraschall. Mit Hilfe der Leberszintigraphie mit radioaktiv-markiertem Galactosyl-Albumin bestimmten Wakabayashi et al. [4] die funktionelle Lebermasse während des Alterungsprozesses. Die Autoren konnten zwar keine Verminderung der Lebermasse nachweisen, aber die Masse der funktionalen Hepatozyten war reduziert. Die Daten basieren auf der Annahme, dass die Menge des gebundenen radioaktiv markierten Liganden proportio-

https://doi.org/10.1515/9783110697650-007

nal zur Zahl der noch funktionalen Hepatozyten ist. Parallel mit dem altersbedingten Abbau des Lebervolumens ist ein *Absinken des hepatischen Blutflusses* zu beobachten [5]. Die Reduktion soll bei 35 % für über 65-Jährige im Vergleich zu 40-Jährigen liegen [6]. Infolge der Kumulation von intrazellulären Abbauprodukten wie z. B. Lipofuszin (möglicherweise als Folge einer geschädigten Proteinsynthese) nimmt die Leber makroskopisch ein dunkles Aussehen an („braune Atrophie") [3]. Ähnliche Veränderungen findet man auch bei Jüngeren mit Malnutrition und Kachexie. Weitere altersbedingte Veränderungen betreffen die Hepatozytenstruktur. Die Anzahl und das Volumen der sog. „dense bodies" (sekundäre Lysosomen, Lipofuszin) steigen [7]. Diese Veränderungen sind möglicherweise ein Hinweis auf einen reduzierten Metabolismus in den Organellen mit der Konsequenz einer *Hepatozytendysfunktion* bzw. gestörter Sekretion und Extraktion. Die Rate der Hepatozyten-Polyploidisierung verläuft während der ersten fünf Lebensdekaden langsam. Im Alter zwischen dem 86. und 92. Lebensjahr nimmt die Geschwindigkeit jedoch rasant zu [8]. Die praktische Relevanz dieser beobachteten Veränderungen ist der mögliche Einfluss auf die Pharmakokinetik von Medikamenten, die im Rahmen der hepatischen Oxidation metabolisiert werden [9].

7.1.2.2 Funktionsänderungen

Die verfügbaren Literaturdaten bezüglich der *Leberfunktionsteste* sind inkonsistent. Insbesondere altersbezogene Veränderungen der Leberfunktion werden durch die gängigen Testsysteme nicht erfasst [10]. Lediglich die Bromsulphthaleinretention wurde schon früh als altersabhängig angesehen [11]. Möglicherweise infolge der reduzierten Muskelmasse fällt der Bilirubinspiegel im Alter ab [12]. Mehrere Autoren beschrieben diese Beobachtung als Indiz eines hepatobiliären Defizits [13]. Untersuchungen an Rattenhepatozyten zeigten als Hinweis auf eine reduzierte hepatobiliäre Sekretion einen altersabhängigen Abfall sowohl der basalen als auch der Taurocholat-stimulierten Bilirubinsekretion [14].

Bei steigender hepatischer *Cholesterinsekretion* fällt die *Gallensäuresynthese* im Alter ab [15]. Ebenso nimmt, begleitet vom Abfall der Low-density-Lipoprotein (LDL)-Rezeptoren der LDL-Cholesterin-Metabolismus ab. Dies führt zu erhöhten Serumcholesterinwerten [16]. Inwieweit eine Steigerung der Cholesterinsättigung, gesteigerte Inzidenz einer Cholelithiasis und der koronaren Herzkrankheit direkte Folgen sind, ist nicht gesichert. Die Kontraktilität der Gallenblase ist im Alter reduziert [17]. Mit zunehmendem Alter nimmt trotz einer Cholesterin-gesättigten Galle die hepatische Clearance des High density Liporoteins (HDL) ab [16]. Ab dem 90. Lebensjahr kann sich dieser Effekt jedoch umkehren [13].

Der allgemeine altersbedingte hepatische Proteinschaden ist mit einem Anstieg von Hydroxylradikalen und Wasserstoffperoxid assoziiert. Mitochondrien sind dabei die Hauptquelle oxidativer Schädigungen [18]. Für die *Pharmakokinetik* eines Medikamentes sind im Einzelnen die vom Alter anscheinend wenig beeinträchtigte Resorption, die Verteilung, der Metabolismus und die Ausscheidung verantwortlich [19]. Als Folge einer im Alter reduzierten Oberfläche des glatten endoplasmatischen Retikulums in Hepatozyten ist u. a. der Phase-1-Drogenmetabolismus beeinträchtigt [7]. In dieser Zellorganelle finden sich viele für die Biotransformation notwendige Enzyme. Phase-1-Reaktionen sind normalerweise durch das Cytochrom-P-450-System katalysiert [20]. Auf der Basis von Tierversuchen wurde lange Zeit angenommen, dass eine reduzierte Medikamenten-Clearance Älterer eine Folge eines beeinträchtigten Cytochrom P-450-abhängigen Metabolismus sei. Eine Studie mit 226 Patienten zeigte einen mit zunehmendem Alter fortschreitenden Aktivitätsabfall für Cytochrom P-450. Dieser Effekt (bis zu 30 %) tritt besonders ab dem 70. Lebensjahr auf [21]. Andere Studien auf der Basis von Untersuchungen mit humanen Hepatozyten bestätigen diese Hypothese jedoch nicht [22]. Eine größere Rolle spielen wohl der Verlust der Lebermasse und der im Alter herabgesetzte hepatische Blutfluss (s. Abb. 7.1) [23].

Ethanol unterliegt zu 75–80 % der Oxidation der Alkoholdehydrogenase im Zytosol und zu 20–25 % dem mikrosomalen Ethanol-oxidierenden System. Das Alter spielt hier eine untergeordnete Rolle [24]. Der im Plasma oder Zytosol lokalisierte Phase-2-Drogenmetabolismus behält im Alter weitgehend die Funktion [25]. Betroffen sind Enzymfunktionen, die Glukuronisierungen, Sulfatierungen sowie Azetat- und Mercaptanbildungen katalysieren [26]. Die Ausscheidung primär renal eliminierter Medikamente ist bei altersbedingter Einschränkung der Nierenfunktion herabgesetzt [27]. Für die Clearance sowohl renal als auch hepatisch eliminierter Medikamente gilt

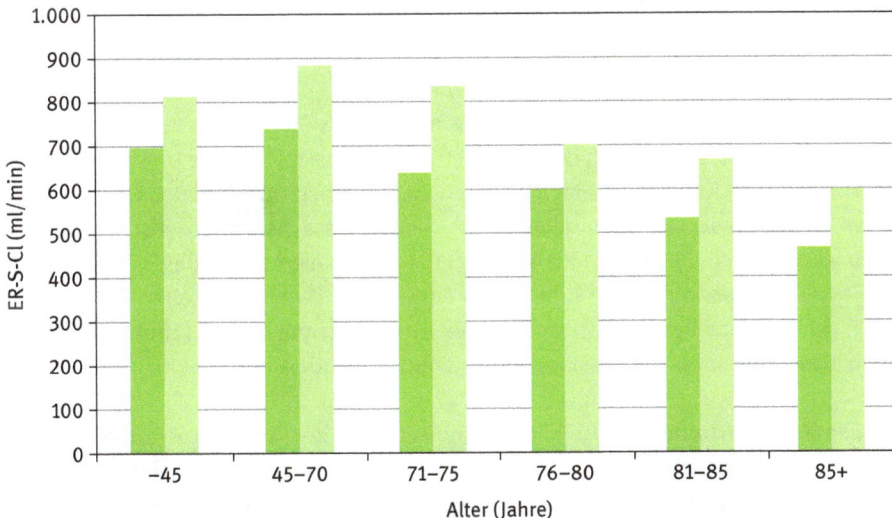

Abb. 7.1: Leberperfusion mittels extrarenaler Sorbitol-Clearance gemessen bei 86 Probanden ohne Lebererkrankung zwischen 40–95 Jahren. Schwarze Säulen: Mittelwerte. Graue Säulen: Standardabweichung (Quelle: Zeeh J, Platt D. The aging liver. Gerontology. 2002;48:121–27).

aber interessanterweise, dass sie im Alter wenig beeinflusst ist: Im Falle einer Niereninsuffizienz wird die hepatische Elimination kompensatorisch verstärkt [28].

Die Daten zur altersbedingten *Verminderung der Albuminsynthese* sind kontrovers. Studien zeigen zwar eine Verminderung der intrazellulären Proteinsynthese aber andererseits auch einen Anstieg des extrazellulären Albumins [29].

Berichte über Anstiege der Aktivität der Serum *Gamma-Glutamyltransferase* und der hepatischen *alkalischen Phosphatase* bei Patienten über 90 Jahren werden in der Literatur noch kontrovers diskutiert [30]. Das Serumbilirubin und die Aminotransferasen bleiben im Alter im Normbereich. Eine Kalorienrestriktion kann die enzymatische Glykolyseaktivität reduzieren [31].

Eine bedeutende altersabhängige Veränderung der Leberfunktion ist der *Verlust der Regenerationsfähigkeit* [32]. Die deutlich herabgesetzte proliferative Antwort der Leber im Alter als Reaktion auf eine partielle Hepatektomie ist schon seit über 50 Jahren bekannt [33]. Diese Befunde konnten seither mehrfach bestätigt werden [34,35]. Nach Teilhepatektomie fand sich bei alten Mäusen ein sehr deutlicher Abfall der Aktivität der DNA-Polymerase. Diese ist ein Schlüsselenzym der DNA-Replikation [34]. Darüber hinaus sind noch weitere Proteine des Zell-Zyklus wie c-fos, c-myc, cdc2 oder FoxM1B gehemmt [36–38]. In vitro-Studien mit alternden humanen Hepatozyten weisen auf eine Telomerverkürzung mit der Folge eines irreversiblen Wachstumsstillstandes bei humanen Fibroblasten hin [39]. Neuere Studien zeigen einen Zusammenhang von einer im Alter reduzierten proliferativen Antwort mit Störungen im Signaltransduktionspathway [40]. Der Verlust der regenerativen Kapazität ist außerdem noch abhängig von der wahrscheinlich epigenetisch bedingten Beeinflussung E2F-abhängiger Promoter [41].

7.1.2.3 Altersabhängige Veränderungen von Nicht-Hepatozyten

Kupffer-Zellen: Kupffer-Zellen differenzieren sich aus Monozyten und sind als Makrophagen an der Innenwand hepatischer Sinusoide beispielsweise für die Elimination von Antigen-Antikörperkomplexen und Endotoxinen zuständig. Im Alter bleibt deren Morphologie praktisch unverändert, jedoch lässt die phagozytische Aktivität nach [42]. Möglicherweise ist eine Konsequenz die gesteigerte Anfälligkeit Älterer, eine Sepsis nach abdominellen Infekten zu entwickeln. Da Kupffer-Zellen die Ausbreitung von Tumorzellen beeinflussen können, wird deren eingeschränkte Funktion auch als Promotor bei der Metastasenentstehung diskutiert [43].

Sinusoidale Endothelzellen: Mit zunehmendem Alter kommt es zu einer Verdickung der Endothelzellen, die mit einem Verlust der Fenestrierung einhergeht [44]. Altersbedingt kommt es weiter zu einer Ferritin-Akkumulation sowie zu einem Abfall der Mg-ATPase- und Glucose-6-Phosphatase-Aktivität [45].

Sternzellen: Die Beteiligung von Sternzellen oder Vitamin-A-speichernden Zellen an der Ätiologie der Leberfibrose wird diskutiert [46]. Im Alter nimmt der hepatische Gehalt von Retinyl-Estern zu. Ob die resultierende Änderung des Vitamin-A Gehaltes die Leberfunktion verändert oder zur Fibroseprogression beiträgt, bleibt jedoch noch unklar.

Zusammenfassend sind bei der alternden Leber einige strukturelle und funktionelle pathologische Veränderungen bekannt, die zu einer Funktionsbeeinträchtigung führen könnten. Leberfunktionstests zeigen bisher allerdings in der Regel keine signifikanten altersbedingten Defizite. Ausgenommen sind das erhöhte biliäre Cholesterin und der Abfall der Gallensäuresekretion. Gesichert ist die herabgesetzte Regenerationsrate (s. o.). Dieser Umstand kann den Verlauf von Erkrankungen der Leber im Alter generell beeinflussen [7].

7.1.3 Laborwerte

Für das hepatologische Routinelabor sind bis auf wenige Ausnahmen keine altersspezifischen Veränderungen bekannt. Niedrige Alanin-Aminotransferase (ALT) Werte sind z. B. mit erhöhter Gebrechlichkeit (Frailty) assoziiert. Der Einfluss einer altersbedingt schlechteren Nierenfunktion ist dabei allerdings zu berücksichtigen, da die altersbedingte Niereninsuffizienz mit einem Abfall der ALT-Werte einhergeht [47,48]. Ein Anstieg der alkalischen Phosphatase (AP) ist besonders bei Frauen im Alter oft mit dem Knochenstoffwechsel assoziiert. Im Vergleich zu einer Altersgruppe von 21–34 Jahren zeigten Frauen im Alter von 75–91 auch höhere Gamma-Glutamyl-Transferase (GGT) Werte [49]. Ein Anstieg sowohl der ALT und GGT sind mit einem erhöhten kardiovaskulären Risiko assoziiert. Dieser Effekt verstärkt sich mit zunehmendem Lebensalter [50].

7.1.4 Nicht-alkoholische Fettleber

Der Alterungsprozess geht mit einem physiologischen Anstieg des Fettgehaltes im Gewebe einher, die Leber ist davon auch betroffen [51]. Die Prävalenz eines metabolischen Syndroms steigt altersbedingt ebenfalls. Dieser Umstand weist auch auf ein häufigeres Vorkommen der nicht-alkoholischen Fettleber im Alter hin [52]. Mit der nicht-alkoholischen Fettleberkrankheit sind einige pathologische Veränderungen der Leber assoziiert, die u. a. die benigne Steatose, die Steatohepatitis (NASH), Fibrose, Zirrhose bis hin zum hepatozellulären Karzinom umfassen. Im Alter nimmt die Progression zur NASH und zur Fibrose zu, das Alter ist generell als ein Risikofaktor für eine Leberverfettung anzusehen. Als Ursachen der altersbedingten Fettakkumulation werden eine gesteigerte Fettaufnahme, eine gesteigerte de novo Lipogenese, eine verminderte Beta-Oxidation und eine verminderte Synthese von „very low-density" Lipo-

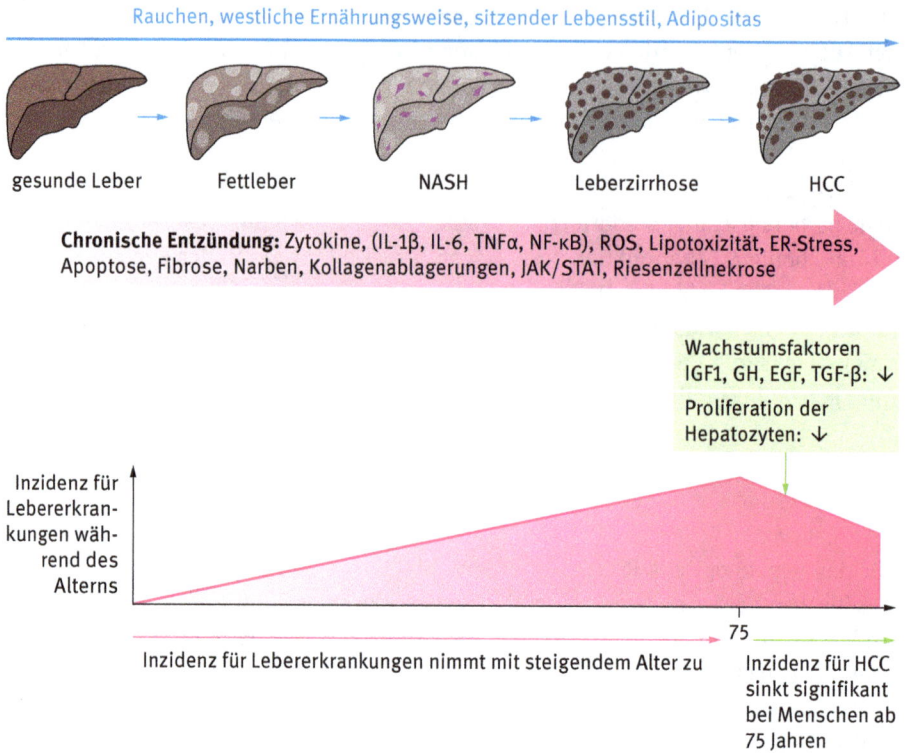

Abb. 7.2: Schematische Darstellung des Progressionsmusters der Lebererkrankung im Laufe des Alterns. Die Inzidenz von Lebererkrankungen steigt im Lebensalter über 75 (Quelle: Sheedfar F, Di Biase S, Koonen D, Vinciguerra M. Liver diseases and aging: friends or foes? Aging Cell. 2013;12:950–54).

proteinen diskutiert [53]. Neuere Daten auf der molekularen Ebene zeigen, dass die p300-abhängige Regulation der Chromatinstruktur während des Alterungsprozesses zur Aktivierung von fünf Schlüsselgenen der hepatischen Triglyzeridsynthese führt [54], siehe Abb. 7.2. Die Lipidakkumulation hat einen negativen Einfluss auf die physiologischen Funktionen der Leber, in dem sie im Sinne einer „Lipotoxizität" organspezifische toxische Reaktion fördert. Dieser Effekt ist altersabhängig [55].

Der Alterungsprozess allein scheint allerdings per se nicht die Steatose zu bedingen. Eine altersbedingte Leberschädigung führt auch über eine gesteigerte M1 Makrophagenpolarisation und die nachfolgende entzündliche Reaktion zu einer NASH [56]. In weit fortgeschrittenem Alter ist ein Trend zu einer geringen Inzidenz der NASH zu beobachten (burn-out NASH) [57]. Änderungen des allgemeinen Lebensstils können die Progression der NASH zur Fibrose oder zum hepatozellulären Karzinom positiv beeinflussen [58].

Die Rückverteilung von Fettgewebe von subkutan nach viszeral beeinflusst die Leberfunktion alterungsbedingt negativ [59]. Zusätzlich wird zudem im Alter Depotfett im Sinne einer ektopen Fettakkumulation in die Leber rückverteilt – ein weiterer Risikofaktor für die nicht-alkoholische Fettleber.

7.1.5 Virushepatitis

Bei Hochbetagten sind einige Besonderheiten in Verlaufe einer Virushepatitis zu erwarten. Unter dem Gesichtspunkt einer zunehmenden Multimorbidität muss bei älteren Patienten generell mit einer erhöhten Mortalität gerechnet werden. Eine allgemein reduzierte Immunantwort, metabolische Störungen und der kumulativ-verstärkte Einfluss von Hepatotoxinen spielen beispielsweise eine Rolle [60].

7.1.5.1 Hepatitis A
Infolge der zunehmenden Reisetätigkeit auch in Gebiete mit hoher Endemierate wird die Hepatitis A bei älteren Menschen zunehmend ein Problem. Die Seroprävalenz von anti-Hepatitis-A (HAV) Immunglobulin (IgG) als Marker einer stattgehabten HAV-Infektion steigt altersabhängig an, wobei das kumulative Infektionsrisiko eine wichtige Rolle spielt. In der Regel verläuft die HAV im Alter relativ unproblematisch. Im Rahmen einer akuten HAV Hochbetagter muss allerdings vermehrt mit Komplikationen und höheren Hospitalisationsraten gerechnet werden.

Dazu gehören Ikterus mit öfter ausgeprägter Cholestase, Gerinnungsstörungen, Pankreatitis und Aszites [61,62]. Epidemiologische Studien der letzten Jahre zeigten bei über 75-jährigen HAV-Patienten Mortalitätsraten bis 15 %. Bei 25–35-Jährigen liegt sie lediglich zwischen 0,03–0,06 % [63]. Valide Daten über die Altersabhängigkeit der Antikörperantwort gegen HAV liegen bisher nicht vor. Mortalitätsrelevant könnten eher die altersbedingte Komorbidität und die reduzierte Regenerationsfähigkeit der Leber sein (s. o.) [64]. Zunehmende Bedeutung hat also der Schutz älterer Menschen gegen die Hepatitis A. Eine Studie zum Vergleich der Immunantwort nach Hepatitis-A-Vakzinierung bei Patienten zwischen 20–39 Jahren und Patienten zwischen 40–62 Jahren zeigte für beide Gruppen eine Serokonversion von 100 %. Die Antikörperantwort fiel allerdings im jüngeren Alter deutlich stärker aus [65]. Generell ist jedenfalls die Impfung bei HAV-naiven Älteren zu empfehlen.

7.1.5.2 Hepatitis B
Die Klinik der akuten Hepatitis B (HBV) bei Älteren kann sich von jüngeren Erwachsenen deutlich unterscheiden. Oft ist der Verlauf bei Älteren symptomenarm mit Appetitlosigkeit, Übelkeit und Erbrechen. Cholestatische Verläufe werden häufiger gesehen [66]. Die subklinische oder oligosymptomatisch verlaufende Hepatitis weist eine niedrige HBV-Clearance-Rate auf. Es muss daher vermehrt mit hochinfektiösen

chronischen HBs-Antigenträgern gerechnet werden, die klinisch „gesund" sind. Erwachsene älter als 50 Jahre haben in den USA durchschnittlich eine 1,5–2-fach höhere HBV-Prävalenz im Vergleich zu Jüngeren [67]. Die NHANES-Studie (1988–1994) zeigte diesen Anstieg der Seroprävalenz einer HBV-Infektion bei Älteren im Vergleich zu Jüngeren [68].

Das Alter ist einer der Parameter, die den natürlichen Verlauf einer chronischen HBV-Infektion beeinflussen [69]. Je früher die Infektion erfolgt, umso höher ist das Risiko der Progression zur chronischen Hepatitis B. Über 60-Jährige weisen eine ca. 2-fach höhere kumulative HbsAg-Sero-Clearance als Jüngere auf [70]. Bei einem Vergleich jüngerer und älterer Erwachsener mit HBV-DNA größer 10.000 Kopien/Milliliter [70] fällt der Unterschied noch deutlicher aus. Bei Patienten über 60 Jahren findet sich im Vergleich zur Altersgruppe 30–39 Jahre eine 4-fach höhere HBeAg-Prävalenz [71]. Daten einer größeren asiatischen Kohorte zeigten, dass Erwachsene über 60 Jahre mit den HBV Genotypen B und C niedrigere HBV-DNS-Spiegel im Vergleich zu einer Gruppe im Alter zwischen 30–59 aufweisen [69]. Die Inzidenz des hepatozellulären Karzinoms ist vom HBV-DNS-Spiegel abhängig, sie steigt aber auch mit dem Alter an (ab 75 Jahren wieder sinkende Tendenz) [72]. Bevor eine Therapieentscheidung getroffen wird, sollte unter der Berücksichtigung klinischer Befunde und der serologischen Marker die Phase der chronischen HBV-Infektion bestimmt werden. Prinzipiell ist die Wirksamkeit von pegyliertem Interferon bei Älteren vergleichbar der bei jüngeren Erwachsenen [73]. Dies gilt auch für Lamivudine, wobei die Entwicklung von resistenten Mutanten häufig ist. Die mittleren Plasmakonzentrationen sind bei älteren höher als bei jüngeren Patienten [74]. Bei älteren Patienten ist jedoch auch der Relaps (Wiederauftreten von HBV-DNS bzw. HBeAg) nach Beenden einer Interferon-basierten Therapie ein zu beachtendes Problem [75]. Generell ist bei älteren Patienten mit mehr unerwünschten Ereignissen im Rahmen einer Interferon-Therapie zu rechnen (s. u.). Neben den bekannten Nebenwirkungen treten bei Älteren zusätzlich noch neurologische Symptome (z. B. Schlafstörungen, Gedächtnisstörungen, Verwirrtheitszustände) auf. Sogar ein komatöser Zustand ist möglich. Aus diesem Grunde sollte Interferon-alpha auch unter dem Gesichtspunkt verfügbarer Alternativen nicht mehr bei älteren Patienten mit schlechteren Chancen einer Response (z. B. hohe HBV-DNS-Level) eingesetzt werden. Der Einsatz von Nukleotid- oder Nukleosidanaloga wie Adefovir, Tenofovir, Entecavir oder Lamivudin muss meist als Langzeittherapie geplant werden, da es in einem hohen Maße zum Relaps nach Absetzen der Therapie kommt (s. o.) [76]. Bei dem Einsatz von Nukleos(t)id-Analoga ist je nach Status der Nierenfunktion eine Dosisanpassung notwendig.

Als eine der Hauptkomplikationen einer chronischen HBV-Infektion gilt das hepatozelluläre Karzinom (HCC). Die Inzidenz des HCC steigt mit zunehmendem Alter, jede Lebensdekade erhöht das HCC-Risiko inkremental um 2,7 [77,78]. Die höhere Rate der HbsAg-Sero-Clearance bei Älteren trägt leider nicht zur Reduktion des Risikos der Entwicklung eines hepatozellulären Karzinoms (HCC) bei. Gerade die HbsAg-

Sero-Clearance bei Patienten älter als 45–50 Jahre ist im Vergleich zu Jüngeren mit einer erhöhten HCC-Inzidenz assoziiert [79].

Unter dem Gesichtspunkt der Multimorbidität älterer Patienten ist das Risiko einer Reaktivierung der HBV-Infektion z. B. unter immunsuppressiver Therapie ein besonderes Problem. Prospektive Studien belegen allerdings ein geringeres Risiko für ältere Patienten unter Chemotherapie im Vergleich zu Jüngeren [80,81]. Insbesondere der Einsatz von Rituximab oder Glukokortikosteroiden ist jedoch kritisch. Für HBV-Träger wird daher der prophylaktische Einsatz von antiviralen Substanzen vor Beginn einer Therapie mit Immunsuppressiva empfohlen (z. B. Lamivudine bzw. Tenofovir oder Entecavir bei einer Therapiedauer über 12 Monate) [82]. Bei inaktivem Trägerstatus ist sicherheitshalber ein klinisches und virologisches Follow-up empfehlenswert, um nicht eine virale Reaktivierung zu übersehen.

Bei Älteren mit erhöhtem Infektionsrisiko ist eine Impfung gegen HBV empfohlen. Im Vergleich zu Jüngeren ist bei Älteren dabei eine verminderte Immunantwort bei der HBV-Vakzinierung zu erwarten (70 % im Gegensatz zu 98 %) [83]. Als eine der Ursachen wird eine altersbedingte T-Zell Dysfunktion angenommen. Um die Impfantwort zu verstärken, wurden beispielsweise Wachstumsfaktoren als Adjuvans eingesetzt, der Erfolg war jedoch im klinischen Vergleich nicht signifikant [84].

7.1.5.3 Hepatitis C

Weltweit muss innerhalb der nächsten 20 Jahre mit einer Zunahme der Hepatitis C bei älteren Menschen gerechnet werden, evtl. könnte sich die Hepatitis C Virus (HCV)-assoziierte Mortalitätsrate verdoppeln oder verdreifachen. Durchschnittlich sind Patienten mit HCV-induzierter Zirrhose 60 Jahre alt [85]. Eine europäische Studie zeigte, dass die Anzahl mit HCV Infizierter (Genotyp I) altersabhängig ansteigt: Unter 65-Jährige 57 %, 65–80-Jährige 72 %, über 80-Jährige 84 % [86]. Eine Einteilung in drei Gruppen wäre für Ältere möglich [85]:

1. Patienten ohne Zeichen einer aktiven Virusreplikation (anti-HCV + /HCV-RNA-) (20–30 %).
2. Patienten mit einer längeren Infektionsgeschichte mit aktiver Virämie bei normalen Lebertransaminasen (60–70 %).
3. Patienten mit dekompensierter chronischer Lebererkrankung und möglichem hepatozellulärem Karzinom (< 5 %).

In der Regel präsentiert sich bei Älteren die akute Hepatitis C eher blande. Symptome sind beispielsweise abdominelle Schmerzen, Fieber und Ikterus. Die erste Krankheitsmanifestation sind oft bereits Komplikationen. Ältere Patienten mit HCV-RNA Virämie zeigen eher normale ALT-Spiegel als Jüngere (46 % vs. 10,6 %) [87]. Ungefähr 50 % älterer virämischer Patienten haben Transaminasen im Normbereich.

Über 65-Jährige zeigen im Vergleich zu Jüngeren häufiger Komplikationen wie eine Leberzirrhose, ein HCC oder Leberversagen als erste Manifestation einer HCV-

Infektion [86]. Bei Älteren ist die Fibroseentwicklung unabhängig von der Infektionsdauer verstärkt [88]. Die signifikant höhere Viruslast bei älteren Patienten kann durch die herabgesetzte Immunabwehr und auch durch die höhere Prävalenz von Genotyp I erklärt werden [89].

Nach der Diagnose einer replikativen HCV-Infektion ist nach der aktuellen Datenlage für alle Patienten eine Therapieindikation gegeben. Dabei ist es unerheblich, ob eine akute, erst kürzlich diagnostizierte oder schon länger bestehende chronische Hepatitis C vorliegt [90]. Derzeit ist keine obere Altersgrenze für die antivirale Therapie bekannt. Bei Patienten über 60 Jahren ist erschwerend allerdings eine erhöhte Komplikationsrate zu erwarten (zunehmende Multimorbidität). Für ältere Patienten liegen noch Daten für die früher durchgeführte Interferon-Therapie vor. Im Rahmen der Therapie mit Interferon-alpha-2b und Ribavirin traten bei Älteren viel häufiger Komplikationen wie Anämie, Thrombozytopenie, Leukopenie, arterielle Hypertonie und Niereninsuffizienz auf. Auch Verwirrtheitszustände, Lethargie oder Verhaltensstörungen sind zu erwarten. Beim Einsatz von Ribavirin sollte eine Niereninsuffizienz besonders beachtet werden, da ein großer Anteil renal eliminiert wird. Die Dosis muss dann angepasst werden. Therapieabbrüche sind zwar bei Älteren häufiger, der Therapieeffekt ist aber mit dem jüngerer Patienten vergleichbar. Nach dem Absetzen der Therapie klingen die Nebenwirkungen in der Regel spontan innerhalb 2–3 Wochen ab, lediglich die Depression hält bei Älteren länger an und kann eine geeignete Therapie erfordern [91]. 70 % der Behandelten über 70-Jährigen zeigen eine frühe Therapieantwort. Nach der 24. Woche sind 57 % HCV-RNA-negativ [92]. Die direkt wirkenden antiviralen Substanzen (z. B. Telaprevir, Sofosbuvir, Ledipasvir etc.) stellen in jeder Hinsicht eine effektive Therapiealternative dar und sind heute der Goldstandard. Die Datenlage bezüglich der Wirksamkeit und Toxizität bei Älteren ist aber noch nicht endgültig klar [93]. Die akute Hepatitis C kann meist durch die Behandlung mit Ledipasvir/Sofosbuvir für 6 Wochen ausgeheilt werden.

Patienten, die noch keine direkte antivirale Therapie erhalten haben, werden vorzugsweise nach einem pangenotypischen Regime (Glecaprevir/Pibrentasvir oder Velpatasvir/Sofosbuvir) behandelt. Im Falle einer HCV-Genotyp-1b-Infektion wird auch Grazoprevir/Elbasvir eingesetzt. Gerade bei älteren Patienten mit häufiger Multimedikation ist die Prüfung einer möglichen Arzneimittelwechselwirkung wichtig. Zur Überprüfung des Therapieerfolges wird frühestens 12 Wochen nach Therapieende ein HCV-RNA Test durchgeführt [94].

7.1.5.4 Hepatitis E

Die Hepatitis E wird durch einen RNA-Virus (HEV) verursacht und enteral übertragen. Sie ist endemisch und epidemisch in Afrika, Asien und Mexiko. In den USA und in Westeuropa werden noch sporadisch, aber doch mit zunehmender Tendenz Fälle berichtet [95]. Bisher ist die Datenlage die akute HEV-Infektion bei Älteren betreffend noch unzureichend. Eine Studie zeigte einen altersabhängigen Anstieg der Seroprävalenz von anti-HEV-IgG-Antikörpern [96]. Die gesteigerte Seroprävalenz bei älteren Patienten scheint auf eine lebenslange Akkumulation des HEV-Expositionsrisikos zurückzuführen zu sein [97]. Ähnliche Befunde konnten für in Deutschland lebende Immigranten aus der früheren Sowjetunion erhoben werden [98]. Da die HEV-Exposition in westlichen Ländern immer häufiger vorkommen kann, sollte sie bei Älteren als eine der möglichen Ursachen einer akuten Hepatitis berücksichtigt werden. Zum Vergleich der unterschiedlichen Virushepatitiden, siehe Tab. 7.1 [99].

Tab. 7.1: Unterschiede der Hepatitis A, B, C und E bei jungen und älteren Erwachsenen (Quelle: Carrion AF, Martin P. Viral Hepatitis in the Elderly. Am J Gastroenterol 2012;107:691–97. HAV, Hepatitis-A-Virus; HBV, Hepatitis-B-Virus; HCV, Hepatitis-C-Virus; HEV, Hepatitis-E-Virus; Ig, Immunoglobulin; SVR, engl. *sustained virological response*, dauerhaftes virologisches Ansprechen).

	junge Erwachsene	ältere Erwachsene
Hepatitis A	– geringere Seroprävalenz (19–33 %) von Anti-HAV-Ig – Krankenhausaufenthalt selten – Sehr geringe Mortalitätsrate – Besserung in den meisten Fällen nach akuter Infektion ohne Zwischenfall – Serokonversion nach Impfung: 100 %	– höhere Seroprävalenz (75 %) von Anti-HAV-Ig – bei 42 % der Patienten Krankenhausaufenthalt notwendig – höhere Mortalitätsrate: 2,7–15 % – höhere Inzidenz für andauernde Cholestasis, Pankreatitis und Aszites infolge einer akuten Infektion – Serokonversion nach Impfung: 93 %
Hepatitis B	– geringeres Risiko für chronische Infektionen (≈5 %) – mehrere klinisch wirksame Substanzen für die Behandlung der chronischen HBV – Impfung empfohlen für Hochrisikogruppen	– höheres Risiko für chronische Infektionen (bis zu 59 %) – wirksame Werte in der Behandlung der chronischen HBV extrapoliert von jüngeren Erwachsenen – Impfung erwogen für Bewohner von Pflegeheimen
Hepatitis C	– langsamere Progression der Fibrose – geringe Prävalenz komorbider Umstände, die die Behandlung einschränken – höhere SVR	– schnellere Progression der Fibrose – hohe Prävalenz komorbider Umstände, die die Behandlung einschränken – geringere SVR, bedingt durch die niedrigere Dosierung und die höheren Drop-Out-Raten
Hepatitis E	– geringere Seroprävalenz von Anti-HEV-IgG in endemischen und nichtendemischen Regionen der Welt	– höhere Seroprävalenz von Anti-HEV-IgG in endemischen und nichtendemischen Regionen der Welt

7.1.5.5 Autoimmune Hepatitis

Von den Patienten mit autoimmuner Hepatitis (AIH) manifestiert sich die Krankheit bei ca. 20 % nach dem 60. Lebensjahr [100]. In dieser Altersklasse muss mit einem höheren Fibrose- bzw. Zirrhosegrad gerechnet werden [101], siehe auch Tab. 7.2 [102]. Bei älteren Patienten sind im Rahmen der Komorbidität zusätzlich noch Erkrankungen wie Diabetes mellitus, Osteoporose, arterielle Hypertonie und Malignome zu berücksichtigen [103].

Klinisch präsentieren ältere AIH-Patienten oft nur wenige oder gar keine Symptome. Dies führt häufig zu einer verzögerten Diagnostik. In 47–71 % der Fälle ist der Verlauf akut und wird oft als akute Virushepatitis oder medikamentös-toxisches Geschehen fehlgedeutet [100]. Der chronische Verlauf wird erst durch die Histologie nach Leberpunktion offenbar (Fibrose, Zirrhose) [104]. Ältere Patienten leiden oft zusätzlich an weiteren Erkrankungen des immunologischen Formenkreises (z. B. autoimmune Thyreoiditis, rheumatoide Arthritis). Ein Lupus erythematodes kann die hepatische Symptomatik „überdecken" und in den Hintergrund rücken lassen [105]. Eine Zöliakie tritt bei 4 % der Erwachsenen mit AIH auf [106]. In der Diagnostik der AIH hilft auch bei älteren Patienten der immunserologische Nachweis von antinukleären Antikörpern (ANA) und Antikörpern gegen glatte Muskulatur (SMA). Etwa 20 % der AIH-Patienten in Europa haben „Liver-kidney microsomal" Typ 1 Antikörper (anti-LKM 1). Deren Expression ist mit HLA-DRB1*07 assoziiert. Diese HLA-Konstellation tritt in der Normalbevölkerung Nordeuropas häufiger auf [107]. Bei Patienten älter als 60 Jahren ist zum Zeitpunkt der Diagnose der AIH eine höhere Zirrhose-Prävalenz im Vergleich zu unter 30-Jährigen zu erwarten (33 % vs. 10 %) [108]. Therapeutisch ist auch bei Älteren der Einsatz von Immunsuppressiva wie Prednisolon, Budenosid und Azathioprin die Wahl. Hohe Dosen von Glukokortikosteroiden sollten vermieden werden [109]. Erschwerend kommt natürlich die Komorbidität (z. B. auch Osteopenie, Malignitätsrisiko) dazu [103]. In der Regel können aber Ältere analog den jüngeren Patienten therapiert werden und weisen dabei meist sogar raschere Ansprechraten auf [110]. Als Erklärung für dieses Phänomen wird die altersbedingte Modulation der Immunantwort mit einer Reduktion der Expression von HLA-Klasse-II-Molekülen angesehen. Dies führt zu einer Reduktion der Proliferation und Differenzierung von antigen-spezifischen zytotoxischen T-Zellen [111,112]. Die Therapie wird von Älteren generell gut vertragen. Die Remissionsraten sind mit denen Jüngerer vergleichbar (61 % vs. 59 %), ein Therapieversagen unter einer Erhaltungstherapie von Prednison 10 mg/d und Azathioprin 50 mg/d ist seltener (5 % vs. 24 %) [108]. Die Relapsrate nach Therapiebeendigung ist mit 76 % altersunabhängig. Auch das Auftreten von Todesfällen oder der Notwendigkeit einer Lebertransplantation unterscheidet sich bei Älteren und Jüngeren nicht wesentlich [108,113]. Im Falle eines Relaps nach Therapiebeendigung ist bei Älteren die Langzeittherapie mit Azathioprin (2 mg/kg/d) die Therapie der Wahl. Vor Beginn einer Glukokortikoidlangzeittherapie sollte der Impfstatus bei älteren Patienten mit einem erhöhten Risiko einer HAV-, HBV- oder Pneumokokken-Infektion komplettiert werden, siehe Tab. 7.3 [102].

Tab. 7.2: Klinische Besonderheiten der autoimmunen Hepatitis (Quelle: Czaja AJ. Special clinical challenges in autoimmune hepatitis: the elderly, males, pregnancy, mild disease, fulminant onset and nonwhite patients. Semin Liver Dis. 2009;29:315–30; Anti-LKM1, Antikörper für Leber-Nieren-Mikrosom Typ1; HLA, humanes Leukozyten-Antigen; MELD, engl. *Model of End-Stage Liver Disease.*

Veränderungen	Merkmale
Ältere	– bekannte Zirrhose bei Vorstellung – akuter Verlauf in 47–71 % – Diagnose häufig erschwert durch gleichzeitig auftretende Erkrankungen – Anti-LKM1 fehlend – Medikamentenunverträglichkeit hoch
Männer	– 0,2–0,5 % Fälle/100.000/Jahr – geringeres Auftreten von Immunerkrankungen und HLA-DRB1*04-Allelen als bei Frauen – charakterisiert durch ein jüngeres Alter beim Auftreten, häufigerer Rückfall nach Absetzen von Medikamenten und höhere Überlebensrate als bei Frauen
Schwangerschaft	– Frühgeburt ist der Hauptrisikofaktor – fetale Mortalität ≤ 19 % – mütterliche Komplikationen 9 % – Azathioprin-Abbauprodukte passieren die Plazenta – Hohe Östrogen-Level wirken positiv auf eine Lebererkrankung, aber nach Entbindung flammt die Erkrankung wieder auf
milde Erkrankung	– häufiger, aber instabiler Zustand – 10-Jahres-Überlebensrate bei 80 % der asymptomatischen Patienten – Progression möglich, wenn unbehandelt – schnelle Verbesserung mit Therapie – kein Anzeichen für benigne Prognose
heftiger Ausbruch	– hohe Mortalität ohne Behandlung – Kortikosteroide in 36–100 % wirksam – langwierige Behandlung, kann durch Infektionen verschlimmert werden – hohe Mortalität, wenn keine Besserung innerhalb von zwei Wochen nach Therapiebeginn einsetzt – ein MELD-Score ≥ 12 entdeckt 97 % der Behandlungsversager
nicht-weiße Hautfarbe	– cholestatische Befunde sind häufig – männliche Prädominanz möglich – Phänotyp und Outcome können auf eine genetische Prädisposition hinweisen und auf heimische, ursächliche Substanzen, kulturelle Einstellungen sowie sozio-ökonomische Faktoren

Tab. 7.3: Therapeutische Besonderheiten der autoimmunen Hepatitis (Quelle: Czaja AJ. Special clinical challenges in autoimmune hepatitis. The elderly, males, pregnancy, mild disease, fulminant onset and non-white patients. Semin Liver Dis. 2009;29:315–30).

Veränderungen	Therapiestrategien
Ältere	– Erstellen eines konventionellen Behandlungsregimes – Knochenerhalt
Männer	– dieselbe Behandlung wie für Frauen
Schwangerschaft	– pränatale Beratung anbieten – Azathioprin absetzen – Prednison-Dosis reduzieren, wenn die Erkrankung inaktiv ist – konventionelle Therapie direkt vor Geburt wieder aufnehmen
milde Erkrankung	– Kortikosteroid-Behandlung in Erwägung ziehen – ungeachtet der Erkrankungsaktivität
heftiger Ausbruch	– Prednison-Behandlung in konventionellen Dosierungen – Lebertransplantation, wenn keine Verbesserung oder Verschlechterung zwei Wochen nach Therapiebeginn eintritt
nicht-weiße Hautfarbe	– Erkennen der frühen ethnischen Differenzen des klinischen Phänotyps – Behandlung mit konventionellen Therapien – sozio-ökonomische Barrieren beheben

7.1.6 Alkoholische Lebererkrankung

Alkoholkonsum im Alter ist häufig. Epidemiologische Studien zeigten einen steigenden Konsum in der Altersgruppe der über 65-Jährigen [114]. Dabei betrieben etwa zwei Drittel schon in jungen Jahren einen Alkoholabusus, während ein Drittel meist als Folge eines geänderten Lebensstils erst im Alter zu trinken begann [115]. Bei Älteren führt die verminderte Aktivität der gastrischen und hepatischen Alkoholdehydrogenase zu einer im Vergleich zu Jüngeren deutlich höheren Blutalkoholkonzentration. Im Rahmen des Äthanolmetabolismus wird auch ein Anteil von 6–8 % in der Magenmukosa oxidiert (altersabhängiger sog. gastrischer First-Pass-Metabolismus) [116,117]. Im Zeitraum zwischen 50 und 60 Jahren gleicht sich die zuvor im Vergleich erniedrigte Alkoholdehydrogenase-Aktivität bei Frauen der bei den Männern an [118]. Im Alter verändert sich das Verteilungsvolumen für Wasser. Dies führt zu einer erhöhten Blutalkoholkonzentration im fortgeschrittenen Alter [119]. Der Effekt von Alkohol auf das zentrale Nervensystem ist bei Hochbetagten verstärkt [120]. Zum Effekt des Alters auf den Äthanolmetabolismus siehe Abb. 7.3 [121].

Zusätzlich zu berücksichtigen ist der erhöhte Medikamentenkonsum mit entsprechenden Interaktionen (s. Tab. 7.4) [122].

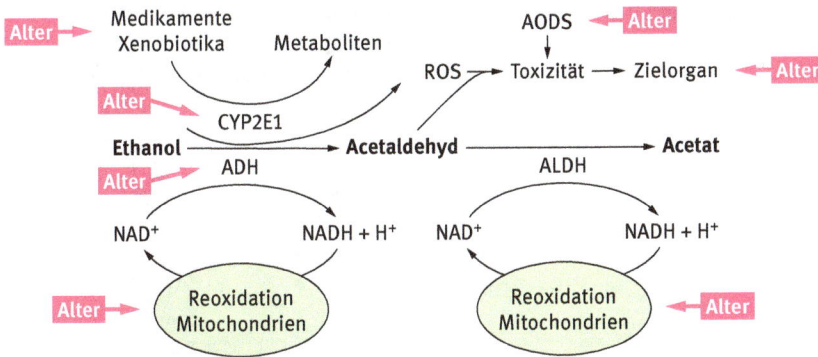

Abb. 7.3: Effekt des Alterns auf den Äthanolmetabolismus (Quelle: Meier P, Seitz HK. Age alcohol metabolism and liver disease. Curr Opinion in Clinical Nutrition and Metabolic Care. 2008;11:21–26).

Bei älteren Patienten ist die klinische Erstmanifestation oft schon die fortgeschrittene Lebererkrankung. Die Symptome sind eher unspezifisch mit Übelkeit, Gewichtsverlust und abdominellen Schmerzen. Patienten über 70 leiden häufig an Schwindel. Infolge der fortgeschrittenen Leberschädigung kommen Ödeme, Ikterus und Aszites häufiger als bei Jüngeren vor [123,124]. Eine alkoholische Hepatitis bei Alkohol-induzierter Zirrhose hat die höchste Mortalität. Der sog. Glasgow-Score für die alkoholische Hepatitis wertet ein Alter über 50 als einen wichtigen Faktor für eine schlechte Prognose [3]. Nach der Diagnose einer Zirrhose im Rahmen der alkoholischen Lebererkrankung liegt die Mortalität bei über 60-Jährigen bei 34 % (unter 60 bei 5 %). Die häufigsten Todesursachen sind hepatorenales Syndrom und gastrointestinale Blutungen [119,125]. Das Routinelabor Älterer unterscheidet sich nicht wesentlich von dem jüngerer Patienten. Oft können eine erhöhte Serum-Aspartat-Aminotransferase (AST) und erhöhte Bilirubinwerte nachgewiesen werden. Infolge des niedrigeren Gehalts an Körperwasser bzw. Verteilungsvolumen werden in der Regel im Vergleich zu Jüngeren relativ höhere Blutalkoholspiegel gemessen (s. o.).

Die Therapie der alkoholischen Lebererkrankung im Alter unterscheidet sich im Prinzip nicht von der Therapie bei Jüngeren. Entzugssymptome können leichter übersehen werden und erfordern häufiger den Einsatz von Sedativa. Die Aszitesausschwemmung sollte im Alter besonders schonend erfolgen, die tägliche Gewichtsabnahme sollte 800–1000 g nicht überschreiten. Eine forcierte Diurese bedingt gerade bei Hochbetagten eine höhere Gefahr der Entwicklung eines hepatorenalen Syndroms, von Elektrolytstörungen oder der hepatischen Enzephalopathie [26]. Im Verlauf einer Leberzirrhose bei alten Patienten tritt die hepatische Enzephalopathie häufiger auf. Therapeutisch gibt es hier keine wesentlichen Unterschiede zum jüngeren Alter.

Tab. 7.4: Alkohol-Medikamenten-Interaktionen (Quelle: Moore A, Whiteman EJ, Ward KT. Risks of combined alcohol/medication use in older adults. Am J Geriatr Pharmacother. 2007;5:64–74; ADH, Alkohol-Dehydrogenase; NSAIDs, nicht steroidale inflammatorische Medikamente; PPIs, Protonen-Pumpen-Inhibitoren).

Medikamente	Wirkung
Opioide	↑ sedativer Effekt Hypotension
Anxiolytika	↑sedativer Effekt
Antihistaminika	
Cimetidin	
Aspirin	↓gastrische ADH-Aktivität (First-Pass-Metabolismus)
PPIs	
Antidepressiva	↑sedativer Effekt
Antipsychotika	Hypertension
Phenytoin	↑Toxizität (akute Alkoholintoxikation) ↓Wirksamkeit (chronischer Alkoholmissbrauch)
Carbamazepin	↑sedativer Effekt
Betablocker	Hypotension
Kalziumkanal-Blocker	(akute Alkoholintoxikation)
Nitrate	Hypertension (chronischer Alkoholmissbrauch)
Digoxin	↓ Digitalis-Effekt
Orale Antidiabetika	Hypoglykämie (chronischer Alkoholmissbrauch) ↑Risiko für eine Laktatazidose (Metformin)
Heparin	↑Risiko für Blutungen (z. B. im Gastrointestinaltrakt)
Warfarin	
Aspirin und NSAIDs	
Statine	↑hepatische Toxizität (akute Hepatitis)
Paracetamol	
Isoniazid	
Lithium	
Methotrexat	
Cephalosporin	↑Acetaldehyd-Gehalt im Blut (während Disulfiram-Gabe)
Chloramphenicol	
Ketoconazol	
Metronidrazol	

7.1.7 Medikamenten-induzierter Leberschaden

Die medikamentöse Therapie Hochbetagter erfordert eingehende Kenntnisse altersabhängiger Veränderungen der Physiologie und Pharmakokinetik [126]. Während es
im Alter zu einer Verminderung der kardiovaskulären und renalen Funktion kommt,
ist die Leberfunktion noch relativ wenig beeinträchtigt. Erschwerend kommen allerdings im Alter häufiger Arzneimittelnebenwirkungen vor. Die Multimorbidität bedingt häufig eine Poly-Pharmakotherapie. Unter diesen Umständen ist mit vermehrten Arzneimittelinteraktionen und Compliance-Problemen zu rechnen [126]. Die Inzidenz eines Medikamenten-induzierten Leberschadens ist bei Älteren jedenfalls deutlich erhöht. Voraussetzung für die Exkretion der meisten Medikamente ist eine Biotransformation (polare Metabolite). Diese erfolgt im Rahmen unterschiedlicher Cytochrom P450-abhängiger Phase I-Reaktionen und/oder Phase-II-Reaktionen (z. B.
Azetylierung, Glukuronidierung, Sulfatidierung). Diese Vorgänge laufen vorwiegend
in der Leber ab [127]. Die hepatische Medikamententoxizität ist multifaktoriell. Wichtig ist die Hemmung des Enzymsystems (z. B. P450-Cytochrom, Konjugation von Metaboliten). Immunallergische Reaktionen nehmen im Alter zu. Ein akuter medika-
menteninduzierter Leberschaden ist bis auf eine cholestatische Reaktion klinisch oft
symptomlos. Auch nach Absetzen der toxischen Medikation können Metaboliten in
der Leber noch über Monate persistieren (z. B. Amiodaron) und zu einem chronischen Leberschaden führen [128]. Das sog. „vanishing bile duct syndrome" kann
Folge einer chronischen cholestatischen Schädigung sein. Klinisch imponieren
hauptsächlich Pruritus und Ikterus [128]. Zu den medikamenteninduzierten histologischen Veränderungen siehe Tab. 7.5 [128].

Tab. 7.5: Medikamenteninduzierte histologische Manifestation des Leberschadens (Quelle: Floreani
A. Liver diseases in the elderly. In: Piloto A, Malfertheiner P, Holt RR, editors. Aging and the gastrointestinal tract. Interdiscipl Top Gerontol. 2003;32:167–75).

Histologische Veränderungen	Medikamente	Mechanismus
hepatische Nekrose		
chronische Cholestase	Chlorpromazin, Nitrofurantoin, Methyldopa, Thie-nilsäure, Papaverin, Dantrolen, Iproniazid, Isoniazid	unbekannt
mikrovesikuläre Steatose und Steatohepatitis	Geschlechtshormone, Ajmaline, arsenhaltige Prä-parate, Flucloxacillin, Amoxicillin, Clavulansäure	Inhibition der β-Oxidation
hepatische Fibrose	Methotrexat	Metaboliten-asso-ziierte Toxizität

7.1.8 Hepatozelluläres Karzinom (HCC)

Das HCC ist weltweit einer der häufigsten Tumoren. Der wichtigste Risikofaktor für die Entwicklung eines HCC ist die Leberzirrhose. Diese wird bei Patienten im Alter über 65 häufig durch eine nichtalkoholische Fettleber induziert. Die Wechselbeziehung zwischen Alter, NASH und HCC ist jedoch noch nicht endgültig geklärt [129]. Epidemiologische Daten sprechen dafür, dass die Inzidenz des HCC signifikant in der Altersspanne von 75–90 abfällt [130]. Jüngere zwischen 40–60 sind häufiger betroffen. Infolge der Symptomenarmut wird das Anfangsstadium aber oft übersehen [131]. In früheren Krankheitsstadien kann die Radiofrequenzablation effektiv und sicher sein. Dies gilt auch für die transarterielle Chemoembolisation bei mittleren Krankheitsstadien. Bei fortgeschrittenem HCC ist der Einsatz von Sorafenib eine Option [132]. Außer der Lebertransplantation wird die Leberresektion als potenziell kurativste Therapie angesehen [133]. Im Falle eines zirrhotischen Umbaus der Leber stellt eine Leberresektion allerdings bei Älteren ein hohes Risiko dar. Neben dem altersbedingt allgemein erhöhten Operationsrisiko sind Veränderungen wie z. B. eine reduzierte Expression regulatorischer Wachstumsgene, herabgesetzte DNS-*Repair*-Raten und eine Telomerverkürzung zu berücksichtigen. Diese führen zu einer herabgesetzten regenerativen Kapazität der Leber bei Älteren (s. o.) [7]. Mittlerweile belegen aber einige Studien, dass sich das Risiko einer Hepatektomie bei Älteren (> 70 Jahre) kaum von jüngeren Patienten unterscheidet [134–137]. Bei einem HCC auf dem Boden einer fortgeschrittenen Leberzirrhose sprechen allerdings noch einige Überlegungen gegen eine generelle Resektionsempfehlung:

- Ältere haben oft weniger aggressive Tumoren als Jüngere [138].
- Die altersbedingte Komorbidität geht mit einem höheren OP-Risiko einher [139].
- Die altersbedingten strukturellen und funktionellen Veränderungen der Leber machen die Resektion weniger gut tolerabel [133].

7.1.9 Primär Biliäre Zirrhose (PBC)

Die PBC ist eine autoimmune langsam progressive cholestatische Lebererkrankung. Die chronisch-cholestatische Lebererkrankung tritt häufig bei Frauen mittleren Alters auf. Charakteristisch sind die chronische Cholestase, der Nachweis anti-mitochondrialer Antikörper (AMA) und die typische Histologie (nicht-eitrige destruktive Cholangitis, interlobäre Gallengangsdestruktionen). Bei älteren Patienten, welche die Krankheit asymptomatisch überstanden haben, ist sie oft ein Zufallsbefund. Klinisch imponiert die PBC bei Älteren weniger schwer, asymptomatische Verläufe kommen deutlich häufiger vor. Im Alter ist auch die Koinzidenz mit anderen Autoimmunerkrankungen (z. B. Sjögren-Syndrom) seltener. Die Überlebensrate jüngerer und älterer PBC-Patienten unterscheidet sich nicht wesentlich [140]. Die Osteoporose als eine Komplikation der PBC stellt im fortgeschrittenen Lebensalter ein bedeutsames und medikamentös zu behandelndes Problem dar (Vitamin D, z. B. Alendronat, kalzium-reiche Ernährung). Die häufig symptomenlose PBC selbst wird wie bei Jüngeren mit Ursodeoxycholsäure therapiert [128]. Der Vergleich pharmakokinetischer Profile für die Ursodeoxycholsäure bei Jungen und Älteren zeigte eine 2–4-fach erhöhte Plasma-konzentration bei älteren Patienten. Die Therapie mit 400 mg/d scheint für einen therapeutischen Ursodeoxycholsäurespiegel bei Älteren ausreichend zu sein [141]. Beim Überlappungs-Syndrom mit der AIH kommen zusätzlich Glukokortikosteroide (speziell Budenosid) zum Einsatz [142].

Literatur

[1]   Sato T, Tauchi H. The formation of enlarged and giant mitochondria in the aging process of hu-man hepatic cells. Acta Pathol Jpn. 1975;25:403–12.

[2]   Munroe H, Young VR. Protein metabolism in the elderly. Postgrad Med. 1978;63:143–8.

[3]   Frith J, Jones D, Newton JL. Chronic liver disease in an ageing population. Age and Ageing. 2009;38:11–8.

[4]   Wakabayshi H, Nishiyama Y, Ushiyama Y, Maeba T, Maeta H. Evaluation of the effect of agae on functioning hepatocyte mass and liver blood flow using liver scintigraphy in preoperative esti-mations for surgical patients: comparison with CT volumetry. J Surg Res. 2002;106:246–53.

[5]   Wynne H, Cope LH, Mutch E, et al. The effect of age upon liver volume and apparent liver blood flow in healthy man. Hepatology. 1989;9:297–301.

[6]   Zoli M, Magalotti D, Bianchi G, et al. Total and functional hepatic blood flow decrease in parallel with ageing. Age Ageing. 1999;28:29–33.

[7]   Schmucker D. Age-related changes in liver structure and function: Implications for disease? Exp Gerontol. 2005;40:650–9.

[8]   Kudryavtsev B, Kudryavtseva MV, Sakuta GA, Stein GI. Human hepatocyte polyploidization kine-tics in the course of life cycle. Vir Arch B Cell Pathol. 1993;64:387–93.

[9]   Schmucker D. Aging and the liver: an update. J Gerontol. 1998;53 A:B315–B20.

[10] Thompson E. Effect of age on liver function. Platt D, editor. Stuttgart, Germany: FK Schattauer Verlag; 1977.

[11] Thompson E, Williams R. Effect of age on liver function with particular reference to bromsulf-ophthalein excretion. Gut. 1965:266–9.

[12] Fabbri A, Marchesini G, Bianchi G, et al. Kinetics of hepatic amino-nitrogen conversion in aging man. Liver. 1994;14:288–94.

[13] Tietz N, Shuey DF, Wekstein DR. Laboratory values in fit aging individuals sexagenarians through centenarians. Clin Chem. 1992;38:1167–85.

[14] Schmucker D, Gilbert R, Hradek GT, Bazin H, Jones AL. Effects of aging on the hepatobiliary transport of immunoglobulin A in the rat. Gastroenterology. 1985;88:436–43.

[15] Einarsson K, Nilsell K, Leijd B. Influence of age on secretion of cholesterol and synthesis of bile acids by the liver. N Engl J Med. 1985;313:277–82.

[16] Bravo E, Pignatelli E, Masella R, Verna R, Cantafora A. Influence of age on hepatic uptake of HDL 1 – cholesterol in male Wistar rats with bile duct cannulation. J Biochem. 1994;115:833–6.

[17] Wang X, Krupczak-Hollis K, Tan Y, et al. Increased hepatic Forkhead Box M1B (FoxM1B) levels in old-aged mice stimulated liver regeneration through diminished p27Kip1 protein levels and in-creased Cdc25B expression. J Biol Chem. 2002;277:44310–6.

[18] Ames B, Shigenaga MK, Hagen TM. Mitochondrial decay in aging. Biochem Biophys Acta. 1995;1995:165–70.

[19] Cusack B, Nielson CP, Vestal RE. Geriatric clinical pharmacology and therapeutics. Speight T, Holford NHG, editor 1996;10:173–224.

[20] Durnas C, Loi C, Cusack B. Hepatic drug metabolism and aging. Clin Pharmacokinet. 1990;19:359–89.

[21] Sotaniemi E, Arranto AJ, Pelkonen O, Pasanen M. Age and cytochrome P450 – linked drug metabolism in humans: An analysis of 226 subjects with equal histopathologic conditions. Clin Pharmacol Ther. 1997;61:331–9.

[22] Hunt C, Westerkam WR, Stave GM, Wilson JA. Hepatic cytochrome P-4503A (CYP3A) activity in the elderly. Mech Ageing Dev. 1992;64:189–99.

[23] Zeeh J, Platt D. The Aging Liver. Gerontology. 2002;48:121–7.

[24] Woodhouse K. Drugs and the liver. III. Ageing of the liver and the metobolism of drugs. Biopharm Drug Dispos. 1992;13:311–20.

[25] Birnbaum L, Baird M. Induction of hepatic mixed function oxidases in senescent rodents. Exp Gerontol. 1978;4:299–303.

[26] Weik C, Strohmeyer G. Hepatobiliäre Erkrankungen im Alter. Dtsch med Wschr. 1990;124:466–71.

[27] Woodhouse K, et al. The effect of age on pathways of drug metabolism in human liver. Age and Ageing. 1984;13:328–34.

[28] Epstein M. Effect of aging on the kidney. Fed Proc. 1979;38:168–72.

[29] Shah G, Mooradian AD. Age-related shortening of poly(A) tail of albumin mRNA. Arch Biochem Biophys. 1995;324:105–10.

[30] Anantharaju A, Feller A, Chedid A. Aging Liver. Gerontology. 2002;48:343–53.

[31] Dhahbi J, Mote PL, Wingo J, et al. Calories and aging alter gene expression for gluconeogenetic, glycolytic and nitrogen-metabolizing enzymes. Am J Physiol. 1999;277:E352–60.

[32] Timchenko N. Aging and liver regeneration. Trends in Endocrinology and Metabolism. 2009;20:171–6.

[33] Bucher N. The influence of age upon the incorporation of thymidine-2C14 into the DNA of regenerating rat liver. Cancer Res. 1964;24:509–12.

[34] Fry M. Delayed and reduced cell replication and diminishing levels of DNA-polymerase alpha in regenerating liver of aging mice. J Cell Physiol. 1984;118:225–32.

[35] Timchenko N. Regenerating livers of old rats contain high levels of C/EBPalpha that correlate with altered expression of cell cycle associated proteins. Nucleic Acids Res. 1998;26:3293–9.

[36] Iakova P. Aging reduces proliferative capacities of liver by switching pathways of C/EBPalpha growth arrest. Cell. 2003;113:495–506.

[37] Rodriguez J. Id2 leaves the chromatin of the E2F4–p130–controlled c-myc promotor during hepatocyte priming for liver regeneration. Biochem J. 2006;398:431–7.

[38] Gagliano N. Mechanisms of aging and liver functions. Dig Dis. 2007;25:118–23.

[39] Shay JW, Wright WE. Senescence and immortalization: role of telomeres and telomerase. Carcinogenesis. 2005;26:867–74.

[40] Amador-Noguez D. Alteration in xenobiotic metabolism in the long lived Little mice. Aging Cell. 2007;6:453–70.

[41] Krupczak-Hollis K. Growth hormone stimulates proliferation of old-aged regenerating liver through forkhead box m1b. Hepatology. 2003;38:1552–62.

[42] Brouwer A, Barelds RJ, de Leeuw AM, Knook DL. Effects of age on liver reticuloendothelial cells. In: van Bezooijen C, editor. Topics in Aging Research in Europe. Gravenhage: Pasmans Offsetdrukkerij; 1983. p. 181–92.

[43] Bayon L, Izquierdo MA, Sirovich I. Role of the Kupffer cells in arresting circulating tumor cells and controlling metastatic growth in the liver. Hepatology. 1996;23:1224–31.

[44] Cogger V, Warren A, Fraser R, et al. Hepatic sinusoidal pseudocapillarization with aging in the non-human primate. Exp Gerontol. 2003;38:1101–7.

[45] De Leeuw A, Brouwer A, Knook DL. Sinusoidal endothelial cells of the liver: fine structure and function in relation to age. J Electron Microsc Tech. 1990;14:218–36.

[46] Friedman S. Cytokines and fibrogenesis. Sem Liver Dis. 1999;19:129–40.

[47] Le Couteur D, Blyth FM, Creasey HM. The association of alanine transferase with aging, frailty and mortality. J Gerontol A Biol Sci Med Sci. 2010;65:712–7.

[48] Fabrizi FLG, Finazzi S. Decreased serum aminotransferase activity in patients with chronic renal failure: impact on the detection of viral hepatitis. Am J Kidney Dis. 2001;38:1009–15.

[49] Reibnegger G, Huber LA, Jürgens G. Approach to define "normal aging" in man. Immune function, serum lipids, lipoproteins and neopterin levels. Mech Ageing Dev. 1988;46:67–82.

[50] Mahady SE, Wong G, Turner RM, et al. Elevated liver enzymes and mortality in older individuals. J Clin Gastroenterol. 2017;5:439–45.

[51] Petersen K, Befroy D, Dufour S, et al. Mitochondrial dysfunction in the elderly: possible role in insulin resistance. Science. 2003;300:1140–2.

[52] Floreani A. Liver diseases in the elderly: an update. Dig Dis. 2007;25:138–43.

[53] Cohen J, Horton JD, Hobbs HH. Human fatty liver disease: old questions and new insights. Science. 2011;332:1519–23.

[54] Jin J, Iakova P, Breaux M, et al. Increased expression of enzymes of triglyceride synthesis is essential for the development of hepatic steatosis. Cell Rep. 2013;3:831–43.

[55] Sheedfar F, Di Biase S, Koonen D, Vinciguerra M. Liver diseases and aging: friends and foes? Aging Cell. 2013;12:950–4.

[56] Fontana L, Zhao E, Amir M, et al. Aging promote the development of diet-induced murine steatohepatitis but not steatosis. Hepatology. 2013;57:995–1004.

[57] van der Poorten D, Samer CF, Ramezani-Moghadam M, et al. Hepatic fat loss in advanced nonalcoholic steatohepatitis; are alterations in serum adiponectin the cause?. Hepatology. 2012;56:2180–8.

[58] Doung F, Zhang Y, Huang Y, et al. Long-term lifestyle interventions in middle-aged and elderly men with nonalcoholic fatty liver disease: a randomized controlled trial. Scientific Reports. 2016;6:1–8.

[59] Tchkonia T, Morbeck DE, von Zglinicki T, ett al. Fat tissue, aging and cellular senescence. Aging Cell. 2010;9:667–84.

[60] Goodson J, Taylor PA, Campion EW. The clinical course of acute hepatitis in the elderly patient. Arch Intern Med. 1982;142:1485–8.

[61] Brown G, Persley K. Hepatitis A epidemic in the elderly. South Med J. 2002;95:826–33.

[62] MacMahon M, James OFW. Liver disease in the elderly. J Clin Gastroenterol. 1994;18:330–4.

[63] Forbes A, Williams R. Increasing age, an important adverse prognostic factor in hepatitis A virus infection. J R Coll Physicians Lond. 1998;22:237–9.

[64] Ragev A, Schiff ER. Liver disease in the elderly. Gastroenterol Clin North Am. 2001;30:547–63.

[65] Marcus E, Tur K. Viral hepatitis in older adults. Clinl Infect Dis. 2005;11:1606–12.

[66] Kondo Y, Tsukada K, Takeuchi T. High carrier rate after hepatitis B virus infection in the elderly. Hepatology. 1993;18:768–74.

[67] McQuillan G, Coleman PJ, Kruszon-Moran D. Prevalence of hepatitis B virus infection in the United States: The National Health and Nutrition Examination Surveys, 1976 through 1994. Am J Public Health. 1999;89:14–8.

[68] Wasley A, Kruszon-Moran D, Kuhnert W. The prevalence of hepatitis B virus infection in the United States in the era of Vaccination. J Infect Dis. 2010;202:192–201.

[69] Chen C, Yang HI, Iloeje UH. Hepatitis B virus DNA levels and outcomes in chronic hepatitis B. Hepatology. 2009;49:S72–84.

[70] Liu J, Yang HI, Lee MH. Incidence and determinants of spontaneous hepatitis B surface antigen seroclearance: a community – based follow – up study. Gastroenterology. 2010;139:474–82.

[71] Yang H, Lu SN, Liaw YF. Hepatitis B e antigen and the risk of hepatocellular carcinoma. N Engl J Med. 2002;347:168–74.

[72] Iloeje U, Yang HI, Su J. Predicting cirrhosis risk based on the level of circulating hepatitis B viral load. Gastroenterology. 2006;130:678–86.

[73] Rudin D, Shah S, Kiss A. Interferon and lamivudine vs. interferon for hepatitis B e antigen positive hepatitis B treatment: meta-analysis of randomized controlled trials. Liver Int. 2007;27:1185–93.

[74] Merle P, Treppo C, Zoulim F. Current management strategies for hepatitis B in the elderly. Drugs and Ageing. 2001;18:725–35.

[75] Song B, Suh DJ, Lee HC. Which patients with chronic hepatitis B are more likely to relapse after interferon alpha-induced hepatitis B e antigen loss in Korea? J Clin Gastroenterol. 2004;38:124–9.

[76] Girndt M. Viral hepatitis in elderly haemodialysis patients. Drugs Aging. 2008;25:823–40.

[77] Chen C, Yang HI, Iloeje UH. Carriers of inactive hepatitis B virus are still at risk for hepatocellular carcinoma and liver-related death. Gastroenterology. 2010;138:1747–54.

[78] Chen C, Yang HI, Su J. Risk of hepatocellular carcinoma across a biological gradient of serum hepatitis B virus DNA level. JAMA. 2006;295:65–73.

[79] Yuen M, Wong DK, Fung J. HbsAg seroclearance in chronic hepatitis B in Asian patients: replicative level and risk of hepatocellular carcinoma. Gastroenterology. 2008;135:1192–9.

[80] Yeo W, Chan PK, Zhong S. Frequency of hepatitis B virus reactivation in cancer patients undergoing cytotoxic chemotherapy: a prospective study of 626 patients with identification of risk factors. J Med Virol. 2000;62:299–307.

[81] Lok A, Liang RH, Chiu EK. Reactivation of hepatitis B virus replication in patients receiving cytotoxic therapy. Report of a prospective study. Gastroenterology. 1991;100:182–8.

[82] Lok A, McMahon BJ. Chronic hepatitis B: update 2009. Hepatology. 2009;50:1–36.

[83] Cook J, Gualde N, Hessel I. Alterations in the human immune response to the hepatitis B vaccine among the elderly. Cell Immunol. 1987;109:89–96.

[84] Hess G, Kreiter F, Kösters W. Hepatitis B immunization of healthy elderly adults: relationship between naive CD4 + T cells and primary immune response and evaluation of GM.CSF as an adjuvant. J Clin Immmunol. 2001;2001:30–6.

[85] Mayet W. Lebererkrankungen im Alter. Aktuel Ernahrungsmed. 2012;37:232–4.

[86] Thabut D, Le Calvez S, Thibault V. Hepatitis C in 6865 patients 65 yr or older: a severe and neglected curable disease. Am J Gastroenterol. 2006;101:1260–7.

[87] Monica F, Lirussi F, Pregun I. Hepatitis C virus infection in a resident elderly population: a 10-year follow-up study. Dig Liver Dis. 2006;38:336–40.

[88] Tsui J, Currie S, Shen H. Treatment eligibility and outcomes in elderly patients with chronic hepatitis C: results from the VA HCV-001 study. Dig Dis Sci. 2008;53:809–14.

[89] Nousbaum J, Pol S, Nalpas B. Hepatitis C virus type 1b (II) infection in France and Italy. Ann Int Med. 1995;122:161–8.

[90] Sarrazin C, Zimmermann T, Berg T, et al. S3-Leitlinie „Prophylaxe, Diagnostik und Therapie der Hepatitis-C-Virus (HCV) – Infektion". Z Gastroenterol. 2018;756–838.

[91] Floreani A. Hepatitis C: should antiviral therapy be offered to elderly patients? Nat Rev Gastroenterol Hepatol. 2009;6:503–4.

[92] Oze T, Hiramatsu N, Yakushijin T. Indications and limitations for aged patients with chronic hepatitis C in pegylated interferon alfa-2b plus ribavirin combination therapy. J Hepatol. 2011;54:604–11.

[93] Zeuzem S, Andreone P, Pol S. Telaprevir for treatment of HCV infection. N Engl J Med. 2011;364:2417–28.

[94] Sarrazin C, Zimmermann T, Zeuzem S. Addendum zur S3-Leitlinie „Prophylaxe, Diagnostik und Therapie der Hepatitis-C-Virus-Infektion". Z Gastroenterol. 2020;58:1107–8.

[95] Kuniholm M, Purcell RH, McQuillan GM. Epidemiology of hepatitis E virus in the United States: results from the Third National Health and Nutrition Examination Survey, 1988–1994. J Infect Dis. 2009;200:48–56.

[96] Corwin A, Jarot K, Lubis I. Two years investigation of epidemic hepatitis E virus transmission in West Kalimantan (Borneo). Trans R Soc Trop Med Hyg. 1995;89:262–5.

[97] Schulz M, Beha D, Plehm K, et al. High prevalence of anti-hepatitis E virus antibodies in outpatients with chronic liver disease in a university medical center in Germany. Eur J Gastroenterol Hepatol. 2016;28:1431–36.

[98] Trautwein C, Kiral G, Tillmann HL. Risk factors and prevalence of hepatitis E in German immigrants from the former Sovjet Union. J Med Virol. 1995;45:429–34.

[99] Carrion A, Martin P. Viral Hepatitis in the Elderly. Am J Gastroenterol. 2012;107:691–7.

[100] Schramm C, Kanzler S, zum Büschenfelde KH, Galle PR, Lohse AW. Autoimmune hepatitis in the elderly. Am J Gastroenterol. 2001;96:1587–91.

[101] Miyake T, Miyaoka H, Abe M. Clinical characteristics of autoimmune hepatitis in older aged patients. Hepatol Res. 2006;36:139–42.

[102] Czaja A. Special clinical challenges in autoimmune hepatitis: the elderly, males, pregnancy, mild disease, fulmenant onset and nonwhite patients. Semin Liver Dis. 2009;29:315–30.

[103] Wang K, Czaja AJ. Prognosis of corticosteroid-treated hepatitis B surface antigen-negative chronic active hepatitis in postmenopausal women: a retrospective analysis. Gastroenterology. 1989;97:1288–93.

[104] Burgart L, Batts KP, Ludwig J, Nikias GA, Czajy AJ. Recent-onset autoimmune hepatitis. Biopsy findings and clinical correlations. Am J Surg Pathol. 1995;19:699–708.

[105] Hall S, Czaja AJ, Kaufman DK, Markowitz H, Ginsburg WW. How lupoid is lupoid hepatitis? J Rheumatol. 1986;13:95–8.

[106] Volta U, De Franceschi L, Molinaro N. Frequency and significance of anti-gliadin and anti-endomysial antibodies in autoimmune hepatitis. Dig Dis Sci. 1998;43:2190–5.

[107] Czaja A, Kruger M, Santrach PJ, Moore SB, Manns MP. Genetic distinctions between types 1 and 2 autoimmune hepatitis. Am J Gastroenterol. 1997;92:2197–200.

[108] Czaja A, Carpenter HA. Distinctive clinical phenotype and treatment outcome of type 1 autoimmune hepatitis in the elderly. Hepatology. 2006;43:532–8.

[109] Rizvi S, Gawrieh S. Autoimmune hepatitis in the elderly: diagnosis and pharmacological management. Drugs & Aging. 2018;35:589–602.

[110] Verslype C, George C, Buchel E, et al. Diagnosis and treatment of autoimmune hepatitis at age 65 and older. Aliment Pharmacol Ther. 2005;21:695–9.

[111] Murasko D, Goonewardene IM. T-cell function in aging: mechanisms of decline. Annu Rev Gerontol Geriatr. 1990;10:71–6.

[112] Ben-Yehuda A, Weksler ME. Immune senescence: mechanisms and clinical implications. Cancer Invest. 1992;10:525–31.

[113] Czaja A. Clinical features, differential diagnosis and treatment of autoimmune hepatitis in the elderly. Drugs Aging. 2008;25:219–39.

[114] Kumada T, Toyoda H, Honda T. Treatment of chronic hepatitis C with interferon alone or combined with ribavirin in Japan. Intervirology. 2006;49:112–8.

[115] Association CoSAAM. Alcoholism in the elderly. JAMA. 1996;275:797–801.

[116] Oneta C, Simanowski UA, Martinez M. First pass metabolism of ethanol is strikingly influenced by the speed of gastric emptying. Gut. 1998;43:612–9.

[117] Amon E, Schäfer C, Hoffmann U. Disposition and first pass metabolism of ethanol in humans: is it gastric or hepatic and does it depend on gender? Clin Pharmacol Ther. 1996;59:503–13.

[118] Seitz H, Stickel F. Alcoholic liver disease in the elderly. Clin Geriatr Med. 2007;23:905–21.

[119] Oneta C, Pedrosa M, Ruttimann S. Age and bioavailibility of alcohol. Z Gastroenterol. 2001;39:783–8.

[120] Lieber C. Metabolism of alcohol. Clin Liver Dis. 2005;9:1–35.

[121] Meier P, Seitz HK. Age, alcohol metabolism and liver disease. Cur Opinion Clin Nutr Metabol Care. 2008;11:21–6.

[122] Moore A, Whiteman EJ, Ward KT. Risks of combined alcohol/medication use in older adults. Am J Geriatr Pharmacother. 2007;5:64–74.

[123] Floreani A. Liver diseases in the elderly: an update. Dig Dis. 2007;25:138–43.

[124] Pgliaro L, Peri V, Linea C. Natural history of chronic hepatitis C. Ital J Gastroenterol. 1999;31:28–44.

[125] Simanowski U, Egerer G, Oneta C. Helicobacter pylori infection decreases gastric alcohol dehydrogenase activity and first pass metabolism of ethanol in man. Digestion. 1998;59:314–20.

[126] Triantafyllou K, Vlachogiannakos J, Ladas S. Gastrointestinal and liver side effects of drugs in elderly patients. Best Pract Research Clinical Gastroenterol. 2010;24:203–15.

[127] Klotz U. Pharmacokinetics and drug metabolism in the elderly. Drug Metabol Rev. 2009;41:67–76.

[128] Floreani A. Liver Diseases in the Elderly. In: Pilotto A, Malfertheiner P, Holt PR, editor. Aging and the Gastrointestinal Tract. 32. Basel: Karger; 2003. p. 167–75.

[129] Gan L, Chitturi S, Farrell GC. Mechanisms and implications of age-related changes in the liver: nonalcoholic fatty liver disease in the elderly. Curr Gerontol Geriatr Res. 2011;2011:831536.

[130] El-Serag H. Epidemiology of viral hepatitis and hepatocellular carcinoma. Gastroenterology. 2012;142:1264–73.

[131] Yang J, Harmsen WS, Slettedahl SW. Factors that affect risk for hepatocellular carcinoma and effects of surveillance. Clin Gastroenterol Hepatol. 2011;9:617–23.

[132] Cho E, Cho HN, Jun CH, et al. A review of hepatocellular Carcinoma in elderly patients focused on management and outcomes. In vivo. 2019;33:1411–20.

[133] Nuzzo G, Giuliante F, Gauzolino R, et al. Liver resections for hepatocellular carcinoma in chronic liver disease: experience in an Italian centre. Eur J Surg Oncol. 2007;33:1014–8.

[134] Reddy S, Barbas AS, Turley RS, et al. Major liver resection in elderly patients: a multi-institutional analysis. J Am Coll Surg. 2011;212:787–95.

[135] Menon K, Al-Mukhtar A, Aldouri A, et al. Outcomes after major hepatectomy in elderly patients. J Am Coll Surg. 2006;203:677–83.

[136] Sgourakis G, Sotiropoulos GC, Bockhorn M, et al. Major liver resections for primary liver malignancies in the elderly. Acta Chir Belg. 2009;109:340–4.

[137] Cho S, Steel J, Tsung A, et al. Safety of liver resection in the elderly: how important is age? Ann Surg Oncol. 2011;18:1088–95.

[138] Monson K, Litvak DA, Bold RJ. Surgery in the aged population: surgical oncology. Arch Surg. 2003;138:1061–7.

[139] Fan S. Problems of hepatectomy in cirrhosis. Hepatogastroenterology. 1998;45:1288–90.

[140] Floreani A, Chiaramonte M, Fabris P, Naccarato R. Primary biliary cirrhosis in the elderly. Recenti Prog Med. 1991;82:259–61.

[141] Lee S, Yoon S, Chung H, et al. Pharmacokinetics of ursodeoxycholic acid in elderly volunteers compared with younger adults in a Korean population. J Clin Pharmacol. 2019;59:1085–92.

[142] Purohit T, Cappell MS. Primary biliary cirrhosis: pathophysiology, clinical presentation and therapy. World J Hepatol. 2015;7:926–41.

8 Proktologie

Heiner Krammer, Alexander Herold

8.1 Rationale proktologische Diagnostik

Anorektale Erkrankungen sind häufig im Alter und können in der Regel sehr rational diagnostiziert werden.

Die proktologische *Basisdiagnostik* (Abb. 8.1) umfasst:

1. Anamnese
2. Inspektion
3. Palpation (mit Funktionsprüfung)
4. Proktoskopie/Rektoskopie

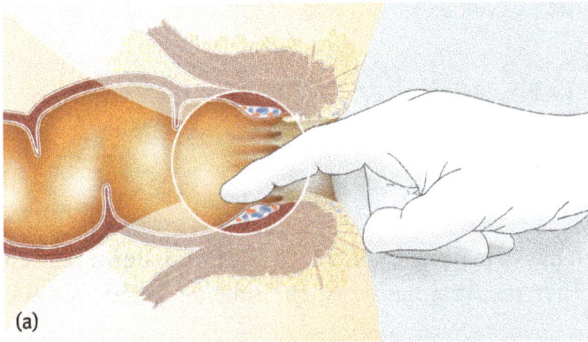

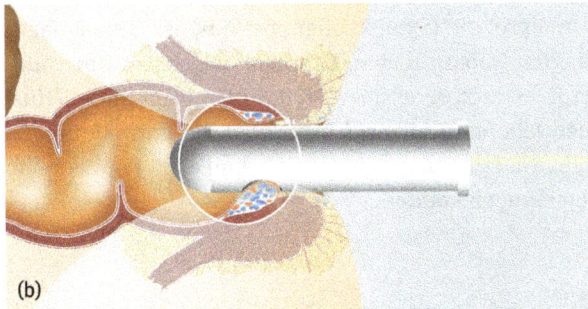

Abb. 8.1: (a) Rektale digitale Untersuchung, (b) Proktoskopie (Mit freundlicher Genehmigung der Kreussler GmbH).

8.1.1 Erweiterte Diagnostik

Die *Koloskopie* ist zur Abklärung kolorektaler Erkrankungen (z. B. Tumor, CED) sinnvoll. Neben der *rektalen Endosonographie* (Rektumtumore, Sphinkterdefekte, Fisteln) stellen die *Defäkographie* oder *Beckenboden-NMR* (komplexe Beckenbodenstörungen) wichtige Optionen dar.

https://doi.org/10.1515/9783110697650-008

Die *anorektale Manometrie* spielt eine zunehmend untergeordnete Rolle aufgrund einer hohen interindividuellen und intraindividuellen Variabilität der Messparameter, der unzureichenden Korrelation zwischen Messwert und Funktionszustand des Schließmuskels (gilt auch für die prognostische Aussage über Kontinenzfunktion nach Kolostoma-Rückverlagerung) und ist nur für spezielle Fragestellungen, wie den rektoanalen Reflex oder die Rektumwand-Compliance, erforderlich.

8.1.2 Leitsymptome zur Differentialdiagnostik

- Schmerz: Fissur, Abszess, Analthrombose
- Blutung: Hämorrhoiden, Fissur, Tumor
- Juckreiz: Ekzem, Hämorrhoiden, Fistel
- Sekretion: Fistel, Vorfall, Inkontinenz

8.2 Häufige proktologische Krankheiten im Alter

8.2.1 Anorektale Prolapsformen

8.2.1.1 Analprolaps

Anodermale Strukturen werden aus dem Anus gedrückt. Lokale Entzündungszeichen gibt es meist nicht (Tab. 8.1). Hiervon abzugrenzen ist ein isolierter Vorfall von Hämorrhoiden (s. u.).

Ätiologie/Pathogenese: Der Analprolaps (Syn: Anodermprolaps) ist Begleit- bzw. Folgeerscheinung von ausgeprägten Hämorrhoiden. Er kommt meistens beim Stuhlgang vor, kann aber auch beim Heben schwerer Gegenstände oder beim Niesen/Husten entstehen. Lockeres Bindegewebe im Analkanal begünstigt die Entstehung, die i. d. R. nicht reponierbar ist. Eine Notfallsituation liegt vor, wenn es in Kombination mit Hämorrhoiden 3° zu Einklemmungen kommt.

Tab. 8.1: Analprolaps.

Symptome	diagnostische Maßnahmen	Therapie
- Juckreiz	- Anamnese	- Vermeidung der Pressbelastung
- Vorfallgefühl	- Inspektion	- Stuhlregulation, z. B. ballaststoffreiche Kost
- Blutungen	- funktionelle Proktosko-	- operative Sanierung durch transanale Re-
- Nässen	pie	sektion des vorgefallenen Gewebes

8.2.1.2 Mukosaprolaps

Beim Mukosaprolaps handelt es sich um Vorfall und Invagination von Mukosa des Mastdarms. Als Synonym ist der „Rektummukosaprolaps" bekannt, welcher meist als Rektumvorderwand-Prolaps auftritt (im fortgeschrittenen Stadium mit *Ulcus recti simplex*) (Tab. 8.2).

Ätiologie/Pathogenese: Entleerungsstörung, übermäßiges Pressen und Sphinkterinsuffizienz zählen zu den Ursachen.

Tab. 8.2: Mukosaprolaps.

Symptome	diagnostische Maßnahmen	Therapie
– Juckreiz – Nässen – Schleimbeimengung zum Stuhl – Druckgefühl – Schmerzen	– wie bei Analprolaps und Rektoskopie	– Vermeiden der Pressbelastung – Beckenbodentraining – Ballaststoffe – Laxantien – i. d. R. Operation

8.2.1.3 Rektumprolaps

Ein Vorfall des Rektums mit allen Wandschichten wird Rektumprolaps genannt (Abb. 8.2). Anfangs ist dieser spontan bzw. manuell reponierbar, später jedoch persistierend (Tab. 8.3). Frauen sind wesentlich häufiger betroffen (Verhältnis 5:1).

Ätiologie/Pathogenese: Die genaue Ätiologie ist noch nicht eindeutig geklärt. Zu den möglichen Ursachen zählen ungenügende Fixation, starke Beckenbodenbelastung durch Geburten und die Lockerung des Beckenbodengefüges.

Differentialdiagnose: Der Rektumprolaps muss vom Analprolaps und prolabierenden Hämorrhoiden unterschieden werden.

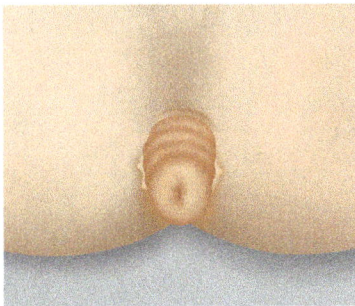

Abb. 8.2: Rektumprolaps (mit freundlicher Genehmigung der Kreussler GmbH).

Tab. 8.3: Rektumprolaps.

Symptome	diagnostische Maßnahmen	Therapie
– Druck- und Fremdkörpergefühl – Stuhlinkontinenz – Blut am Toilettenpapier – Schleimbeimengungen im Stuhl – Vorfall	– Pressenlassen auf dem Untersuchungsstuhl – digital-rektale Untersuchung – Proktoskopie – Rektoskopie	Operation – zahlreiche Möglichkeiten: – abdominell: Rektopexie mit Ziel der Fixierung des mobilen und mangelhaft fixierten Rektums in stabiler Lage – perineal: transanale Raffung der Rektumwand

8.2.2 Inkontinenz

Als Inkontinenz wird die Unfähigkeit zur kontrollierten Absetzung oder Zurückhaltung von Darminhalt wie flüssigem oder festem Stuhl oder Gas bezeichnet. Diese auch Stuhlinkontinenz, anorektale Inkontinenz oder Incontinentia alvi genannte Funktionsstörung kommt häufiger bei älteren Menschen vor (Tab. 8.4).

Klassifikation:
- sensorische Inkontinenz: Verlust oder Irritation sensibler Rezeptoren, entzündliche Prozesse
- muskuläre Inkontinenz: Sphinkterdefekt, Geburtstrauma, Fisteloperation
- neurogene Störung: Pudendusneuropathie, Beckenbodensenkung, autonome Neuropathie bei Diabetes mellitus
- gestörte Rektumelastizität/-kapazität: Rektumanastomose, Bestrahlung, chronisch entzündliche Darmerkrankungen, Rektumtumor, Z. n. Tumoroperation

Komplikationen: Fortschreitende/-bestehende Probleme sowie die Entstehung eines Analekzems können Komplikationen darstellen.

Prognose: Eine komplette Sanierung ist meist nicht möglich, aber eine deutliche Besserung kann erzielt werden.

Tab. 8.4: Inkontinenz.

Symptome	diagnostische Maßnahmen	Therapie
Einteilung: – Grad 1: unkontrollierter Abgang von Winden – Grad 2: unkontrollierter Abgang von flüssigem Stuhl – Grad 3: unkontrollierter Abgang von geformtem Stuhl	– Anamnese – Kontinenz-Score – Inspektion (Irritationen, entzündliche oder ulzeröse Veränderungen der Perianalhaut) – rektal-digitale Untersuchung (Sphinkteranatomie, Kneif- und Pressbelastungstest) – Proktoskopie – Rektoskopie	Konservativ: – Ernährungsberatung, Analhygiene, Hautschutzsalben, Beckenbodenübungen, Biofeedback-Training – Abführmittel zur kontrollierten Darmentleerung – Inkontinenzhilfsmittel (Windeln, Vorlagen) Operativ – Sphinkterrekonstruktion – SNS

8.2.3 Anorektale Entleerungsstörung

Ätiologie/Pathogenese: Neoplastische, entzündliche sowie degenerative Prozesse können zu dieser funktionellen Störung führen (Tab. 8.5).

Tab. 8.5: Anorektale Entleerungsstörung.

Symptome	diagnostische Maßnahmen	Therapie
– Obstipation – Gefühl der unvollständigen Darmentleerung – Blockierungsgefühl	– Anamnese – Proktoskopie – Rektoskopie – evtl. Koloskopie zum Tumorausschluss – Transitzeitbestimmung – MR-Defäkographie	– Aufklärung, Ernährungsberatung – Laxantien, Stimulanzien – bei morphologischer Ursache evtl. Operation

8.2.4 Rektozele

Als Rektozele wird eine Ausbuchtung der Rektumampulle oberhalb des Analkanals bezeichnet, die meist nach ventral und überwiegend bei Frauen vorkommt; Synonym: hinterer Scheidenvorfall (Tab. 8.6).

Ätiologie/Pathogenese: Beckenbodenschwäche, Geburten, höheres Alter sowie Bindegewebeschwäche erhöhen das Risiko für eine Rektozele.

Tab. 8.6: Rektozele.

Symptome	diagnostische Maßnahmen	Therapie
– Gefühl der unvollständigen Darmentleerung – fraktionierte Entleerung – Schmieren von Stuhl – Druckgefühl – Scheidenvorfall	– digitale Untersuchung mit Palpation der Rektozele – Proktoskopie – Defäkographie	– konservative Maßnahmen – operative Sanierung

8.2.5 Analthrombose

Eine Analthrombose ist eine schmerzhafte Schwellung im Bereich des Afters (Abb. 8.3), die durch Blutgerinnsel in den oberflächlichen Venen des Plexus haemorrhoidalis caudalis verursacht wird (Tab. 8.7).

Synonyme sind Analrandthrombose, Perianalthrombose und Perianalvenenthrombose.

Ätiologie/Pathogenese: Die genaue Ätiologie ist noch ungeklärt. Folgende Auslöser sind aber bereits bekannt: harter Stuhl, aber auch Durchfall, exzessives Pressen bei Defäkation, unphysiologischer Druck von außen, z. B. langes Radfahren, scharfe Speisen, Spätphase der Schwangerschaft.

Tab. 8.7: Analthrombose.

Symptome	diagnostische Maßnahmen	Therapie
– Linsen- bis pflaumengroße Schwellung im Perianalbereich, prall-elastisch – akute Bildung von solitären oder multiplen bläulich-roten, schmerzhaften Knoten am Afterrand – Schmerzen – gelegentlich spontane Entleerung durch Perforation möglich	– Inspektion – Palpation	– konservativ: NSAR, Salben, – operativ: Exzision (alleinige Inzision meist ungenügend)

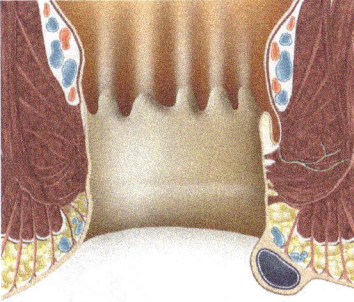

Abb. 8.3: Analthrombose (mit freundlicher Genehmigung der Kreussler GmbH).

8.2.6 Hämorrhoidalleiden

Das Corpus cavernosum recti ist ein zirkulär unter der Enddarmschleimhaut gelegenes arteriovenöses Gefäßpolster. Als wichtiger Bestandteil des analen Kontinenzorgans ist es verantwortlich für die Feinkontinenz des Afters. Vergrößert es sich, spricht man von Hämorrhoiden, kommen noch Beschwerden (Symptome) hinzu vom Hämorrhoidalleiden. Ursache ist meist eine Vergrößerung oder ein Prolaps der Hämorrhoiden. Etwa die Hälfte der 50-Jährigen leiden unter Hämorrhoiden (Tab. 8.8).

Ätiologie/Pathogenese: Momentan ist die Ätiologie nicht gesichert. Diskutiert werden fehlerhaftes Ernährungs- und Defäkationsverhalten, anorektale Funktionsstörungen, genetische Disposition, sowie intraabdominelle Drucksteigerung unterschiedlicher Genese.

Stadien der Hämorrhoiden (Abb. 8.4.)
- Grad 1: Nur proktoskopisch sichtbar vergrößertes Corpus cavernosum recti
- Grad 2: Prolaps bei der Defäkation – retrahiert sich spontan
- Grad 3: Prolaps bei der Defäkation – nur manuell reponibel
- Grad 4: Prolaps permanent fixiert – irreponibel

Hämorrhoiden 1. Grades

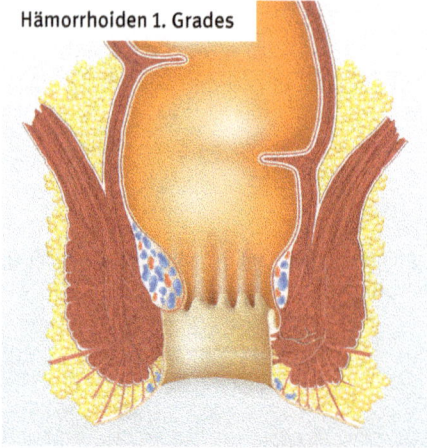

Hämorrhoiden 2. Grades

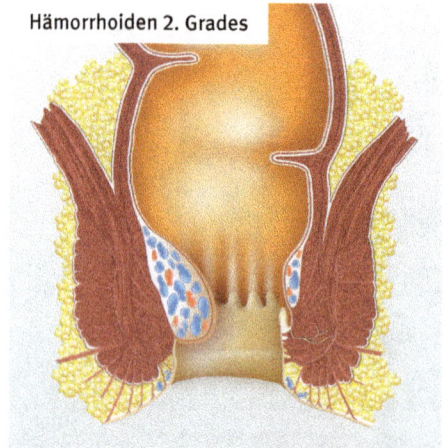

Hämorrhoiden 3. Grades

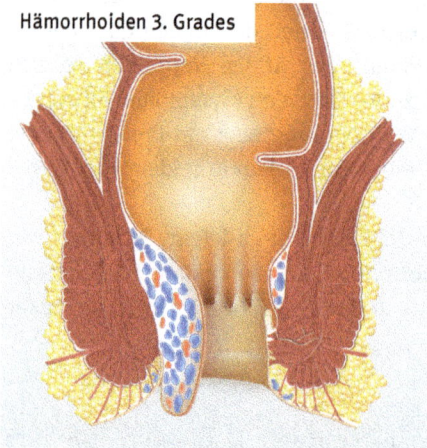

Hämorrhoiden 4. Grades

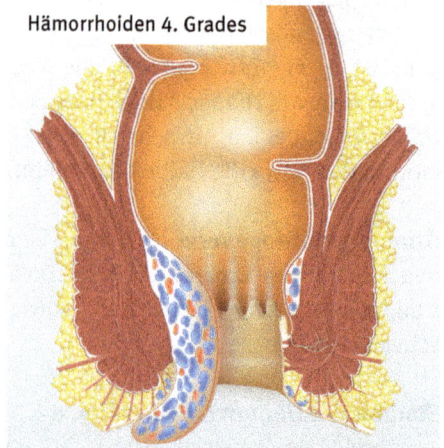

Abb. 8.4: Hämorrhoidalleiden Stadium 1–4 (mit freundlicher Genehmigung der Kreussler GmbH).

Tab. 8.8: Hämorrhoidalleiden.

Symptome	diagnostische Maßnahmen	Therapie
– intermittierende Blutung – selten Schmerzen – Juckreiz – Nässen durch schleimige Sekretion – Prolapsgefühl – Feinkontinenzstörung – Stuhldrang	– Anamnese – Inspektion und Palpation – Proktoskopie – Rektoskopie	– behandelt wird nur das Hämorrhoidalleiden: ohne Beschwerden keine Therapie! – konservativ: Ballaststoffreiche Ernährung, Defäkationsverhalten (kein Pressen), Analhygiene, Gewichtsreduktion – Sklerosierung – Gummibandligatur – Erfolgsraten; 70–80 %, Rezidivrate Sklerosierung bis 70 % in 4 Jahren, Gummiringligatur bis 25 % in 4 Jahren Operative Behandlung: – Ziel: Wiederherstellung der physiologischen Lage und Größe der Schwellkörper – offene Hämorrhoidektomie (nach Millian-Morgan) – submuköse Hämorrhoidektomie (n. Parks) – rekonstruktive Hämorrhoidektomie (n. Fansler-Arnold) – Staplerhämorrhoidopexie (n. Longo) – Erfolgsraten 95 %, Komplikationen: 5–20 %

8.2.7 Analekzem

Eine akute oder chronisch-entzündliche Reaktion der perianalen Haut bzw. der anodermalen Auskleidung des Analkanals (Abb. 8.5) wird Analekzem genannt (Tab. 8.9).

Ätiologie/Pathogenese: Meist tritt ein Analekzem als Folge- oder Begleiterscheinung anderer dermatologischer, allergischer oder proktologischer Erkrankungen auf.

Das feuchte Milieu in der Analfalte (feuchte Kammer) sowie mechanische Reizung begünstigen die Entstehung.

Klassifikation:

– Irritativ-toxisch: Schleim- und Stuhlabsonderungen, Feinkontinenzstörung (z. B. Hämorrhoidalleiden, Prolaps,) Sphinkterinsuffizienz, postoperative Zustände, Fisteln, falsche auch übermäßige Reinigung
– Atopisches Analekzem (Neurodermitis): Überempfindlichkeit gegen Umweltstoffe (Typ-I-Allergie)
– Allergisches Kontaktekzem (Typ-IV-Allergie): Hautpflegemittel, feuchtes Toilettenpapier mit Duftstoffen, Externa aller Art

Tab. 8.9: Analekzem.

Symptome	diagnostische Maßnahmen	Therapie
– Rötung, Erosionen, Rhagaden – starker Juckreiz, oft nachts – Brennen, Nässen, Blutspuren am Toilettenpapier	– Anamnese – Inspektion und proktologische Untersuchung – ggf. Epikutantest bei V. a. allergisches Kontaktekzem	– Ausschluss bzw. Therapie proktologischer Erkrankungen – Hygieneberatung, Stuhlregulierung – Vermeidung irritativer Stoffe – kurzzeitig schwache bzw. mittelstarke topische Kortikoide – bei chronisch rezidivierendem Verlauf Intervalltherapie

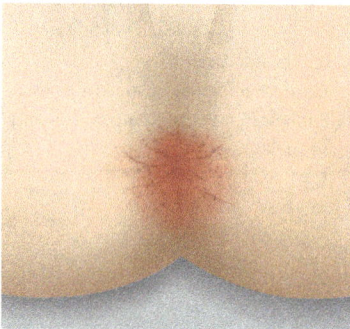

Abb. 8.5: Analekzem (mit freundlicher Genehmigung der Kreussler GmbH).

8.2.8 Analfissur

Die akute Analfissur stellt einen schmerzhaften Einriss der Haut zwischen Linea dentata und Analrand mit glatten Wundrändern dar (Abb. 8.6). Zu 80–90 % kommt sie im hinteren Kommissurbereich vor (Tab. 8.10).

Die chronische Analfissur – sehr oft rezidivierend – ist ein längliches, manchmal schmierig belegtes Ulkus, auf dessen Grund u. U. die quer verlaufenden Fasern des M. sphincter ani internus sichtbar sind.

Sekundäre Veränderungen sind möglich. Der Häufigkeitsgipfel liegt zwischen dem 30. und 40. Lebensjahr. Als Synonyme sind Fissura ani und Afterriss bekannt.

Ätiologie/Pathogenese: Ursachen der Analfissur können multifaktoriell sein. So zählen u. a. ein harter Stuhlgang oder Entzündungen des kryptoglandulären Apparates und Entzündungszustände mit Elastizitätsverlust (anodermales Ekzem) zu den Auslösern. Aber auch breiige und wässrige Defäkation kann Fissuren auslösen.

Ebenso begünstigen eine verminderte arterielle Vaskularisation in der hinteren Kommissur, ein Mikrotrauma und evtl. ein primärer Sphinkterspasmus mit funktioneller Analstenose die Entstehung.

Tab. 8.10: Analfissur.

Symptome	diagnostische Maßnahmen	Therapie
– heller, stechender Defäkationsschmerz – Brennen und Blutung während und nach dem Stuhlgang – Schmerz kann zu einem reflektorischen Spasmus des Schließmuskels führen	– Anamnese – Inspektion bei vorsichtigem Spreizen der Nates – Fissur meist bei 6 Uhr in Steinschnittlage sichtbar – rektal-digitale Untersuchung, evtl. anästhesierende Salben oder Lokalanästhesie – Proktoskopie (vorsichtig, da meist zu schmerzhaft)	– Prophylaxe: Stuhlregulierung, Flüssigkeitszufuhr, Zink-Salben – pharmakologische Sphinkterrelaxation mit relaxierenden Salben (Nitrate oder Calciumantagonisten) (guter Effekt bei Schmerzen) – alternativ: Botulinumtoxin-Injektion in den M. sphincter ani: reversible Lähmung mit Tonussenkung im Analkanal. Nach 8–12 Wochen spontan reversibel (Cave: Off-label use) Operative Sanierung bei chronischer Analfissur: – Fissurektomie nach Gabriel – obsolet: anale Dilatation nach Lord, Operation nach Eisenhammer und Vorsicht mit Sphinkterotomie

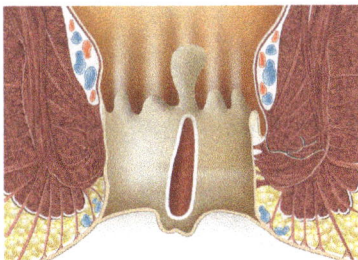

Abb. 8.6: Analfissur (mit freundlicher Genehmigung der Kreussler GmbH).

8.2.9 Analkarzinom

Das Analkarzinom ist ein seltener, bösartiger Tumor der Haut des Afterrandes und des Analkanals, das 1 % aller kolorektalen Karzinome darstellt. Frauen sind häufiger als Männer betroffen. Vorwiegend manifestiert es sich im 6. und 7. Lebensjahrzehnt (Tab. 8.11).

Ätiologie/Pathogenese: Beim Analkarzinom handelt es sich um einen lokal infiltrierenden Tumor.

Histologische Typisierung:
- Plattenepithelkarzinom und kloakogenes Karzinom (90 %): von Übergangsepithel ausgehend
- Adenokarzinom: von Analdrüsen ausgehend
- kleinzelliges Karzinom
- undifferenziertes Karzinom

Risikofaktoren:
- Infektion mit Humanen Papillomviren (HPV 16)
- Immundefizienz
- häufiger Analverkehr
- Nikotinabusus
- Condylomata acuminata
- Gonorrhö in der Anamnese

Tab. 8.11: Analkarzinom.

Symptome	diagnostische Maßnahmen	Therapie
- anale Blutung - Pruritus - anale Knotenbildung - Schmerzen selten - Inkontinenz bei Infiltration der Sphinktermuskulatur - Fremdkörpergefühl	- Inspektion, digitale Untersuchung: derber Analring, Knoten, Schmerzen - Proktoskopie mit Biopsie - bei nachgewiesenem Karzinom Tumor-Staging	- lokale Exzision nur bei T1-Plattenepithelkarzinome - kombinierte Radiochemotherapie - bei Therapieversagen: Abdominoperineale Rektumexstirpation - Ziel: Heilung unter Erhalt der Kontinenz

Weiterführende Literatur
Manual der Koloproktologie Band 1 Hrsg: Herold A, Schiedeck, Th, DeGruyter 2019, ISBN 978-3-11-061446-6 (Open Access).

9 Endoskopie bei geriatrischen Patienten

Martin Staritz, Gerhard Treiber, Peter Staritz

9.1 Einleitung

Der Stellenwert endoskopisch diagnostischer und therapeutischer Eingriffe steigt beständig. Neben neuen diagnostischen Methoden sind insbesondere die Möglichkeiten therapeutischer Eingriffe von Bedeutung. Besonders die Verfahren zur Behandlung prämaligner und maligner Veränderungen der Schleimhaut stellen einen besonderen Fortschritt dar.

Abgesehen von der demographischen Entwicklung der Bevölkerung der westlichen Welt sind dies Erkrankungen, die besonders den Patienten in fortgeschrittenem Lebensalter betreffen. So nimmt gerade in diesem Lebensabschnitt die Endoskopie eine besondere Bedeutung ein. Im vorliegenden Buchbeitrag werden Besonderheiten der Endoskopie des betagten Patienten aufgezeigt.

Grundsätzlich werden die Regularien des Umgangs mit dieser Gruppe von Patienten in diversen Leitlinien abgehandelt. Hier sind beispielhaft die Publikationen der American *Society of Gastrointestinal Endoscopy* (ASGE) und die der Deutschen Gesellschaft für Gastroenterologie und Stoffwechselerkrankungen (DGVS) zu nennen. Die Literaturrecherche zeigt geringe Anzahl von Veröffentlichungen deren Ergebnisse bei vergleichsweise niedrigen Patientenzahlen gewonnen wurden. Aufgrund dessen stützen sich die Fachgesellschaften auf die wenigen evidenz-basierten Forschungsergebnisse.

Die Anwendung der geriatrischen Endoskopie nimmt rasch zu. Es wird davon ausgegangen, dass in den Jahren zwischen 2020 und 2030 ca. 5,5 Millionen Menschen über 85 Jahre alt sein werden [1].

Ein Schwerpunkt des Kapitels bezieht sich auf das sehr häufige kardiovaskuläre Erkrankungsspektrum dieser Altersgruppe, was eine Behandlung mit Antikoagulanzien mit sich bringt und wie periprozedural damit umgegangen werden kann. Die Darstellung ist dabei bewusst vereinfachend, damit die wesentlichen Fallstricke erkannt werden sollten bzw. nicht die Maßnahmen herausgestellt werden, die tertiären Zentren vorbehalten sind, sondern mit den „Bordmitteln" einer gut ausgestatteten Endoskopie zu bewerkstelligen sind.

9.2 Besonderheiten der Medikation Betagter: Antikoagulation

Hier wird zunächst eingegangen auf eine elektive Planung endoskopischer Eingriffe bei Patienten unter Antikoagulation.

Der professionelle Umgang damit setzt die genaue Kenntnis voraus, weswegen der Patient antikoaguliert wird, um zu entscheiden, ob bzw. mit welchem Risiko die

https://doi.org/10.1515/9783110697650-009

Medikation für die Endoskopie pausiert werden kann. Parallel dazu erfolgt die Eingruppierung des eingriffsbedingten Blutungsrisikos, um zu entscheiden, ob die Antikoagulation pausierten werden muss. Ggf. findet der Entscheidungsprozess unter Einbeziehung des behandelnden Kardiologen, Angiologen, Hämostaseologen o. ä. interdisziplinär statt, was dem Gedanken von *comprehensive care* entspricht.

- Eingriffe ohne nennenswertes Blutungsrisiko
  - Diagnostische Endoskopie
  - Diagnostische ERCP
  - Endosonographie
- Eingriffe mit niedrigem Blutungsrisiko
  - Biopsien
  - Abtragung gestielter Polypen
  - Stents
- Eingriffe mit relevantem Blutungsrisiko
  - Papillotomie/Sphinkterotomie
  - Abtragung breitbasiger Polypen
  - Mukosaresektion
  - Varizensklerosierung
- Indikation zur Antikoagulation mit niedrigem thromboembolischen Risiko
  - Vorhofflimmern (VHF) mit niedrigem CHADS-Vasc Score (~0–2 Punkte)
  - langjährige Sekundärprophlyaxe venöser Thromboembolien
  - biologischer Klappenersatz
  - primärprophylaktische Einnahme von ASS
- Mittleres thromboembolisches Risiko
  - Vorhofflimmern (VHF) mit mittlerem CHADS-Vasc Score (~3–5 Punkte)
  - Kurzfristige Sekundärprophylaxe venöser Thromboembolien
  - Mechanischer Klappenersatz in Aortenposition, moderne Klappentypen
- Hohes thromboembolisches Risiko
  - Vorhofflimmern (VHF) mit hohem CHADS-Vasc Score (~6–9 Punkte)
  - frische venöse Thromboembolien
  - mechanischer Klappenersatz andere Positionen, ältere Klappentypen

Koronarinterventionen

Aufgrund der kurzlebigen Neuerungen bei *Drug eluting stents* soll das Assessment der erforderlichen Aggregationshemmung nur in Absprache mit dem Kardiologen erfolgen. Hohes Risiko kann bestehen zwischen 4–8 Wochen nach Intervention, im Einzelfall bis zu 12 Wochen nach Intervention. Außer vom verwendeten Stent hängt es von verwendeter Anzahl, dem Durchmesser und der Position ab (Hauptstamm oder proximale LAD oder nach komplexen Bifurkationsstenosen vs. peripherer Stents oder Lage in Seitästen) und ob es eine elektive Revaskularisation war oder ein Akutes Koronarsyndrom/Myokardinfarkt.

Die Übergänge zwischen den Kategorien sind fließend, eine grobe Kategorisierung hilft aber bei der Entscheidungsfindung und muss dokumentiert werden, auch in dem Aufklärungsprozess des Patienten bis zum „informed consent".

Beim Pausieren von Antikoagulanzien muss ein Restrisiko thromboembolischer Komplikationen in Kauf genommen werden, welches durch die Beschränkung auf das notwendige Minimum der Pause in Abhängigkeit des eingriffsbedingten Blutungsrisikos so gering wie möglich gehalten wird.

Dieses Risiko liegt in der Natur der Dinge bzw. in den Patientenvoraussetzungen.

Prinzipiell sollten solche Eingriffe nur dann durchgeführt werden, wenn eine klar rechtfertigende Indikation dazu besteht und nichtinvasive Alternativen deutlich weniger geeignet sind.

Grundsätzliche Voraussetzung im Anschluss an die Untersuchung oder Behandlung mit der Antikoagulation fortzufahren ist eine adäquate Hämostase. Solange keine suffiziente Blutstillung besteht und eine angemessene Nachbeobachtung ohne Nachblutung abgelaufen ist, ist die weitere Antikoagulation unabhängig von möglichen thromboembolischen Risiken kontraindiziert.

9.2.1 Vitamin K-Antagonisten und Bridging

Der Erfahrungsschatz mit dieser Substanzklasse ist hoch und die Vorgehensweise allgemein bekannt. Der Aufwand eines Absetzens von Phenprocoumon etwa 7 Tage vor Endoskopie, Bridging mit niedermolekularem Heparin und anschließender Wiedereinstellung ist hoch und somit gegenüber kleinen Blutungsrisiken häufig nicht gerechtfertigt. Maßnahmen mit geringem Blutungsrisiko sind ggf. also unter laufender Anwendung von Cumarinen möglich.

Ein aktueller INR-Wert sollte vorliegen und maximal 2–2,5 betragen oder kann fast überall innerhalb kürzester Zeit bestimmt werden, ggf. als Bedside Test, z. B. CoaguCheck.

Etwaige Blutungskomplikationen können je nach Schweregrad ggf. durch eine langsame Antagonisierung durch Vitamin K oder eine rasche Antagonisierung durch Gabe von FFPs oder eine sofortige Antagonisierung durch Gabe von PPSB behandelt werden.

Eine rein diagnostische Endoskopie kann in der Regel unter laufender Antikoagulation problemlos durchgeführt werden. Dies würde aber ggf. voraussetzen, dass eine Intervention dann zweizeitig durchgeführt werden müsste, wenn deren Blutungsrisiko ein Pausieren der Antikoagulation erforderlich machen würde. Dafür ist eine erneute Sedierung oder eine weitere Abführmaßnahme nicht jedem Patienten unkritisch zumutbar. Dabei ist die Patientenpräferenz zu berücksichtigen.

Das Bridging beginnt zu dem Zeitpunkt, wo die Ziel-INR (in der Regel 2,0) unterschritten wird oder mit dem Unterschreiten in etwa zu rechnen ist.

Die Dosis richtet sich nach dem thromboembolischen Risiko und ist ggf. an Einschränkungen der Nierenfunktion anzupassen. Generell zu berücksichtigen ist bei geriatrischen Patienten die Empfehlung zur Beschränkung auf etwa 75 % der Dosis von jüngeren Menschen. Bei niedriger Risikogruppe ist sie höchstens halbtherapeutisch (z. B. Enoxaparin 0,75 mg/kg 1 × täglich), bei mittlerer Risikogruppe etwa 2/3 therapeutisch, meist aufgeteilt auf 2 Tagesdosen (z. B. Enoxaparin 0,5 mg/kg) und in der hohen Risikogruppe volltherapeutisch (z. B. Enoxaparin 2 × 0,75 mg/kg).

Der Zeitpunkt der letzten Gabe vor der Intervention ist so zu planen, dass entsprechend der Halbwertszeit des niedermolekularen Heparins bei älteren Menschen von 10–12 h auch tatsächlich der gewünscht niedrige Resteffekt vorliegen kann. Der Abstand liegt also bei 1 × täglicher Gabe bei ca. 24 h, bei der hohen Risikogruppe mit 2 × täglicher Gabe abhängig vom Blutungsrisiko der Intervention bei 12–24 h präinterventionell.

Wenn Zweifel an einer angemessen langen Karenzzeit bestehen, kann fast jedes Labor zügig einen Anti Xa-Spiegel bestimmen. Dieser sollte für eine Intervention ohne Blutungskomplikationen nicht mehr betragen als es dem laborabhängigen Referenzbereich für den unteren prophylaktischen Bereich entspricht, also maximal 0,2 IE/ml.

Wiederbeginn nach der Endoskopie ist abhängig vom Ergebnis und der zu erwartenden Nachblutung. Bei fehlendem Blutungsrisiko kann unmittelbar begonnen werden. Wenn Blutungsrisiken bestehen, kann sukzessive gesteigert werden, z. B. abends mit Hochrisikoprophylaxedosis (z. B. Enoxaparin 4000 IE) und schrittweiser Steigerung ab dem Folgetag bis zur Ausgangsdosis.

Das Bridging bei Trägern von mechanischen Herzklappen mit niedermolekularem Heparin gehört zwar zu klinisch üblichen Vorgehensweisen, offiziell wird aber wegen vorbeschriebener erhöhter Komplikationsraten davon abgeraten. Ein Bridging mit unfraktioniertem Heparin i. v. ist nicht unter ambulanten Bedingungen, sondern nur mit einem Klinikaufenthalt von ca. einer Woche vor und nach einem Eingriff machbar. Die Entscheidung dazu sollte ggf. interdisziplinär mit der Kardiologie getroffen werden. Zu beachten ist, dass die Qualität der PTT-gesteuerten Einstellung am Heparinperfusor häufig den Ansprüchen ihrerseits bei Weitem nicht gerecht wird. Pausiert wird der Perfusor 4–6 h vor dem Eingriff. Der Wiederbeginn kann aufgrund der besseren Steuerbarkeit und der langsamen Anflutung etwas früher sein als bei niedermolekularem Heparin und ist meist wenige Stunden nach der Behandlung ohne Bolus mit der letzten vorherigen stabilen Laufrate möglich.

9.2.2 Neue Antikoagulanzien

Der praktische Erfahrungsschatz mit IIa- und Xa-Hemmern beträgt seit deren Zulassung mittlerweile gut 10 Jahre, so dass sie vielfach nicht mehr als NOACs, sondern als DOAKs bezeichnet werden. Direkte orale Antikoagulanzien setzen im Gegensatz zu der indirekten Wirkung von Marcumar (die Synthese der Vitamin K-abhängigen Gerinnungsfaktoren herabzusetzen) direkt an ihrem Zielort an und hemmen jeweils relativ weit unten in der Gerinnungskaskade den aktivierten Faktor II (Dabigatran – Pradaxa) oder den aktivierten Faktor X (Rivaroxaban – Xarelto, Apixaban – Eliquis oder Edoxaban – Lixiana). Dabei unterliegen sie bei insgesamt überschaubarem Nebenwirkungsprofil kaum relevanten Arzneimittelinteraktionen und haben sich aufgrund ihrer großen therapeutischen Breite weit durchgesetzt. Im Gegensatz zur Dosisfindung der geeigneten Erhaltungstherapie unter Phenprocoumon kann die überwiegende Mehrheit der Betroffenen mit einer festen Dosis bei praktisch sofortigem Wirkungseintritt behandelt werden. Lediglich nach Herstellerangabe sind bei hohem Alter und deutlich eingeschränkter Nierenfunktion und geringem Körpergewicht ggf. niedrigere Dosen vorgeschrieben. Die Substanzen konnten ihre Nicht-Unterlegenheit bei der Behandlung von tiefen Venenthrombosen und Lungenembolien zeigen und sind dafür weit verbreitet. Zur Schlaganfallprophylaxe sind sie neben der hohen Praktikabilität ebenfalls Warfarin nicht unterlegen bzw. teils leicht überlegen gewesen und bekommen leitliniengemäß dafür sogar eine leichte Präferenz gegenüber der bisherigen Standardtherapie bei signifikant geringerem Risiko für intrazerebrale Blutungen. Auf das leider erhöhte gastrointestinale Blutungsrisiko wird am Schluss des Kapitels im Abschnitt Blutstillung eingegangen.

Zwischen den einzelnen Substanzen gibt es methodische Abweichungen im Studienprogramm und daher kleine Unterschiede im Zulassungsumfang. Über die Details geben die Fachinformationen Auskunft, praktisch ist die Anwendung sehr ähnlich einschließlich ähnlicher Pharmakokinetik. Bei älteren Menschen sollte von einer Halbwertszeit von gut 12 h ausgegangen werden. Stärkere Einschränkungen der Nierenfunktion können (vor allem bei Dabigatran mit überwiegend renaler Elimination) die Halbwertszeit deutlich verlängern. Dementsprechend kann 24 h nach letzter Einnahme nach grob 2 vergangenen Halbwertszeiten von ~25 % des ursprünglichen Peak-Spiegels ausgegangen werden. Dabei gelten Eingriffe mit leichtem bis mäßigen Blutungsrisiko zu dem Zeitpunkt als gut durchführbar. Bei Interventionen mit hohem Blutungsrisiko sind 48 h Pause empfohlen mit dann vernachlässigbarem Restspiegel. Ein Bridging mit Heparinen erübrigt sich währenddessen.

Wenn nicht sicher geklärt werden kann, ob die vereinbarte Pause eingehalten wurde, ist eine konkrete Spiegelbestimmung nicht in allen Laboren tagesaktuell möglich. Das Monitoring ist nicht mit den Globaltests möglich, beeinflusst werden Quick und aPTT von DOAKs aber sehr wohl, so dass verminderter Quick oder verlängerte PTT für einen relevanten Restspiegel mindestens verdächtig sind und ggf. zum Aufschieben der Prozedur führen sollten. Unter Umständen ist zumindest eine semiquantitative Einschätzung möglich:

Eine maximale oder starke Verlängerung der Thrombinzeit deutet auf hohen Spiegel von Pradaxa hin. Eine leicht verlängerte, maximal verdoppelte Thrombinzeit kann nach 24 h beobachtet werden, nach 48 h sollte sich der Wert langsam normalisieren.

Bei Apixaban und Rivaroxaban ist innerhalb von 12 h nach der Einnahme mit einem Anti-Xa-Spiegel zu rechnen, der deutlich über dem oberen therapeutischen Referenzbereich von niedermolekularen Heparinen liegen kann (> 1 IE/ml), nach 24 h in der Größenordnung des prophylaktischen Rahmens, nach 48 praktisch nicht mehr nachweisbar. Edoxaban wird dabei aber stark unterschätzt!

Ein klarer Vorteil besteht dabei für rein diagnostische Eingriffe, wo lediglich die Einnahme des Tages bis nach der Prozedur zurückgestellt wird und dabei praktisch keine Lücke in der Antikoagulation entsteht bei den Substanzen mit 1 × täglicher Einnahme (Lixiana und Xarelto) bzw. lediglich eine Dosis entfallen ist (Pradaxa und Eliquis). Je nach Einschätzung des Nachblutungsrisikos entfällt die Einnahme am Untersuchungstag ganz und kann meist am Folgetag wieder aufgenommen werden.

9.2.3 Plättchenaggregationshemmer

Die Plasmahalbwertszeit von ASS ist deutlich unter einer Stunde, aber die COX1-Hemmung in den Thrombozyten und entsprechend die Thromboxansynthese in den Thrombozyten irreversibel gehemmt. Dementsprechend klingt die Wirkung mit dem natürlichen Plättchen turn over ab. Dabei ist die Zunahme der funktionellen hämostyptischen Thrombozytenfunktion nicht nur langsam linear, sondern bereits die neu gebildeten Blutplättchen von 2 oder 3 Tagen ermöglichen eine wenig eingeschränkte primäre Hämostase.

Die meisten Operationen einschließlich endoskopischer Interventionen haben sich darunter als mit nur mäßig erhöhtem Blutungsrisiko durchführbar erwiesen. Eine rein primärprophylaktische Einnahme kann aber in den meisten Fällen unkritisch einige Tage ausgesetzt werden. Die Einnahme am Untersuchungstag entfällt auch in jedem Fall. Da eine suffiziente Plättchenhemmung meist auch in einem Intervall von 48 h nach letzter Einnahme noch gewährleistet ist, ist eine ebensolche Pause auch häufig gerechtfertigt.

Messmethoden für eine Objektivierung der vorhandenen Restwirkung von Aggregationshemmern (Aggregometrie) stehen nur Spezialeinrichtungen zur Verfügung, auch die PFA-Untersuchung ist nicht in vielen Kliniken verbreitet. Probenversand ist erstens zu langwierig und zweitens aufgrund der präanalytischen Störanfälligkeit der Thrombozytenfunktion nicht zu empfehlen. Die Thrombozytenzahl gibt über die Wirkung von Plättchenhemmern ebenso wenig Auskunft wie die Globaltests der Gerinnung.

Die Blocker des thrombozytären P2Y12-Rezeptors gelten insgesamt als stärker. Deren Einnahme deutet prinzipiell darauf hin, dass eine stärkere Indikation zur Plättchenhemmung besteht, diese also nicht ganz unkritisch unterbrochen werden sollte, obwohl von etwas höherem Blutungsrisiko als unter ASS auszugehen ist, insbesondere bei gleichzeitiger Einnahme von beidem.

Die Einnahme von Clopidogrel spricht u. U. für stattgehabte rezidivierende Schlaganfälle und dementsprechend höheres thromboembolisches Risiko, so dass ggf. mit den behandelnden Disziplinen Rücksprache genommen werden sollte.

Als reine Alternative zu ASS bei chronischer Typ C-Gastritis können ähnliche Maßstäbe für das Pausieren angesetzt werden wie für ASS.

Doppelte Aggregationshemmung nach Stentimplantation lässt keine unmittelbaren Rückschlüsse zu auf die Komplexität der koronaren Herzerkrankung, Veränderungen der Plättchenhemmung daher am besten nur nach Rücksprache mit der Kardiologie.

Eine Medikation mit Prasugrel (Efient) oder Ticagrelor (Brilique) ist erstens mit noch stärkerer Plättchenhemmung verbunden und deutet insbesondere auf ein kürzlich zurückliegendes Akutes Koronarsyndrom oder Infarkt hin oder sonstige Hochrisikokonstellationen, so dass sich geplante Therapieänderungen ohne Einverständnis des Kardiologen quasi verbieten.

Wenn keine unmittelbare Freigabe erfolgt, kann entweder ein späterer Zeitpunkt für den Eingriff festgelegt werden, zu dem entsprechend der Endothelialisierung von Stents nicht mehr mit relevantem Risiko einer Stentthrombose zu rechnen ist oder in Einzelfällen eine Überbrückung mit kurz wirksamen i. v. verfügbaren Plättchenhemmern vereinbart werden, wobei die Gabe dann zeitgerecht vor der Intervention gestoppt wird und nur eine kurze Pause in der Aggregationshemmung riskiert werden muss. Dies ist sehr selten erforderlich, aber die Entscheidung einem Kardiologen mit genauer Kenntnis des Koronarbefundes vorbehalten.

9.2.4 Sonstige Antikoagulanzien und anderweitige Gerinnungsstörungen

Wenn nicht ein Minimum an persönlicher Erfahrung mit anderen seltenen Antikoagulanzien oder sonstigen möglichen Einschränkungen der Hämostase besteht, die selbst ausreichendes Urteilsvermögen zulässt oder eine ungeklärte Blutungsanamnese vorliegt, sollte vor einem geplanten Eingriff mit der dazu behandelnden Disziplin oder der kooperierenden Hämostaseologie Kontakt aufgenommen werden. Legt beispielsweise ein Patient einen Notfallausweis über eine Gerinnungsstörung vor, ist darin in der Regel das betreuende Gerinnungszentrum angegeben, das dann konsiliarisch zu Rate gezogen werden kann. In dem Fall sollte bei einem elektiven Eingriff davon Abstand genommen werden ohne Rücksprache tätig zu werden.

9.3 Sonstige relevante Medikation

9.3.1 Orale Antidiabetika

Orale Antidiabetika sind bei Patienten, die untersuchungsbedingt nüchtern bleiben müssen in der Lage, eine Hypoglykämie herbeizuführen. Für die Insulingabe gilt entsprechendes.

9.3.2 Antihypertensiva, Beta-Rezeptorenblocker und Psychopharmaka

Eine Medikation mit diesen bespielhaft genannten Medikamentengruppen kann eine Interaktion mit den Sedativa hervorrufen. Insbesondere bei Substanzen mit langer Halbwertszeit kann dies eine unerwünschte Auswirkung auf die Herzfrequenz und den Blutdruck bewirken. Beta-Rezeptorenblocker können darüber hinaus die Glukoneogenese hemmen.

9.3.3 NSAR

Aufgrund der Nebenwirkungen aus der Gruppe von NSAR kann es im Rahmen endoskopischer Untersuchungen zu Komplikationen wie Ulzerationen und Blutungen kommen. Zu beachten ist außerdem, dass COX1-Hemmer nicht selten auch einen aspirinartig thrombozytenaggregationshemmenden Effekt haben können und für eine leichte Blutungsneigung verantwortlich sein können.

9.3.4 Glukokortikoide, Immunsuppressiva

Glukokortikoide erhöhen die Infektionsgefahr und sind besonders bei Eingriffen, die mit einer Bakteriämie einhergehen zu bedenken. Aufgrund dieser Problematik erhöht sich das Infektionsrisiko bei Patienten, die bereits zusätzlich immunsuppressiv behandelt werden z. B. bei rheumatischen Erkrankungen.

9.4 Vorbereitung

Die Vorbereitung für endoskopische Untersuchungen bei älteren Patienten unterscheidet sich geringfügig von jüngeren Patienten. Eine Besonderheit nimmt hier die Vorbereitung zur Koloskopie ein. Es werden zwei verschiedene Stoffgruppen unterschieden, nämlich die elektrolytneutrale, polyethylenglycol-basierte und die sodium-phosphat-haltige Spüllösung. Ältere Studien zeigten zwar eine vergleichbare

Wirksamkeit der zwei Methoden, jedoch wirkt Sodium-Phosphat osmotisch und bewirkt dadurch Flüssigkeits- und Elektrolytverschiebungen die in einer Hyperphosphatämie, Hypernatriämie und Hypokaliämie resultieren können [2–5]. Dadurch kann eine nennenswerte Verschlechterung der Nierenfunktion eintreten. Diese mögliche Nebenwirkung hat beim betagten Menschen fatale Auswirkungen. Daher sollte bei dieser Patientengruppe Sodium-Phosphat zur Vorbereitung von Koloskopien vermieden werden, insbesondere wenn es sich um Patienten mit eingeschränkter Herz- und/oder Nierenfunktion handelt [6,7].

Magnesiumbasierte Abführmittel hingegen können eine lebensbedrohliche Hypermagnesiämie bei älteren Menschen hervorrufen. Dies gilt auch ohne Vorliegen einer Nierenfunktionsstörung [8].

Die Anwendung von magnesiumbasierten Abführmitteln als alleinige Darmvorbereitung sollte generell bei älteren Menschen vermieden werden. Bei jeder Art der Darmreinigung sollte ein adäquater Flüssigkeitshaushalt beachtet werden [9].

Eine unzureichende Darmreinigung bleibt eines der größten Probleme in der Vorbereitung von endoskopischen Untersuchungen [10].

Eine prophylaktische antibiotische Vorbehandlung ist generell nicht erforderlich. Ausnahmen davon bilden Menschen mit Herzklappenfehlern bzw. künstlichen Herzklappen. Hierzu liegen die Guidelines der Deutschen Gesellschaft für Kardiologie (DGK) vor [11].

9.5 Sedierung

Maßgeblich für die Sedierung des Patienten kann die aktuelle (2015) S3-Leitlinie der DGVS herangezogen werden.

Prinzipiell kann die Durchführung der Endoskopie beim geriatrischen Patienten auf verschiedene Arten erfolgen:
- Lokalanästhesie,
- i.-v.-Sedierung unterschiedlicher Tiefe (mit/ohne Wachheitsgrad),
- im Rahmen einer Allgemeinnarkose (beatmeter Patient).

Beim beatmeten Patienten gelten vorrangig die Voraussetzung anästhesiologischerseits bzw. intensivmedizinischerseits und werden deshalb im Folgendem nicht näher ausgeführt.

Die Entscheidung für eine Lokalanästhesie oder eine Sedation wird im Wesentlichen durch die Patientenpräferenz, die Untersuchungsdringlichkeit/-indikation und die Komorbiditäten bedingt.

Für eine Lokalanästhesie spricht eine elektive Untersuchungsindikation (keine Blutung), ein wacher, kooperativer/nicht-deliranter Patient, der aber ansonsten durchaus eine Einschränkung im kardio-pulmonalen Status aufweisen darf. Häufige Aspirationen/Dysphagien in der Vorgeschichte sprechen gegen eine Rachenanästhesie (relative Kontraindikation), allerdings kann der Patient während der Zeit des Endoskopierens keinen Speichel schlucken. Jedoch ist zumindest theoretisch danach ein besseres Abhusten/Schlucken möglich.

Die Patientenpräferenz lässt sich weiterhin durch die Verwendung von Endoskopen mit dünnem Durchmesser (z. B. sogenannter transnasaler Gastroskope) weiterhin verbessern.

Für eine Sedation spricht von vornherein die Notfallindikation (z. B. Blutung) oder eine hohe Wahrscheinlichkeit für eine verlängerte Untersuchungszeit (> 10 min) bzw. absehbare Intervention. Unkooperative/delirante Patienten bedürfen meist der Sedierung, allerdings sollte eine frühere paradoxe Reaktion auf Sedativa (insbesondere auf Benzodiazepine) erfragt werden. Viele Patienten haben bereits in der häuslichen Medikation eine Dauertherapie mit Benzodiazepinen erhalten. Insofern bedarf es ggf. höherer Dosen an Midazolam/Diazepam um einen adäquaten Sedierungs-Effekt zu erhalten.

Einschränkungen im kardiopulmonalen Status sind per se keine Kontraindikation, sofern die Vitalparameter stabil sind. Allerdings ist eventuell ein differentielles Vorgehen zu überlegen. Neben der Optimierung der Flüssigkeitszufuhr und Oxygenierung (ggf. Guedel-/Wendeltubus), vorheriges Absaugen von zähem Sekret im Rachen, kann die Auswahl der Sedativa von Nutzen sein.

Benzodiazepine werden in der DGVS-Leitlinie mit speziellem Bezug zum geriatrischen Patienten nicht erwähnt. Sie sind primär kreislaufneutral und ohne Einfluss auf den Rhythmus. Zusätzlich sind sie gut antagonisierbar durch das verfügbare Antidot Flumazenil. Problematisch ist hingegen die verzögert einsetzende Wirkung mit der jedoch verlängerten Wirkdauer bei Midazolam (und Diazepam). Dies kann nicht mit mangelnder Resorption erklärt werden, da die Medikationsgabe regelhaft i. v. erfolgt. Zum einen bestehen pharmakodynamische Unterschiede (veränderte ZNS-Empfindlichkeit), aber auch ein verminderter First-pass-Effekt in der Leber für Midazolam. Schlussendlich ist der aktive Metabolit alpha-Hydroxymidazolam für ein Drittel der Gesamtwirkung des Midazolams verantwortlich. Dieser Metabolit (nicht Midazolam selbst!) wird renal eliminiert und erklärt bei einer GFR < 10 ml/min zusätzlich zum verminderten First-Pass-Effekt in der Leber die klinisch schwer zu kalkulierende Wirkdauer bzw. -stärke. Aufgrund klinischer Dosis-Wirkungsbeziehungen benötigen Patienten (ohne Benzodiazepinvormedikation) > 60 Jahren ca. 50 % und solche > 80 Jahren ca. 30 % der Dosis eines jüngeren Erwachsenen (< 30 Jahre). Erschwert wird die Abschätzbarkeit durch eine ca. 100-fache interindividuelle Variabilität des arzneimittelabbauenden Enzyms (CYP 3A4) und Arzneimittelinteraktion mit anderen CYP3A4 hemmenden/-indizierenden Medikamenten.

Propofol hat in den letzten Jahren zunehmend in der Endoskopie Verwendung zur Sedierung gefunden. Dies hat auch in der DGVS-Leitlinie Einzug gefunden. Während nur allgemein kurz zu älteren Patienten Stellung genommen wird (Kap. 2.4.5) gibt es eine Empfehlung, dass auch bei älteren Menschen Propofol verwendet werden kann (Empfehlungsgrad 0, starker Konsens). Bezugnehmend auf eine Studie wird empfohlen, dass eine Reduktion der Propofoldosis ab dem 70. Lebensjahr vorgenommen werden soll und dass ab dem 80. Lebensjahr ein erhöhtes Risiko für einen Abfall der Sauerstoffsättigung besteht.

Allgemein wird konstatiert, dass bei geriatrischen Hochrisikopatienten (ASA > III) die benötigte Propofoldosis ca. 10–20 % unter der Dosis für ASA-Klasse I/II beträgt. Es erscheint jedoch bei der puls-/blutdrucksenkenden Wirkung von Propofol sowie der häufigen Komedikation mit Herz-/Kreislaufmedikamenten eine erhöhte allgemeine Gefährdung für Bradykardie/Hypotonie zu bestehen, da insbesondere die Fähigkeit zur Kreislaufhomöostase (Gegenregulation) bei geriatrischen Patienten deutlich eingeschränkt ist.

Propofol braucht bei einer Niereninsuffizienz nicht reduziert zu werden. Es wird jedoch in der Leber zu einem hohen Anteil konjugiert und dadurch inaktiviert, was eine Dosisreduktion bei Leberfunktionsstörung nahelegt.

9.5.1 Opiate/Opioide/andere Analgetika

Hier kommen hauptsächlich kurzwirksame Substanzen zur Anwendung wie Fentanyl oder Remifentanil. Diese werden wegen der Atemdepressionsgefahr, v. a. in Kombination mit Propofol oder Midazolam für geriatrische Patienten generell nicht empfohlen (Ausnahme: beatmete Patienten).

Ketamin (racemisch: 25–50 mg Bolus oder fraktioniert) in Kombination mit Midazolam sind eventuell für die Patientengruppe mit Asthma/COPD von Vorteil, zumal kreislaufneutral bzw. eher Tendenz zur Hypertonie. Zu beachten ist allerdings die Gefahr von Halluzinationen, welche 24–48 h, also lange nach Auswaschen des Medikaments persistieren können. KHK sowie Glaukom sind weitere Kontraindikationen. Ketamin wird in der Leber metabolisiert. Ähnlich wie bei Midazolam besteht ein aktiver Metabolit, der etwa ein Drittel der Potenz von Ketamin hat. Außer bei schwer eingeschränkter Nierenfunktion ist keine Akkumulation denkbar [12].

9.6 Endoskopische Prozeduren

Im Folgenden werden die häufigsten endoskopischen Untersuchungen betrachtet.

9.6.1 Ösophago-Gastro-Duodenoskopie (ÖGD)

Studien zeigen, dass diese Endoskopie bei älteren Menschen gut toleriert wird [12]. Nach einer kürzlich durchgeführten, uns zur Verfügung stehenden Promotionsarbeit aus der Universitätsklinik Tübingen (Dirk Richard Humbert Neubert, bisher nicht publiziert) ist dies die häufigste bei Betagten durchgeführte Untersuchung. Die Komplikationsrate ist gering (< 0,1 %), unterscheidet sich nicht von der bei jüngeren Menschen beobachteten und gibt mit einer Häufigkeit von mehr als 50 % entscheidende Hinweise für das weitere therapeutische Prozedere. Die Untersuchung dauert nicht länger als bei jüngeren Patienten und die Sedierung bereitet selbst bei Hochbetagten keine signifikanten Probleme. Bei Betagten werden zur Durchführung der Untersuchung Endoskope mit geringerem Durchmesser empfohlen, doch solche Geräte sind mittlerweile zum verwendeten Standard geworden. Für die Verwendung von Lokalanästhetika gelten Einschränkungen wegen vereinzelter Methämoglobinbildung, jedoch liegen hier keine zitierfähigen Resultate vor [13,14].

9.6.2 ÖGD mit perkutaner endoskopischer Gastrostomie (PEG)

Patienten, die mit einer endoskopisch angelegten PEG versorgt werden, zählen zur kritischsten Patientengruppe. Indikationen sind häufig Schlaganfall mit Schluckstörungen, bösartigen Leiden mit Stenosenbildung – häufig polymorbide. Verglichen mit jüngeren Menschen sind tödliche Komplikationen bei diesen Betagten signifikant häufiger als bei unter 70-Jährigen [15]. Es sollte daher die Indikation besonders sorgfältig abgewogen werden und die Überzeugung vorliegen, dass Risiko und Nutzen des invasiven Eingriffes in einem ausgewogenen Verhältnis stehen. Gerade bei der Anlage einer PEG entsteht wesentlich häufiger als bei allen anderen endoskopischen Eingriffen die Notwendigkeit der chirurgischen Korrektur einer Komplikation. Dieser Aspekt weist auf die besondere Notwendigkeit hin die Blutgerinnung und die eventuelle Einnahme einer medikamentösen Antikoagulation zu überprüfen da in solchen Fällen aus einem geplanten und eher harmlos erscheinenden endoskopischen Eingriff eine Bauchoperation werden kann. Besonders sei auch hingewiesen auf die in diversen onkologischen Einrichtungen gepflegte prophylaktische Heparinisierung gegen eine als paraneoplastische Syndrom entstehende intravasale Blutgerinnungsstörung mit der Entstehung von thrombotischen Verschlüssen.

Eine besondere Indikation zur Anlage einer PEG ergibt sich mittlerweile in der onkologischen Palliativmedizin. Bei Stenose durch Metastasierung im Dünndarmbereich ersetzt mittlerweile die PEG die Anlage einer Nasensonde. In solchen Situationen dient die PEG dann nicht der Ernährung, sondern ermöglicht Dünndarmsekret und Magensaft den Ablauf nach außen.

Eine besondere Indikation bietet im Zusammenhang mit einer bestehenden PEG-Anlage die Lösung des Problems einer in die Magenschleimhaut bzw. der Muskulatur eingewachsenen PEG-Halteplatte, meist durch einen fortgesetzt zu starken Zug an der PEG-Sonde.

Durch die ÖGD kann in solchen Fällen unter Vermeidung eines chirurgischen Eingriffes die festgewachsene PEG-Sonde entfernt werden [16,17].

9.6.3 Koloskopie

Mit steigendem Alter der Bevölkerung nimmt die Anzahl der erforderlichen Endoskopien zu [18]. Insbesondere bei den Betagten besteht die Indikation der Koloskopie in der Screening-Untersuchung auf das Vorliegen eines Kolonkarzinoms. Es besteht kein Konsensus bis zu welchem Lebensalter die Vorsorgeuntersuchung empfohlen werden sollte. Es besteht aber Einigkeit, dass die Prävalenz des Kolonkarzinoms bei Menschen über einem Lebensalter von 80 Jahren häufiger (> 30 %) ist als bei Jüngeren bei einem Lebensalter von 50–60 Jahren. Immerhin konnte gezeigt werden, dass die Komplikationsrate der Koloskopie in diesen Altersgruppen in etwa übereinstimmt [19].

Die Darmreinigung ist bei den Älteren in der Regel schlechter durchzuführen (siehe Kap. 9.4: Vorbereitung) und die Häufigkeit der kompletten Dickdarmspiegelung bis ins Coecum um etwa 10 % geringer [20].

Obwohl die Koloskopie bei den Betagten als sichere Untersuchung angesehen wird, muss eine etwas höhere Komplikationsrate bei Eingriffen in Kauf genommen werden. Welche Rolle dabei die Komedikation mit Antikoagulantien einnimmt, wurde bisher in Studien nicht geklärt. Wichtig erscheint anzumerken, dass Eingriffe wie Polyektomien nach den ASGE-Leitlinien unter oralen Antikoagulantien (OAK) eingeschränkt gestattet sind [6].

Eine kürzlich veröffentliche Metaanalyse von 20 Studien kam zu dem Schluss, dass Patienten im 8. Lebensjahrzent eine höhere Rate an kumulierten Nebenwirkungen aufwiesen und dass ein höheres Risiko der Darmperforation, verglichen mit jüngeren Menschen, besteht [21].

9.6.4 Endoskopisch-retrograde-cholangio-pankreatografie (ERCP)

Die ERCP nimmt bei den invasiven endoskopischen, diagnostischen und therapeutischen Behandlungsverfahren einen besonderen Stellenwert ein.

Hauptindikation wie die Gallengangsobstruktion (73,7 %) können mittels ERCP unter Umgehung einer ansonsten nur palliativen chirurgischen Intervention erfolgreich und komplikationsarm angegangen werden [22]. Bei den Betagten ist die Perforationsrate bei der notwendigen Papillotomie geringfügig höher (orale Antikoagulationen?), dennoch ist die einfache Papillotomie auch unter OAK nach den ASG-Leitlinien [6] gestattet, nach umfangreicher Erfahrung der Autoren nicht empfehlenswert.

Die Erfolgsrate des Eingriffes ist bei jüngeren Menschen nicht höher als bei den Betagten [22–24]. Verglichen mit konventionellen chirurgischen Verfahren ist bei der Gallengangsobstruktion die Behandlung mittels ERCP und Papillotomie deutlich sicherer und sogar effektiver [25]. Wenn auch ohne erkennbaren Grund ist die Komplikation einer post-ERCP-Pankreatitis bei den Betagten seltener festzustellen [24].

9.6.5 Endoskopische Sonographie

Der endoskopische Ultraschall ist Spezialisten an nur wenigen Zentren vorbehalten. Gerade bei Betagten wird häufig Schnittbildverfahren (CT, MRI) der Vorzug eingeräumt. Verlässliche Zahlen für den Vergleich verschiedener Altersgruppen, Durchführbarkeit und Komplikationen sind in der Literatur nicht beschrieben.

9.6.6 Enteroskopie

Die Enteroskopie kann in zwei verschiedenen Varianten vorgenommen werden. Die Doppelballonenteroskopie unterscheidet sich nur wenig von der direkten Endoskopie mit langen flexiblen Endoskopen. Verlässliche Zahlen über den Vergleich von Patienten verschiedener Altersgruppen liegen nicht vor.

Zu den Betagten kann angemerkt werden, dass die Hauptindikation der Verdacht auf das Vorliegen von Dünndarmblutungen zum Beispiel aus Angiodysplasien ist. Die Untersuchung ist vergleichsweise langwierig (2–3 Stunden), meist müssen für vollständige Darstellung des Dünndarmes sowohl der orale und in weiteren Sitzungen der peranale Zugang gewählt werden. Die Patientenbelastung ist gerade bei Betagten nicht unerheblich, die Indikation sollte sorgfältig überprüft und Alternativen wie die Angiografie berücksichtigt werden.

9.6.7 Kapselendoskopie

Die Kapselendoskopie stellt eine wertvolle Diagnostik dar, die insbesondre der Abklärung okkulter gastrointestinaler Blutungen, besonders aus dem Dünndarm dient. Sie wird nahezu regelmäßig der Enteroskopie vorangestellt. Verschiedene Spekulationen, welche sich mit der Frage auseinandersetzten, ob eventuell die Übermittlung der aufgezeichneten Bilder per Funk einen vorhandenen Herzschrittmacher beeinträchtigen könnte, haben sich mittlerweile erübrigt. Die Kapselendoskopie ist für Träger von Herzschrittmachern jeglicher Bauart unproblematisch.

9.6.7.1 Biopsien

Die Entnahme von Gewebeproben muss bei betagten Patienten bewusst angesprochen werden. Die Gewinnung von Gewebsproben bei endoskopisch erkannten eventuell malignen Prozessen ist in der Regel unumgänglich. Dies ist nach den einschlägigen Leitlinien der Fachgesellschaften auch unter OAK erlaubt, bei Endoskopikern jedoch nicht beliebt. Vergleichbares gilt für die Entnahme von Proben aus der Schleimhaut, z. B. HP-Status. Ob das betagte Gewebe empfindlicher ist und evtl. vermehrt zur Nachblutung neigt, lässt sich durch Studien nicht beantworten, fest steht allerdings, dass die Dickdarmschleimhaut das jüngste Gewebe des menschlichen Körpers ist. Die Dickdarmzellen werden mit einem Turn-over von etwa 48 Stunden fortlaufend erneuert. Allerdings sollte die Tatsache Beachtung finden, dass gerade bei Betagten eine OAK sehr verbreitet ist und die Wirksamkeit der Thrombozytenaggregationshemmer bei einer Wirkdauer von etwa 7 Tagen liegt. Weitere Substanzen wie Faktor-X-Inhibitoren werden über die Leber inaktiviert und in unterschiedlicher Halbwertzeit über die Niere ausgeschieden. Abhängig von der Funktion dieser Organe, ergeben sich eine individuell schwer einschätzbare Wirkdauer der OAK und eine fehlende Überprüfbarkeit der aktuellen Effizienz der Medikation. Mit diesen Besonderheiten sollte der Endoskopiker vertraut sein und bewusst seine Entscheidung treffen können. Er sollte auch die Regeln des Bridging kennen. Beispiel für die klinische Wertigkeit der Biopsien endoskopisch-makroskopisch unauffälliger Kolonschleimhaut sind die mikroskopischen Colitiden (MC), die kollagene und die lymphozytäre Kolitis. Beide Formen sind bei Endoskopikern ein Begriff. Trotz der klinischen Symptomatik wässriger, nicht blutiger Diarrhöen weisen die Erkrankten endoskopisch eine vollständige, unauffällige Dickdarmschleimhaut auf. Erst die histologische Untersuchung der Biopsate (Abb. 9.1) weist die Veränderungen nach. Bei dieser

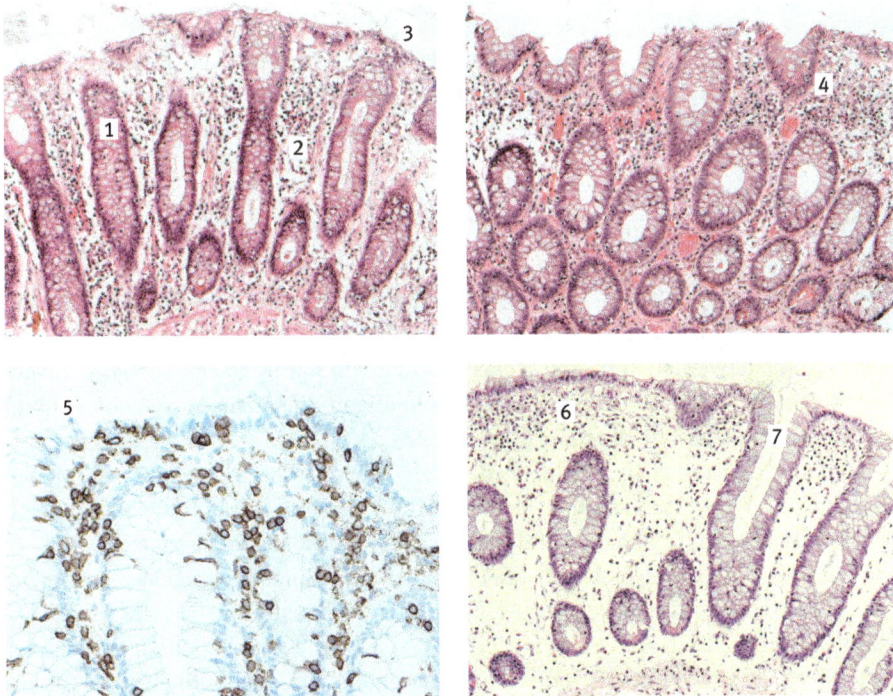

Abb. 9.1: Kolonschleimhaut mit massiver lymphozytärer Infiltration (lymphozytäre Kolitis) vor (oben) und nach Therapie (unten). Die Biopsien erfolgten aus endoskopisch-makroskopisch vollständig unauffälliger Schleimhaut.

Erkrankung finden sich dann massiv lymphozytäre Infiltrate in der Dickdarmschleimhaut. Die Erkrankung erreicht ihren Höhepunkt statistisch im Alter von 60–
70 Jahren. Ähnlich sind die Befunde bei der eosinophilen Ösophagitis. Hier handelt
es sich um Infiltrate eosinophiler Zellen.

9.7 Management gastrointestinaler Blutungen

9.7.1 Allgemeine Stabilisierung des Patienten

In der Notaufnahme erfolgt eine allgemeinübliche Einstufung des Patienten hinsichtlich seines Allgemeinzustandes und darauf aufbauend die Stabilisierung mit Volu-
mengabe und nötigenfalls Erythrozytenkonzentraten nach gängiger Transfusions-
richtlinie. Damit kann bei einem großen Teil von Patienten mit gastrointestinaler
Blutung der Zeitraum bis zum nächsten Tag oder gar zum nächsten Werktag mit Verfügbarkeit endoskopischer Maßnahmen erreicht werden.

9.7.2 Endoskopische Blutstillung

Auszuschöpfen sind die gängigen Verfahren der endoskopischen Blutstillung wie
Unterspritzung Adrenalin/Injektionstechniken und Clipping oder Laserung/Photo-
koagulation/thermische Methoden sowie Ligatur von Varizen.

9.7.3 Supportive hämostyptische Maßnahmen

Bei diffuser Blutung bzw. instabilen Fibrinbelägen kann eine antifibrinolytische Abdeckung sinnvoll sein. Tranexamsäure (Cyklokapron) 1000 mg können i. v. oder ggf.
oral verabreicht werden und entsprechend der kurzen Halbwertszeit nach 6–8 h wiederholt werden. Die Substanz ist durch den häufigen Einsatz in Traumatologie und
Geburtshilfe in jeder Klinik verfügbar.

Allgemeine Transfusionsrichtlinien geben vor, dass ab einer gewissen Menge
verbrauchter Transfusionseinheiten von Erythrozytenkonzentraten zusätzlich auch
Frischplasmen erforderlich sind und ggf. auch Thrombozytenkonzentrate.

Das Basislabor gibt Auskunft über Abfallen des Quickwertes oder nicht mehr
kompensiertes Fibrinogen als Marker für erhöhten Transfusionsbedarf von Frischplasmen. Der untere Normwert von Fibrinogen darf bei einem Patienten mit Massiv-
blutung nicht unterschritten werden, im Gegenteil ist ein hochnormaler Wert anzustreben.

9.7.4 Antagonisierung von Antikoagulanzien

Bei Antikoagulanzienpatienten ist die Antagonisierung in Betracht zu ziehen. Ein Patient mit Marcumar und absehbar schwer zu stillender Blutung oder nach bereits großen Blutverlusten wird bereits in der Phase der ersten Stabilisierung Vitamin K erhalten. Damit ist innerhalb von 12 h mit einem Anstieg des Quickwertes in den subtherapeutischen Bereich zu rechnen.

Wesentlich seltener ist die Gabe von Frischplasma (2FFPs) oder PPSB (~2000 IE) zur schnellen Antagonisierung von Vitamin K-Antagonisten erforderlich.

Etwa analog zur Indikationsstellung davon ist die Gabe von Antidots für neue Antikoagulanzien zu erwägen [26]. Unter dem Motto „die Zeit ist das beste Gegenmittel" führt die reine Wartezeit des bloßen Auslassens der nächsten fälligen Dosis von DOACs etwa gleich schnell wie die Gabe von Konakion beim Marcumarpatienten zur Verbesserung des Hämostasepotentials. Der Einsatz der Antidots ist bislang nicht sehr verbreitet und die Verfügbarkeit auch nicht in jeder Klinik gegeben. Die ersten zehn Jahre des klinischen Einsatzes neuer Antikoagulanzien standen die Gegenmittel noch gar nicht zur Verfügung. Vorrätig sind solche Mittel in Kliniken am ehesten im Bereich von neurochirurgischen Notfällen oder Schockraum.

Andexanet alfa (Ondexxya) ist ein rekombinantes Analogon zum aktivierten Faktor Xa, welches mit dem richtigen Faktor Xa um die Bindung von Xa-Hemmern konkurriert und diese dadurch wieder freigegeben werden. Eine eigenständige thrombogene Auswirkung jenseits des Aufhebens der Wirkung von Xarelto und Apixaban ist dadurch nicht zu erwarten.

Das humanisierte Antikörperfragment Idarucizumab (Praxbind) bindet spezifisch Dabigatran und kann damit die Wirkung von Pradaxa aufheben.

9.8 Schlussfolgerung und Zusammenfassung

Die Endoskopie des Verdauungstraktes der ableitenden Gallenwege und des Pankreas sind sichere Verfahren die auch bei Betagten mit im Vergleich zu jüngeren Personen nicht erhöhtem Risiko durchgeführt werden können.

Besonderheiten des fortgeschrittenen Lebensjahrzehntes, der Medikation, der Pharmakologie und der Pharmakodynamik sollten Berücksichtigung finden und die Anamnese besonders sorgfältig erhoben werden. Interaktionen der Sedierung mit vorbestehender Medikation verdienen genauso Beachtung wie eine geeignete Risikostratifizierung. Die Beachtung der Leitlinien zur Sedierung bei der gastroenterologischen Endoskopie ist ebenso wichtig wie Kenntnis der Besonderheiten der Darmreinigung älterer Menschen.

Literatur

[1] Qureshi WA, Zuckerman MJ, Adler DG, et al. ASGE guideline: modifications in endoscopic practice for the elderly. Gastrointest Endosc. 2006;63:566–9.

[2] Thomson A, Naidoo P, Crotty B. Bowel preparation for colonoscopy: a randomized prospective trial comparing sodium phosphate and polyethylene glycol in a predominantlyelderly population. J Gastroenterol Hepatol. 1996;11:103–7.

[3] Seinelä L, Pehkonen E, Laasanen T, et al. Bowel preparation for colonoscopy in very old patients: a randomized prospective trial comparing oral sodium phosphate and polyethylene glycol electrolyte lavage solution. Scand J Gastroenterol. 2003;38:216–20.

[4] Beloosesky Y, Grinblat J, Weiss A, et al. Electrolyte disorders following oral sodium phosphate administration for bowel cleansing in elderly patients. Arch Intern Med. 2003;163:803–8.

[5] Khurana A, McLean L, Atkinson S, et al. The effect of oral sodium phosphate drug products on renal function in adults undergoing bowel endoscopy. Arch Intern Med. 2008;168:593–7.

[6] Wexner SD, Beck DE, Baron TH, et al. A consensus document on bowel preparation before colonoscopy: prepared by a task force from the American Society of Colon and Rectal Surgeons (ASCRS), the American Society for Gastrointestinal Endoscopy (ASGE), and the Society of American Gastrointestinal and Endoscopic Surgeons (SAGES). Gastrointest Endosc. 2006;63:894–909.

[7] Mamula P, Adler DG, Conway JD, et al. Colonoscopy preparation. Gastrointest Endosc. 2009;69:1201–9.

[8] Onishi S, Yoshino S. Cathartic-induced fatal hypermagnesemia in the elderly. Intern Med. 2006;45:207–10.

[9] Lichtenstein GR, Cohen LB, Uribarri J. Review article: bowel preparation for colonoscopy–the importance of adequate hydration. Aliment Pharmacol Ther. 2007;26:633–41.

[10] Chatrenet P, Friocourt P, Ramain JP, et al. Colonoscopy in the elderly: a study of 200 cases. Eur J Med. 1993;2:411–3.

[11] Banerjee S, Shen B, Baron TH, et al. Antibiotic prophylaxis for GI endoscopy. Gastrointest Endosc. 2008;67:791–8.

[12] Riphaus A, Wehrmann T, Hausmann J, et al. Update S3–guideline: "sedation for gastrointestinal endoscopy" 2014. Z Gastroenterol. 2016:58–95.

[13] Peacock JE, Lewis RP, Reilly CS, et al. Effect of different rates of infusion of propofol for induction of anaesthesia in elderly patients. Br J Anaesth. 1990;65:346–52.

[14] Darling E. Practical considerations in sedating the elderly. Crit Care Nurs Clin North Am. 1997;9:371–80.

[15] Clarke GA, Jacobson BC, Hammett RJ, et al. The indications, utilization and safety of gastrointestinal endoscopy in an extremely elderly patient cohort. Endoscopy. 2001;33:580–4.

[16] Smith BM, Perring P, Engoren M, et al. Hospital and long-term outcome after percutaneous endoscopic gastrostomy. Surg Endosc. 2008;22:74–8017.

[17] Sauer B, Staritz M. neues Buried Bumper – ein neues Verfahren zur nichtoperativen Entfernung; Z Gastroenterol. 2004;42(3):227–232.

[18] Singh H, Demers AA, Xue L, et al. Time trends in colon cancer incidence and distribution and lower gastrointestinal endoscopy utilization in Manitoba. Am J Gastroenterol. 2008;103:1249–56.

[19] Kahi CJ, Azzouz F, Juliar BE, et al. Survival of elderly persons undergoing colonoscopy: implications for colorectal cancer screening and surveillance. Gastrointest Endosc. 2007;66:544–50.

[20] Karajeh MA, Sanders DS, Hurlstone DP. Colonoscopy in elderly people is a safe procedure with a high diagnostic yield: a prospective comparative study of 2000 patients. Endoscopy. 2006;38:226–30.

[21] Day LW, Kwon A, Inadomi JM, et al. Adverse events in older patients undergoing colonoscopy: a systematic review and meta-analysis. Gastrointest Endosc. 2011;74:885–96.

[22] Riphaus A, Stergiou N, Wehrmann T. ERCP in octogenarians: a safe and efficient investigation. Age Ageing. 2008;37:595–9.

[23] Katsinelos P, Kountouras J, Chatzimavroudis G, et al. Outpatient therapeutic endoscopic retrograde cholangiopancreatography is safe in patients aged 80 years and older. Endoscopy. 2011;43:128–33.

[24] Lukens FJ, Howell DA, Upender S, et al. ERCP in the very elderly: outcomes among patients older than eighty. Dig Dis Sci. 2010;55:847–51.

[25] Smith AC, Dowsett JF, Russell RC, et al. Randomised trial of endoscopic stenting versus surgical bypass in malignant low bileduct obstruction. Lancet. 1994;344:1655–60.

[26] Koscielny J, Beyer-Westendorf J, Heymann C von, et al. Blutungsrisiko und Blutungsnotfälle unter Rivaroxaban – periinterventionelles Hämostasemanagement. Hämostaseologie. 2012;32:287–293.

10 Gastrointestinale Onkologie im Alter

Jochen Rudi, Ulrich Wedding

10.1 Demographie und Epidemiologie

Auf Grund der demographischen Entwicklung wird in Deutschland, Europa aber auch weltweit in den kommenden Jahrzehnten mit einer deutlichen Zunahme der Zahl alter Menschen zu rechnen sein. Da Alter der wichtigste Risikofaktor für das Auftreten von Krebserkrankungen ist, wird dieser demographische Wandel zu einer deutlichen Zunahme der Menschen führen, die an einer Krebserkrankung erkranken und in der Folge auch der Menschen, die daran sterben werden (Tab. 10.1).

Tab. 10.1: Erwartete Krebsinzidenz im Jahr 2035 verglichen mit 2012 in Deutschland (nach Ferlay 2013) [1].

Jahr	Altersgruppe	Deutschland
2012	Alle	493.780
	< 65 Jahre	187.580
	≥ 65 Jahre	306.200
2035	Alle	604.394
	< 65 Jahre	161.724
	≥ 65 Jahre	442.670

Die Lebenserwartung ist in den letzten Jahrzehnten in Deutschland und in den meisten anderen Ländern angestiegen und steigt weiter. Aktuelle Zahlen sind für Deutschland in Tab. 10.2 wiedergegeben.

Im Rahmen klinischer Entscheidungsprozesse ist die sogenannte ferne Lebenserwartung, die Zahl der durchschnittlich verbleibenden Jahre, wenn ein bestimmtes Alter erreicht worden ist, von Bedeutung. Die Zahlen basieren auf den aktuellen Sterbetafeln des Statistischen Bundesamtes für Deutschland, die regelmäßig aktualisiert werden.

Tab. 10.2: Lebenserwartung bzw. verbleibende Lebensjahre nach Erreichen eines bestimmten Alters anhand der Sterbetafel 2017/2019 (www.destatis.de).

Lebenserwartung (Jahre) im Alter von × Jahren									
	0 (Neugeborene)	65	70	75	80	85	90	95	100
Frauen	83,4	21,1	17,0	13,2	9,6	6,5	4,3	2,9	2,0
Männer	78,6	17,9	14,4	11,1	8,0	5,5	3,7	2,5	1,8

https://doi.org/10.1515/9783110697650-010

Nachfolgend werden epidemiologische Kenndaten für die häufigsten gastrointestinalen Tumorerkrankungen berichtet [2].

Kolorektales Karzinom (Abb. 10.1): Im Jahr 2016 erkrankten ca. 32.300 Männer und 25.990 Frauen neu an Darmkrebs. Dazu zählen Krebserkrankungen des Kolons, des Sigmas, des Rektums und des Analbereichs. 13.411 Männer und 11.391 Frauen verstarben an einem Darmkrebs. Das mittlere Erkrankungsalter beträgt für Männer ca. 72, für Frauen ca. 76 Jahre. Das mittlere Sterbealter beträgt für Männer ca. 76 und für Frauen ca. 80 Jahre. Die 5-Jahresüberlebensrate beträgt über alle Stadien ca. 62 %.

Magenkarzinom (Abb. 10.2): Im Jahr 2016 erkrankten ca. 9.300 Männer und 5.840 Frauen neu an einem Magenkarzinom. Männer erkranken ca. 1,5-mal häufiger als Frauen. 5.370 Männer und 3.861 Frauen verstarben an einem Magenkarzinom. Das mittlere Erkrankungsalter beträgt für Männer ca. 72, für Frauen ca. 76 Jahre. Das mittlere Sterbealter beträgt für Männer ca. 75 und für Frauen ca. 78 Jahre. Die 5-Jahresüberlebensrate beträgt über alle Stadien 25–30 %.

Pankreaskarzinom (Abb. 10.3): Im Jahr 2016 erkrankten ca. 9.180 Männer und 8.48 9.190 Frauen neu an einer Krebserkrankung der Bauchspeicheldrüse. 9.008 Männer und 9.044 Frauen verstarben an einer Krebserkrankung der Bauchspeicheldrüse. Das mittlere Erkrankungsalter beträgt für Männer ca. 72 und für Frauen 76 Jahre. Das mittlere Sterbealter beträgt für Männer ca. 73 und für Frauen ca. 77 Jahre. Die 5-Jahresüberlebensrate beträgt über alle Stadien ca. 9 %.

Ösophaguskarzinom (Abb. 10.4): Im Jahr 2016 erkrankten ca. 5.540 Männer und 1.740 Frauen neu an einem Ösophaguskarzinom. Männer erkranken ca. 4 × häufiger als Frauen. 4.434 Männer und 1.245 Frauen verstarben an einem Ösophaguskarzinom. Das Ösophaguskarzinom ist für 3 % der krebsbedingten Todesfälle bei Männern und für 1 % bei Frauen verantwortlich. Das mittlere Erkrankungsalter beträgt für Männer ca. 67 Jahre, für Frauen ca. 71 Jahre. Das mittlere Sterbealter beträgt für Männer ca. 70 und für Frauen ca. 74 Jahre. Die 5-Jahresüberlebensrate beträgt über alle Stadien ca. 23 %.

Karzinom der Gallenblase und Gallenwege (Abb. 10.5): Im Jahr 2016 erkrankten ca. 2.550 Männer und 2.740 Frauen neu an einer Krebserkrankung der Gallenblase oder der Gallenwege. 1.562 Männer und 2.113 Frauen verstarben an einer Krebserkrankung der Gallenblase oder der Gallenwege. Das mittlere Erkrankungsalter beträgt für Männer ca. 74 und für Frauen ca. 77 Jahre. Das mittlere Sterbealter beträgt für Männer ca. 76 und für Frauen ca. 79 Jahre. Die 5-Jahresüberlebensrate beträgt über alle Stadien ca. 20 %.

Leberkrebs (Abb. 10.6): Im Jahr 2016 erkrankten ca. 6.220 Männer und 2.750 Frauen neu an Leberkrebs. 5.411 Männer und 2.625 Frauen verstarben an einem Darmkrebs. Das mittlere Erkrankungsalter beträgt für Männer ca. 71 und für Frauen 74 Jahre. Das mittlere Sterbealter beträgt für Männer ca. 74 und für Frauen ca. 77 Jahre. Die 5-Jahresüberlebensrate beträgt über alle Stadien ca. 15 %.

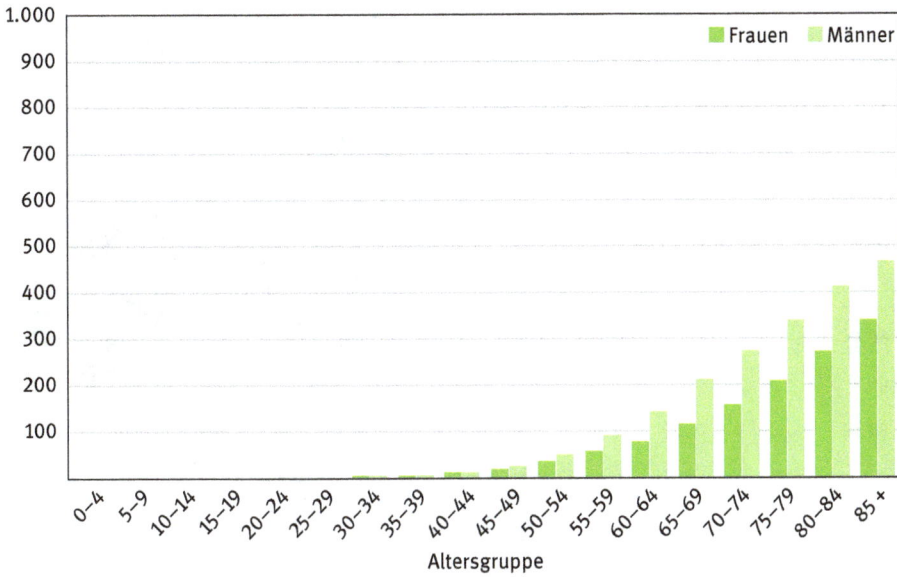

Abb. 10.1: Kolorektales Karzinom. Altersspezifische Erkrankungsraten nach Geschlecht [2].

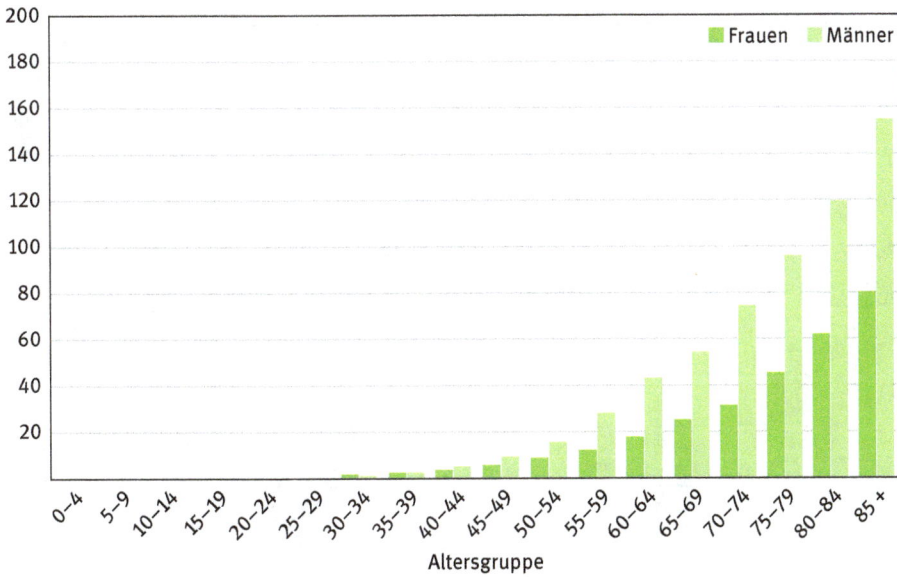

Abb. 10.2: Magenkarzinom. Altersspezifische Erkrankungsraten nach Geschlecht [2].

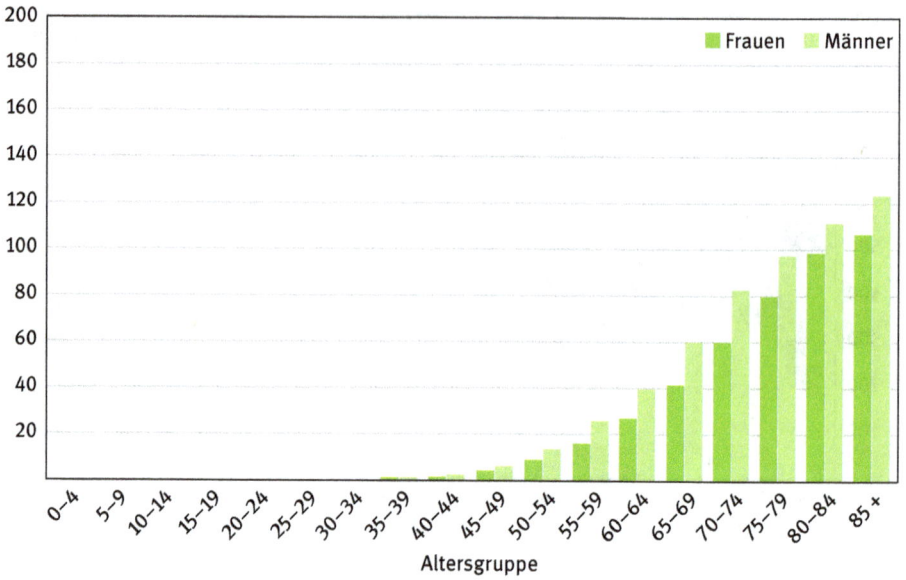

Abb. 10.3: Pankreaskarzinom. Altersspezifische Erkrankungsraten nach Geschlecht [2].

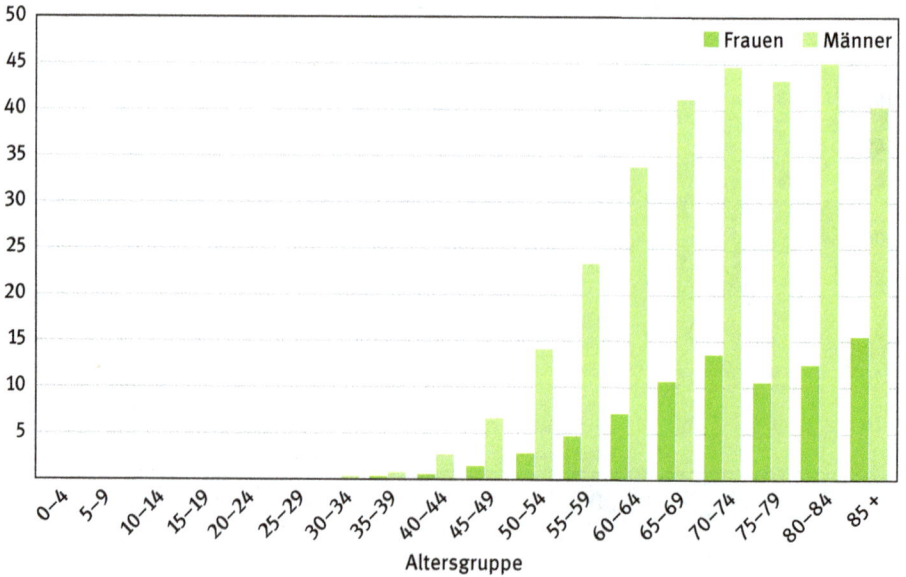

Abb. 10.4: Ösophaguskarzinom. Altersspezifische Erkrankungsraten nach Geschlecht [2].

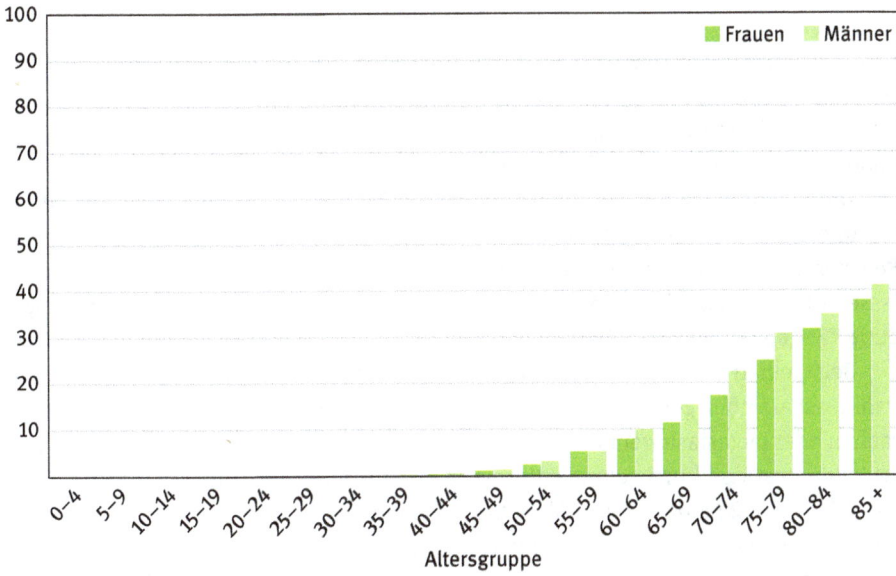

Abb. 10.5: Karzinom der Gallenblase und Gallenwege. Altersspezifische Erkrankungsraten nach Geschlecht [2].

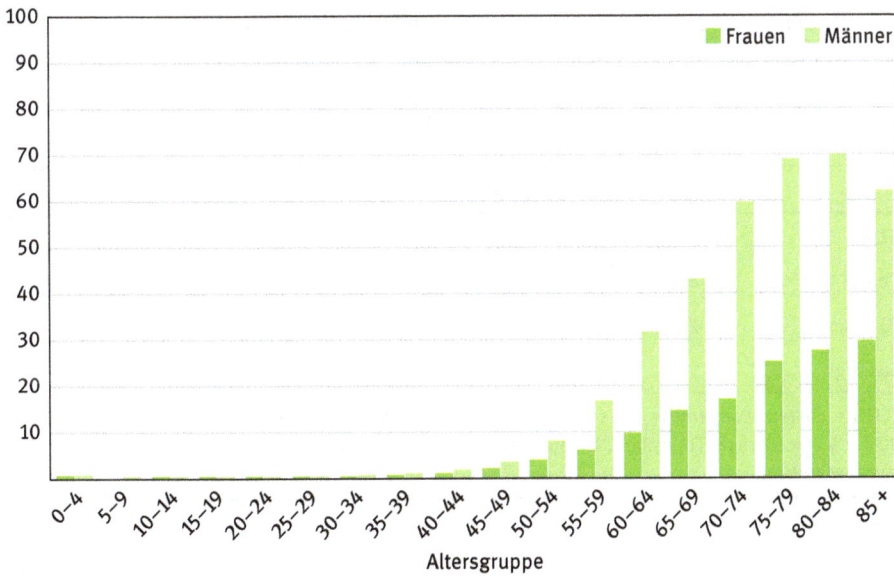

Abb. 10.6: Leberkarzinom. Altersspezifische Erkrankungsraten nach Geschlecht [2].

10.2 Aktuelle Versorgungssituation

Über die tatsächliche Versorgung alter Menschen mit einer Krebserkrankung des Gastrointestinaltrakts liegen wenige Daten vor. Neben den Daten klinischer Studien sind hierfür Daten aus Registern heranzuziehen. Solche Register rekrutieren meist Patienten einer Tumorerkrankung, nicht aber die gesamte Gruppe der Patienten mit Tumorerkrankungen des Gastrointestinaltrakts. Es bedarf daher des Blicks in Register für die unterschiedlichen Tumorerkrankungen des Gastrointestinaltrakts. Manche Register haben den Anspruch, alle Betroffenen einer Region oder eines Landes zu erfassen (demographische Krebsregister), andere erfassen die Daten von in der Versorgung Tätigen (klinische Krebsregister).

Beispielhaft seien hier Daten eines (klinischen) Tumorregisters für Patienten mit Pankreaskarzinom genannt: Von 451 Patienten mit lokal fortgeschrittenem, inoperablem oder metastasiertem Pankreaskarzinom und die eine Erstlinienchemotherapie erhielten, war das Durchschnittsalter 69 Jahre, das mediane progressionsfreie Überleben betrug 5,2 Monate, das 6-Monatsgesamtüberleben 64 % (s. Tab. 10.3). Die Daten zeigen exemplarisch, dass bei älteren Menschen, solchen mit schlechtem Performance-Status und solchen mit Komorbiditäten häufiger weniger toxische, aber auch weniger effektive Therapieregime eingesetzt werden. Ob sie damit unterbehandelt sind, oder ob sie mit toxischeren Regimen überbehandelt wären, kann auf Grund solcher Daten nicht beantwortet werden. Meist sind altersassoziiert typischerweise auftretende Veränderungen wie Einschränkungen des Allgemeinzustands, Komorbiditäten etc. per se mit einer schlechteren Prognose assoziiert, zudem führen sie zum Einsatz von weniger toxischen und weniger effektiven Therapieregimen.

Tab. 10.3: Registerdaten von Patienten mit Pankreaskarzinom.

	Häufigkeit	Alter	ECOG = 0	Charlson MW
Gem	28 %	75,8	26,4 %	0,7
Gem + Nab	40 %	68,7	38,4 %	0,5
FOLFIRINOX	20 %	60,4	39,6 %	0,4
Sonstige	12 %			

ECOG = *Eastern Cooperative Oncology Group*; Gem = Gemcitabine; Nab = Nab-Paclitaxel; FOLFIRINOX = 5-Fluorouracil, Folinsäure, Irinotecan, Oxaliplatin; Charlson = *Charlson Comorbidity Index*; MW = Mittelwert

10.3 Organfunktion im Alter im Kontext der onkologischen Therapie

Der Prozess des Alterns führt physiologischer Weise zu einer Reihe von Veränderungen in der Funktion von Organen, die auch im Rahmen der onkologischen Therapie von Bedeutung sein können (siehe Tab. 10.4).

Tab. 10.4: Physiologische Veränderungen im Alter [3].

Organ(system)	Beispiele
neurologische Veränderungen	– Veränderung der motorischen Funktionen – Veränderung der Sinne (Hörvermögen, Tastsinn usw.) – Veränderung des Gedächtnisses – Veränderte oder verminderte Wahrnehmung – Auftreten von Demenz – Auftreten eines Delirs – Auftreten von Depressionen
eingeschränkte Funktionsfähigkeit einzelner Organe	– Risiko von Organversagen
Nieren	– Abnahme der glomerulären Filtrationsrate – verminderter renaler Blutfluss
Leber	– verminderte Leberdurchblutung – Proteinsyntheserate nimmt ab
Gastrointestinalsystem	– gastrische Säuresekretion vermindert – Auftreten von GERD (*gastroesophageal reflux disease*) – Magenentleerungszeit und Motilität verlangsamt – Abnahme der Gesamtoberfläche des intestinalen Epithels – Absorptionsfähigkeit reduziert – verminderter Blutfluss (Splanchnikusgebiet)
Herzmuskel	– Verdickung der Gefäßwände – Verlust von Elastinfasern – zunehmende Fibrose – Senkung des maximalen Minutenvolumens unter Belastung
Lungenfunktion	– Abnahme des Gasaustauschs – Verlust an Elastizität (Lunge und Thoraxwand) und an Stärke der Atemmuskulatur – Lungenfunktionswerte nehmen ab
Körperzusammensetzung	– reduziertes Plasmavolumen – Abnahme des Gesamtkörperwassers – Änderungen des Verhältnisses von Fett zu Muskelmasse
Blutbildung (Knochenmark)	– hämatopoetisch aktives Gewebe wird durch Fettmark ersetzt – Abnahme der Zahl der Stammzellen
immunologische Veränderungen	– Abnahme der Anzahl und der Funktion von Immunzellen

Im Besonderen trifft dies auf die medikamentöse Tumortherapie zu und auf die Frage, ob Alters- oder Krankheitsprozesse zu einer Veränderung der Absorption, Metabolisierung, Verteilung und Elimination verbunden sind. Die wichtigste Bedeutung kommt hierbei der Nierenfunktion zu. Die Kenntnis der Haupteliminationswege der eingesetzten tumorspezifisch wirksamen Medikamente und der hierfür relevanten Eliminationswege ist Teil einer qualifizierten Therapieentscheidung. Wichtig ist zu wissen, dass die Serum-Kreatinin-Werte die Nierenfunktion alter Menschen unzureichend widerspiegeln. Vorrausetzung ist die Kenntnis der Kreatin-Clearance bzw. der glomerulären Filtrationsrate. Über die Leberfunktion geben unterschiedliche Laborwerte Auskunft, hilfreich sind Bilirubin, Albumin, Cholinesterase und Prothrombinzeit.

10.4 Geriatrisches Assessment und Risikostratifizierung

Über das Geriatrische Assessment ist an anderer Stelle in diesem Buch (siehe Kap. 2.5) ausführlich berichtet worden. Es geht an dieser Stelle um die Übertragbarkeit auf Patienten mit Krebserkrankungen.

Allgemeines Ziel des Assessments ist es, folgende Fragen besser einschätzen zu können:
– Ist der Patient in der Lage, ohne fremde Hilfe in der häuslichen Umgebung zu leben?
– Auf welche Hilfe ist er ggf. angewiesen?
– Ist eine institutionalisierte Pflege erforderlich?
– Mit welchen Ressourcen ist eine Rehabilitation mit dem Ziel, Selbstständigkeit im Bereich der Aktivitäten des täglichen Lebens zu erlangen, durchzuführen?

Spezifisch in der Onkologie stehen folgende Fragen im Vordergrund:
– Bestimmt die neu diagnostizierte Krebserkrankung die Prognose des Patienten?
– Wird diese Erkrankung dem Patienten im Verlauf voraussichtlich Beschwerden verursachen und seine Lebensqualität einschränken?
– Ist der Patient in der Lage, eine tumorspezifische Therapie ohne eine erhöhte, ihn gefährdende Toxizität zu tolerieren und damit von ihr zu profitieren?
– Trägt das Assessment dazu bei, die Therapieentscheidung so zu treffen, dass weniger Über- und Untertherapie erfolgt?
– Können auf dem Assessment basierende Interventionen dazu beitragen, die Belastbarkeit des Patienten für die onkologische Therapie zu verbessern und damit Morbidität und Mortalität zu reduzieren?
– Ist die Früherkennung oder die adjuvante Therapie einer Krebserkrankung sinnvoll, oder wird die Überlebensprognose von anderen Erkrankungen bestimmt?

Parallel zur Erfassung der prognostischen Parameter der Krebserkrankung (= Staging oder Tumor-Assessment) wird daher bei alten Patienten mit Krebserkrankungen ein zusätzliches geriatrisches Assessment (= Patienten-Assessment) empfohlen, um im Alter gehäuft auftretende Veränderungen der individuellen Ressourcen und Defizite zu erkennen.

Die Übertragung des allgemeinen geriatrischen Assessments auf alte onkologische Patienten konnte zeigen, dass

– die Verwendung eines geriatrischen Assessments zur Erkennung von Veränderungen führt, die ohne dieses Vorgehen nicht erkannt worden wären,
– die im geriatrischen Assessment entdeckten Veränderungen zu einer Änderung der Therapieentscheidungen führen können,
– die im geriatrischen Assessment entdeckten Veränderungen prognostisch relevant sind für die Endpunkte Therapieabbruch, schwere Toxizität und Überleben [4].

Erste Studien zeigen auch eine Verbesserung relevanter Endpunkte von (geriatrischen) Interventionen, die auf Basis des Assessments eingeleitet wurden. Eine Übersicht über aktuelle Studienergebnisse findet sich bei Soto-Perez-de-Celis et al. [5] und Giri et al. [6].

Da die genannten Assessments zeitaufwendig sind, kann ein zweistufiges Vorgehen sinnvoll sein. In einem kurzen Screening werden die Patienten schnell erfasst, die keine Auffälligkeiten im Assessment haben werden und bei denen daher auf die Durchführung eines vollständigen Assessments verzichtet werden kann [7].

Eine auf dem geriatrischen Assessment basierende individuelle Erfassung der Ressourcen und Defizite sollte bei alten Patienten Bestandteil einer strukturierten Therapieentscheidung sein.

10.5 Therapieziele bei älteren Krebspatienten

Der Definition des Therapieziels kommt im Rahmen der Betreuung alter Patienten mit Krebserkrankungen des Gastrointestinaltrakts eine entscheidende Bedeutung zu. Neben dem Tumor-Assessment (Staging) fließen das Patienten-Assessment (geriatrisches Assessment) und das zu erwartende Ausmaß der Risiken und Belastungen durch die Therapie ein. Auf diesen Säulen basiert eine auf das jeweilige Individuum zugeschnittene Therapieempfehlung, für welche dann das Einverständnis des Patienten einzuholen ist.

Prinzipiell ist zunächst zwischen einem kurativen und nicht-kurativen Therapieziel zu unterscheiden. Kurativ bedeutet, die Therapie ermöglicht ein Leben ohne die Erkrankung. Die sogenannte adjuvante Therapie ist eine Unterform der kurativen Therapie. Bei nicht-kurativem Therapieziel erfolgt ein Leben mit der Erkrankung, und Ziel der Therapie ist es Lebenslänge und/oder Lebensqualität zu verbessern. Es ist sinnvoll das nicht-kurative Therapieziel weiter zu differenzieren (s. Tab. 10.5).

Tab. 10.5: Therapieziele.

kurativ	nicht-kurativ (palliativ)
	– Lebensverlängerung
	– Verlängerung der Zeit ohne Symptome/ohne Einschränkungen der Lebensqualität
	– Verbesserung von Symptomen/von Lebensqualität
	– würdiges Sterben

Die nicht-kurativen Therapieziele schließen sich nicht gegenseitig aus. Oft werden sie auch sequenziell verfolgt.

Alte Patienten messen dem Erhalt der Lebensqualität häufig eine größere Bedeutung zu als junge Patienten. Eine Ursache mag die begrenzte Gesamtüberlebenszeit sein (s. Tab. 10.2). Wesentlich für Ihre Lebensqualität ist häufig der Erhalt der Selbstversorgungsfähigkeit. Die meisten Items des geriatrischen Assessments sind eng mit der Lebensqualität assoziiert [8]. Im Rahmen der Therapieentscheidung beziehen alte Patienten häufiger als junge Patienten ihre Angehörigen mit ein, u. a. da sie für die Wahrnehmung der medizinischen Versorgung auf Hilfe angewiesen sein können. Zudem delegieren alte Menschen häufiger als junge Menschen Therapieentscheidungen, z. B. an den behandelnden Arzt oder an Familienangehörige.

Im Rahmen der Therapieentscheidungen bei alten Menschen mit Krebserkrankungen bestehen zwei Hauptgefahren, zum einen eine zu aggressive Therapie, mit dem Risiko einer therapiebedingt erhöhten Morbidität/Toxizität und Mortalität, und zum anderen einer zu defensiven Therapie, mit der Gefahr mögliche Heilungschancen, mögliche Lebensverlängerung, mögliche Symptomverbesserung nicht zu nutzen.

10.6 Supportive/palliative Therapie

Tumorspezifische und nicht-tumorspezifische (supportive) Therapien ergänzen sich im Rahmen der onkologischen Therapie. Nicht-tumorspezifische Therapiemaßnahmen sind alle Maßnahmen, die nicht direkt gegen den Tumor gerichtet sind. Sie haben verschiedene Ziele:

– Verbesserung von Symptomen, die durch eine Tumorerkrankung verursacht werden, z. B. durch Schmerztherapie
– Reduktion der Nebenwirkungen einer tumorspezifischen Therapie, z. B. Reduktion der emetogenen Wirkung einer Chemotherapie durch prophylaktische Gabe von Antiemetika
– Erlernen eines besseren Umgangs mit der Erkrankung, z. B. durch psychoonkologische Mitbetreuung

Für diese nicht-tumorspezifischen Therapiemaßnahmen wird häufig der Terminus supportive Therapie verwendet. Es existiert eine enge und eine weite Definition von supportiver Therapie. Die enge Definition versteht unter supportiver Therapie alle Maßnahmen, die zu einer Verbesserung der Wirkung tumorspezifischer Therapie oder einer Verringerung der untererwünschten Wirkung einer tumorspezifischen Therapie beitragen. Die weite Definition versteht unter supportiver Therapie alle Maßnahmen, die zu einer besseren Lebensqualität, Lebenslänge oder Heilung des Patienten und seiner Angehörigen beitragen und die keine tumorspezifischen Maßnahmen sind.

Alter kann ein Risikofaktor für das Auftreten von hämatologischer Toxizität sein. Die Leitlinien der EORTC (*European Organisation for Research and Treatment of Cancer*) zur prophylaktischen Gabe von Wachstumsfaktoren zur Verhinderung febriler Neutropenien, beziehen daher das Alter des Patienten als einen möglichen Risikofaktor ein [9]. Andere Leitlinien zur supportiven Therapie geben keine altersabhängig unterschiedlichen Empfehlungen.

Ist das Therapieziel nicht kurativ, sollte frühzeitig eine begleitende Einbindung palliativer Betreuung in Ergänzung zur onkologischen Therapie erfolgen [10]. Wenn eine tumorspezifische Therapie für Patienten voraussichtlich nur mit einer Belastung, nicht aber mit einem Vorteil verbunden ist, sollten sie rein palliativmedizinisch betreut werden. Dies kann in unterschiedlichen Situationen der Fall sein:

- Patienten, bei denen bei Diagnosestellung die Krebserkrankung in einer so weit fortgeschrittenen Erkrankungssituation ist, dass tumorspezifische Maßnahmen nicht erfolgreich sein werden,
- Patienten, bei denen so ausgeprägte Komorbiditäten vorliegen oder andere altersassoziiert auftretende Veränderungen, wie z. B. Einschränkungen der Selbstversorgungsfähigkeit, dass tumorspezifische Maßnahmen nur zusätzliche Belastungen darstellen würden,
- Patienten, bei denen unter oder nach einer tumorspezifischen Therapie zu einem Progress der Erkrankung gekommen ist oder welche die Therapie aus Gründen der Toxizität oder anderen Gründen abbrechen.

Zu Inhalten guter palliativer Versorgung ist u. a. auf die S3-Leitlinie „Palliativmedizin für Patienten mit nicht heilbarer Krebserkrankung" zu verweisen. Altersabhängige Empfehlungen existieren nicht, aber die oben beschriebenen Situationen finden sich häufiger bei alten als bei jungen Patienten mit Krebserkrankungen des Gastrointestinaltrakts.

10.7 Spezielle gastroenterologische Onkologie im Alter

10.7.1 Kolorektales Karzinom

Das kolorektale Karzinom ist unter den gastrointestinalen Malignomen mit einem Anteil > 50 % der mit Abstand häufigste Tumor [1]. Die Inzidenz nimmt im Alter deutlich zu und erreicht einen Gipfel im Alter > 80 Jahren; in Deutschland beträgt die Neuerkrankungsrate bei Frauen > 80 Jahren mehr als 450/100.000 und bei Männern > 80 Jahren mehr als 500/100.000 [2]. Nach einer aktuellen Untersuchung steigt die Inzidenz des rechtsseitigen Kolonkarzinoms im Alter an (49 % im Alter von 65–74 Jahren vs. 66 % im Alter ≥ 85 Jahren) [11].

10.7.1.1 Adjuvante Chemotherapie des Kolonkarzinoms

Voraussetzung für eine adjuvante Therapie ist die R_0-Resektion des Primärtumors. Zur operativen Therapie wird auf den Beitrag Chirurgie verwiesen. Die Indikation zur adjuvanten Chemotherapie beim Kolonkarzinom folgt aus der pathohistologischen Stadienbestimmung, insbesondere des pT- und des pN-Status. Die aktuelle S3-Leitlinie „Kolorektales Karzinom" [12] sieht keine generelle Indikation für eine adjuvante Chemotherapie im Stadium UICC II, empfiehlt jedoch, eine adjuvante Therapie zu erwägen, wenn Risikofaktoren wie ein T4-Stadium, eine Tumorperforation oder ein Tumoreinriss, eine Operation unter Notfallbedingungen oder eine zu geringe Anzahl Lymphknoten (< 12) mit der Folge eines möglichen Understaging vorliegen. Eine eindeutige Indikation für eine adjuvante Chemotherapie besteht jedoch im Stadium UICC III.

Unstrittig ist, dass ältere Patienten ≥ 75 Jahre seltener eine adjuvante Chemotherapie erhalten als jüngere Patienten. In mehreren Studien lag der Anteil der Patienten, die eine adjuvante Chemotherapie erhielten, in der Altersgruppe von 75–80 Jahren zwischen 10 % und 50 %, in der Gruppe von 80–85 Jahren bei 5 % bis 24 % und in der Gruppe über 85 Jahren bei 11 % [13–18]. Die wesentlichen Gründe, eine adjuvante Chemotherapie nicht durchzuführen, bestanden in Komorbiditäten wie beispielsweise Diabetes mellitus oder einer obstruktiven Lungenerkrankung, einem schlechtem Performance-Status und/oder der Ablehnung durch den Patienten selbst oder seiner Angehörigen. In einer Studie der Eindhoven Cancer Registry starben ältere Patienten, die keine adjuvante Chemotherapie erhielten, früher als jene, die einer Chemotherapie zugeführt wurden [15].

Eine bereits 2001 publizierte gepoolte Analyse sieben prospektiver Studien, in denen 506 von 3351 Patienten über 70 Jahre alt waren, zeigte ein 5-Jahres-Überleben von 71 % mit einer adjuvanten Chemotherapie im Stadium II/III verglichen mit 64 % bei alleiniger Operation [19]. Das Gesamtüberleben war bei Patienten mit Chemotherapie signifikant länger und die Ergebnisse waren unabhängig von der Altersgruppe. Ein höheres Lebensalter war signifikant mit höheren Raten an Grad 3/4-Neutropenien assoziiert. Limitierungen der Analyse waren jedoch, dass eine Differenzierung zwischen den

Stadien UICC II und III nicht erfolgte und 5-Fluorouracil (5-FU)-haltige Schemata mit Bolusgabe bzw. in Kombination mit Levamisol untersucht wurden, wie sie heute nicht mehr zum Einsatz kommen. Alternativ kann Capecitabin als 5-FU-Prodrug verwendet werden. In der X-ACT-Studie wurde Capecitabin mit intravenösem 5-FU (Mayo-Clinic-Schema) bei 1987 Patienten im Stadium III verglichen. Sowohl das krankheitsfreie Überleben als auch das Gesamtüberleben war in der mit Capecitabin behandelten Gruppe tendenziell länger. Dieser Effekt war auch in der Altersgruppe ≥ 70 Jahre nachweisbar [20]. Somit ist Capecitabin auch bei älteren Patienten mindestens ebenso wirksam wie Bolus-5-FU.

Seit Veröffentlichung der multizentrischen MOSAIC-Studie ist die Kombination von 5-FU/Folinsäure (LV5FU2) und Oxaliplatin (FOLFOX4) Standard in der adjuvanten Chemotherapie des Kolonkarzinoms. Eingeschlossen wurden 2246 R_0-resezierte Patienten im Stadium II und III [21,22]. In dem Gesamtkollektiv führte die Chemotherapie mit FOLFOX4 zu einer signifikanten Verbesserung des krankheitsfreien Überlebens gegenüber der LV5FU2-Chemotherapie (73,3 versus 67,4 %) und des Gesamtüberlebens nach sechs Jahren von 78,5 % versus 76 %, was vor allem auf Unterschiede im Stadium III (72,9 % versus 68,7 %) zurückzuführen war.

Eine Subgruppenanalyse aus der MOSAIC-Studie bei 315 Patienten im Alter zwischen 70 und 75 Jahren erbrachte jedoch keine signifikante Verbesserung des krankheitsfreien Überlebens und Gesamtüberlebens durch die Kombinationstherapie mit FOLFOX4 gegenüber der LV5FU2-Therapie, die Toxizität der FOLFOX4-Therapie war vom Alter unabhängig [23]. In einer Analyse von 10.499 Patienten < 70 Jahre und 2170 Patienten ≥70 Jahren in 6 Studien, bei denen intravenöse 5-FU-Regime mit Kombinationen mit Irinotecan, Oxaliplatin oder mit oralen 5-FU-Prodrugs verglichen wurden, waren durch eine Kombinationstherapie oder orale Therapie krankheitsfreies Überleben und Gesamtüberleben in der Gruppe der Patienten < 70 Jahren statistisch signifikant besser. Für Patienten > 70 Jahre war dies jedoch nicht der Fall, so dass die Autoren folgern, dass die Indikation für eine adjuvante Kombinationstherapie mit Oxaliplatin oder eine Therapie mit oralen 5-FU-Prodrugs bei älteren Patienten zurückhaltend gestellt werden sollte [24]. In einer retrospektiven Datenbankanalyse von 5489 Patienten ≥ 75 Jahren konnte gezeigt werden, dass eine 5-FU-basierte Chemotherapie zu einem Vorteil im Gesamtüberleben führte. Der Zusatz von Oxaliplatin erbrachte jedoch keinen wesentlichen Effekt auf das Gesamtüberleben [22]. Die Autoren folgern, dass auch in dieser Altersgruppe die Indikation für eine adjuvante Chemotherapie unter Abschätzung des individuellen Risikos und der Lebenserwartung überprüft werden sollte.

In der NO16968-Studie erhielten 1886 Patienten im Stadium III eine adjuvante Kombinationschemotherapie mit Capecitabin und mit Oxaliplatin (XELOX) oder eine Bolustherapie mit 5-FU/Folinsäure. Das krankheitsfreie Überleben war in der XELOX-Gruppe signifikant höher mit 66,1 % versus 59,8 % (nach 5 Jahren) sowie mit 63 % versus 56 % (nach 7 Jahren). Das Gesamtüberleben war in der XELOX-Gruppe nach 7 Jahren ebenfalls signifikant verlängert (73 % versus 67 %) [26, 27]. Eine Subgruppenanalyse ergab, dass das krankheitsfreie Überleben nach 3, 4 und 5 Jahren auch bei Patienten über 70 Jahren verlängert war [28].

Während der Nutzen einer adjuvanten Chemotherapie bei älteren Patienten im Stadium III evident ist, ist dieser im Stadium II unklar. Studien, insbesondere auch im Hinblick auf Patienten im Stadium II mit Risikofaktoren, fehlen bisher. In einer koreanischen Studie an 217 Patienten im Alter > 70 Jahren und einem Stadium II konnte mit einer adjuvanten Chemotherapie eine Verbesserung des Gesamtüberlebens nicht erreicht werden [29].

Fazit: Patienten in höherem Lebensalter sollte im Stadium III nach Resektion eines Kolonkarzinoms eine adjuvante Chemotherapie angeboten werden. Das individuelle Risiko und die Lebenserwartung sollten hierbei ebenso berücksichtigt werden wie die therapiebedingte Toxizität. Eingesetzt werden können 5-FU-haltige Infusionsschemata oder Capecitabin (Tab. 10.6). Der zusätzliche Nutzen einer Applikation von Oxaliplatin ist allenfalls gering, im Regelfalle sollte bei älteren Patienten auf Oxaliplatin verzichtet werden. Sollte Oxaliplatin eingesetzt werden, so erscheint die Kombination von Capecitabin mit Oxaliplatin sinnvoll.

Tab. 10.6: Adjuvante Chemotherapie des Kolonkarzinoms.

Infusionales 5-FU/Folinsäure

AIO-Schema

Folinsäure	500 mg/m²	2-h-Infusion	Tag 1, 8, 15, 22, 29, 36
5-Fluorouracil	2600 mg/m²	24-h-Infusion	Tag 1, 8, 15, 22, 29, 36

Wiederholung Tag 50; 2 Zyklen

De Gramont-Schema (LV5FU2)

Folinsäure	200 mg/m²	2-h-Infusion	Tag 1, 2
5-Fluorouracil	400 mg/m²	i. v. Bolus	Tag 1, 2
5-Fluorouracil	600 mg/m²	22-h-Infusion	Tag 1, 2

Wiederholung Tag 15, 12 Zyklen

Orale Therapie

Capecitabin	1250 mg/m²	2 × täglich p. o.	Tag 1–14

Wiederholung Tag 22; 8 Zyklen

Perioperative Therapie des Rektum-Karzinoms: Mindestens 50 % aller Patienten mit einem Rektum-Karzinom sind älter als 70 Jahre [30]. Dennoch sind Studien bei älteren Patienten mit Rektum-Karzinom sehr limitiert, wenn überhaupt, wurden nur ältere Patienten mit sehr gutem Allgemeinzustand und geringer Komorbidität in Studien eingeschlossen [31]. Ältere Patienten mit einem nicht fernmetastasierten Rektumkarzinom werden signifikant seltener multimodal behandelt und weisen eine höhere Lokalrezidivrate auf als jüngere Patienten [32,33].

Die aktuelle S3-Leitlinie empfiehlt eine präoperative Radiotherapie oder Radiochemotherapie bei Rektum-Karzinomen im unteren und mittleren Drittel (bis 12 cm ab Anokutanlinie) in den Stadien UICC II und III [12]. Die präoperative Radiotherapie zeigt im Vergleich mit der postoperativen Radiotherapie eine verbesserte Wirksamkeit und führt zu einer signifikant geringeren Lokalrezidivrate [34–36]. In der deutschen CAO/ARO/AIO-94-Studie zur adjuvanten und neoadjuvanten Radiochemotherapie des Rektum-Karzinoms im UICC-Stadium II und III zeigte sich eine signifikante Reduzierung der Lokalrezidivrate im neoadjuvanten Arm [37]. Die präoperative Radiochemotherapie führte im Vergleich mit der primären Operation nicht zu einer höheren Rate postoperativer Komplikationen. Die akute und chronische Toxizität im präoperativen Therapiearm war signifikant niedriger und bei tiefsitzenden Tumoren konnte die Rate sphinktererhaltender Operationen durch die Vorbehandlung im Vergleich zur sofortigen Operation signifikant erhöht werden.

Prinzipiell stehen zwei verschiedene Fraktionierungsschemata zur Verfügung: die Kurzzeitradiatio mit 25 Gy in 5 Einzeldosen mit je 5 Gy mit zeitnah nachfolgender Operation und die konventionelle fraktionierte Radiatio bis zu einer Gesamtdosis von 50,4 Gy in 25–28 Fraktionen und einer nachfolgenden Operation nach 7–9 Wochen. Eine randomisierte Studie der beiden Verfahren hatte nach neoadjuvanter konventioneller fraktionierter Radiotherapie eine höhere Rate an Downsizing und eine signifikant geringere Rate an R1-Resektionen im Vergleich mit der Kurzzeittherapie ergeben [38,39]. Keine Unterschiede fanden sich jedoch in der Rate der sphinktererhaltenden Operationen und der Lokalrezidive.

Im Vergleich mit der alleinigen präoperativen Radiotherapie kann die Radiochemotherapie in Kombination mit einer Chemotherapie in Form von Bolus-5-FU/Folinsäure in der ersten und fünften Bestrahlungswoche und der postoperativen adjuvanten Chemotherapie mit Bolus-5-FU/Folinsäure zu einer signifikanten Reduktion der Rate an Lokalrezidiven führen [40,41]. Insbesondere Patienten, die ein Downsizing des T-Stadiums zeigten, profitierten von der nachfolgenden adjuvanten Chemotherapie [42]. In der deutschen CAO/ARO/AIO-94-Studie zur neoadjuvanten Radiochemotherapie wurde 5-FU in einer Dosierung von 1000 mg/m^2/Tag über 120 Stunden in der ersten und fünften Bestrahlungswoche verabreicht [37]. In einer aktuellen deutschen Studie wurde 5-FU durch Capecitabin ersetzt [43]. Das 5-Jahresüberleben war bei einem Trend zugunsten von Capecitabin nicht signifikant unterschiedlich, allerdings traten im Capecitabin-Arm signifikant weniger Fernmetastasen auf. Im 5-FU-

Arm traten häufiger Leukopenien auf, im Capecitabin-Arm waren Hand-Fuß-Syndrome, Fatigue und während der Radiotherapie mehr Diarrhöen zu beobachten. 91,4 % der Patienten, die unter Capecitabin ein Hand-Fuß-Syndrom entwickelten, waren nach 5 Jahren noch am Leben. Die Autoren folgern, dass Capecitabin deshalb als Standard in der perioperativen Therapie des Rektum-Karzinoms anzusehen sei.

Fazit: Auch wenn Studien, in denen Patienten > 70 Jahre eingeschlossen wurden, weitgehend fehlen, sollten ältere Patienten mit einem Rektum-Karzinom wie jüngere Patienten mit einer Radiochemotherapie behandelt werden. Das Alter per se ist keine Kontraindikation gegen eine Chemotherapie oder Radiochemotherapie. Das Ziel besteht vielmehr darin, mittels entsprechender Supportivmaßnahmen eine kurativ intendierte Therapie zu ermöglichen.

10.7.1.3 Metastasiertes kolorektales Karzinom

Therapeutisches Vorgehen bei Metastasierung und in der Palliativsituation: Entsprechend der aktuellen S3-Leitlinie sollen Therapieempfehlungen unter Berücksichtigung von Therapiezielen und individueller Situation des Patienten erfolgen [12]. Patienten in gutem Allgemeinzustand können einer intensiven Behandlung, d. h. einer Operation oder Chemotherapie zugeführt werden. Bei resektablen Tumormanifestationen und günstiger Risikokonstellation soll primär die Metastasenresektion angestrebt werden. Diejenigen Patienten, für die primär keine chirurgische Interventionsmöglichkeit besteht, sollten eine möglichst effektive systemische Chemotherapie erhalten. Als primäres Therapieziel wird die maximale Tumorreduktion angestrebt. Die Wahl des Chemotherapieregimes hängt vom molekularpathologischen Profil des Tumors ab. Bei Patienten mit RAS-Wildtyp Tumoren kommt als weitere Entscheidungsgrundlage die Lokalisation des Primärtumors hinzu.

Um die Wahl der optimalen Erstlinientherapie zu ermöglichen, kann ein Entscheidungsalgorithmus angeboten werden, der die Patienten definierten Behandlungsgruppen zuordnet. Es können drei Entscheidungsebenen voneinander unterschieden werden:

- Allgemeinzustand (Tolerabilität einer intensiven Therapie)
- Krankheitsausdehnung inklusive Lokalisation (therapeutische Optionen beinhalten Fragen nach Resektabilität oder lokoregionäre Intervention)
- Molekularbiologie des Tumors (Definition der optimalen gezielten Therapie) [12].

Bei Patienten mit primär resektablen Lebermetastasen sollte geprüft werden, ob eine R0-Resektion möglich ist. Inzwischen liegen zahlreiche Untersuchungen an älteren Patienten mit einer Lebermetastasenresektion vor. In zwei früheren Studien lag die postoperative Mortalität bei Patienten > 65 Jahren bzw. > 70 Jahren bei 4 % bzw. 11 % [44,45]. Beim Vergleich von Patienten ≥ 70 Jahren und < 70 Jahren fanden sich eine Tendenz zu höherer Mortalität unter älteren Patienten (5,7 % vs. 2,1 % und 4 % vs. 2 %) [46,47]. In einer großen europäischen Studie wurden 7764 Patienten eingeschlossen, davon 999 Patienten im Alter von 70–75 Jahren, 468 Patienten im Alter von 75–80 Jahren und 157 Patienten ≥ 80 Jahren. Die 60-Tage-Mortalität und Morbidität war bei Patienten ≥ 70 Jahren mit 3,8 % und 32,3 % signifikant höher als bei jüngeren Patienten mit 1,6 % und 28,7 % [48]. Das Gesamtüberleben nach 3 Jahren war mit 57,1 % vs. 60,2 % signifikant niedriger bei älteren Patienten. Faktoren für eine geringere Überlebenszeit waren > 3 Metastasen, bilobäre Metastasen, vorbestehende Lebererkrankung, Komorbidität und keine postoperative Chemotherapie. In einer amerikanischen Registerstudie wurden 13.599 Patienten > 65 Jahren mit Lebermetastasen erfasst, bei 833 (6,1 %) erfolgte eine Leberresektion [49]. Die 30-Tage-Mortalität lag bei 4,3 %, das 5-Jahres-Überleben bei 32,8 % im Vergleich zu 10,5 % ohne Resektion. Das Gesamtüberleben war am längsten bei Patienten mit initialem Tumorstadium I–III und metachronen Metastasen. Sämtliche Autoren kommen zu dem Schluss, dass das Alter per se keine Kontraindikation gegen eine Lebermetastasenresektion darstellt, sondern die Resektion unter Berücksichtigung von Komorbiditäten und Ausmaß der Metastasierung mit nur gering erhöhter Morbidität und Mortalität möglich ist.

Studien zur Resektion von Lungenmetastasen bei älteren Patienten liegen bisher nicht vor. Im Zuge der Verbesserung thoraxchirurgischer Techniken sollte jedoch auch bei älteren Patienten die Indikation zur Resektion überprüft werden.

Unklar ist, ob eine postoperative adjuvante Chemotherapie nach erfolgreicher Resektion erfolgen soll. In einer kleineren randomisierten Studie mit einem Bolus-5-FU-haltigen Schema konnte ein Trend in der Verbesserung des krankheitsfreien Überlebens gezeigt werden [50,51], während in einer retrospektiven Analyse von Registerdaten bei 792 Patienten eine signifikante Verbesserung des Gesamtüberlebens mit einer sechsmonatigen Bolus-5-FU-Therapie erreicht wurde [52]. Daten zur Therapie bei älteren Patienten liegen nicht vor. Im Hinblick auf die relativ gute Verträglichkeit 5-FU-haltiger Therapie sollte auch beim älteren Patienten die Indikation für eine adjuvante Therapie nach R0-Resektion von Lebermetastasen überprüft werden.

10.7.1.4 Palliative Chemotherapie

Generell sollte bei älteren Patienten mit metastasiertem kolorektalem Karzinom, bei denen keine Option für eine chirurgische Therapie besteht, die Indikation für eine palliative Chemotherapie überprüft werden. Entscheidend für die Empfehlung einer palliativen Chemotherapie sind die Evaluation relevanter Komorbiditäten, des Performance-Status und des geriatrisch-onkologischen Assessments, mit dem alltagsrelevante funktionelle Einschränkungen erfasst werden können.

5-Fluorouracil war das erste und über fast 40 Jahre das einzig wirksame Chemotherapeutikum in der Therapie des lokal fortgeschritten oder metastasierten kolorektalen Karzinoms. Eine Metaanalyse von sieben randomisierten Studien konnte zeigen, dass das Gesamtüberleben mit 11,7 Monaten vs. 8,0 Monaten signifikant verlängert war [53]. Obwohl der Anteil der Patienten > 70 Jahren gering war, konnte gezeigt werden, dass der Effekt unabhängig vom Alter war. In einer weiteren Metaanalyse von 22 Studien mit 3825 Patienten, von denen 629 Patienten ≥ 70 Jahre alt waren, konnte gezeigt werden, dass die primären Ansprechraten und das Gesamtüberleben in beiden Altersgruppen vergleichbar war (24 % vs. 21 % und 10,8 Monate vs. 11,3 Monate) [54]. In beiden Altersgruppen war infusionales 5-FU mit einer höheren Ansprechrate, längerem progressionsfreiem Überleben und Gesamtüberleben Bolus-5-FU-Regimen überlegen. Somit sollte eine Monotherapie mit 5-FU nur noch in Form infusionaler Schemata (AIO-Schema [55], De Gramont-Schema LV5FU2 [56]) zum Einsatz kommen (Tab. 10.7).

Tab. 10.7: Palliative Chemotherapie des kolorektalen Karzinoms, Chemotherapieschemata (Auswahl).

AIO-Schema

Folinsäure	500 mg/m²	2-h-Infusion	Tag 1, 8, 15, 22, 29, 36
5-Fluorouracil	2600 mg/m²	24-h-Infusion	Tag 1, 8, 15, 22, 29, 36

Wiederholung Tag 50

De Gramont-Schema (LV5FU2)

Folinsäure	200 mg/m²	2-h-Infusion	Tag 1, 2
5-Fluorouracil	400 mg/m²	i. v. Bolus	Tag 1, 2
5-Fluorouracil	600 mg/m²	22-h-Infusion	Tag 1, 2

Wiederholung Tag 15

Capecitabin

Capecitabin	1250 mg/m²	2 × täglich p. o.	Tag 1–14

Wiederholung Tag 22

FOLFIRI zweiwöchentlich

Irinotecan	180 mg/m²	30–90-min-Infusion	Tag 1
Folinsäure	400 mg/m²	30-min-Infusion	Tag 1
5-Fluorouracil	400 mg/m²	i. v. Bolus	Tag 1
5-Fluorouracil	2400 mg/m²	48-h-Infusion	Tag 1

Wiederholung Tag 15

FOLFIRI wöchentlich

Irinotecan	80 mg/m²	30–90-min-Infusion	Tag 1,8, 15
Folinsäure	500 mg/m²	2-h-Infusion	Tag 1, 8, 15
5-Fluorouracil	2000 mg/m²	24-h-Infusion	Tag 1, 8, 15

Wiederholung Tag 29

Tab. 10.7: (fortgesetzt).

FUFOX

Oxaliplatin	50 mg/m²	2-h-Infusion (Glucose 5 %)	Tag 1, 8, 15, 22
Folinsäure	500 mg/m²	2-h-Infusion	Tag 1, 8, 15, 22
5-Fluorouracil	2000 mg/m²	22-h-Infusion	Tag 1, 8, 15, 22

Wiederholung Tag 36

FOLFOX 3

Oxaliplatin	85 mg/m²	2-h-Infusion (Glucose 5 %)	Tag 1
Folinsäure	500 mg/m²	2-h-Infusion	Tag 1, 2
5-Fluorouracil	1500 (2000) mg/m²	22-h-Infusion	Tag 1, 2

Wiederholung Tag 15

FOLFOX 6

Oxaliplatin	100 mg/m²	2-h-Infusion (Glucose 5 %)	Tag 1
Folinsäure	400 mg/m²	2-h-Infusion	Tag 1
5-Fluorouracil	400 mg/m²	i. v. Bolus	Tag 1
5-Fluorouracil	2400 mg/m²	46-h-Infusion	Tag 1

Wiederholung Tag 15

CAPOX

| Oxaliplatin | 70 mg/m² | 2-h-Infusion (Glucose 5 %) | Tag 1, 8 |
| Capecitabin | 1000 mg/m² | 2 × täglich p. o. | Tag 1–14 |

Wiederholung Tag 22

CAPIRI

| Irinotecan | 80 mg/m² | 30–90-min-Infusion | Tag 1 |
| Capecitabin | 1000 mg/m² | 2 × täglich p. o. | Tag 1–14 |

Wiederholung Tag 22

Capecitabin als orales Prodrug von 5-FU ist hinsichtlich seiner Wirkung mit 5-FU vergleichbar. In zwei Studien mit 1207 Patienten war die Ansprechrate mit Capecitabin besser als die mit Bolus-FU (26 % vs. 17 %), die progressionsfreien Zeiten und das Gesamtüberleben war nicht unterschiedlich [57]. Dosislimitierende Toxizitäten in der

Capecitabin-Gruppe waren das Hand-Fuß-Syndrom, Diarrhö und Stomatitis [58]. Eine Dosisreduktion um 25 % führte zu besserer Verträglichkeit ohne Wirkungsverlust. Ältere Patienten > 80 Jahren hatten häufiger eine Grad-3/4-Toxizität, möglicherweise als Folge einer eingeschränkten Nierenfunktion. Es wird deshalb empfohlen, bei älteren Patienten eine Dosisreduktion (z. B. 1600 mg/m²/Tag) im ersten Therapiezyklus vorzunehmen. Eine Dosissteigerung kann dann in der Folge in Abhängigkeit von der Toxizität vorgenommen werden.

Mit der Einführung von Irinotecan und Oxaliplatin um die Jahrtausendwende standen erstmals zwei potente Substanzen für eine Kombinationstherapie zur Verfügung, die eine Verlängerung der Überlebenszeiten von fast zwei Jahren im metastasierten Stadium ermöglichte [59].

In mehreren Studien konnte gezeigt werden, dass eine Kombination von 5-FU mit Irinotecan auch bei älteren Patienten appliziert werden kann. In einer Studie mit zweiwöchiger Gabe von Irinotecan (180 mg/m²) plus 5-FU (3000 mg/m² als 48-Stunden-Infusion; FOLFIRI) bei Patienten > 72 Jahren lag die Ansprechrate bei 35 % [60]. Grad-3- und 4-Toxizitäten wie Neutropenie, Diarrhö und Asthenie wurden bei 21 %, 17 % bzw. 13 % der Patienten beobachtet. In einer weiteren Studie mit bisher unbehandelten Patienten zwischen 70 und 84 Jahren konnte mit FOLFIRI ein Ansprechen bei 36 % und ein mittleres Überleben von 14,5 Monaten bei akzeptabler Toxizität erzielt werden [61]. In einer Metaanalyse von Studien, in denen die Kombination von Irinotecan mit 5-FU vs. 5-FU alleine bei älteren und jüngeren Patienten (≥ 70 vs. < 70 Jahren) überprüft wurde, war die Kombinationstherapie hinsichtlich des progressionsfreien Überlebens in beiden Altersgruppen besser als die Monotherapie [62]. Auch das Gesamtüberleben war mit der Kombinationstherapie bei jüngeren Patienten signifikant länger als bei einer Therapie mit 5-FU alleine. Bei älteren Patienten zeigte sich hier lediglich ein Trend. Auffällig war, dass die Kombination von Irinotecan mit Bolus-5-FU bei älteren Patienten zu einem tendenziell kürzeren Gesamtüberleben auf Grund höherer Toxizität führte, sodass die Autoren folgern, dass Irinotecan bei Patienten > 70 Jahren nur in Kombination mit infusionalen 5-FU-Regimen, nicht jedoch mit Bolus-5-FU kombiniert werden sollte. In einer weiteren Studie wurden 282 Patienten ≥ 75 Jahren zweiwöchentlich mit infusionalem 5-FU mit bzw. ohne Irinotecan behandelt. Es zeigte sich lediglich ein Trend zu längerem progressionsfreiem Überleben und Gesamtüberleben für Patienten, die zusätzlich mit Irinotecan behandelt wurden [63]. Überraschenderweise resultierte ein signifikant längeres Überleben bei den Patienten, die das klassische 5-FU-Protokoll (LV5FU2) mit 5-FU-Boli und 22-stündigen 5-FU-Infusionen an jeweils zwei aufeinanderfolgenden Tagen erhalten hatten, verglichen mit einem vereinfachten Protokoll, bei dem 5-FU-Boli an Tag 1 und danach eine 46-stündige 5-FU-Infusion verabreicht wurde.

Zahlreiche Untersuchungen belegen, dass eine Oxaliplatin-haltige Chemotherapie auch bei älteren Patienten mit metastasiertem kolorektalem Karzinom verabreicht werden kann. Eine erste große Analyse, in der allerdings auch Patienten mit einer adjuvanten Therapie enthalten waren, zeigte keinen Unterschied im Gesamtüberleben zwischen älteren und jüngeren Patienten, die 5-FU mit Oxaliplatin in der

Erst- oder Zweitlinientherapie erhielten [64]. Die Häufigkeit einer Oxaliplatin-induzierten Neurotoxizität nahm nicht mit dem Alter zu. Eine retrospektive Analyse von 3742 Patienten, davon 614 Patienten ≥ 70 Jahren, ergab ein längeres Überleben bei den mit Oxaliplatin behandelten Patienten [65]. Keine altersabhängigen Unterschiede fanden sich hinsichtlich Ansprechraten, progressionsfreiem und Gesamtüberleben. Allerdings waren bei älteren Patienten Grad 3/4-Neutropenien und Thrombopenien häufiger. Bei älteren Patienten sollte deshalb eine initiale Dosisreduktion um 20 % erwogen werden [66]. In der britischen FOCUS2-Studie an älteren und gebrechlichen Patienten mit unbehandeltem metastasierten kolorektalen Karzinom zeigte sich für die Oxaliplatin-Gruppe ein Trend zu einer längeren progressionsfreien Zeit, Signifikanz wurde jedoch nicht erreicht [67]. Der Austausch von 5-FU durch Capecitabin führte in dieser Studie nicht zu einer Verbesserung der Lebensqualität, vielmehr nahm die Häufigkeit der Toxizitäten wie ein Hand-Fuß-Syndrom, Erbrechen und Diarrhö unter Capecitabin signifikant zu. Die Analyse älterer Patienten, die im Rahmen der deutschen AIO-Studie behandelt wurden, zeigte häufigere gastrointestinale Nebenwirkungen, jedoch seltener eine Neurotoxizität im Vergleich mit jüngeren Patienten [68]. Primäres Ansprechen und progressionsfreies Überleben waren nicht unterschiedlich, allerdings war das Gesamtüberleben mit 14,4 Monaten gegenüber 18,8 Monaten bei älteren Patienten verringert.

Zur Therapie des metastasierten kolorektalen Karzinoms stehen heute die VEGF-Antikörper Bevacizumab und Aflibercept, der VEGFR-Antikörper Ramucirumab und die EGFR-Antikörper Cetuximab und Panitumumab Verfügung (Tab. 10.8). VEGF-Antikörper verhindern die Bindung an den VEGF-Rezeptor und damit die für das Tumorwachstum erforderliche Angiogenese. Die Wirksamkeit und Verträglichkeit bei älteren Patienten ist gut untersucht. In einer prospektiven Beobachtungsstudie in den USA (ARIES) war die Verträglichkeit einer Bevacizumab-haltigen Therapie in allen Altersgruppen vergleichbar [69]. In der Erstlinientherapiekohorte war das progressionsfreie Überleben vergleichbar, das Gesamtüberleben war bei > 70-Jährigen mit 19,6 Monate vs. 25,1 Monate jedoch signifikant geringer als bei jüngeren Patienten. Keine signifikanten Unterschiede fanden sich hinsichtlich progressionsfreiem und Gesamtüberleben in der Zweitlinientherapiegruppe. Die Kombination von Bevacizumab und 5-FU versus 5-FU alleine verbesserte in einer Analyse zweier Studien bei Patienten > 65 Jahre das progressionsfreie und das Gesamtüberleben um 3 bzw. 5 Monate bei vergleichbar guter Verträglichkeit [70]. In der dreiarmigen AGITG MAX-Studie wurden Capecitabine als Monotherapie, in Kombination mit Bevacizumab und zusätzlich mit Mitomycin bei älteren Patienten verglichen [71]. Die Kombination von Capecitabin mit Bevacizumab ergab einen signifikanten Vorteil hinsichtlich progressionsfreiem und Gesamtüberleben und zeichnete sich durch eine geringe Toxizität aus. Die Zugabe von Mitomycin war ohne Nutzen. Der Vorteil einer Kombination von Capecitabin mit Bevacizumab bei älteren Patienten > 70 Jahren konnte in einer weiteren multizentrischen Studie (AVEX) bestätigt werden [72]. Das progressionsfreie Überleben war in der Kohorte, die die Kombinationstherapie erhielt, mit 9,1 Monaten signifikant länger als mit

5,1 Monaten bei einer Monotherapie. Die Patienten im Bevacizumab-Arm lebten im Median mit 20,7 Monaten länger gegenüber 16,8 Monaten im Capecitabin-Arm; allerdings wurde eine Signifikanz nicht erreicht. Grad 3/4-Toxizitäten waren vergleichbar zwischen den Therapiearmen, lediglich venöse Thromboembolien und das Hand-Fuß-Syndrom war im Kombinationsarm häufiger. Eine aktuelle französische Untersuchung unterstreicht die gute Verträglichkeit von Bevacizumab bei Patienten ≥ 75 Jahren [73].

Tab. 10.8: Palliative Chemotherapie des kolorektalen Karzinoms, Chemotherapieschemata mit Antikörpern (Auswahl).

AIO + Bevacizumab

Bevacizumab	5 mg/kg	30–90-min-Infusion	Tag 1, 15, 29
Folinsäure	500 mg/m²	2-h-Infusion	Tag 1, 8, 15, 22, 29, 36
5-Fluorouracil	24-h-Infusion	2600 mg/m²	Tag 1, 8, 15, 22, 29, 36

Wiederholung Tag 57

FOLFIRI + Bevacizumab

Bevacizumab	5 mg/kg	30–90-min-Infusion	Tag 1
Irinotecan	180 mg/m²	90-min-Infusion	Tag 1
Folinsäure	400 mg/m²	30-min-Infusion	Tag 1
5-Fluorouracil	400 mg/m²	i. v. Bolus	Tag 1
5-Fluorouracil	2400 mg/m²	48-h-Infusion	Tag 1

Wiederholung Tag 15

FOLFOX IV + Bevacizumab

Bevacizumab	5 mg/kg	30–90-min-Infusion	Tag 1
Oxaliplatin	85 mg/m²	2-h-Infusion (Glucose 5 %)	Tag 1
Folinsäure	200 mg/m²	2-h-Infusion	Tag 1, 2
5-Fluorouracil	400 mg/m²	i. v. Bolus	Tag 1, 2
5-Fluorouracil	600 mg/m²	22-h-Infusion	Tag 1, 2

Wiederholung Tag 15

FOLFIRI + Cetuximab

Cetuximab	250 mg/m²	2-h-Infusion	Tag 1, 8*
Irinotecan	180 mg/m²	90-min-Infusion	Tag 1
Folinsäure	400 mg/m²	30-min-Infusion	Tag 1
5-Fluorouracil	400 mg/m²	i. v. Bolus	Tag 1
5-Fluorouracil	2400 mg/m²	46-h-Infusion	Tag 1

Wiederholung Tag 1; * bei erster Gabe 400 mg/m²

Tab. 10.8: (fortgesetzt).

FOLFOX IV + Cetuximab

Cetuximab	250 mg/m²	2-h-Infusion	Tag 1, 8*
Oxaliplatin	85 mg/m²	2-h-Infusion (Glucose 5 %)	Tag 1
Folinsäure	200 mg/m²	2-h-Infusion	Tag 1, 2
5-Fluorouracil	400 mg/m²	i. v. Bolus	Tag 1, 2
5-Fluorouracil	600 mg/m²	22-h-Infusion	Tag 1, 2

Wiederholung Tag 15; * bei erster Gabe 400 mg/m²

FOLFIRI + Panitumumab

Panitumumab	6 mg/kg	1-h-Infusion	Tag 1
Irinotecan	180 mg/m²	90-min-Infusion	Tag 1
Folinsäure	400 mg/m²	30-min-Infusion	Tag 1
5-Fluorouracil	400 mg/m²	i. v. Bolus	Tag 1
5-Fluorouracil	2400 mg/m²	46-h-Infusion	Tag 1

Wiederholung Tag 15

FOLFOX IV + Panitumumab

Panitumumab	6 mg/m²	1-h-Infusion	Tag 1
Oxaliplatin	85 mg/m²	2-h-Infusion (Glucose 5 %)	Tag 1
Folinsäure	200 mg/m²	2-h-Infusion	Tag 1, 2
5-Fluorouracil	400 mg/m²	i. v. Bolus	Tag 1, 2
5-Fluorouracil	600 mg/m²	22-h-Infusion	Tag 1, 2

Wiederholung Tag 15

FOLFIRI + Aflibercept

Aflibercept	4 mg/kg	1-h-Infusion	Tag 1
Irinotecan	180 mg/m²	90-min-Infusion	Tag 1
Folinsäure	400 mg/m²	30-min-Infusion	Tag 1
5-Fluorouracil	400 mg/m²	i. v. Bolus	Tag 1
5-Fluorouracil	2400 mg/m²	46-h-Infusion	Tag 1

Wiederholung Tag 15

Aflibercept ist zur Behandlung des metastasierten kolorektalen Karzinoms in Kombination mit Irinotecan-haltigen Schemata nach Versagen einer Oxaliplatin-haltigen

Therapie zugelassen. In der VELOUR-Studie wurde Aflibercept in der Zweitlinientherapie mit FOLFIRI versus FOLFIRI alleine kombiniert [74]. PFS und Gesamtüberleben wurden durch die Kombination mit Aflibercept verlängert. In einer Subgruppenanalyse konnten gezeigt werden, dass Patienten > 65 Jahre ebenfalls profitieren. Die Toxizitäten waren vergleichbar mit der bei jüngeren Patienten [75]. Eine Dehydrierung trat bei älteren Patienten jedoch deutlich häufiger auf.

Eine Aktivierung des epidermalen Wachstumsfaktor-Rezeptors (EGFR) induziert eine Signalkaskade, die zur Stimulation der Zellproliferation, Apoptosehemmung und Begünstigung der Metastasierung von Tumorzellen führt. Antikörper wie Cetuximab und Panitumumab sind durch Blockade des EGF-Rezeptors in der Lage, diesen Signalweg zu blockieren. Initiale Studien mit diesen Antikörpern ohne Analyse des KRAS-Status waren zunächst wenig überzeugend [76,77]). Weitere Analysen ergaben in der Folge, dass dem KRAS-Protein eine wesentliche Bedeutung im durch den EGFR aktivierten Signalweg zukommt. Voraussetzung ist, dass das KRAS-Gen in seiner natürlichen Form (Wildtyp) vorliegt. 40 % aller kolorektalen Karzinome haben jedoch in Exon 2 eine Mutation. Von den verbleibenden 60 % der Karzinome mit KRAS-Wildtyp haben 17 % eine Mutation in weiteren Exonen des KRAS und des NRAS-Gens. Daraus folgt, dass bei allen Patienten, bei denen eine Therapie mit EGFR-Antikörpern in Betracht kommt, vor Durchführung einer Chemotherapie eine Mutationsanalyse vorgenommen werden sollte [12].

Zwischenzeitlich liegen zahlreiche Studien bzw. Subgruppenanalysen über den Einsatz von Cetuximab bei älteren Patienten vor. In einer großen nicht-interventionellen Studie wurden 309 und 305 Patienten ≤ 65 und > 65 Jahren eingeschlossen, die ein Cetuximab- und Irinotecan-haltiges Regime als Zweitlinientherapie erhielten [78]. Ansprechraten, progressionsfreies und Gesamtüberleben sowie Grad 3/4-Toxizitäten waren in beiden Altersgruppen nicht unterschiedlich. Das Auftreten eines Hautexanthems war mit einer besseren Wirksamkeit assoziiert. Ein schlechterer ECOG-Performance-Status korrelierte mit einem geringeren progressionsfreien Überleben. Diese Daten wurden in einer weiteren Studie bestätigt [79]. Subgruppenanalysen der OPUS- und CRYSTAL-Studien bestätigten eine Verlängerung des Gesamtüberlebens von 23,3 Monaten gegenüber 15,1 Monaten für die zusätzlich mit Cetuximab behandelten Patienten [80,81]. Ebenso kann eine Monotherapie oder eine Kombination von Cetuximab mit Capecitabin in reduzierter Dosis bei älteren Patienten eingesetzt werden [80,81].

Panitumumab ist ein humanisierter Antikörper gegen EGFR. Bisher liegen drei kleinere Studien vor, in denen ältere und gebrechliche Patienten mit einer Monotherapie mit Panitumumab gegenüber best supportive care behandelt wurden [82–84]. In einer Studie zeigte sich kein Unterschied hinsichtlich des progressionsfreien Überlebens zwischen Patienten über und unter 65 Jahren [82]. Auch bei Patienten > 70 bzw. > 75 Jahren war die Monotherapie mit Panitumumab effektiv und relativ gut verträglich, häufigste Toxizität war ein Hautexanthem [83,84].

Linksseitige RAS-Wildtyp Tumoren profitieren in hohem Maße von einer Behandlung mit anti-EGFR Substanzen. In der Erstlinientherapie wurden insbesondere

Chemotherapie-Doubletten untersucht, die in Kombination mit anti-EGFR Substanzen hinsichtlich ORR, PFS und OS deutlich effektiver waren als vergleichbare Kombinationen mit Bevacizumab oder ohne monoklonalen Antikörper. Hingegen sind rechtsseitige Tumoren durch eine ungünstigere Prognose mit schlechterem Ansprechen auf Standardtherapien und Anti-EGFR-Antikörper charakterisiert, hier ist die Kombination einer Chemotherapie mit Bevacizumab effektiver [85].

Ein neues Therapieprinzip ist der Einsatz von Checkpoint-Inhibitoren bei Patienten mit Mikrosatelliten-Instabilität (MSI-H) oder Mismatch-Repair-defizienten (dMMR) Tumoren [86]. Pembrolizumab war hier hinsichtlich des progressionsfreien Überlebens einer 5-FU-basierten Chemotherapie signifikant überlegen.

Fazit: Auch bei älteren Patienten mit einem metastasierten kolorektalen Karzinom sollte die Indikation zur palliativen Chemotherapie gestellt werden. In Betracht kommen Kombinationschemotherapien von Fluoropyrimidinen und Irinotecan oder auch Oxaliplatin (Tab. 10.8) ebenso wie eine Kombination von Fluoropyrimidinen mit Antikörpern wie beispielsweise Bevacizumab. Abhängig vom Performance-Status können bei linksseitigen RAS-Wildtyp-Karzinomen auch Kombinationen mit EGFR-Antikörpern angewandt werden (Tab. 10.9). Besondere Aufmerksamkeit muss auf die Toxizität der Therapie gelegt werden, Dosisreduktionen insbesondere zu Beginn einer Behandlung sollten zur Verringerung der Toxizität erwogen werden.

10.7.2 Magenkarzinom

Die Inzidenz des Magenkarzinoms ist in den vergangenen drei Jahrzehnten kontinuierlich zurückgegangen. Allerdings hat der bei Männern deutlich stärkere Bevölkerungsanstieg in den höheren Altersgruppen dazu geführt, dass die Prävalenz trotz deutlich gesunkener Inzidenzraten noch leicht angestiegen ist, während bei den Frauen ein deutlicher Rückgang zu verzeichnen ist [2].

Generell lassen sich die Magenkarzinome einteilen in einen intestinalen Typ und einen diffusen Typ nach Lauren. Karzinome vom diffusen Typ (einschließlich der Siegelringzellkarzinome) kommen häufiger bei jüngeren Patienten vor und weisen auf Grund ihres diffusen Wachstums eine schlechtere Prognose auf. Im Falle einer kurativen Operation sollte der zu fordernde Sicherheitsabstand bei einer Resektion 8 cm betragen, so dass in der Regel eine Gastrektomie erforderlich ist. Karzinome vom intestinalen Typ haben eine günstigere Prognose und erlauben bei einer Resektion einen Sicherheitsabstand von 5 cm [87]. Karzinome im Stadium cT1aN0M0 sollten endoskopisch mittels Mukosaresektion oder endoskopischer Submukosadissektion entfernt werden. Die chirurgische subtotale oder totale Gastrektomie einschließlich Lymphknotendissektion (D2) stellt die einzige Möglichkeit zur kurativen Behandlung und damit die Standardtherapie für alle potenziell resektablen Magenkarzinome dar. Sie kann auch bei älteren Patienten erfolgen [88–90]. Die Anwesenheit von Risikofaktoren wie Diabetes mellitus, pulmonale oder kardiale Erkrankungen sowie Mangelernährung führte in den Studien zu einer Zunahme der postoperativen Morbidität und Mortalität, nicht jedoch das Alter. Die Prognose bei älteren Patienten mit Magenkarzinom ist nach einer R_0-Resektion allein vom Tumorstadium und Histologie abhängig [90].

10.7.2.1 Neoadjuvante / perioperative Chemotherapie

Die aktuelle S3-Leitlinie empfiehlt bei allen Patienten mit einem Tumorstadium ≥ uT3 (fakultativ auch uT2, diffuser Typ) uNX cM0 eine perioperative Chemotherapie [87]. Die Empfehlung basiert auf den Ergebnissen der MAGIC-Studie, bei der Patienten entweder primär einer Operation zugeführt wurden oder prä- und postoperativ jeweils 3 Zyklen einer Chemotherapie mit Epirubicin, Cisplatin und Fluorouracil erhielten [91]. Die 5-Jahres-Überlebensrate war in der zusätzlich mit Chemotherapie behandelten Gruppe signifikant höher (36 % vs. 23 %). Die Ergebnisse der MAGIC-Studie wurden durch die französische ACCORD 07/FCDD-Studie bestätigt [92]. Hier wurden vor allem Patienten mit Karzinomen des ösophagokardialen Übergangs eingeschlossen. Das Chemotherapieregime bestand aus Cisplatin und Fluorouracil. Daraus kann geschlossen werden, dass 5-Fluorouracil und Platin die effektivsten Chemotherapeutika in der perioperativen Therapie des Magenkarzinoms darstellen und auf die zusätzliche Gabe von Epirubicin verzichtet werden kann. In den oben genannten Studien ebenso wie in einer aktuellen Metaanalyse stellte das Alter keinen negativen Prädiktor für das Gesamtüberleben dar [93]. Obwohl randomisierte Studien an älteren Patienten bisher fehlen, kann gefolgert werden, dass eine neoadjuvante Chemotherapie auch bei älteren Patienten zum Einsatz kommen sollte, solange keine schwerwiegenden Komorbiditäten vorliegen. Eine aktuelle deutsche Studie konnte zeigen, dass eine perioperative Chemotherapie mit Fluorouracil, Oxaliplatin und Docetaxel (FLOT) der Kombination von Fluorouracil oder Capecitabin mit Epirubicin und Cisplatin (ECF/ECX) hinsichtlich des Gesamtüberlebens (50 Monate vs. 35 Monate) überlegen ist [94].

10.7.2.2 Adjuvante Chemotherapie und Radiochemotherapie

Ein Überlebensvorteil durch eine adjuvante Chemotherapie bei Patienten nach Gastrektomie und D2-Lymphadenektomie konnte bisher nicht belegt werden [95,96]. Neuere Studien mit S1 bzw. Capecitabin/Oxaliplatin in asiatischen Patientenkollektiven ergaben einen Vorteil hinsichtlich des erkrankungsfreien Überlebens bzw. des Gesamtüberlebens [97,98]. Subgruppenanalysen zeigten jedoch, dass bei älteren Patienten kein Vorteil hinsichtlich des Gesamtüberlebens resultierte [99,100]. Eine adjuvante Therapie nach kurativer Resektion des Magenkarzinoms bei älteren Patienten ist somit momentan nicht indiziert.

In den USA ist die postoperative adjuvante Radiochemotherapie unter Einsatz von Fluorouracil Standard [101]. Gegenstand der Kritik in dieser Studie von Macdonald et al. ist die ungenügende Resektion von Lymphknoten, da nur bei 10 % der Patienten eine D2-Resektion erfolgte. Bei limitierter Lymphknotendissektion und nicht erfolgter präoperativer Chemotherapie kann daher eine adjuvante Radiochemotherapie analog zum Macdonald-Protokoll erwogen werden. Ob eine adjuvante Radiochemotherapie auch nach D2-Lymphknotendissektion das Überleben verbessert, bleibt ungeklärt. Möglich ist, dass insbesondere Patienten mit hohem Rückfallrisiko (> 6 befallene Lymphknoten) hiervon profitieren. Prospektive Daten, die diese Experteneinschätzung unterstützen, sind allerdings nicht verfügbar. Wenn die Indikation zur adjuvanten Radiochemotherapie gestellt wird, sollten moderne Bestrahlungstechniken (3D oder IMRT) zum Einsatz kommen [87].

Randomisierte Studien bei älteren Patienten nach erfolgter Resektion eines Magenkarzinoms liegen bisher nicht vor, so dass die Indikation für eine adjuvante Radiochemotherapie individuell getroffen werden muss.

10.7.2.3 Palliative Chemotherapie

Es besteht heute Konsens darin, dass Patienten mit einem metastasierten Magenkarzinom bei gutem Allgemeinzustand (ECOG 0–2) eine systemische Chemotherapie mit dem Ziel der Verlängerung des Überlebens und dem Erhalt der Lebensqualität angeboten werden soll [87]. Ein höheres Lebensalter stellt hierbei keine Kontraindikation dar. Bereits frühere Studien konnten zeigen, dass eine systemische Chemotherapie eine Verbesserung der Überlebenszeit, sowie Erhalt der Lebensqualität und eine bessere Symptomkontrolle bewirkt [102,103]. Dabei sollte entsprechend einer Metaanalyse aus 13 Studien mit 1914 Patienten einer Kombinationschemotherapie der Vorzug gegenüber Monotherapien gegeben werden [104]. In der Analyse resultierte ein medianes Überleben von 8,3 vs. 6,7 Monaten für die mit Kombinations- versus Monotherapie behandelten Patienten bei vergleichbarer Toxizität. Kombinationstherapien basieren auf dem Einsatz von Platinderivaten (Cisplatin, Oxaliplatin) und Fluoropyrimidinen (Fluorouracil, Capecitabin).

In einer retrospektiven Analyse (n = 1080), in der Effektivität und Toxizität Cisplatin-haltiger Kombinationschemotherapien bei Patienten mit Magenkarzinomen unter 70 und > 70 Jahre miteinander verglichen wurden, war bezüglich der Toxizitäten insgesamt kein statistisch signifikanter Unterschied zwischen den Altersgruppen festzustellen [105]. Allerdings musste die Cisplatin-haltige Chemotherapie bei Patienten > 70 Jahre häufiger vorzeitig abgebrochen werden (49 vs. 37 %. P = 0,06). In zwei randomisierten Phase-III-Studien sowie einer weiteren randomisierten Phase-II-Studie wurde der Stellenwert von Oxaliplatin beim Magenkarzinom evaluiert [106–108]. Die englische REAL-2-Studie mit 1002 Patienten hat Oxaliplatin (O) als Alternative zum Cisplatin (C) und Capecitabin (X) als Alternative zu 5-FU (F) innerhalb des ECF-Protokolls (Epirubicin, Cisplatin, 5-FU) überprüft [106]. Diese Studie konnte die Non-Inferiorität von Oxaliplatin im Vergleich zum Cisplatin und von Capecitabine im Vergleich zum 5-FU belegen. Die Patienten im EOX-Arm, welche beide neuen Substanzen erhielten, hatten im Vergleich zu den Patienten im ECF-Arm zudem ein signifikant verlängertes medianes Überleben (11,2 vs. 9,9 Monate). Die Rate an thromboembolischen Ereignissen, Anämie und Leukopenie war bei den mit Cisplatin behandelten Patienten deutlich höher als unter Therapie mit Oxaliplatin. Eine zweite Studie der deutschen AIO verglich die Oxaliplatin-haltige Zweifachkombination FLO (5-FU, Leucovorin, Oxaliplatin) mit der Cisplatin-haltigen Kombination FLP (5-FU, Leucovorin, Cisplatin) [107]. Die Ergebnisse zeigten für die Gesamtpopulation dieser Studie nicht-signifikante Trends zur Verbesserung des progressionsfreien- und Gesamtüberlebens. Eine Subgruppenanalyse zeigte, dass besonders Patienten über 65 Jahre von dem Oxaliplatin-haltigen Protokoll FLO profitiert haben (Ansprechrate 40 % vs. 16 %, progressionsfreies Überleben 6,0 vs. 3,1 Monate, Gesamtüberleben 13,9 vs. 7,2 Monate), möglicherweise als Folge einer hohen Rate an Therapieabbrüchen bei älteren Patienten im Cisplatin-Arm. In der Gesamtpopulation verursachte FLO signifikant weniger Grad 1–4-Toxizitäten wie eine Anämie, Leukopenie, Fatigue, Übelkeit, Erbrechen, Alopezie, Nierentoxizität und thromboembolische Ereignisse als FLP.

Zusammenfassend lässt sich feststellen, dass Cisplatin durch Oxaliplatin bei vergleichbarer Effektivität, aber günstigerem Toxizitätsprofil ersetzt werden kann.

Neben den Ergebnissen der REAL-2-Studie [106] wurde eine weitere, randomisierte Studie zum Vergleich Capecitabin- versus 5-FU-haltiger Kombinationstherapien vorgelegt, mit der die Nicht-Unterlegenheit von Capecitabin plus Cisplatin gegenüber 5-FU plus Cisplatin hinsichtlich der Überlebenszeit nachgewiesen wurde [108]. Eine Metaanalyse, in der die Ergebnisse beider Studien für den Vergleich von Capecitabin und 5-FU zusammengefasst wurde, zeigte sogar eine signifikante Verbesserung sowohl des Gesamtüberlebens als auch der Ansprechraten und einen Unterschied im gepoolten medianen Überleben von einem Monat (10,5 vs. 9,5 Monate) zugunsten der mit Capecitabine behandelten Patienten [109]. Bezüglich der Toxizität sind beide Regime vergleichbar. Voraussetzung für die erfolgreiche orale Therapie mit Capecitabine ist eine ausreichende Compliance der Patienten.

Als Alternative zu Oxaliplatin kann Irinotecan verwandt werden. Dies wurde in mehreren randomisierten Studien untersucht, in denen als Kontrollarm ein nicht-Platin-haltiges Regime gewählt wurde [110–112]. Oxaliplatin kann durch Irinotecan ohne Wirkungsverlust ersetzt werden. In einer aktuellen französischen Multicenterstudie wurde ein Irinotecan-haltiges Regime (FOLFIRI) mit einem Platin-haltigem Regime (ECF) verglichen [113]. Im Falle der Progression erfolgte ein Crossover zum jeweiligen anderen Therapieprotokoll. Es fanden sich keine Unterschiede hinsichtlich progressionsfreiem Überleben und Gesamtüberleben. Allerdings waren Grad 3/4-Toxizitäten im Irinotecan-Arm seltener (69 % vs. 84 %).

In der Folge wurden Kombinationstherapien mit dem Ziel des bestmöglichen Ansprechens überprüft, die neben Platin- und Fluoropyrimidinen auch Taxane (Docetaxel, Paclitaxel) enthielten. In der V325-Studie, in der Docetaxel in Kombination mit Cisplatin und 5-FU mit Cisplatin/5-FU als Kontrollarm verglichen wurde, verbesserte die Dreifachkombinationstherapie statistisch signifikant die Zeit bis zur Progression (primärer Endpunkt) und darüber hinaus die Ansprechrate und das Gesamtüberleben [114]. Dies führte zu einem längeren Erhalt der Lebensqualität und des Allgemeinzustandes, gemessen am Karnofsky-Index, der Patienten. Die Addition von Docetaxel verschlechterte allerdings das ohnehin ungünstige hämatologische Toxizitätsprofil des CF-Schemas. Neutropenien Grad 3 und 4 traten mit DCF häufiger auf (82 % vs. 57 %). Damit stieg das Infektionsrisiko während der Neutropenie von 12 % mit CF auf 29 % mit DCF an, besonders bei älteren Patienten (> 65 Jahre) waren die Nebenwirkungsraten hoch.

Mit dem Ziel geringerer Toxizitäten wurden modifizierte Taxan-haltige Schemata evaluiert. In einer randomisierten Studie wurde infusionales 5-FU, Folinsäure und Oxaliplatin (FLO) ohne und mit Docetaxel (FLOT) bei Patienten > 65 Jahren einge-setzt [115]. Die Dreifachtherapie führte zu signifikant mehr Grad-3/4-Toxizitäten (82 % vs. 39 %). Während die Ansprechraten und das progressionsfreie Überleben bei jüngeren Patienten signifikant verlängert war, war in der Gruppe der Patien-ten > 70 Jahren die Dreifachtherapie nicht mit einem besseren progressionsfreien Überleben assoziiert. Daraus folgt, dass die Indikation für den Einsatz von Taxanen im Rahmen einer dreifachen Kombinationstherapie bei älteren Patienten sehr zu-rückhaltend gestellt werden sollte (Tab. 10.9).

Bisher liegen nur wenige Daten zur Second-line-Therapie bei Progression unter der Erstlinientherapie vor. Die meist in kleineren Phase-II-Studien erhobenen Daten sprechen für eine Zweitlinientherapie im Vergleich mit best supportive care [116]. Zum Einsatz kommen in der Regel Irinotecan-haltige Schemata, wenn in der Erstlini-entherapie Platin verwendet wurde. Eine kleinere koreanische Studie konnte zeigen, dass eine Kombination von Irinotecan mit 5-FU (FOLFIRI) auch bei älteren Patienten als second-line-Therapie mit akzeptabler Toxizität eingesetzt werden kann [117].

Einen neuen Ansatz stellt die Therapie mit Trastuzumab dar. Trastuzumab ist ein humanisierter Antikörper gegen den HER2, der bei ca. 10 % der Magenkarzinom-patienten überexprimiert wird. Im Rahmen der ToGA-Studie wurden 594 Patienten mit lokal fortgeschrittenem oder metastasierten Magenkarzinom oder Adenokarzi-nom des ösophagogastralen Übergangs (AEG) und HER2-Überexpression mit Cispla-tin und 5-FU oder Capecitabin mit und ohne Zugabe von Trastuzumab therapiert [118]. Das Gesamtüberleben war im Trastuzumab-Arm mit 13,8 vs. 11,1 Monaten sig-nifikant verlängert. Die Verträglichkeit war insgesamt gut; Daten bei älteren Patien-ten liegen jedoch noch nicht vor.

Ein weiterer humaner Antikörper gegen den VEGF-Rezeptor 2, Ramucirumab, ist mittlerweile als Monotherapie bzw. in Kombination mit Paclitaxel für die Therapie des metastasierten Magenkarzinoms bzw. AEG-Karzinoms zugelassen [119,120]. Auch für Ramucirumab liegen noch keine Daten bei älteren Patienten vor.

Fazit: Eine Resektion ist auch bei älteren Patienten mit einem lokalisierten Magenkarzinom mög-lich. Bei lokal fortgeschrittenem Tumorstadium und/oder Vorliegen von Lymphknotenmetastasen sollte eine perioperative Chemotherapie eingesetzt werden. Im palliativen Stadium sollte immer die Indikation für eine Kombinationschemotherapie überprüft werden, da diese neben einer Ver-längerung der Überlebenszeit zu einer Symptomreduktion und einer Verbesserung der Lebens-qualität beitragen kann.

Tab. 10.9: Chemotherapie des Adenokarzinoms des Magens und des ösophagogastralen Übergangs.

Neoadjuvante/perioperative Chemotherapie			
FLO			
Oxaliplatin	85 mg/m²	2-h-Infusion (Glucose 5 %)	Tag 1
Folinsäure	200 mg/m²	2-h-Infusion	Tag 1
5-Fluorouracil	2600 mg/m²	24-h-Infusion	Tag 1
Wiederholung Tag 15			
Palliative Chemotherapie ± Antikörper			
FLO			
Oxaliplatin	85 mg/m²	2-h-Infusion (Glucose 5 %)	Tag 1
Folinsäure	200 mg/m²	2-h-Infusion	Tag 1
5-Fluorouracil	2600 mg/m²	24-h-Infusion	Tag 1
Wiederholung Tag 15			
FLOT			
Docetaxel	50 mg/m²	1-h-Infusion	Tag 1
Oxaliplatin	85 mg/m²	2-h-Infusion (Glucose 5 %)	Tag 1
Folinsäure	200 mg/m²	2-h-Infusion	Tag 1
5-Fluorouracil	2600 mg/m²	24-h-Infusion	Tag 1
Wiederholung Tag 15			
Paclitaxel + Ramucirumab			
Ramucirumab	8 mg/kg	1-h-Infusion	Tag 1, 15
Paclitaxel	80 mg/m²	1-h-Infusion	Tag 1, 8, 15
Wiederholung Tag 29			
FP + Trastuzumab			
Trastuzumab	6 mg/kg	90-min-Infusion	Tag 1*
Cisplatin	80 mg/m²	1-h-Infusion	Tag 1
5-Fluorouracil	800 mg/m²	Kontinuierliche Infusion	Tag 1–5
Wiederholung Tag 22; * bei erster Gabe 8 mg/kg			

10.7.3 Pankreaskarzinom

Das Pankreaskarzinom weist die niedrigste Überlebensrate aller Krebserkrankungen auf und ist mittlerweile die vierthäufigste Krebstodesursache [2]. Auf Grund fehlender Frühsymptome erfolgt die Diagnose eines Pankreaskarzinoms meist spät. Eine Resektion in kurativer Intention ist nur bei ca. 20 % der Patienten möglich. In den vergangenen Jahren sind zahlreiche Arbeiten zur Resektion bei älteren Patienten > 70 bzw. > 75 Jahren erschienen. Allen gemeinsam ist, dass eine Resektion bei gutem Performance-Status und fehlenden Komorbiditäten möglich ist, allerdings mit einer signifikant höheren Mortalität und Morbidität einhergeht [44, 121–125]. Dagegen kommt eine aktuelle schwedische Untersuchung zu dem Ergebnis, dass bei sorgfältiger Patientenauswahl Mortalität und Morbidität nicht höher als bei jüngeren Patienten ist [126].

10.7.3.1 Adjuvante Chemotherapie

Eine sechsmonatige Chemotherapie mit Gemcitabin stellte bisher den Standard in der adjuvanten Therapie nach R0/1-Resektion eines Pankreaskarzinoms dar (CONCOR-001-Studie) [127]. Eine Stratifizierung nach Alter erfolgte in dieser Studie jedoch nicht. In der ESAPAC-3-Studie wurde eine adjuvante Chemotherapie mit Gemcitabin mit einer Bolus-Gabe von 5-FU und Folinsäure vergleichen. Es fanden sich keine Unterschiede im Gesamtüberleben, auf das das Alter keinen Effekt hatte [128]. Wegen der geringeren Toxizität im Gemcitabin-Arm wird heute Gemcitabin der Vorzug gegeben. In einer australischen Registerstudie wurden lediglich 30 % aller Patienten ≥ 70 Jahren nach erfolgter Tumorresektion mit einer adjuvanten Chemotherapie mit Gemcitabin behandelt [129]. Ältere Patienten mit adjuvanter Chemotherapie hatten ein signifikant längeres Gesamtüberleben, ältere Patienten ohne Chemotherapie ein signifikant kürzeres Gesamtüberleben als jüngere Patienten. Eine adjuvante Chemotherapie mit Gemcitabin sollte deshalb auch älteren Patienten offeriert werden (Tab. 10.10).

Signifikant wirksamer hinsichtlich des krankheitsfreien Überlebens ist eine adjuvante Chemotherapie mit einem modifizierten FOLFIRINOX-Protokoll gegenüber einer Monotherapie mit Gemcitabin (21,6 vs. 12,8 Monaten) [130]. Diese Therapie kann auch bei älteren fitten Patienten eine Option darstellen.

Tab. 10.10: Chemotherapie des Pankreaskarzinoms.

Adjuvante Chemotherapie

Gemcitabin	1000 mg/m²	30-min-Infusion	Tag 1, 8, 15

Wiederholung Tag 29

Palliative Chemotherapie

Gemcitabin	1000 mg/m²	30-min-Infusion	Tag 1, 8, 15

Wiederholung Tag 29

nab-Paclitaxel/Gemcitabin

nab-Paclitaxel	125 mg/m²	30-min-Infusion	Tag 1, 8, 15
Gemcitabin	1000 mg/m²	30-min-Infusion	Tag 1, 8, 15

Wiederholung Tag 29

mFOLFIRINOX

Oxaliplatin	85 mg/m²	2-h-Infusion (Glucose 5 %)	Tag 1
Folinsäure	400 mg/m²	2-h-Infusion	Tag 1
Irinotecan	180 mg/m²	90-min-Infusion	Tag 1
5-Fluorouracil	400 mg/m²	i. v. Bolus	Tag 1
5-Fluorouracil	2400 mg/m²	46-h-Infusion	Tag 1

Wiederholung Tag 15

10.7.3.2 Palliative Chemotherapie

Eine palliative Chemotherapie mit Gemcitabin beim älteren Patienten mit einem inoperablen oder metastierten Pankreaskarzinom ist mittlerweile gut etabliert [131–133]. Ältere Patienten ≥ 70 Jahre erhalten allerdings seltener eine Chemotherapie als jüngere Patienten [133]. In den Studien an älteren Patienten, bei denen eine wöchentliche Therapie mit Gemcitabin durchgeführt wurde, waren Wirksamkeit und Toxizität unabhängig vom Alter und vergleichbar mit der bei jüngeren Patienten [131,132]. In einer großen amerikanischen retrospektiven Analyse von Registerdaten (N = 16.694 Patienten) bei älteren Patienten war der Effekt auf das Gesamtüberleben sogar höher als bei jüngeren Patienten (relative Reduktion der Mortalität von 49 % vs. 26 % bei Patienten < 50 Jahre), allerdings waren hier keine Angaben zu den Chemotherapieregimen erhältlich [133].

Inzwischen gilt die Kombination von Gemcitabin mit nab-Paclitaxel als Chemotherapiestandard beim lokal fortgeschrittenen bzw. metastasierten Pankreaskarzinom (Tab. 10.10). In einer großen Phase-III-Studie waren Ansprechraten und Gesamtüberleben signifikant besser als bei einer Monotherapie mit Gemcitabin (23 %

vs. 7 % bzw. 8,5 Monate vs. 6,7 Monate) [134]. Die Grad 3/4-Toxizitäten waren erwartungsgemäß im Kombinationstherapiearm höher hinsichtlich Neutropenie (38 % vs. 27 %), Fatigue-Syndrom (17 % vs. 7 %), peripherer Neuropathie (17 % vs. 1 %) und Diarrhö (6 % vs. 1 %). Im Kombinationschemotherapiearm waren Patienten bis zu einem Alter von 86 Jahren eingeschlossen. In der Altersgruppe ≥ 65 Jahren war das progressionsfreie Überleben signifikant verlängert, für das Gesamtüberleben war jedoch nur ein positiver Trend zu verzeichnen. Beim Einsatz der Kombination von Gemcitabin und nab-Paclitaxel ist zu beachten, dass keine Hyperbilirubinämie besteht. Bei Tumor-assoziierten Gallengangsstenosen muss deshalb vor der Chemotherapie eine suffiziente Gallenwegsableitung mittels ERCP und Stenting oder PTCD erfolgen [135].

Die aktuell effektivste Chemotherapie stellt eine Kombination von Fluorouracil, Folinsäure, Irinotecan und Oxaliplatin (FOLFIRINOX) dar, mit der eine Ansprechrate von 32 % und ein Gesamtüberleben von 11,1 Monaten erreicht wird [136]. In die Studie wurden auch 48 Patienten ≥ 65 Jahren eingeschlossen, die FOLFIRINOX erhielten; in dieser Altersgruppe war das Gesamtüberleben ebenfalls signifikant länger als im Vergleichsarm mit einer Monotherapie mit Gemcitabin. Allerdings ist die Therapie mit FOLFIRINOX mit einer erhöhten Toxizität verbunden (Grad 3/4-Toxizität der Neutropenie von 46 %), so dass diese Therapie nur bei wenigen älteren Patienten bis 75 Jahre und einem Performance-Status ECOG 0 zum Einsatz kommen kann. Die Toxizität lässt sich verringern durch Einsatz eines modifizierten FOLFIRINOX-Protokolls (mFOLFIRINOX).

Fazit: Sowohl in der adjuvanten Situation nach erfolgter Resektion eines Pankreaskarzinoms als auch in der Palliativsituation bei fortgeschrittenem oder metastasierten Pankreaskarzinom besteht bei älteren Patienten eine Therapieindikation. Für die adjuvante Chemotherapie steht Gemcitabin zur Verfügung; für die Palliativtherapie eignen sich eine Monotherapie mit Gemcitabin oder bei gutem Performance-Status und fehlenden Komorbiditäten eine Kombination von Gemcitabin und nab-Paclitaxel, in Einzelfällen auch eine Chemotherapie mit mFOLFIRINOX.

10.7.4 Sonstige Tumoren des Gastrointestinaltraktes

10.7.4.1 Ösophaguskarzinom

Plattenepithelkarzinome machen fast 50 % aller Ösophaguskarzinome aus. Der Anteil der Adenokarzinome, die fast ausschließlich im unteren Drittel der Speiseröhre auftreten, ist in den letzten Jahren deutlich angestiegen.

In frühen Stadien (T1) kann eine endoskopische Resektion mittels endoskopischer Mukosaresektion (EMR) oder Submukosadissektion (ESD) auch bei älteren Patienten erfolgen. Eine operative Resektion ist bei lokalisierten Stadien im mittleren und unteren Drittel zu prüfen. Prinzipiell stellt das Alter keine Kontraindikation gegen eine Operation dar. Allerdings ist das Alter ≥ 70 Jahre mit einem deutlich schlechteren Outcome nach Resektion assoziiert [137]. Daten zur neoadjuvanten Radiochemotherapie mit anschließender Resektion beim Plattenepithelkarzinom bei älteren Patienten liegen bisher nicht vor. In mehreren kleineren Fallserien wurde eine definitive Radiochemotherapie, vorzugsweise mit Cisplatin, Carboplatin oder Mitomycin C und 5-Fluorouracil auch bei älteren Patienten mit gutem Performance-Status durchgeführt. Eingeschlossen wurden jedoch mehrheitlich Patienten mit einem Adenokarzinom und Tumoren im unteren Drittel der Speiseröhre [138–142]. Bei lokalen Plattenepithelkarzinomen des zervikalen Ösophagus sollte einer definitiven Radiochemotherapie der Vorzug gegenüber einer Operation gegeben werden [143]. Im lokal fortgeschrittenen oder metastasierten Stadium kann bei älteren Patienten mit einem guten Performance-Status eine palliative Chemotherapie zum Einsatz kommen [144]. Der Nutzen einer solchen Therapie ist jedoch nicht belegt [145]. Kürzlich wurde erstmals eine Immuntherapie mit einem PD-1-Inhibitor (Nivolumab) als Zweitlinientherapie zugelassen [146]. Für das metastasierte Adenokarzinom des ösophagokardialen Übergangs beim älteren Patienten liegen lediglich kleinere Fallserien vor [147]; vgl. die Ausführungen im Abschnitt Magenkarzinom. Bei reduziertem Performance-Status sollte eine Palliation zum Erhalt der Nahrungsaufnahme mittels selbstexpandierender Metallstents (SEMS), Argon-Plasma-Koagulation oder Anlage einer PEG-Sonde Vorrang haben.

10.7.4.2 Cholangiozelluläres Karzinom

Die Adenokarzinome der Gallengänge (cholangiozelluläre Karzinome, CCC) werden nach der anatomischen Lokalisation unterteilt in das intrahepatische CCC und das extrahepatische CCC mit dem perihilären CCC und dem distalen Choledochuskarzinom. Karzinome der Ampulla Vateri und der Gallenblase werden als eigene Entitäten abgegrenzt. Bei lokal begrenzten Tumoren sollte auch bei älteren Patienten die Möglichkeit der Resektion überprüft werden. Daten zur Resektion speziell bei älteren Patienten liegen kaum vor. In einer Fallserie waren postoperatives Organversagen und Infektionen bei älteren Patienten häufiger [148]. Gallenblasenkarzinome stellen dabei häufig Zufallsbefunde bei einer elektiven Cholecystektomie dar, die intraoperativ oder bei der histologischen Aufarbeitung erhoben werden. Daten zur adjuvanten Chemotherapie bei älteren Patienten nach Resektion liegen bisher nicht vor. Standard der palliativen Chemotherapie ist die Kombination von Gemcitabin mit niedrig dosiertem Cisplatin [149,150]. Die zusätzliche Gabe von Cisplatin war in einer randomisierten britischen Studie mit einem signifikant verlängerten progressionsfreien Überleben und Gesamtüberleben assoziiert als die Gabe von Gemcitabin allein (8,0 Monate vs. 5,0 Monate bzw. 11,7 Monate vs. 8,1 Monate). Die Kombination von Gemcitabin mit Cisplatin führte jedoch zu einer höheren Rate an Neutropenien. Eingeschlossen wurden Patienten bis zu einem Alter von 85 Jahren, eine separate Auswertung der Daten für ältere Patienten wurde nicht vorgelegt. Die Kombination von Gemcitabin mit Cisplatin scheint wirksamer hinsichtlich des Gesamtüberlebens zu sein als die Kombination von Gemcitabin mit Oxaliplatin, allerdings steigt hierbei auch die Toxizität der Therapie [151]. Der Überlebensvorteil der systemischen Chemotherapie im Vergleich mit einer alleinigen supportiven Therapie ist auch für das Gallenblasenkarzinom belegt. In einer dreiarmigen Studie wurde die Kombination von Gemcitabin mit Oxaliplatin verglichen mit Fluorouracil oder alleiniger Supportivtherapie. Sowohl das progressionsfreie Überleben als auch das Gesamtüberlegen waren im Gemcitabin/Oxaliplatin-Arm mit 8,5 Monaten bzw. 9,5 Monaten signifikant länger als im Fluorouracil-Arm oder bei alleiniger Supportivtherapie [152]. Allerdings wurden keine älteren Patienten in dieser Studie behandelt, so dass unklar ist, ob diese mit einer Kombination von Gemcitabin und Oxaliplatin behandelt werden können. Kommt eine Kombinationstherapie zur Therapie des fortgeschrittenen oder metastasierten cholangiozelluären Karzinoms nicht in Betracht, so kann eine Monotherapie mit Gemcitabin angewandt werden [153]. Generelle Voraussetzung für die Durchführung einer Chemotherapie ist die effektive Galleableitung mittels Gallengangdrainage durch eine ERCP oder PTCD.

10.7.4.3 Hepatozelluläres Karzinom

Das hepatozelluläre Karzinom (HCC) ist der häufigste maligne Lebertumor. Die Inzidenz nimmt seit zwei Jahrzehnten vor allem bei Männern zu. Mittlerweile liegt das mittlere Erkrankungsalter > 70 Jahren [2]. Neben den bekannten Ursachen der Leberzirrhose, die schließlich zur Entstehung eines HCCs führen wie chronischem Alkoholkonsum und chronischen Hepatitiden, wird zukünftig vor allem die nicht-alkoholische Steatohepatitis (NASH), insbesondere in Verbindung mit einem Diabetes mellitus, als Ursache des HCCs beim älteren Patienten von Bedeutung sein. [154]. Auch bei älteren Patienten mit einem HCC sollte die Indikation zu einer Leberresektion geprüft werden. Zahlreiche Studien, vor allem aus Fernost, deuten darauf hin, dass im Zuge einer verbesserten Operationstechnik auch bei älteren Patienten eine Leberresektion ohne signifikante Zunahme der Mortalität und Morbidität erfolgen kann [154,155]. In einer Metaanalyse von 23 Studien wurden 6341 Patienten untersucht, die eine Leberresektion erhielten [155]. In Bezug auf die Komorbiditäten waren Lungenerkrankungen bei älteren Patienten häufiger, kardiovaskuläre Erkrankungen und Diabetes mellitus gleichhäufig wie bei jüngeren Patienten. Die Komplikationsraten bei jüngeren und älteren Patienten waren nicht unterschiedlich. Die Überlebensraten nach einem Jahr waren bei älteren Patienten signifikant höher, nach fünf Jahren signifikant niedriger als bei jüngeren Patienten. Eine Lebertransplantation kommt allenfalls für Patienten < 75 Jahren in Betracht [156] und erreicht entsprechend einer Analyse der amerikanischen SEER-Datenbank ein 5-Jahres-Überleben von 74 % der Patienten mit einem Alter von 64–75 Jahren.

Generell ist bei älteren Patienten eine Tendenz zu lokal-ablativen Verfahren oder einer transarteriellen Chemoembolisation (TACE) zu verzeichnen [157]. Unter den verschiedenen lokal-ablativen Verfahren wie perkutaner Ethanol-Injektion (PEI), Radiofrequenzablation (RFA) und Mikrowellenablation liegen die meisten Studien bei älteren Patienten zur RFA vor [154,155]. Für den Einsatz lokal-ablativer Verfahren spricht, dass bestehende Komorbiditäten in den Studien keinen Effekt auf das Outcome hatten, die Verfahren komplikationsarm sind und auch bei Rezidiven eingesetzt werden können [158]. Entgegen der früheren Ansicht, dass eine TACE bei älteren Patienten zurückhaltend eingesetzt werden sollte, zeigen neuere Studien, dass dieses Verfahren auch bei älteren Patienten möglich ist, ohne dass mit einer höheren Komplikationsrate im Vergleich mit jüngeren Patienten gerechnet werden muss [154,159]. In einer koreanischen Studie war das progressionsfreie Überleben und mittlere Überleben bei älteren Patienten sogar signifikant länger [159]. Ebenso scheint bei älteren Patienten die Kombination einer RFA mit einer TACE ohne erhöhte Morbidität möglich zu sein [160].

Bei metastasiertem HCC oder einer Tumorlokalisation, die lokoregionär nicht kontrolliert oder reseziert werden kann, soll eine Erstlinientherapie mit der Kombination Atezolizumab und Bevacizumab angeboten werden [161]. Diese Kombination war hinsichtlich Gesamtüberleben und progressionsfreiem Überleben einer Therapie mit Sorafenib überlegen und kann auch bei älteren Patienten eingesetzt werden. Bei Kontraindikationen gegen diese Therapie wie drohende Blutung bei portaler Hypertension oder nicht adäquat einstellbarer arterieller Hypertonie kann auch bei älteren Patienten > 70 bzw. > 75 Jahren eine orale Therapie mit den Tyrosinkinase-Inhibitoren Sorafenib oder Lenvatinib durchgeführt werden [162–164]. Sowohl das progressionsfreie Überleben als auch das Gesamtüberleben waren unabhängig vom Alter der Patienten. Allerdings sind Dosisreduktionen bei älteren Patienten häufiger erforderlich, um das Auftreten schwerer Toxizitäten wie Diarrhö, Hand-Fuß-Syndrom, Thrombopenie, Gewichtsverlust und Asthenie zu reduzieren. In einer Studie traten Blutungen häufiger auf, wenn gleichzeitig Thrombozytenaggregationshemmer verabreicht wurden [165]. Als second-line-Therapien sind mittlerweile auch Cabozantinib, Regorafenib und Ramucirumab (bei Serum-AFP ≥ 400 ng/ml) zugelassen, dürften jedoch bei älteren Patienten nur selten zum Einsatz kommen. Auch die Kombination einer Sorafenib-Therapie mit einer Chemoembolisation (TACE) kann bei ausgewählten älteren Patienten ohne Zunahme der Toxizität durchgeführt werden [166].

Literatur

[1] Ferlay J, Soerjomataram I, Ervik M, et al. Cancer incidence and mortality worldwide: Sources, methods and major patterns in GLOBOCAN 2012. Int J Cancer. 2015;136:E359–E386.

[2] Krebs in Deutschland 2015/2016. 10. Ausgabe. Robert Koch-Institut (Hrsg) und die Gesellschaft der epidemiologischen Krebsregister in Deutschland e. V. (Hrsg). Berlin, 2020.

[3] Wedding U. Geriatrische Onkologie. In: Onkologische Krankenpflege, A. Margulies, Editor. 2016, Springer Heidelberg.

[4] Wildiers H, Heeren P, Puts M, et al. International society of geriatric oncology consensus on geriatric assessment in older patients with cancer. J Clin Oncol. 2014;32:2595–603.

[5] Soto-Perez-de-Celis E, Aapro M, Muss H. ASCO 2020: The geriatric assessment comes of age. Oncologist. 2020;25:909–12.

[6] Giri S, Chakiba C, Shih YY, et al. Integration of geriatric assessment into routine oncologic care and advances in geriatric oncology: A young International Society of Geriatric Oncology Report of the 2020 American Society of Clinical Oncology (ASCO) annual meeting. J Geriatr Oncol. 2020;11:1324–8.

[7] Decoster L, Van Puyvelde K, Mohile S, et al. Screening tools for multidimensional health problems warranting a geriatric assessment in older cancer patients: an update on SIOG recommendations. Ann Oncol. 2015;26:288–300.

[8] Wedding U, Pientka L, Hoeffken K. Quality-of-life in elderly patients with cancer: a short review. Eur J Cancer. 2007;43;2203–10.

[9] Aapro MS, Bohlius J, Cameron DA, et al. 2010 update of EORTC guidelines for the use of granulocyte-colony stimulating factor to reduce the incidence of chemotherapy-induced febrile neutropenia in adult patients with lymphoproliferative disorders and solid tumours. Eur J Cancer. 2011;47:8–32.

[10] Gaertner J, Wedding U, Alt-Epping B. Early specialized palliative care. A challenging gold standard. Der Onkologe. 2015;21:1182–8.

[11] Reif de Paula T, Simon HL, Profeta da Luz MM, Keller DS. Right sided colorectal cancer increases with age and screening should be tailore to reflect this: a national cancer database study. Tech Coloproctol 2020 Aug 27. DOI: 10.1007/s10151-020-02329-z

[12] S3-Leitlinie Kolorektales Karzinom Version 2.1 – Januar 2019 AWMF-Registernummer: 021/007OL.

[13] Potosky AL, Harlan LC, Kaplan RS, Johnson KA, Lynch CF. Age, sex, and racial differences in the use of standard adjuvant therapy for colorectal cancer.J Clin Oncol. 2002;20:1192–202.

[14] Ayanian JZ, Zaslavsky AM, Fuchs CS, et al. Use of adjuvant chemotherapy and radiation therapy for colorectal cancer in a population-based cohort. J Clin Oncol. 2003;21:1293–300.

[15] Van Steenbergen LN, Elferink MA, Krijnen P, et al. Improved survival of colon cancer due to improved treatment and detection: a nationwide population-based study in The Netherlands 1989–2006. Ann Oncol. 2010;21:1273–8.

[16] Kahn KL, Adams JL, Weeks JC, et al., Adjuvant chemotherapy use and adverse events among older patients with stage III colon cancer. JAMA. 2010;303;1037–45.

[17] Van Erning FN, Creemers GJ, De Hingh IH, et al. Reduced risk of distant recurrence after adjuvant chemotherapy in patients with stage III colon cancer aged 75 years or older. Ann Oncol. 2013;24:2839–45.

[18] Hoeben KWJ, van Steenbergen LN, van der Wouw AJ, et al. Treatment and complications in elderly stage III colon cancer patients in the Netherlands. Ann Oncol. 2013;24:974–9.

[19] Sargent, DJ, Goldberg RM, Jacobson SD, et al. A pooled analysis of adjuvant chemotherapy for resected colon cancer in elderly patients. N Engl J Med. 2001;345:109–17.

[20] Cassidy J, Scheithauer W, McKendrick J, et al. Capecitabine (X) vs bolus 5-FU/leucovorin (LV) as adjuvant therapy for colon cancer (the X-ACT study): positive efficacy results of a phase III trial. J Clin Oncol. 2004;22:3509A.

[21] Andre T, Boni C, Mounedji-Boudiaf L, et al. Oxaliplatin, Fluorouracil, and Leucovorin as Adjuvant Treatment for Colon Cancer N Engl J Med. 2004;350:2343–51.

[22] Andre T, Boni C, Navarro M, et al. Improved Overall Survival With Oxaliplatin, Fluorouracil,and Leucovorin As Adjuvant Treatment in Stage II or III Colon Cancer in the MOSAIC Trial. J Clin Oncol. 2009;27:3109–3116.

[23] Tournigand C, Andre T, Bonnetain F, et al. Adjuvant Therapy With Fluorouracil and Oxaliplatin in Stage II and Elderly Patients (between ages 70 and 75 years) With Colon Cancer: Subgroup Analyses of the Multicenter International Study of Oxaliplatin, Fluorouracil, and Leucovorin in the Adjuvant Treatment of Colon Cancer Trial. J Clin Oncol. 2012;30:3533–60.

[24] Jackson McCleary NA, Meyerhardt J, Green E, et al. Impact of older age on the efficacy of newer adjuvant therapies in > 12,500 patients (pts) with stage II/III colon cancer: Findings from the ACCENT Database. J Clin Oncol. 2009;27:4010.

[25] Sanoff HK, Carpenter WR, Stürmer T, et al. Effect of Adjuvant Chemotherapy on Survival of Patients With Stage III Colon Cancer Diagnosed After Age 75 Years. J Clin Oncol. 2012;30:2624–34.

[26] Haller DG, Tabernero J, Maroun J, et al. Capecitabine Plus Oxaliplatin Compared With Fluorouracil and Folinic Acid As Adjuvant Therapy for Stage III Colon Cancer. J Clin Oncol. 2011;29:1465–1471.

[27] Schmoll HJ, Tabernero J, Maroun J, et al. Capecitabine Plus Oxaliplatin Compared With Fluorouracil/Folinic Acid As Adjuvant Therapy for Stage III Colon Cancer: Final Results of the NO16968 Randomized Controlled Phase III Trial. J Clin Oncol. 2015;33:3733–40.

[28] Haller DG, Cassidy J, Tabernero J, et al. Efficacy findings from a randomized phase III trial of capecitabine plus oxaliplatin versus bolus 5-FU/LV for stage III colon cancer (NO16968): Impact of age on disease-free survival (DFS). J Clin Oncol. 2010;28:3521A.

[29] Ki-Yeol K, In-Ho C, Joong BA, et al. Estimating the Adjuvant Chemotherapy Effect in Elderly Stage II and III Colon Cancer Patients in an Observational Study. J Surg Oncol. 2013;107:613–8.

[30] Papamichael D, Audisio R, Horiot JC, et al. Treatment of the elderly colorectal cancer patients: SIOG expert recommendations. Ann Oncol. 2009;20:5–16.

[31] Köhne CH, Folprecht G, Goldberg RM, et al. Chemotherapy in elderly patients with colorectal cancer. The Oncologist. 2008;13:390–402.

[32] Jung B, Påhlman L, Johansson R, et al. Rectal cancer treatment and outcome in the elderly: an audit based on the Swedish Rectal Cancer Registry 1995–2004. BMC Cancer. 2009;9:68.

[33] Kalata P, Martus P, Zettl H, et al. Differences Between Clinical Trial Participants and Patients in a Population-Based Registry: the German Rectal Cancer Study vs. the Rostock Cancer Registry. Dis Colon Rectum. 2009;52:425–37.

[34] Colorectal Cancer Collaborative Group. Adjuvant radiotherapy for rectal cancer: a systematic overview of 8,507 patients from 22 randomised trials. Lancet. 2001;358:291–304.

[35] Camma C, Giunta M, Fiorica F, et al., Preoperative radiotherapy for resectable rectal cancer: A meta-analysis. JAMA. 2000;284:1008–15.

[36] Frykholm GJ, Glimelius B, Pahlman L. Preoperative or postoperative irradiation in adenocarcinoma of the rectum: final treatment results of a randomized trial and an evaluation of late secondary effects. Dis Colon Rectum. 1993;36:564–7.2.

[37] Sauer R, Becker H, Hohenberger W, et al., Preoperative versus postoperative chemoradiotherapy for rectal cancer. N Engl J Med. 2004;351:1731–40.

[38] Bujko K, Nowacki MP, Nasierowska-Guttmejer A, et al. Long-term results of a randomized trial comparing preoperative short-course radiotherapy with preoperative conventionally fractionated chemoradiation for rectal cancer. Br J Surg. 2006;93:1215–23.

[39] Marijnen CAM, Nagtegaal ID, Klein Kranenbarg E, et al. No downstaging after short-term preoperative radiotherapy in rectal cancer patients. J Clin Oncol. 2001;19:1976–84.

[40] Bosset JF, Collette L, Calais G, et al. Chemotherapy with preoperative radiotherapy in rectal cancer. N Engl J Med. 2006;355:1114–23.

[41] Gerard JP, Conroy T, Bonnetain F, et al. Preoperative radiotherapy with or without concurrent fluorouracil and leucovorin in T3–4 rectal cancers: results of FFCD 9203. J Clin Oncol. 2006;24:4620–5.

[42] Collette L, Bosset JF, den Dulk M, et al. Patients With Curative Resection of cT3–4 Rectal Cancer After Preoperative Radiotherapy or Radiochemotherapy: Does Anybody Benefit From Adjuvant Fluorouracil-Based Chemotherapy? A Trial of the European Organisation for Research and Treatment of Cancer Radiation Oncology Group. J Clin Oncol. 2007;25:4379–386.

[43] Hofheinz RD, Wenz F, Post S, et al. Chemoradiotherapy with capecitabine versus fluorouracil for locally advanced rectal cancer: a randomised, multicentre, non-inferiority, phase 3 trial. Lancet Oncol. 2012;13:579–88.

[44] Fong Y, Blumgart LH, Fortner JG, Brennan MF. Pancreatic or Liver Resection for Malignancy is Safe and Effective for the Elderly. Ann Surg. 1995;222;426–37.

[45] Fortner JG, Lincer RM. Hepatic resection in the elderly. Ann Surg. 1990,211,141–5.

[46] Mann CD, Neal CP, Pattendan CJ, et al. Major resection of hepatic colorectal liver metastases in elderly patients – An aggressive approach is justified. Eur J Surg Oncol. 2008;34:428–32.

[47] Mazzoni G, Tocchi A, Miccini M, et al. Surgical treatment of liver metastases from colorectal cancer in elderly patients. Int J Colorect Dis. 2007;22:77–83.

[48] Adam R, Frilling A, Elias D, et al. Liver resection of colorectal metastases in elderly patients. Br J Surg. 2010;97:366–76.

[49] Cummings LC, Payes JD, Cooper GS. Survival After Hepatic Resection in Metastatic Colorectal Cancer. A Population-based-Study. Cancer. 2007;109:718–26.

[50] Mitry E, Fields AL, Bleiberg H, et al. Adjuvant chemotherapy after potentially curative resection of metastases from colorectal cancer: a pooled analysis of two randomized trials. J Clin Oncol. 2008;26:4906–11.

[51] Portier G, Elias D, Bouche O, et al. Multicenter randomized trial of adjuvant fluorouracil and folinic acid compared with surgery alone after resection of colorectal liver metastases: FFCD ACHBTH AURC 9002 trial. J Clin Oncol. 2006;24:4976–82.

[52] Parks R, Gonen M, Kemeny N, et al. Adjuvant chemotherapy improves survival after resection of hepatic colorectal metastases: analysis of data from two continents. J Am Coll Surg. 2007;204:753–61.

[53] Colorectal Cancer Collaborative Group. Palliative chemotherapy for advanced colorectal cancer: systematic review and meta-analysis. Br Med J. 2000;321:531–5.

[54] Folprecht G, Cunningham D, Ross P, et al. Efficacy of 5-fluorouracil-based chemotherapy in elderly patients with metastatic colorectal cancer: a pooled analysis of clinical trials. Ann Oncol. 2004;15:1330–8.

[55] Weh HJ, Wilke HJ, Dierlamm J, et al. Weekly therapy with folinic acid (FA) and high-dose 5-fluorouracil (5-FU) 24–hour infusion in pretreated patients with metastatic colorectal carcinoma. A multicenter study by the Association of Medical Oncology of the German Cancer Society (AIO). Ann Oncol. 1994;5:233–7.

[56] Louvet C, de Gramont A, Demuynck B, et al. Bi-weekly 2-day schedule of high-dose folinic acid, 5-fluorouracil bolus and infusion in pretreated advanced epithelial ovarian cancer: a phase II study. Ann Oncol. 1992;3:657–8.

[57] Van Cutsem E, Hoff PM, Harper P, et al. Oral capecitabine vs intravenous 5-fluorouracil and leucovorin: integrated efficacy data and novel analyses from two large, randomised, phase III trials. Br J Cancer. 2004;90:1190–7.

[58] Cassidy J, Twelves C, Van Cutsem E, et al. First-line oral capecitabine therapy in metastatic colorectal cancer: a favorable safety profile compared with intravenous 5-fluorouracil/leucovorin. Ann Oncol. 2002;13:566–75.

[59] Köhne CH, Folprecht G, Goldberg RM, Mitry E, Rougier P. Chemotherapy in Elderly Patients with Colorectal Cancer. The Oncologist. 2008;13:390–402.

[60] Sastre J, Marcuello E, Masutti B, et al. Irinotecan in combination with fluorouracil in a 48–hour continuous infusion as first-line chemotherapy for elderly patients with metastatic colorectal cancer: a Spanish Cooperative Group for the Treatment of Digestive Tumors study. Oncology. 2005;69:384–90.

[61] Souglakos J, Pallis A, Kakolyris S, et al. Combination of irinotecan (CPT-11) plus 5-fluorouracil and leucovorin (FOLFIRI regimen) as first line treatment for elderly patients with metastatic colorectal cancer: a phase II trial. J Clin Oncol. 2008;26:1443–51.

[62] Folprecht G, Seymour MT, Saltz L, et al. Irinotecan/fluorouracil combination in first-line therapy of older and younger patients with metastatic colorectal cancer: combined analysis of 2,691 patients in randomized controlled trials. J Clin Oncol. 2008;26:1443–51.

[63] Aparicio T, Lavau-Denes S, Phelip JM, et al. Randomized phase III trial in elderly patients comparing LV5FU2 with or without irinotecan for first-line treatment of metastatic colorectal cancer (FFCD 2001–02), Ann Oncol. 2016;27:121–7.

[64] Tabah-Fisch I, Maindrault-Goebel F, Benavides M, et al. Oxaliplatin/5 FU/LV is feasible, safe and active in elderly colorectal cancer (CRC) patients. Abstract. Proc Am Soc Clin Oncol. 2002;556.

[65] Goldberg RM, Tabah-Fisch I, Bleiberg H, et al. Pooled Analysis of Safety and Efficacy of Oxaliplatin Plus Fluorouracil/Leucovorin Administered Bimonthly in ElderlyPatients With Colorectal Cancer. J Clin Oncol. 2006;24:4085–91.

[66] Sanoff HK, Goldberg RM. How we treat metastatic colon cancer in older adults. J Geriat Oncol. 2013;4:295–301.

[67] Seymour MT, Thompson LC, Wasan HP, et al. Chemotherapy options in elderly and frail patients with metastatic colorectal cancer (MRC FOCUS2): an open-label, randomised factorial trial. Lancet. 2011;377:1749–59.

[68] Arkenau HT, Graeven U, Kubicka S, et al. Oxaliplatin in combination with 5-fluorouracil/leucovorin or capecitabine in elderly patients with metastatic colorectal cancer. Clin Colorectal Cancer. 2008;7:60–4.

[69] Kozloff M, Bekaii-Saab TS, Bendell JC, et al. Effectiveness of first- or second-line bevacizumab (BV) treatment (tx) in elderly patients (pts) with metastatic colorectal cancer (mCRC) in ARIES, an observational cohort study (OCS). Abstract. Journal of Clinical Oncology, ASCO. 2011;3625.

[70] Kabbinavar FF, Hurwitz HI, Yi J, Sarkar, S, Rosen O. Addition of bevacizumab to fluorouracil-based first line treatment of metastatic colorectal cancer: pooled analysis of cohorts of older patients from two randomized clinical trials. J Clin Oncol. 2008;27:199–205.

[71] Price TJ, Zannino D, Wilson K, et al. Bevacizumab is equally effective and no more toxic in elderly patients with advanced colorectal cancer: a subgroup analysis from the AGITG MAX trial: an international randomised controlled trial of Capecitabine, Bevacizumab and Mitomycin C. Ann Oncol. 2012;23:1531–6.

[72] Cunningham D, Lang I, Marcuello E, et al. Bevacizumab plus capecitabine versus capecitabine alone in elderly patients with previously untreated metastatic colorectal cancer (AVEX): an open-label, randomized phase 3 trial. Lancet Oncol. 2013;14:1077–85.

[73] Francois E, Mineur L, Deplanque G, et al. Efficacy and safety of bevacizumab combined with first-line chemotherapy in elderly (≥ 75 years] patients with metastatic colorectal cancer: a real-world study. Clin Colorectal Cancer. 2020;19(3):e100-109. DOI: 10.1016/j.clcc.2020.02.009

[74] Van Cutsem E, Tabernero J, Lakomy R, et al. Addition of aflibercept to fluorouracil, leucovorin, and irinotecan improves survival in a phase III randomized trial in patients with metastatic colorectal cancer previously treated with an oxaliplatin-based regimen. J Clin Oncol. 2012;30:3499–506.

[75] Ruff P, Ferry D, Papamichael D, et al. Observed benefit of Aflibercept in MCRC patients > 65 years old: Results of a prespecified age-based analysis of the VELOUR study. Ann Oncol. 2013;24:17 (Abstract).

[76] Van Cutsem E, Kohne CH, Hitre E, et al. Cetuximab and chemotherapy as initial treatment for metastatic colorectal cancer. N Engl J Med. 2009;360:1408–1417.

[77] Bokemeyer C, Bondarenko I, Hartmann JT, et al. Efficacy according to biomarker status of cetuximab plus FOLFOX-4 as first-line treatment for metastatic colorectal cancer: The opus study. Ann Oncol. 2011;22:1535–46.

[78] Jehn CF, Boning L, Kroning H, Possinger K, Luftner D. Cetuximab-based therapy in elderly comorbid patients with metastatic colorectal cancer. Br J Cancer. 2012;106:274–8.

[79] Abdelwahab S, Azmy A, Abdel-Aziz H, Salim H, Mahmoud A. Anti-EGFR (cetuximab) combined with irinotecan for treatment of elderly patients with metastatic colorectal cancer (mCRC). J Cancer Res Clin Oncol. 2012;138:1487–92.

[80] Asmis TR, Powell E, Karapetis CS, et al. Comorbidity, age and overall survival in cetuximab-treated patients with advanced colorectal cancer (ACRC)-Results from NCIC CTG CO.17: A phase III trial of cetuximab versus best supportive care. Ann Oncol. 2011;22:118–26.

[81] Sastre J, Gravalos C, Rivera F, et al. First-line cetuximab plus capecitabine in elderly patients with advanced colorectal cancer: Clinical outcome and subgroup analysis according to kras status from a spanish TTD group study. Oncologist. 2012;17:339–5.

[82] Van Cutsem E, Peeters M, Siena S, et al. Open-label phase III trial of panitumumab plus best supportive care compared with best supportive care alone in patients with chemotherapy-refractory metastatic colorectal cancer. J Clin Oncol. 2007;25:1658–64.

[83] Pietrantonio F, Cremolini C, Aprile G, et al. Single-Agent Panitumumab in Frail Elderly Patients With Advanced RAS and BRAF Wild-Type Colorectal Cancer: Challenging Drug Label to Light Up New Hope. Oncologist. 2015;20:1261–5.

[84] Sastre J, Massuti B, Pulido G, et al. First-line single-agent panitumumab in frail elderly patients with wild-type KRAS metastatic colorectal cancer and poor prognostic factors: A phase II study of the Spanish Cooperative Group for the Treatment of Digestive Tumours. Eur J Cancer. 2015;51:1371–80.

[85] Arnold D, Lueza B, Douillard J-Y, et al., Prognostic and predictive value of primary tumour side in patients with RAS wild-type metastatic colorectal cancer treated with chemotherapy and EGFR directed antibodies in six randomized trials. Ann Oncol. 2017;28:1713–1729.

[86] André T, Shiu K-K, Kim TW, et al. Pembrolizumab in microsatellite-instability–high advanced colorectal cancer. N Engl J Med. 2020;383:2207–18.

[87] Moehler M, Al-Batran SE, Andus T, et al. S3-Leitlinie Magenkarzinom „Diagnostik und Therapie der Adenokarzinome des Magens und ösophagogastralen Übergangs" AWMF-Register-Nummer (032–009OL) Z Gastroenterol. 2019;57:1517–1632.

[88] Bittner R, Butters M, Ulrich M,Uppenbrink S, Beger HG. Total Gastrectomy. Updated Operative Mortality and Long-Term Survival with Particular Reference to Patients Older than 70 Years of Age. Ann Surg. 1996;224;37–42.

[89] Gretschel S, Estevez-Schwarz L, Hünerbein M, Schneider U, Schlag PM. Gastric surgery in elderly patients. World J Surg. 2006;30:1468–74.

[90] Pisanu A, Montisci A, Piu S, Uccheddu A. Curative Surgery for Gastric Cancer in the Eledrly: Treatment Decisions, Surgical Morbidity, Mortality, Progmosis and Qualitiy of Life. Tumori. 2007;93:478–84.

[91] Cunningham D, Allum WH, Stenning SP, et al. Perioperative Chemotherapy versus Surgery Alone for Resectable Gastroesophageal Cancer. N Engl J Med. 2006;355:11–20.

[92] Ychou M, Boige V, Pignon JP, et al. Perioperative chemotherapy compared with surgery alone for resectable gastroesophageal adenocarcinoma: an FNCLCC and FFCD multicenter phase III trial. J Clin Oncol. 2011;29:1715–21.

[93] Xiong BH, Cheng Y, Ma L, Zhang CQ. An updated meta-analysis of randomized controlled trials assessing the effect of neoadjuvant chemotherapy in advanced gastric cancer. Cancer Invest. 2014;32:272–84.

[94] Al-Batran SE, Homann N, Pauligk C, et al. Perioperative chemotherapy with fluorouracil plus leucovorin, oxaliplatin, and docetaxel versus fluorouracil or capecitabine plus cisplatin and epirubicin for locally advanced, resectable gastric or gastro-oesophageal junction adenocarcinoma (FLOT4): a randomised, phase 2/3 trial. Lancet. 2019;393:1948–57.

[95] Kulig J, Kolodziejczyk P, Sierzega M, et al. Adjuvant chemotherapy with etoposide, adriamycin and cisplatin compared with surgery alone in the treatment of gastric cancer: a phase III randomized, multicenter, clinical trial. Oncology. 2010;78:54–61.

[96] Bouché O, Ychou M, Burtin P, et al. Adjuvant chemotherapy with 5-fluorouracil and cisplatin compared with surgery alone for gastric cancer: 7-year results of the FFCD randomized phase III trial (8801). Ann Oncol. 2005;16:1488–97.

[97] Sakuramoto S, Sasako M, Yamaguchi T, et al. Adjuvant chemotherapy for gastric cancer with S-1, an oral fluoropyrimidine. N Engl J Med. 2007;357:1810–20.

[98] Bang YJ, Kim YW, Yang HK, et al. Adjuvant capecitabine and oxaliplatin for gastric cancer after D2 gastrectomy (CLASSIC): a phase 3 open-label, randomised controlled trial. Lancet. 2012;379:315–21.

[99] Sasako M, Sakuramoto S, Katai H, et al. Five-year outcomes of a randomized phase III trial comparing adjuvant chemotherapy with S-1 versus surgery alone in stage II or III gastric cancer. J Clin Oncol. 2011;29:4387–93.

[100] Noh SH, Park SR, Yang HK, et al. Adjuvant capecitabine plus oxaliplatin for gastric cancer after D2 gastrectomy (CLASSIC): 5-year follow-up of an open-label, randomised phase 3 trial. Lancet Oncol. 2014;15:1389–96.

[101] Macdonald JS, Smalley SR, Benedetti J, et al. Chemoradiotherapy after Surgery Compared with Surgery Alone for Adenocarcinoma of the Stomach or Gastroesophageal Junction. N Engl J Med. 2001;345:725–30.

[102] Glimelius B, Ekström K, Hoffman K, et al. Randomized comparison between chemotherapy plus best supportive care with best supportive care in advanced gastric cancer.Ann Oncol. 1997;8:163–8.

[103] Pyrhönen S, Kuitunen T, Nyandoto P, Kouri M. Randomised comparison of fluorouracil, epidoxorubicin and methotrexate (FEMTX) plus supportive care with supportive care alone in patients with non-resectable gastric cancer. Br J Cancer. 1995;71:587–91.

[104] Wagner AD, Unverzagt S, Grothe W, et al. Chemotherapy for advanced gastric cancer. Cochrane Database Syst Rev. 2010;3:CD004064.

[105] Trumper M, Ross PJ, Cunningham D, et al. Efficacy and tolerability of chemotherapy in elderly patients with advanced oesophago-gastric cancer: A pooled analysis of three clinical trials. Eur J Cancer. 2006;42:827–34.

[106] Cunningham D, Starling N, Rao S, et al. Capecitabine and oxaliplatin for advanced esophagogastric cancer. N Engl J Med. 2008;358:36–46.

[107] Al-Batran SE, Hartmann JT, Probst S, et al. Phase III trial in metastatic gastroesophageal adenocarcinoma with fluorouracil, leucovorin plus either oxaliplatin or cisplatin: a study of the Arbeitsgemeinschaft Internistische Onkologie. J Clin Oncol. 2008;26:1435–42.

[108] Kang YK, Kang WK, Shin DB, et al. Capecitabine/cisplatin versus 5-fluorouracil/cisplatin as first-line therapy in patients with advanced gastric cancer: a randomised phase III noninferiority trial. Ann Oncol. 2009;20:666–73.

[109] Okines AF, Norman AR, McCloud P, Kang YK, Cunningham D. Meta-analysis of the REAL-2 and ML17032 trials: evaluating capecitabine-based combination chemotherapy and infused 5-fluorouracil-based combination chemotherapy for the treatment of advanced oesophago-gastric cancer. Ann Oncol. 2009;20:1529–34.

[110] Dank M, Zaluski J, Barone C, et al. Randomized phase III study comparing irinotecan combined with 5-fluorouracil and folinic acid to cisplatin combined with 5-fluorouracil in chemotherapy naive patients with advanced adenocarcinoma of the stomach or esophagogastric junction. Ann Oncol. 2008;19:1450–7.

[111] Bouche O, Raoul JL, Bonnetain F, et al. Randomized multicenter phase II trial of a biweekly regimen of fluorouracil and leucovorin (LV5FU2), LV5FU2 plus cisplatin, or LV5FU2 plus irinotecan in patients with previously untreated metastatic gastric cancer: a Federation Francophone de Cancerologie Digestive Group Study–FFCD 9803. J Clin Oncol. 2004;22:4319–28.

[112] Moehler M, Kanzler S, Geissler M, et al. A randomized multicenter phase II study comparing capecitabine with irinotecan or cisplatin in metastatic adeno-carcinoma of the stomach or esophagogastric junction. Ann Oncol. 2009;21:71–7.

[113] Guimbaud R, Louvet C, Ries P, et al. Prospective, Randomized, Multicenter, Phase III Study of Fluorouracil, Leucovorin, and Irinotecan Versus Epirubicin, Cisplatin, and Capecitabine in Advanced Gastric Adenocarcinoma: A French Intergroup (Fédération Francophone de Cancérologie Digestive, Fédération Nationale des Centres de Lutte Contre le Cancer, and Groupe Coopérateur Multidisciplinaire en Oncologie) Study. J Clin Oncol. 2014;32:3520–6.

[114] Van Cutsem E, Moiseyenko VM, Tjulandin S, et al. Phase III study of docetaxel and cisplatin plus fluorouracil compared with cisplatin and fluorouracil as first-line therapy for advanced gastric cancer: a report of the V325 Study Group. J Clin Oncol. 2006;24:4991–7.

[115] Al-Bartran SE, Pauligk C, Homann N, et al. The feasibility of triple-drug chemotherapy combination in older adult patients with oesophagogastric cancer: A randomized trial of the Arbeitsgemeinschaft Internistische Onkologie (FLOT65 +). Eur J Cancer. 2013;49:835–42.

[116] Wesolowski R, Lee C, Kim R. Is there a role for second-line chemotherapy in advanced gastric cancer? Lancet Oncol. 2009;10:903–12.

[117] Kim JH, Kim HS, Han AR, et al. Irinotecan, leucovorin and 5-fluorouracil (modified FOLFIRI) as salvage chemotherapy for frail or elderly patients with advanced gastric cancer. Oncol Lett. 2012;4:751–4.

[118] Bang YJ, Van Cutsem E, Feyereislova A, et al. Trastuzumab in combination with chemotherapy versus chemotherapy alone for treatment of HER2-positive advanced gastric or gastro-oesophageal junction cancer (ToGA): a phase 3, open-label, randomised controlled trial. Lancet. 2010;376:687–97.

[119] Fuchs CS, Tomasek J, Yong CJ, et al. Ramucirumab monotherapy for previously treated advanced gastric or gastro-oesophageal junction adenocarcinoma (REGARD): an international, randomised, multicentre, placebo-controlled, phase 3 trial. Lancet. 2014;383:31–9.

[120] Wilke H, Muro K, Van Cutsem E. Ramucirumab plus paclitaxel versus placebo plus paclitaxel in patients with previously treated advanced gastric or gastro-oesophageal junction adenocarcinoma (RAINBOW): a double-blind, randomised phase 3 trial. Lancet Oncol. 2014;15:1224–35.

[121] Spencer MP, Sarr MG, Nagorney DM. Radical Pancreatectomy for Pancreatic Cancer in the Elderly. Is it Safe and Justified? Ann Surg. 1990;212:140–3.

[122] Lahat G, Sever R, Lubezky N, et al. Pancreatic cancer: Surgery is a feasible therapeutic option for elderly patients. World J Surg Oncol. 2011;9:10–7.

[123] Lightner AM, Glasgow RF, Jordan TH, et al. Pancreatic resection in the elderly J Am Coll Surg. 2004;198:697–706.

[124] Oliveira-Cunha M, Malde DJ, Aldouri A, et al. Results of pancreatic surgery in the elderly: is age an barrier? HPB. 2013;15:24–30.

[125] Riall TS. Reddy DM, Nealon WH, Goodwin JS. The Effect of Age on Short-term Outcomes After Pancreatic Resection. A Population-based Study. Ann Surg. 2008;248:459–67.

[126] Ansari D, Aronsson L, Fredriksson J, Andersson J, Andersson R. Safety of pancreatic resection in the elderly: a retrospective analysis of 556 patients. Ann Gastroenterol. 2016;29:1–5

[127] Oettle H, Neuhaus P, Hochhaus A, et al. Adjuvant chemotherapy with gemcitabine and long-term outcomes among patients with resected pancreatic cancer: the CONKO-001 randomized trial. JAMA. 2013;310:1473–81.

[128] Neoptolemos JP, Stocken DD, Bassi C, et al. Adjuvant Chemotherapy With Fluorouracil Plus Folinic Acid vs Gemcitabine Following Pancreatic Cancer Resection. A Randomized Controlled Trial. JAMA. 2010;304:1073–8.

[129] Nagrial AM, Chang DK, Nquyen NQ, et al. Adjuvant chemotherapy in elderly patients with pancreatic cancer. Br J Cancer. 2014;110:313–9.

[130] Conroy T, Hammel P, Hebbar M, et al. FOLFIRINOX or Gemcitabine as adjuvant therapy for pancreatic cancer. N Engl J Med. 2018;379:2395–2406.

[131] Marechal R, Demols A, Gay F, et al. Tolerance and Efficacy of Gemcitabine and Gemcitabine-based Regimens in Elderly Patients With Advanced Pancreatic Cancer. Pancreas. 2008;36:e16–e21.

[132] Yamagishi Y, Higuchi H, Izumiya M, et al. Gemictabine as first-line chemotherapy in elderly patients with unresectable pancreatic carcinoma. J Gastroenterol. 2010;45:1146–54.

[133] Segal R, Alsharedi M, Larck C, Edwards P, Gress T. Pancreatic Cancer Survival in Elderly Patients Treated With Chemotherapy. Pancreas. 2014;43:306–10.

[134] Von Hoff DD, Ervin T, Arena FP, et al. Increased Survival in Pancreatic Cancer with nab-Paclitaxel plus Gemcitabine. N Engl J Med. 2013;369:1691–703.

[135] Vogel A, Pelzer U, Al-Batran SE, Koster W. First-line Nab-paclitaxel and Gemcitabine in Patients with Metastatic Pancreatic Cancer from Routine Clinical Practice. In vivo. 2014;28:1135–40.

[136] Conroy T, Desseigne F, Ychou M, et al. FOLFIRINOX versus Gemcitabine for Metastatic Pancreatic Cancer. N Engl J Med. 2011;364:1817–25.

[137] Mirza A, Pritchard S, Welch I. Is Surgery in the Elderly for Oesophageal Cancer Justifiable? Results from a Single Centre. ISRN Surgery Volume 2013, Article ID 609252, 7 pages.

[138] Uno T, Isobe K, Kawakami H, et al. Efficacy and Toxicities of Concurrent Chemoradiation for Elderly Patients with Esophageal Cancer. Anticancer Res. 2004;24:2483–6.

[139] Nallapareddy S, Wilding GE, Yang G, Iyer R, Javle M. Chemoradiation is a Tolerable Therapy for Older Adults with Esophageal Cancer. Anticancer Res. 2005;25:3055–60.

[140] Anderson SE, Minsky BD, Bains M, et al. Combined modality chemoradiation in elderly oesophageal cancer Patients. Br J Cancer. 2007;96:1823–7.

[141] Tougeron D, Hamidou H, Scotté M, et al. Esophageal cancer in the elderly: an analysis of the factors associated with treatment decisions and outcomes. BMC Cancer. 2010;10:510–9.

[142] Rochigneux P, Resbeut M, Rousseau F, et al. Radio(chemo)therapy in elderly patients with esophageal cancer: a feasible treatment with an outcome consistent with younger patients. Frontiers Oncol. 2014;4 | Article 100.

[143] Porschen R, Fischbach W, Gockel I, et al. S3-Leitlinie Diagnostik und Therapie der Plattenepithelkarzinome und Adenokarzinome des Ösophagus. Z Gastroenterol. 2019;57:295.

[144] Rajagopal PS, Nipp RD, Selvaggi KJ. Chemotherapy for advanced cancers. Ann Pall Med. 2014;3 Article 4151.

[145] Adenis A, Penel N, Horn S, et al. Palliative chemotherapy does not improve survival in metastatic esophageal cancer. Oncology. 2010;79:46–54.

[146] Kato K, Cho BC, Takahashi M, et al. Nivolumab versus chemotherapy in patients with advanced oesophageal squamous cell carcinoma refractory or intolerant to previous chemotherapy (ATTRACTION-3): a multicentre, randomised, open-label, phase 3 trial. Lancet Oncol. 2019;20:1506–17.

[147] Jatoi A, Foster NR, Egner JR. Older versus younger patients with metastatic adenocarcinoma of the esophagus, gastroesophageal junction, and stomach: A pooled analysis of eight consecutive North Central Cancer Treatment Group (NCCTG) trials. Int J Oncol. 2010;36:601–6.

[148] Koperna T, Kisser M, Schulz F. Hepatic Resection in the Elderly. World J Surg. 1998;22:406–12.

[149] Valle JW, Wasan H, Palmer DH, et al. Cisplatin plus gemcitabine versus gemcitabine for biliary tract cancer. N Engl J Med. 2010;362:1273–81.

[150] Valle JW, Furuse J, Jitlal M, et al. Cisplatin and gemcitabine for advanced biliary tract cancer: a meta-analysis of two randomised trials. Ann Oncol. 2014;25:391–8.

[151] Fiteni F, Nguyen T, Vernerey D, et al. Cisplatin/gemcitabine or oxaliplatin/gemcitabine in the treatment of advanced biliary tract cancer: a systematic review. Cancer Med. 2014;3:1502–11.

[152] Sharma A, Dwary AD, Mohanti BK, et al. Best supportive care compared with chemotherapy for unresectable gall bladder cancer: a randomized controlled study.Clin Oncol. 2010;28:4581–86.

[153] Scheithauer W. Review of gemcitabine in biliary tract carcinoma. Semin Oncol. 2002;29:40–5.

[154] Borzio M, Dionigi E, Parisi G, Raguzzi I, Sacco R. Management of hepatocellular carcinoma in the elderly. World J Hepatol. 2015;7:1521–9.

[155] Hung AK, Guy J. Hepatocellular carcinoma in the elderly: Meta-analysis and systematic literature review. World J Gastroenterol. 2015;21:12197–210.

[156] Makarova-Rusher O, Ulahannan SV, Duffy AG, Greten TF, Altekruse S. Curative treatment and survival benefit in elderly patients with hepatocellular carcinoma: A SEER population-based analysis. J Clin Oncol. 2015;33:355 (abstract).

[157] Mirici-Cappa F, Gramenzi A, Santi V, et al. Treatments for hepatocellular carcinoma in elderly patients are as effective as in younger patients: a 20-year multicenter experience. Gut. 2010;59:387–96.

[158] Nishikawa H, Kimura T, Kita R, Osaki Y. Treatment for Hepatocellular Carcinoma in Elderly Patients: A Literature Review. J Cancer. 2013;4:635–43.

[159] Yau T, Yao TJ, Chan P, et al. The outcomes of elderly patients with hepatocellular carcinoma treated with transarterial chemoembolization. Cancer. 2009;115:5507–15.

[160] Kinoshita A, Onoda H, Ueda K, et al. Clinical characteristics and survival outcomes of super-elderly hepatocellular carcinoma patients not indicated for surgical resection. Hepatol Res. 2016;46:E5–E14.

[161] Finn RS, Qin S, Ikeda M, et al., Atezolizumab plus Bevacizumab in unresectable hepatocellular carcinoma. N Engl J Med. 2020;382:1894–1905.

[162] Nishikawa H, Takeda H, Tsuchiya K, et al. Sorafenib Therapy for BCLC Stage B/C Hepatocellular-Carcinoma; Clinical Outcome and Safety in AgedPatients: A Multicenter Study in Japan. J Cancer. 2014;5:499–509a.

[163] Giuseppe L, Alessandro V, Lonardi S, et al.Hepatocellular carcinoma in elderly patients: a concise review on systemic therapy with sorafenib. Hepatoma Res. 2015;1:58–62.

[164] Kudo M, Finn RS, Qin S, et al., Lenvatinib versus sorafenib in first-line treatment of patients with unresectable hepatocellular carcinoma: a randomised phase 3 non-inferiority trial. Lancet. 2018;391:1163–73.

[165] Edeline J, Ceouzet L, Le Sourd S, et al. Sorafenib use in elderly patients with hepatocellular carcinoma; caution about the use of platelet aggregation inhibitors. Cancer Chemother Pharmacol. 2015;75:215–9.

[166] Hu H, Duan Z, Long X, et al. Comparison of Treatment Safety and Patient Survival in Elderly versus Nonelderly Patients with Advanced Hepatocellular Carcinoma Receiving Sorafenib Combined with Transarterial Chemoembolization: A Propensity Score Matching Study. PLoS ONE. 2015;10:e0117168.

11 Chirurgische Aspekte

Friedrich Hubertus Schmitz-Winnenthal, Arved Weimann

11.1 Perioperative Besonderheiten des alten Menschen

Der funktionelle Status des alten Menschen beeinflusst hochsignifikant die postoperative Morbidität und Letalität [1,2]. Hierbei ist die Funktionalität auch Ausdruck einer Sarkopenie und des Ernährungsstatus allgemein (s. auch Kap. 2 und 3). Für Patienten im Krankenhaus sind als Risikofaktoren für das Entstehen von Komplikationen und daraus folgend eine verlängerte Krankenhausverweildauer die Durchführung einer Operation, ein Alter über 60 Jahren, eine Karzinomerkrankung und auch das Vorliegen einer mäßigen oder schweren Mangelernährung sowohl in einer großen internationalen als auch deutschlandweiten multizentrischen Kohortenstudie gezeigt worden [3,4]. Die demografische Entwicklung führt damit vor allem für den onkologischen Chirurgen zu einer Risikoakkumulation (Tab. 11.1).

Tab. 11.1: Metabolische Risikofaktoren für Komplikationen während eines Krankenhausaufenthalts mittels univariater Analyse oder logistischer Regressionsanalyse (LRA) (nach Sorensen et al. [1]).

	Univariat		LRA	
	Odds Ratio	Wahrscheinlichkeit p	OR	Wahrscheinlichkeit p
gefährdet	3,47	< 0,001	–	
Ernährungsstatus	1,41	< 0,001	1,30	< 0,001
Schweregrad des Krankheits-Scores	2,49	< 0,001	1,94	< 0,001
Alter ≥ 70 Jahre	1,39	< 0,001	1,59	< 0,001
Geschlecht, männlich vs. weiblich	1,10	n. s.	0,97	n. s.
Operation	1,52	< 0,001	1,85	< 0,001
Krebs	1,25	0,005	1,27	0,03

n. s.: nicht signifikant

Dank verbesserter Operationstechnik, Anästhesie und Intensivmedizin sind auch beim älteren Menschen große Operationen, gerade zur kurativen Therapie maligner Tumoren durchführbar. Moderne perioperative Konzepte zur raschen Erholung und funktionellen Rehabilitation (ERAS *Enhanced Recovery After Surgery*) [5] sind prinzipiell auch für den älteren Menschen anwendbar, bedürfen jedoch noch mehr der individuellen Adaptation. Während die primären Adaptationsmechanismen an das

https://doi.org/10.1515/9783110697650-011

Operationstrauma z. B. die Ausschüttung der Entzündungsmediatoren mit denen jüngerer Menschen vergleichbar sind, ist jedoch die Toleranz gegenüber Komplikationen durch die altersbedingte Komorbidität erheblich vermindert. Auch wenn größere chirurgische Komplikationen vermieden werden können, muss mit einer deutlich erhöhten Rate „nicht-chirurgischer" Komplikationen und einer daraus resultierenden verlängerten Krankenhausverweildauer gerechnet werden. So sind typische postoperative Probleme des älteren Menschen kognitive Dysfunktion und Delir. Hierbei handelt es sich um Hirnleistungsdefizite, die multifaktoriell z. B. durch perioperative Blutdruck- und Flüssigkeitsschwankungen, oder Elektrolytverschiebung entstehen können und mit einer erheblichen Einschränkung der Kooperation und agitierter Verwirrtheit einhergehen können. Dies kann eine erhebliche Selbstgefährdung mit Entfernung von Kathetern und Drainagen oder erhöhte Sturzgefahr bedeuten. Folge können ebenso verzögerte Mobilisation und erhöhtes Pneumonierisiko sein. Eine im postoperativen Verlauf auftretende respiratorische Insuffizienz kann gerade bei fortgeschrittener Tumorerkrankung zusätzliche ethische Probleme zur Frage der Reintubation, künstlichen Beatmung und erneuten Intensivbehandlung aufwerfen. Dies eröffnet die Forderung nach optimaler interdisziplinärer perioperativer Betreuung dieser Patienten [6] mit besonderer postoperativer Überwachung z. B. auf einer Intermediate Care Station mit intensiver Pneumonieprophylaxe bis hin zur Möglichkeit der nichtinvasiven Beatmung.

11.1.1 Ernährungsstatus

Die hohe Prävalenz einer Mangelernährung bei geriatrischen Patienten wurde bereits im Kap. 3 dargestellt. Mit zunehmendem Alter kommt es zur Veränderung der Körperzusammensetzung mit Abnahme der fettfreien Körpermasse und der Körperzellmasse, zum Verlust an Muskulatur, der Sarkopenie, die zum Teil mit einer Zunahme der Fettmasse einhergeht [7]. Die Proteinsynthese ist vermindert, was einen kataboliebedingten Muskelabbau durch Proteinolyse verstärkt. So sind nicht nur Wund- und Anastomosenheilung verzögert, sondern auch sarkopeniebedingt postoperative Mobilisierung und Atemtraining erschwert. Das mit einem eingeschränkten Ernährungszustand einhergehende Risiko für postoperative Anastomoseninsuffizienz, Wundinfektion, Pneumonie und Sepsis zeigt Abb. 11.1.

Hieraus folgt die Notwendigkeit eines Screenings auf Mangelernährung bei der stationären Aufnahme [15]. Im eigenen Vorgehen hat sich der für chirurgische Patienten gut validierte und einfacher als der MNA durchzuführende Nutritional Risk Score (NRS) nach Kondrup bewährt [8].

11.1.2 Funktionelles geriatrisches Assessment

Eine komplexe Erfassung der Komorbidität und Funktionalität geriatrischer Patienten vor großen Operationen („Complex Geriatric Assessment") kann nach den Empfehlungen von Cheema et al. [9] und Olotu et al. [6] erfolgen (Tab. 11.2). Im eigenen Vorgehen wird dies bei über 80-jährigen Patienten möglichst prästationär in Vorbereitung der Anästhesiesprechstunde durchgeführt und beinhaltet neben der üblichen kardiopulmonalen Risikoabschätzung der Operabilität die Erfassung des Ernährungsstatus und die Durchführung einer Bioelektrischen Impedanzanalyse zur Messung der Körperzusammensetzung, ferner einen *Mini-Mental-Status*-Test (MMST) und den Uhrentest zur Erkennung von Patienten mit beginnender Demenz und besonderem Risiko für eine postoperative kognitive Dysfunktion.

Tab. 11.2: „Complex Geriatric Assessment" nach Cheema et al. [9].

Gebiet	Übliche Messungen	Bedeutung
Funktionelles Assessment	– Aktivitäten des täglichen Lebens – hilfreiche Aktivitäten des täglichen Lebens – Anzahl der Stürze in den letzten 6 Monaten – *Short physical performance battery* (SPPB) = motorischer Funktionstest – Greifkraft	1. Vorhersage von postoperativer Morbidität und Letalität 2. schlechte Leistungsfähigkeit ist assoziiert mit verlängerter Krankenhausverweildauer 3. Vorhersage über Toxizität der Chemotherapie
Komorbidität	– Physical Health Section (Older Americans Resources and Services, OARS-Subskala)	1. assoziiert mit postoperativen Komplikationen und Letalität 2. beeinflusst die Wirksamkeit der Chemotherapie und die Toxizität
Wahrnehmung	– *Mini Mental State Examination* (MMSE) – *Blessed orientation memory concentration test*	– verbunden mit verlängerter, postoperativer Krankenhausverweildauer, Einschränkung und Delirium
Psychologischer Status	– Krankenhaus-Angst- und Depressionsskala – Geriatrische Depressionsskala	– verbunden mit postoperativer funktioneller Einschränkung und Letalität
Soziale Unterstützung	– Gesundheitsfragebogen im Rahmen der *Medical Outcomes Study* (MOS) entwickelt	– soziale Isolation ist assoziiert mit erhöhter Letalität

Tab. 11.2: (fortgesetzt).

Gebiet	Übliche Messungen	Bedeutung
Ernährung	– Body-Mass-Index – prozentualer Anteil des unbeabsichtigten Gewichtsverlustes in den letzten 6 Monaten – *Mini Nutritional Assessment* (MNA)	1. schlechter Ernährungszustand ist assoziiert mit Zunahme der postoperativen Infektionen 2. verbunden mit erhöhter Letalität bei OP 3. assoziiert mit schlechtem Ansprechen auf eine Chemotherapie und verringerter Verträglichkeit derselben
Medikations-Assessment	– *Beers Criteria* = Auflistung von Medikamenten, die Patienten über 65 Jahre möglichst nicht erhalten sollten	1. assoziiert mit erhöhter Letalität 2. ungeeignete Medikation bei älteren Menschen ist assoziiert mit postoperativen Delirium und verlängerter Krankenhausverweildauer

Bei Auffälligkeiten wird ein Geriater hinzugezogen und auch die Indikation zur Operation noch einmal kritisch mit den Anästhesisten geprüft (s. Schema in Abb. 11.2). Eigene Ergebnisse haben eine Assoziation niedriger Werte im MMST mit dem Entstehen schwerer Komplikationen (Dindo ≥ 3a) gezeigt. Als prädiktiver Grenzwert des MMST erwiesen sich 24 Punkte [10].

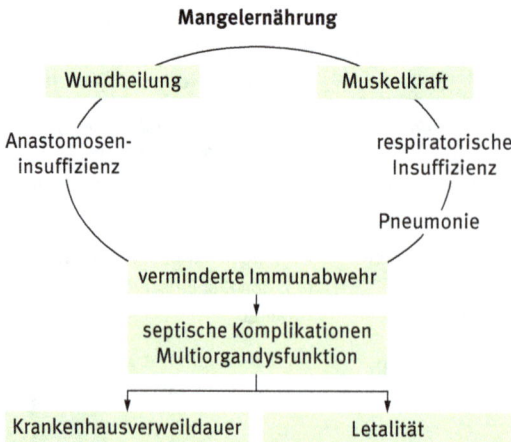

Abb. 11.1: Risiken eines eingeschränkten Ernährungszustandes (nach Schneider et al., 2004 [7]).

hochbetagter Patient zur OP

Patientenmanagement

| Nutritional Risk Screening (NRS) | Actual Daily Life Score (ADL) | Minimal Mental Status Test (MMS) |

Abt. Klin. Ernährung

Anästhesiesprechstunde

Konditionierung nach LL

OP

ITS

IMC

Geriatrie, interdiszipilnäre Entscheidung über OP

Ø OP

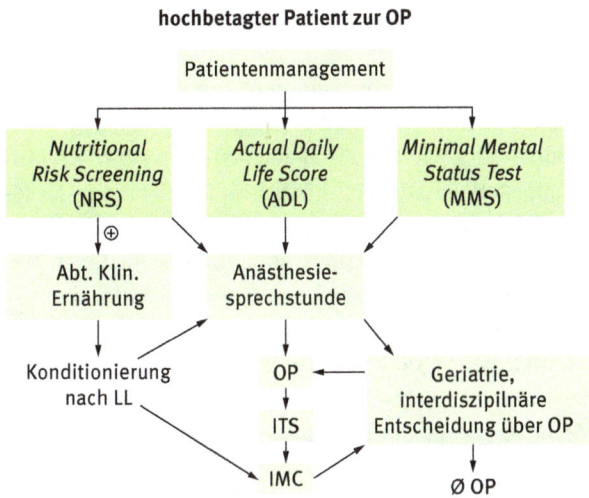

Abb. 11.2: Präoperatives geriatrisches Assessment (nach Wobith et al., 2019 [10]).

11.1.3 Definition der Mangelernährung

Die 2015 veröffentlichte Definition der Mangelernährung durch die Europäische Gesellschaft für Klinische Ernährung und Stoffwechsel (ESPEN) differenziert zwischen Patienten unter und über 70 Jahren und beschreibt [11]:
- BMI < 18,5 kg/m²
- kombiniert: Gewichtsverlust größer 10 % oder 5 % in den letzten 3 Monaten
- und reduzierter BMI < 20 kg/m² oder < 22 kg/m² bei Patienten > 70 Jahren

oder
- niedriger FFMI < 15 kg/m² (Frauen) und 17 kg/m² (Männer)

2019 ist von der *Global Leadership Initiative on Malnutrition* (GLIM) eine neue Definition der Mangelernährung erarbeitet worden, welche von allen großen Fachgesellschaften weltweit getragen wird [12]. Hierbei werden phänotypische und ätiologische Kriterien unterschieden:

Phänotypische Kriterien sind:
- unfreiwilliger Gewichtsverlust
- niedriger Körpermassenindex
- verminderte Muskelmasse

Ätiologische Kriterien sind:
- verminderte Nahrungsaufnahme und -resorption
- Inflammation
- Krankheitsschwere

Jeweils ein phänotypisches und ein ätiologisches Kriterium müssen zum Vorliegen einer Mangelernährung erfüllt sein.

Nach dem Screening auf eine Mangelernährung werden phänotypische und ätiologische Kriterien erhoben, welche einen ungewollten Gewichtsverlust, einen niedrigen BMI, eine reduzierte Muskelmasse sowie das Vorliegen einer schweren Erkrankung beziehungsweise Entzündungskonstellation im Körper berücksichtigen. Ist jeweils ein phänotypisches und ein ätiologisches Kriterium erfüllt, kann man die Diagnose „Mangelernährung" stellen und den Schweregrad anhand verschiedener Methoden einteilen. Dabei bleibt es dem Untersucher überlassen, welche Methoden zur Erhebung der Muskelmasse herangezogen werden.

Für ältere chirurgische Patienten über 65 Jahre wurden in einer systematischen Übersicht von 15 Studien aus den Jahren 1998 bis 2008 vor allem der Gewichtsverlust und das Serumalbumin als prädiktive Parameter für Komplikationen im postoperativen Verlauf herausgearbeitet [13].

Grundsätzlich gelten für die perioperative Ernährung des alten Menschen dieselben Empfehlungen wie für jüngere Erwachsene [11].

Von einer präoperativen Ernährung profitieren vor allem Patienten mit einer schweren Mangelernährung. So besteht heute Konsens, dass die Verschiebung einer Operation zur Durchführung einer gezielten Ernährung nur bei mäßiger oder schwerer Mangelernährung angezeigt ist.

Insgesamt sollten die Erfassung des Ernährungsstatus und die Einschätzung des Operationsrisikos möglichst prästationär erfolgen. Sofern für eine subtile kardiopulmonale Abklärung eine stationäre Diagnostik unvermeidlich ist, sollte diese auch hierfür genutzt werden [9].

11.1.4 Allgemeine Indikation zur Ernährungstherapie

Kontrollierte Studien zur gezielten perioperativen Ernährung alter Menschen fehlen. So müssen die verfügbaren Daten für ältere Menschen besonders analysiert und adaptiert werden.

Insgesamt sollen die Ernährungsmaßnahmen Teil eines individuell an die Komplexität des alten Menschen angepassten multidimensionalen und multidisziplinären Teamkonzepts sein, um eine angemessene Nahrungsaufnahme zu ermöglichen, den klinischen Verlauf zu verbessern und die Lebensqualität zu erhalten (Empfehlungsstärke A, Leitlinie Geriatrie der Deutschen Gesellschaft für Ernährungsmedizin e. V. [DGEM]) [14]. Die allgemeine Indikation zur künstlichen Ernährung ist in der Leitlinie Chirurgie der DGEM die Prävention und die Behandlung einer krankheitsassoziierten Mangelernährung, wie der Ausgleich eines Ernährungsdefizits vor der Operation und der Erhalt des Ernährungsstatus nach der Operation, insbesondere wenn längere Perioden der Nahrungskarenz und der schweren Katabolie zu erwarten sind [11]. Eine nicht ausreichende Nahrungszufuhr für mehr als 14 Tage ist mit einer erhöhten Letalität assoziiert. Die Indikation zur künstlichen Ernährung besteht daher besonders bei geriatrischen Patienten ohne Zeichen der Mangelernährung, die perioperativ voraussichtlich mehr als 5 Tage keine orale Nahrungszufuhr oder mehr als 7 Tage oral eine nicht bedarfsdeckende Kost, d. h. < 50 % der empfohlenen Energiemenge, erhalten [15]. So wird ohne Verzögerung z. B. bei protrahierter postoperativer Darmatonie und insbesondere beim Eintritt abdomineller Komplikationen mit Indikation zur Relaparotomie zum Beginn einer künstlichen, möglichst enteralen Ernährung geraten. Die Leitlinie Geriatrie der DGEM empfiehlt mit Stärke B die Kombination einer perioperativen periphervenösen parenteralen Ernährung mit postoperativer Trinknahrung, um das Komplikations- und Mortalitätsrisiko zu reduzieren [16].

Nach der Entlassung aus dem Krankenhaus oder im Rahmen einer Palliation sind primäre Ziele der künstlichen Ernährung, die Verbesserung des Ernährungsstatus und der Lebensqualität. Insbesondere Patienten, die perioperativ einer künstlichen Ernährung bedurften, müssen auch ernährungsmedizinisch ambulant nachbetreut und ggf. supplementiert werden.

11.1.5 Präoperative Konditionierung

Mit dem Konzept der „Prähabilitation" sollen Risikopatienten besonders mit funktioneller Einschränkung vor großen Operationen konditioniert werden. Für die funktionelle Verbesserung der Ausgangssituation stehen Physio- und Ernährungstherapie im Vordergrund (Abb. 11.3) [17]. Ziel ist die Verbesserung der Ausgangssituation zur raschen postoperativen Mobilisierung möglichst im ERAS-Programm („Enhanced Recovery after Surgery") [5].

Da sehr viele Patienten ihren Energiebedarf präoperativ durch die normale Ernährung nicht decken, sollten diese Patienten unabhängig vom Ernährungsstatus zur Einnahme oraler Trinknahrung motiviert werden. Mangelernährte Tumorpatienten und solche mit Hochrisiko sollen vor großen abdominalchirurgischen Eingriffen

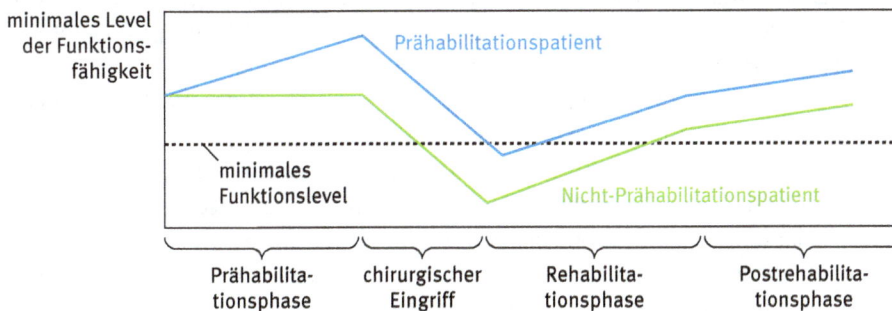

Abb. 11.3: Funktionsfähigkeit während des gesamten chirurgischen Prozesses (nach Carli et al., 2015 [17]).

Trinknahrung erhalten (DGEM-Leitlinie Chirurgie). Die DGEM-Leitlinien für den geriatrischen Patienten empfehlen Ernährungsmaßnahmen bei Patienten mit Delir oder mit Risiko für Delir und ungenügender Nahrungsaufnahme, um Mangelernährung und Dehydration zu vermeiden und dadurch Inzidenz, Dauer und Komplikationen des Delirs zu reduzieren [13]. Hierbei muss auf eine evtl. eingeschränkte Compliance bei der Einnahme der Trinksupplemente besonders geachtet werden.

Immunmodulierende Diäten (Arginin, Omega-3-Fettsäuren und Nukleotide) sollten vorgezogen werden (DGEM-Leitlinie Chirurgie). Die Vorteile einer präoperativen parenteralen Ernährung für 7–14 Tage sind nur evident bei Patienten mit schwerer Mangelernährung (Gewichtsverlust > 10–15 %) vor großen gastrointestinalen Eingriffen. [16,17]

Von der ESPEN-Arbeitsgruppe Chirurgie und Transplantation wurde die „schwere Mangelernährung" unter Einbeziehung der prognostischen immer wieder bestätigten Aussage des präoperativen Serum-Albuminspiegels [18] mit dem Vorliegen eines oder mehrerer Kriterien definiert:

- Gewichtsverlust > 10–15 %
- BMI < 18,5 kg/m^2
- Serum-Albumin < 30 g/L (keine Einschränkung der Leber- und Nierenfunktion)
- *Subjective Global Assessment* Grad C, NRS > 5

Es gibt keine Evidenz, dass Patienten unter Zufuhr von klaren Flüssigkeiten zwei bis drei Stunden präoperativ während der Narkoseeinleitung ein größeres Aspirations-/Regurgitationsrisiko haben, als nach einer traditionellen Nüchternheitsperiode (12 Stunden oder länger). So geht die präoperative Einnahme eines Glukosedrinks (CHO) 2 Stunden vor der Operation nicht mit dem Risiko einer erhöhten Aspiration einher. Eine Metaanalyse von 21 sehr heterogenen Studien mit 1685 Patienten hat bei abdominalchirurgischen Patienten eine signifikant verkürzte Krankenhausverweildauer gezeigt, die hingegen bei orthopädischen Patienten nicht beobachtet wurde [19]. Eine aktuelle Metaanalyse schloss 43 Studien mit 3110 Patienten ein. Im Vergleich zu konventioneller Nüchternheit fand sich eine geringe Verkürzung der Krankenhausverweildauer bei Einnahme des Glukosedrinks. Keine Vorteile fanden sich jedoch im Vergleich mit Wasser und Placebo. Auch bezüglich der postoperativen Komplikationsrate wurden keine Unterschiede gefunden [20].

Es muss sehr kritisch gesehen werden, dass ein Großteil der Studien Patienten mit kleineren Eingriffen und kurzer Verweildauer erfasste.

Dies hat auch eine große randomisierte placebokontrollierte multizentrische Phase III-Studie bei 662 Patienten vor großen abdominalchirurgischen Eingriffen gezeigt. In der Interventionsgruppe bedurften signifikant weniger Patienten pro Tag einer Insulingabe oder hatten Blutzuckerspiegel > 140 mg/dl. Ein Unterschied im Auftreten von klinischen Komplikationen fand sich ebenfalls nicht [21].

Das Konzept einer präoperativen ernährungsmedizinischen Konditionierung wird in den nächsten Jahren wahrscheinlich durch die Nutrigenomik besonders auch für alte Menschen weiter an Bedeutung gewinnen. Es gibt bereits präoperative Drinks, die zusätzlich zur Glukose mit Glutamin, Antioxidantien und Grünem-Tee-Extrakt angereichert worden sind [22,23].

11.2 Patienteninformation und -aufklärung

Beratungs- und Aufklärungsgespräche sollten möglichst unter Einbeziehung von Partner, Angehörigen oder Vertrauten mehrstufig in einer dem Patienten verständlichen Sprache erfolgen. Im heutigen Verständnis ist der Arzt vor allem Partner des Patienten mit besonderem Fachwissen und Können („shared decision making") [23]. Ganz aktuell wird jedoch auch der Wunsch vieler Patienten nach Paternalismus wieder diskutiert, der in der eigenen Erfahrung gerade bei älteren Menschen häufig ist [24]. „Tun Sie, was für mich richtig ist." Sofern nicht bereits vorhanden, sollte zur Erstellung einer Vorsorgevollmacht motiviert werden.

Gerade bei benignen Erkrankungen muss die Operationsindikation bei hochbetagten Patienten besonders kritisch gestellt werden [25]. Hierbei sind nicht nur die Komorbidität des Patienten, sondern auch die Lebensumstände, Präferenzen und Wünsche zu berücksichtigen. Dies umfasst vor allem auch die selbst nach „unkomplizierten" Operationen bei alten Menschen häufig funktionellen Verschlechterungen, die eine Einschränkung der Selbständigkeit bzw. vermehrte Pflegebedürftigkeit nach sich ziehen können. Dies muss gegen den Verlauf bei einem konservativen Vorgehen abgewogen werden. Auch die neuen ERAS-Konzepte zur rascheren postoperativen Rekonvaleszenz, die eine besonders aktive Mitwirkung des Patienten erfordern, müssen den Patienten nahegebracht werden.

Bei beschwerdefreien hochbetagten Patienten mit gastrointestinalen Tumorerkrankungen und Zurückhaltung gegenüber einer Operation sollte die Beratung auf der Grundlage der Empfehlungen der jeweiligen Onkologischen Konferenz (Tumorboard) fußen, die auf den Patienten individuell abgestimmt werden müssen. Deutlich gemacht werden müssen die Vorteile einer Operation unter bestmöglichen Bedingungen gegenüber den Risiken einer bei Abwarten eventuell erforderlichen Notfalloperation z. B. im Ileus oder bei Blutung. Betont werden müssen die Möglichkeiten der modernen Anästhesie und Intensivmedizin. Deutlich muss jedoch auch sein, dass bei einer Notfalloperation des Abdomens eine Stomaanlage und postoperativ eine Nachbeatmung auf der Intensivstation einschließlich einer vorübergehenden künstlichen Ernährung erforderlich sein kann. Nach dem „Let me decide" sollten hierbei auch mögliche Wünsche und Vorgehensweisen für die Versorgungsintensität bei kompliziertem Verlauf „advance care planning" thematisiert werden [25,26].

„Let me decide" (mein Wille zählt) zur Versorgungsintensität nach Gillick et al. [24]. Frage der Behandlungsintensität:

– *Grundversorgung:* Grundpflege mit eventueller Schmerzbehandlung (ohne Krankenhausverlegung).

– *Begrenzt:* Keine Intensivbehandlung, keine eingreifenden belastenden Maßnahmen, aber z. B. Antibiotika, künstliche Ernährung, Krankenhausbehandlung.
– *Chirurgische Versorgung:* Krankenhausbehandlung, Notfalloperation, aber keine Intensivbehandlung.
– *Intensivbehandlung:* Ausschöpfung aller medizinischen Behandlungsmöglichkeiten.

Auch die Patientenaufklärung sollte den Leitlinienempfehlungen folgen [27]. Information und Beratung müssen ergebnisoffen sein. Die vom Arzt medizinethisch zu berücksichtigenden Prinzipien sind die Fürsorge und das Nicht-Schaden unter Anerkennung der Selbstbestimmung und Autonomie des Patienten, die auch mit der Schwere der Erkrankung evtl. sogar als existenzielle Bedrohung abgestimmt werden müssen. Entsprechend der S3-Leitlinie zur Behandlung des Ösophaguskarzinoms [27] kann bei multimodalen Therapiekonzepten die Aufklärung in einem vertrauensbildenden gemeinsamen Gespräch z. B. durch Chirurgen und (Radio-)Onkologen sinnvoll sein – gerade im neoadjuvanten Vorgehen oder bei Abwägung der Alternative zwischen Operation und definitiver Radio-Chemotherapie. Für den Patienten und seine Angehörigen müssen dabei Koordination und Verantwortlichkeit klar erkennbar sein. Falls in Betracht kommend, ist die Teilnahme an einer Therapiestudie mit dem Patienten abzuwägen. Ggf. muss dabei sorgfältig das Prinzip der Randomisierung erläutert werden.

Der Patientenautonomie kommt dabei höchste Priorität zu. Entscheidungen für oder gegen eine Therapie sind für das ärztliche Handeln absolut bindend. Ein zeitlicher Druck zur Entscheidungsfindung ist bei Elektivoperationen unbedingt zu vermeiden.

Dem Patienten muss mit Empathie das vertrauensvolle „gut Aufgehobensein" in der Betreuung eines interdisziplinären und multiprofessionellen Teams mit verschiedenen klar definierten Kompetenzen und Aufgaben einschließlich Ernährungs- und Physiotherapie, Psychoonkologie und Sozialdienst vermittelt werden – auch für den Fall, dass die Ablehnung der Operation eine spätere Intervention/Behandlung nach sich zieht. Die Aufklärung sollte in einer von Arzt und Patient partizipativ und gemeinsam getragenen Entscheidung zum therapeutischen Vorgehen münden.

Der Wunsch nach einer Zweitmeinung ist konstruktiv zu akzeptieren und durch zeitnahe Bereitstellung der medizinischen Patientenunterlagen zu unterstützen. Zu jeder Zeit muss der Patient Einsicht in die Krankenunterlagen erhalten können [27].

11.3 Onkologische Chirurgie im Alter

Die meisten Krebserkrankungen treten in fortgeschrittenem Alter auf. Zur Initiative des Bundesministeriums für Bildung und Forschung „Demographische Chance" im Jahr 2013 kommentiert Prof. Otmar D. Wiestler, Vorstandsvorsitzender des Deutschen Krebsforschungszentrums (DKFZ) [28]:

Krebs ist eine Alterskrankheit. Der demographische Wandel wirkt sich auf die Zahl der Krebs-neuerkrankungen daher ganz besonders aus. Für die Krebsforschung und Krebsmedizin bedeu-tet das eine große Herausforderung. Wir müssen die Krebsprävention intensivieren, denn in der Vorbeugung liegt die große Chance für alle, die heute jung und gesund sind. Wichtig ist außer-dem, Behandlungsverfahren für den älteren Patienten anzupassen.

In Tab. 11.3 (Statistisches Bundesamt, 2014) sind die häufigsten Karzinomerkrankun-gen nach Lokalisation, Geschlecht sowie dem Anteil der > 65-Jährigen aufgeführt. Die Darstellung zeigt, dass der überwiegende Anteil von Karzinomerkrankungen vor allem bei Patienten über 65 Jahren auftritt.

Tab. 11.3: Die häufigsten Karzinomerkrankungen der über 65-Jährigen (Quelle: Statistisches Bundes-amt, 2014).

Lokalisation	ICD-10-Code	Männer	Darunter 65 Jahre und älter	Frauen	Darunter 65 Jahre und älter
Lunge	C33, C34	29.158	21.025	13.103	8.828
Darm	C18–21	13.572	10.734	12.504	10.738
Brustdrüse der Frau	C50	–	–	17.066	11.932
Prostata	C61	12.217	11.300	–	–
Pankreas	C25	7.410	5.435	7.749	6.477
Magen	C16	5.783	4.357	4.461	3.620

Die chirurgische Entfernung des Tumors ist, wenn möglich, trotz neuer Chemo- und anderer konservativer Therapieverfahren, immer noch die effektivste Therapie in der Behandlung von soliden Tumoren. Dabei spielt das numerische Alter zunächst eine untergeordnete Rolle. Ob ein Tumor resektabel ist, hängt primär vor der Lokalisation, der Tumorgröße und dem Umfang der Karzinomerkrankung ab. Das biologische Alter und die vorhandenen Komorbiditäten sind jedoch maßgeblich für die Entscheidung, ob und wie eine chirurgische Therapie durchgeführt werden kann. Diese Faktoren führen letztendlich zu individualisierten Therapieentscheidungen, die häufig von den allgemeinen Leitlinien abweichen. Die Gruppe der älteren Patienten ist äußerst inhomogen und reicht von sehr fitten und gut belastbaren Patienten bis hin zu Pa-tienten mit ausgeprägter „Frailty". Zu dem individuellen und zum Teil erheblichen Risiko chirurgischer Morbidität und Letalität kommt das Risiko, nach dem Eingriff nicht mehr in das gewohnte Umfeld zurückkehren zu können. Die verbleibende Le-bensqualität spielt bei betagten Patienten bei den Entscheidungen einer onkologi-schen Therapie inklusive der chirurgischen Maßnahmen eine übergeordnete und sehr wesentliche Rolle. Hingegen ist die reine Lebensquantität nicht selten von untergeordneter Bedeutung. Damit ist die chirurgische Therapie bei diesen Patienten nicht nur als potenziell kurative Therapie, sondern vor allem auch in der Palliation von elementarer Bedeutung. Die Herausforderung an den Chirurgen ist es, zwischen Radikalität und reduzierter Invasivität des Chirurgischen Eingriffes das richtige Maß für den individuellen Patienten zu wählen. Erschwerend kommt hinzu, dass systematische Studien zu chirurgischer Radikalität und Lebensqualität bei älteren Patienten mit malignen Tumorerkrankungen nicht verfügbar sind, so dass auf naheliegende Zusammenhänge zurückgegriffen werden muss. Diese sollen im Folgenden für die einzelnen viszeralonkochirugischen Indikationen dargelegt werden.

11.3.1 Kolonkarzinom

Für die chirurgische Therapie ist neben der Tumorgröße und dem Ausmaß der Erkrankung vor allem auch die Lokalisation des Befundes von entscheidender Bedeutung. Bei betagteren Patienten und im besonderen Maße bei Frauen finden sich Tumore des rechten Kolons signifikant häufiger als bei jüngeren Patienten [29].

Für operable Karzinome in dieser Lokalisation wird in der aktuellen Leitlinie empfohlen, eine radikale Hemikolektomie rechts mit sogenannter *Complete Mesocolic Excision* (CME) [29]. Dabei wird neben der Resektion des Kolons vor allem die komplette Entfernung des rechten Kolonmesenteriums inklusive der Arteria ileocolica, der Arteria colica dextra und der Arteria colica media gefordert. Um die drainierenden Lymphknoten mit zu resezieren, ist es von zentraler Bedeutung, diese Arterien zentral, also unmittelbar an ihren Abgängen an der Arteria mesenterica superior, abzusetzen. Die Durchblutung der nach Resektion angelegten Ileo-transversostomie wird arteriell kolonseits über die Riolan-Arkade von der Arteria mesenterica inferior und der Arteria colica sinistra gewährleistet. Bei älteren Patienten ist die arterielle Durchblutung häufig durch arteriosklerotische Prozesse kompromittiert und eine radikale Resektion in den empfohlenen Grenzen birgt ggf. ein erhebliches Risiko einer Minderdurchblutung im Anastomosenbereich. Aus diesem Grund ist zu evaluieren, ob auf das zentrale Absetzen der Arteria colica media verzichtet werden kann, um den nach links ziehenden Ast dieses Gefäßes zu schonen. Arteria colica media basisnahe positive Lymphknoten wurden in bis zu 6,1 % beschrieben [30]. Diese würden bei einem weniger radikalen Vorgehen ggf. *in situ* verbleiben. Ob der Verbleib einen Einfluss auf die Überlebenszeit bei betagten Patienten hat, ist nicht untersucht (Abb. 11.4 und Abb. 11.5).

Insgesamt wird durch die empfohlene radikale Resektion mit CME bei Tumoren des rechten Kolons ein Überlebensvorteil von ca. 5 % nach 5 Jahren postuliert (Tab. 11.4, Abb. 11.6 und 11.7).

Tab. 11.4: Vergleich der CME gegenüber herkömmlicher onkologischer Hemikolektomie rechts.

	CME	Standard
Operationszeit	151 min	137 min
Krankenhausaufenthalt	10 Tage	8 Tage
Morbidität	21,5 %	18,8 %
Anastomoseninsuffizienz	4,0 %	6,5 %
Lokalrezidiv	4,5 %	7,8 %
Krankheitsfreies Überleben	77,4 %	66,7 %
Gesamtüberleben	58,7 %	53,5 %

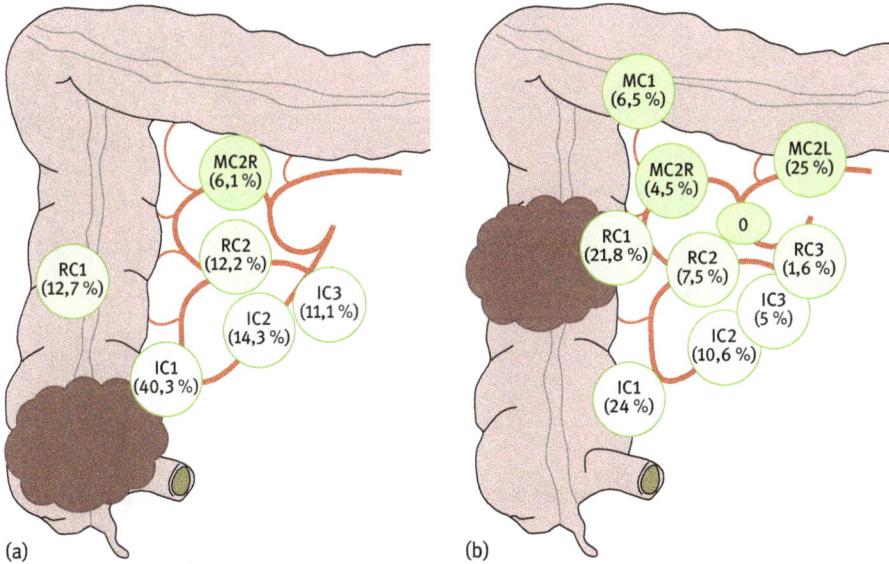

Abb. 11.4: Rate der positiven Lymphknoten nach Lokalisation (nach Killeen et al., 2014 [30]).

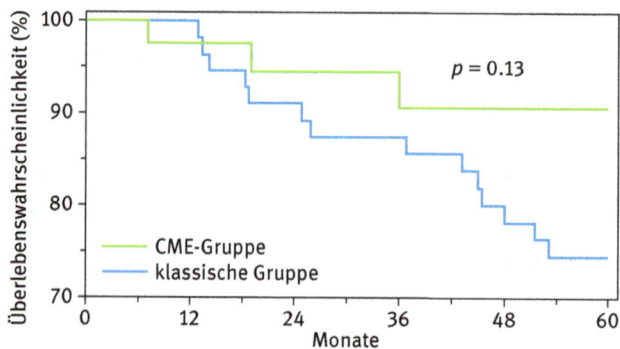

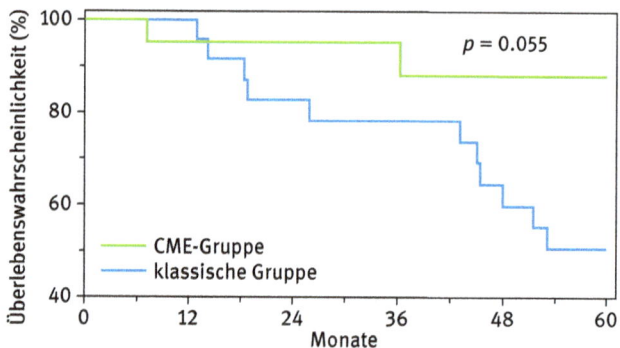

Abb. 11.5: Überlebenswahrscheinlichkeit zwischen CME und nicht radikale Resektion (nach Killeen et al., 2014 [30]).

Diese Daten legen nahe, bei älteren Patienten die CME zu modifizieren, um postoperative häufig fatal verlaufende Komplikationen zu vermeiden. Sinnvolle Modifikationen sind z. B. der Erhalt der Arterien wie vorstehend beschrieben.

Ähnliche Überlegungen lassen sich für Sigma- und Rektum-Karzinome anstellen. Bei diesen Tumoren wird die Resektion der Arteria mesenterica inferior unterhalb des Abganges der A. rectalis superior empfohlen. Durch ein Absetzen der A. rectalis superior und der A. sigmoidea peripher des Abganges, kann die arterielle Versorgung der Arteria colica sinistra erhalten werden, wodurch die Durchblutung im potenziellen Anastomosenbereich optimiert werden kann (Abb. 11.6).

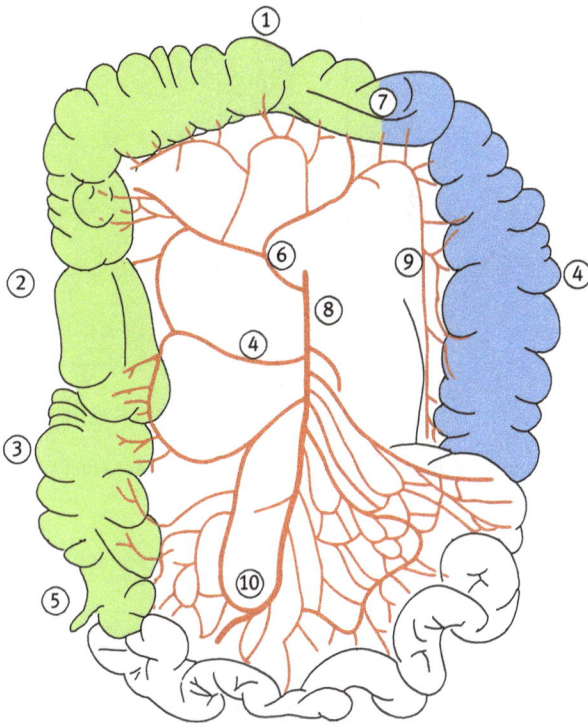

Abb. 11.6: Gefäßversorgung des Colons. 1. Colon transversum, 2 Colon ascendens, 3 Coecalpol, 4. A. colica dextra, 5, Appendix, 6. A. colica media, 7. Riolan Arkade, 8. A. mesenterica superior, 9. A. mesenterica inferior über Riolan-Arkade, 10. A. jejunalis.

In multiplen Untersuchungen konnte gezeigt werden, dass eine Resektion in den anatomischen Schichten schonender und mit besseren onkologischen Ergebnissen einhergeht. Dieses Prinzip sollte auch bei älteren Patienten unbedingt befolgt werden. Modifikationen in der Resektion der Arterien, um eine optimale Durchblutung zu gewährleisten, sollten nicht dazu führen, dass die anatomischen Resektionsgrenzen der CME und TME nicht respektiert werden. Wie die Abb. 11.7a zeigt, trennen sich die Überlebenskurven mit zunehmendem Alter vor allem in der ersten postoperativen Zeit.

Etwa ein Jahr nach operativer Therapie verlaufen die Kurven nahezu parallel, was darauf hindeutet, dass vor allem in den ersten Monaten nach Therapie ältere Patienten ein erhöhtes Mortalitätsrisiko haben. Dieses Risiko scheint sich ca. ein Jahr nach Therapie anzugleichen. Die Abb. 11.7b zeigt, dass das tumorfreie Überleben nicht vom Alter abhängt [31].

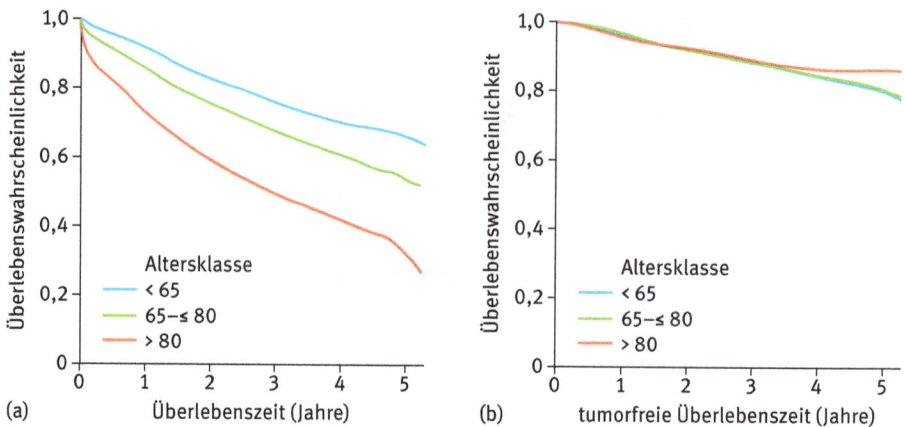

Abb. 11.7: Postoperative Überlebenszeit und tumorfreie Überlebenszeit bzgl. Altersklasse (nach Milan et al., 2015 [31]).

11.3.2 Rektum-Karzinom

Die gültigen Leitlinien zur Behandlung des Rektum-Karzinoms sollten orientierende Grundlage für die chirurgische Therapie dieser Erkrankung auch bei älteren Patienten sein. Dies gilt vor allem für die Totale Mesorektale Exzision (TME). Es kann jedoch sinnvoll sein, z. B. von den empfohlenen neoadjuvanten Therapiekonzepten bei Inkontinenz, Schmerzen oder Subileussymptomatik abzuweichen. Auch „Bridging"-Interventionen (z. B. Stomaanlage) sind nicht immer sinnvoll, da sie eine definitive Therapie in die Länge ziehen und mehrere Eingriffe erforderlich sind, was von älteren Patienten ggf. schlechter vertragen wird als von jüngeren Patienten. Eine weitere, häufig schwierige Entscheidung ist die Erhaltung der Kontinenz. Neben den allgemein zu berücksichtigenden Faktoren wie Tiefe der potenziellen Anastomose und akribische Schonung der Nerven, sollte bei älteren Patienten vor allem die präoperative Sphinkterfunktion und die Kontinenz beachtet werden. Wenn bereits vor der Operation eine Inkontinenz vorliegt, ist nicht zu erwarten, dass diese durch die Resektion in irgendeiner Weise besser wird. Dies ist umso weniger zu erwarten, wenn die Patienten eine Bestrahlung in diesem Bereich erhalten haben. Vor allem bei tiefsitzenden Karzinomen sollte unbedingt bedacht werden, dass Rezidive sich zu äußerst belastenden verjauchenden Nekrosehöhlen entwickeln können, die schwierig zu behandeln sind, den Patienten sozial isolieren und auch die Anwendung von palliativen Maßnahmen erschweren. Aus diesem Grund sollten gerade bei älteren Patienten mit tiefsitzenden Karzinomen keine Kompromisse im punkto Radikalität gemacht werden. Allgemein kommen Patienten und deren Angehörige wesentlich besser mit einem gut funktionierenden Stoma zurecht als mit einer unkontrollierbaren Inkontinenz.

11.3.3 Magenkarzinom, Pankreas- und Ösophaguskarzinom

Das Alter allein sollte für die chirurgische Behandlung von Patienten mit Magenkarzinom-, Pankreas- und Ösophaguskarzinom keine Kontraindikation für die operative Behandlung darstellen. Zahlreiche Untersuchungen zeigen, dass die chirurgische Therapie von Magen-, Ösophagus- und Pankreaskarzinomen auch bei älteren Patienten mit sehr guten Ergebnissen durchführbar ist. Entscheidend für den postoperativen Verlauf und das Outcome dieser Patienten ist vor allem der präoperative Zustand, der sich den beschriebenen Methoden entsprechend einschätzen lässt. Inwieweit das Ergebnis dieser Tests mit dem postoperativen Ergebnis korreliert, ist nicht ausreichend untersucht.

Speziell bei den Patienten mit Resektionen im oberen Gastrointestinaltrakt bei Magen-, Ösophagus- und Pankreaskarzinomen, kommt es postoperativ als bariatrischer Effekt zu einem anhaltenden Gewichtsverlust, aber auch durch transiente Nahrungspassagestörungen, z. B. verursacht durch eine verspätete Magenentleerung („delayed gastric emptying"). Gerade bei älteren und häufig mangelernährten Patienten kann diese Magenentleerungsstörung neben den herkömmlichen Komplikationen wie Erbrechen mit Aspirationsgefahr, zu einer ausgeprägten katabolen Stoffwechsellage führen, die mit weiteren Komplikationen wie Wundheilungsstörungen, Bettlägerigkeit mit höherem Risiko der Thrombose und Embolie vergesellschaftet sein kann. Um dieser Entwicklung gegenzusteuern, kann diesen Patienten bei der Operation eine transkutane Jejunalsonde (Feinnadelkatheterjejunostomie) zur von der Magenpassage unabhängigen Ernährung eingelegt werden.

11.4 Besonderheiten bei Notfalloperationen

Grundsätzlich sollten selbst in der sehr kurzen zur Verfügung stehenden Zeit vor einer Notfalloperation unter Hinzuziehung von Angehörigen, Betreuern und ggf. Pflegeheim möglichst viele Informationen zu Selbständigkeit, Aktivität und Mobilität sowie den Wünschen des Patienten eingeholt werden. Nach dem Vorliegen einer Patientenverfügung ist zu fragen und der Inhalt zu klären. Dies kann gerade im Bereitschaftsdienst für den aufnehmenden Arzt einen erheblichen Aufwand bedeuten, auf den jedoch nicht verzichtet werden darf. Diese Informationen werden für den Chirurgen sehr hilfreich sein, um während der Operation möglichst im Sinne des Patienten Entscheidungen zu treffen. So kann bei einer Ileusoperation durch stenosierendes Karzinom oder Sigmaperforation mit Peritonitis der risikoarme Verzicht auf eine Anastomose beim dementen und inkontinenten pflegebedürftigen Patienten sehr sinnvoll sein, bei hoher Selbständigkeit und Aktivität eine möglicherweise vermeidbare erhebliche Einschränkung der Lebensqualität bedeuten.

Bei Pflegeheimbewohnern und Patienten mit häufigen Krankenhausaufenthalten in der Vorgeschichte sollte ein MRSA-Screening erfolgen und bis zum Ausschluss die Behandlung mit Isolierung und unter entsprechenden Schutzmaßnahmen erfolgen.

Die Ablehnung einer klar indizierten Notfalloperation durch den Patienten zumeist im beschwerdefreien Intervall bedarf einer sehr sorgfältigen Aufklärung und Dokumentation. Für die Beurteilung einer autonomen Patientenentscheidung ist die Einbeziehung eines Arztes, der nicht dem Operationsteam angehört, zu empfehlen. Günstigerweise handelt es sich um einen Psychiater. Zeitnah sollten ebenso Vorsorgebevollmächtigter, Angehörige oder andere Bezugspersonen hinzugezogen werden, ein Berufsbetreuer sollte zumindest telefonisch informiert werden. Im eigenen Vorgehen verbleiben diese Patienten unter der Überwachung einer IMC, wobei eine Willensänderung des Patienten im Verlauf auch logistisch eingeplant werden muss.

11.4.1 Appendizitis

Die im Alter auftretende Appendizitis kann klinisch weniger typisch verlaufen. In manchen Fällen handelt es sich sogar um eine Sigmadivertikulitis bei weit nach rechts ausladendem Sigma.

11.4.2 Akute Cholezystitis

Die akute Cholezystitis stellt eine Operationsindikation dar, die mit aufgeschobener Dringlichkeit unter bestmöglichen Bedingungen möglichst laparoskopisch erfolgen sollte. Bei Gallenblasenhydrops/-empyem und extrem reduziertem Allgemeinzustand/Intensivpatient kann durch computertomografie-/sonographiegestützte interventionelle Drainage Zeit zur Stabilisierung des Patienten gewonnen werden („Bridging") [32]. In Einzelfällen reicht die Drainage sogar als definitive Therapie aus.

11.4.3 Ileus

Primär ist die Differenzialdiagnose zur Koprostase/Subileus gerade bei voroperierten Patienten zu klären. Sofern eine Perforation ausgeschlossen ist (Röntgen-Abdomen-Übersicht) und keine Indikation zur Notfalloperation besteht, erfolgt im eigenen Vorgehen unter der Überwachung und Stabilisierung auf einer IMC nach Legen einer Magensonde und abführenden Maßnahmen eine Röntgen-Magen-Darm-Passage mit wasserlöslichem Kontrastmittel, das zudem eine laxierende Wirkung besitzt. Erst wenn ein Kontrastmittelstopp über 12–24 Stunden reproduzierbar ist, wird die Operationsindikation gestellt.

11.4.4 Inkarzerierte Hernie

Gerade bei adipösen Patientinnen muss auch an das Bestehen einer Schenkelhernie gedacht werden. Sofern eine Reposition der Hernie unproblematisch ist, erfolgt die Operation früh elektiv.

11.4.5 Mesenterialinfarkt und Mesenterialvenenthrombose

Die Häufigkeit von Durchblutungsstörungen im Intestinum wird demografiebedingt weiter zunehmen. Im klinischen Alltag stellt die unspezifische abdominelle Symptomatik, die auch mit schwerer Obstipation, Koprostase und Subileus vereinbar ist, eine erhebliche diagnostische Schwierigkeit dar, die zumeist wichtigen Zeitverlust bedeutet. Auch eine Computertomografie, häufig aufgrund einer eingeschränkten Nierenfunktion nur nativ durchgeführt, kann in der Frühphase keine sichere Diagnose stellen. Ebenso bietet ein normales Serumlaktat keine diagnostische Sicherheit. Erste Hinweise für einen Befund kann ein erhöhtes Prokalzitonin im Serum liefern [33]. So ist zum Zeitpunkt der Operation oftmals die Ischämie/Infarzierung weit fortgeschritten, so dass eine Revaskularisierung nicht mehr sinnvoll ist. Dennoch kann eine ausgedehnte Darmresektion eine kurative Chance für einen aktiven Patienten mit Lebenswillen bedeuten, jedoch für den Preis einer längerfristigen oder sogar dauerhaften parenteralen Ernährung. Alle diese Patienten müssen sehr frühzeitig von erfahrenen Chirurgen gesehen und im Verlauf mitbeobachtet werden.

11.5 Postoperative Ernährung

Generell ist postoperativ eine Unterbrechung der Nahrungszufuhr nicht erforderlich. Ein frühzeitiger oraler bzw. enteraler Kostaufbau führt zur Verminderung des Risikos einer Infektion und wirkt sich günstig auf die Krankenhausverweildauer aus [34].

Auch nach Anastomosen an Kolon und Rektum kann ab dem ersten postoperativen Tag mit der oralen Nahrungszufuhr begonnen werden. Zu beachten ist, dass eine zu großzügige intraoperative Flüssigkeitszufuhr unabhängig von der kardialen Belastung eine vermeidbare Verzögerung der Wiederaufnahme der gastrointestinalen Passage bedeuten kann. Der orale Kostaufbau sollte sich auch beim alten Menschen vor allem nach der Toleranz richten und pflegerisch mit Unterstützung bei der Nahrungsaufnahme begleitet werden.

Grundsätzlich ist auch beim alten Menschen gerade nach Kolonresektionen das ERAS-Konzept des „Fast Track" mit frühzeitiger Mobilisierung und forciertem Kostaufbau unter epiduraler Schmerztherapie anwendbar, muss aber ggf. individuell angepasst werden [10]. Ernährungsmedizinische „Risikopatienten" (BMI < 22 kg/m^2) bedürfen besonderer Aufmerksamkeit und sollten frühzeitig und konsequent enteral oder kombiniert parenteral ernährt werden. Sofern ein vollständiger Kostaufbau nicht innerhalb von 4–7 Tagen realisiert werden kann, sollte zur Vermeidung eines unnötigen Gewichtsverlustes zusätzlich eine hypokalorische parenterale Ernährung erfolgen.

Von einer postoperativen enteralen Sondenernährung profitieren vor allem Patienten, bei denen nach großen hals- und viszeralchirurgischen Tumoroperationen die orale Kalorienzufuhr frühestens nach einigen Tagen begonnen werden kann. Bei diesen Patienten wird im Rahmen der Operation die Schaffung eines geeigneten Sondenzugangs z. B. einer Feinnadelkatheterjejunostomie (FKJ) oder ggf. transkutan (Perkutane Endoskopische Gastrostomie = PEG) empfohlen. Mit der Sondenernährung kann innerhalb von 24 Stunden unter Zufuhr geringer Mengen (5–10 ml/h) begonnen werden.

Eine kombinierte enterale/parenterale Ernährung ist immer dann durchzuführen, wenn eine künstliche Ernährung indiziert ist und der Kalorienbedarf durch eingeschränkte enterale Toleranz nicht adäquat gedeckt werden kann. Dies gilt besonders, wenn die Kalorienzufuhr unter 50 % des errechneten Bedarfs beträgt und ein zentralvenöser Zugang zur parenteralen Ernährung bereits vorhanden ist. Hierbei ist die Durchführung mit einem Dreikammerbeutel („All-In-One") von Vorteil, wobei die Supplementierung mit Vitaminen und Spurenelementen ohne Verzögerung erforderlich ist [15]. Zur Vermeidung eines „Refeeding Syndroms" sollte die Kalorienzufuhr schrittweise über mehrere Tage bis zum vorgesehenen Kalorienziel erhöht werden.

11.6 Postoperative und poststationäre Nachsorge

Die tatsächliche orale Nahrungsaufnahme, gemessen am Kalorienbedarf, ist insbesondere bei protrahiertem Verlauf unter Kontrolle des Körpergewichts sorgfältig zu beobachten und möglichst auch mit Tellerdiagramm zu dokumentieren. Eiweißreiche Supplemente und Trinknahrungen sind unter Beachtung der Akzeptanz und Compliance auch poststationär vorteilhaft und evidenzbasiert [32]. Die Verlaufskontrolle des Ernährungsstatus umfasst idealerweise neben dem Gewicht eine bioelektrische Impedanzanalyse, die im Vergleich mit den präoperativen Werten eine hervorragende Verlaufskontrolle ermöglicht [35,36]. Dennoch kann die Erstattung von Trinknahrungen durch die Krankenkasse bei benigner Erkrankung ohne Vorliegen einer Mangelernährung schwierig sein. Die Indikationsstellung und auch die Beendigung einer oralen Supplementierung mit Trinknahrung sowie die Durchführung einer künstlichen Ernährung können mit dem DGEM-Algorithmus [37] transparent dokumentiert werden.

11.7 Geriatrische Komplexrehabilitation

In enger Zusammenarbeit mit der Familie und dem Sozialdienst ist frühzeitig postoperativ das Vorliegen der Kriterien für eine geriatrische Komplexrehabilitation (OPS 8–550) oder typische Anschlussheilbehandlung zu prüfen. In den Auslegungshinweisen des Medizinischen Dienstes der Krankenkassen-Gemeinschaft 2020 wird für die Anwendung neben der geriatrietypischen Multimorbidität ein Alter von 70, zumindest jedoch von 60 Jahren vorausgesetzt. Zwischen 60 und 70 Jahren muss die Indikation besonders begründet werden. Da klare Kriterien für eine Frührehabilitation derzeit nicht vorliegen, liegt die Entscheidung einer Prüfung vor allem in der Einzelverantwortung des jeweiligen Gutachters. Die vorzuhaltende Strukturqualität für eine geriatrische Komplexbehandlung ist klar definiert. Anderenfalls ist mit dem Patienten und den Angehörigen die Notwendigkeit und Organisation einer häuslichen Pflegeunterstützung oder einer Kurzzeitpflege zu klären [38].

Literatur

[1] Scarborough JE, Bennett KM, Englum BR, Pappas TN, Lagoo-Deenadayalan SA. The impact of functional dependancy on outcomes after complex general and vascular surgery. Ann Surg. 2015;261:432–437.

[2] Meguid RA, Bronsert MR, Juarez-Colunga E, Hammermeister KE, Henderson WG. Surgical risk preoperative assessment sytem (SURPAS): I. Parsimonious, clinically meaningful groups of postoperative complications by factor analysis. Ann Surg. 2016;263:1042–1048.

[3] Sorensen J, Kondrup J, Prokopowicz J, et al. EuroOOPS study group (2008) EuroOOPS: an international, multicentre study to implement nutritional risk screening and evaluate clinical outcome. Clin Nutr. 2008;27:340–9.

[4] Pirlich M, Schütz T, Norman K, et al. The German hospital malnutrition study. Clin Nutr. 2006;25:563–74.

[5] Greco M, Capretti G, Beretta L, et al. Enhanced recovery program in colorectal surgery: a meta-analysis of randomized controlled trials. World J Surg. 2014;38:1531–41.

[6] Olotu C, Weimann A, Bahrs C, et al. Bedarf für eine perioperative Altersmedizin – eine interdisziplinäre Aufgabe. Dtsch Ärztebl Int. 2019;116:63–69.

[7] Schneider SM, Al-Jaouni R, Pivot X, et al. Lack of adaptation to severe malnutrition in elderly patients. Clin Nutr. 2002;21:499–504.

[8] Kondrup J, Allison SP, Elia M, et al. ESPEN guidelines for nutrition screening 2002. Clin Nutr. 2003;22:415–421.

[9] Cheema FN, Abraham NS, Berger DH, et al. Novel approaches to perioperative assessment and intervention may improve long-term outcomes after colorectal cancer resection in older adults. Ann Surg. 2011;253:867–874.

[10] Wobith M, Alsakka K, Grosser K, Weimann A. Einfluss der präoperativen kognitiven Funktion auf die Komplikationsrate und die Krankenhausverweildauer bei hochbetagten Patienten. Chirurg. 2019;90:930–935.

[11] Cederholm T, Bosaeus I, Barazzoni R, et al. Diagnostic criteria for malnutrition – an ESPEN consensus statement. Clin Nutr. 2015;34:335–40.

[12] Jensen GL, Cederholm T, Correia MITD, et al. GLIM criteria for the diagnosis of malnutri tion . a consensus report from the global clinical nutrition community. JPEN J Parenter Enteral Nutr. 2019:43:32–40.

[13] van Stijn MF, Korkic-Halilovic I, Bakker MS, et al. Preoperative nutrition status and postoperative outcome in elderly general surgery patients: a systematic review. JPEN J Parenter Enteral Nutr. 2013;37:37–43.

[14] Volkert D, Bauer JM, Frühwald T, et al. Leitlinie der Deutschen Gesellschaft für Ernährungsmedizin (DGEM) in Zusammenarbeit mit der GESKES, der AKE und der DGG Klinische Ernährung in der Geriatrie. Aktuel Ernährungsmed. 2013;38:e1–e48.

[15] Weimann A, Braga M, Carli F, et al. ESPEN Guideline Clinical Nutrition in Surgery, Clin Nutr. 2017;36:623–650.

[16] Weimann A, Breitenstein S, Breuer JP, et al. S3 Leitlinie der Deutschen Gesellschaft für Ernährungsmedizin e. V. (DGEM) in Zusammenarbeit mit der Gesellschaft für klinische Ernährung der Schweiz (GESKES), der Österreichischen Arbeitsgemeinschaft für klinische Ernährung (AKE), der Deutschen Gesellschaft für Allgemein- und Viszeralchirurgie (DGAV), der Deutschen Gesellschaft für Anästhesie, Intensiv- und Notfallmedizin (DGAI) und der Deutschen Gesellschaft für Chirurgie (DGCH). Chirurg. 2014;85:320–6.

[17] Carli F, Scheede-Bergdahl C. Prehabilitation to enhance perioperative care. Anesthesiology Clin. 2015;33:17–33.

[18] Aahlin EK, Tranø G, Johns N, et al. Risk factors, complications and survival after upper abdominal surgery: a prospective cohort study BMC Surgery. 2015;15:83.

[19] Awad S, Varadhan KK, Ljungqvist O, Lobo DN. A meta-analysis of randomised controlled trials on preoperative oral carbohydrate treatment in elective surgery. Clin Nutr. 2013;32:34–44.

[20] Amer MA, Smith MD, Herbison GP, Plank LD, McCall JL. Network meta-analysis of the effect of preoperative carbohydrate loading on recovery after elective surgery Br J Surg. 2017;104:187–197. doi: 10.1002/bjs.10408.

[21] Gianotti L, Biffi R, Sandini M, et al. Preoperative Oral Carbohydrate Load Versus Placebo in Major Elective Abdominal Surgery (PROCY): A Randomized, Placebo-controlled, Multicenter, Phase III Trial. Ann Surg. 2018;267:623–630. doi: 10.1097/SLA.0000000000002325. PMID: 28582271.

[22] Braga M, Bissolati M, Rocchetti S, et al. Oral preoperative antioxidants in pancreatic surgery: a double-blind, randomized, clinical trial. Nutrition. 2012;28:160–164.

[23] Grampp P. Partizipative Entscheidungsfindung als Lösung von Kommunikationsproblemen „schwieriger Gesprächssituationen" In: Weimann A, Schütz T, Fedders M, Grünewald G, Ohlrich S, eds. Ernährungsmedizin, Ernährungsmanagement, Ernährungstherapie, Heidelberg, ecomed, 2013, 269–80.

[24] Dock-Nascimento DB, de Aguilar-Nascimento JE, Magalhaes Faria MS, et al. Evaluation of the effects of a preoperative 2-hour fast with maltodextrine and glutamine on insulin resistance, acute-phase response, nitrogen balance, and serum glutathione after laparoscopic cholecystectomy: a controlled randomized trial. JPEN J Parenter Enteral Nutr. 2012;36:43–52.

[25] Weimann A. Die medizinische Indikation in der Viszeralchirurgie, In: Dörries A, Lipp V, eds. Stuttgart, Medizinische Indikation – Ärztliche, ethische und rechtliche Perspektiven, Grundlagen und Praxis, Kohlhammer, 2015, 159–69.

[26] Rosenbaum L. The paternalism preference – choosing unshared decision making. N Engl J Med. 2015;373:589–592.

[27] Porschen R, Buck A, Fischbach W, et al. S3-Leitlinie Diagnostik und Therapie der Plattenepithelkarzinome und Adenokarzinome des Ösophagus (Langversion 1.0–September 2015, AWMF-Registernummer: 021/023OL) Z Gastroenterol. 2015;53:1288–347. doi: 10.1055/ Update 2020 s-0041-107381.

[28] Schwartz DB. Integrating patient-centered care and clinical ethics into nutrition practice. Nutr Clin Pract. 2013;28:543–55.

[29] https://www.dkfz.de/de/presse/pressemitteilungen/2013/dkfz-pm-13-07-Krebs-und-demografischer-Wandel-eine-Herausforderung.php (letzter Zugriff: 23.11.2020).

[30] Killeen S, Mannion M, Devaney A, Winter DC. Complete mesocolic resection and extended lymphadenectomy for colon cancer: a systematic review Colorectal Dis. 2014;16:577–94.

[31] Millan M, Merino S, Caro A, et al. Treatment of colorectal cancer in the elderly. World J Gastrointest Oncol. 2015;7:204–20.

[32] McKay A, Abulfaraj M, Lipschitz J. Short- and long-term outcomes following percutaneous cholecystostomy fore acute cholecystitis in high-risk patients. Surg Endosc. 2012;26:1343–52.

[33] Ptok H, Gastinger I, Meyer F, Marusch F, Otto R, Lippert H; für die Studiengruppe „Kolon/Rektum-Karzinom" Colorectal tumor surgery in the elderly: results of quality assurance. Chirurg. 2013;84:296–304.

[34] Weimann A. Perioperative Ernährung des geriatrischen Patienten. Aktuel Ernaehr Med. 2004;29:183–6.

[35] Wirth R, Volkert D, Rösler A, Sieber CC, Bauer JM. Bioelectric impedance phase angle is associated with hospital mortality of geriatric patients. Arch Gerontol Geriatr. 2010;51:290–4.

[36] Wobith M, Wehle L. Haberzettl D, Acikgöz A, Weimann A. Needle catheter jejunostomy in patients undergoing surgery for upper gastrointestinal and pancreato-biliary cancer – impact on nutritional and clinical outcome in the early and late postoperative period. Nutrients. 2020;12:2564: doi10.339/nu12092564.

[37] Weimann A, Schütz T, Lipp T, et al. Supportiver Einsatz von Trinknahrung in der ambulanten Versorgung von Erwachsenen Patienten – ein Algorithmus. Aktuel Ernährungsmed. 2012;37:282–6.

[38] www.geriatrie-drg (Aufruf 09–11–20).

12 Pharmakotherapeutische Aspekte bei der Therapie gastroenterologischer Erkrankungen im Alter

Petra Thürmann

Kasuistik

Ein 83-jähriger Patient klagt über Obstipation, seine Frau merkt an, dass er zunehmend weniger esse und langsam an Gewicht verlöre. Der Bruder des Patienten ist kürzlich an einem kolorektalen Karzinom verstorben, was ihn sehr mitgenommen hat.

Die weitere Anamnese ergibt eine chronische Herzinsuffizienz NYHA III, koronare Stentimplantation vor 3 Jahren, Hypercholesterinämie, Hyperurikämie und einen medikamentös eingestellten Diabetes mellitus. Bei gelegentlichen Gelenkbeschwerden nimmt er Ibuprofen. Die leitliniengerechte medikamentöse Behandlung beinhaltet einen ACE-Hemmer, einen Betablocker, ein Schleifendiuretikum und Spironolacton, Acetylsalicylsäure, ein Statin, Allopurinol und zwei orale Antidiabetika. Aufgrund der häufigen NSAR-Einnahme erhält er einen Protonenpumpenhemmer. Seit dem Tod des Bruders leidet er an Schlafstörungen, für die er Doxepin bekommen hat. Weil ihn das beruhigt, nimmt er es morgens und abends.

Obstipation und Appetitlosigkeit (bei schlechtsitzendem Zahnersatz) sind typische anticholinerge Nebenwirkungen und waren im vorliegenden Fall auf die Einnahme von Doxepin zurückzuführen.

Bei der Pharmakotherapie älterer und insbesondere hochbetagter Menschen sind verschiedene Aspekte zu beachten, die sich oftmals gegenseitig verstärken.

Aufgrund der im Alter zunehmenden Multimorbidität muss man bei Patienten im Alter ab 65 Jahren mit einer hohen Prävalenz von Herz-/Kreislaufkrankheiten, chronischen Atemwegserkrankungen, Diabetes mellitus, Schmerzen und psychischen Erkrankungen rechnen [1]. Diese Erkrankungen und Symptome werden meist pharmakologisch behandelt, was mit leitliniengerechter Therapie zwangsläufig zur Polypharmazie führt. Während Frauen etwas häufiger Analgetika und Psychopharmaka erhalten, werden Lipidsenker und Thrombozytenaggregationshemmer etwas häufiger an Männer verordnet. All diese Medikamente gilt es mit zu beachten, wenn eine weitere, fachspezifische Therapie initiiert wird.

Laut Analysen des WIdO erhalten gesetzlich Krankenversicherte ab 65 Jahren im Durchschnitt zwischen 4 und 5 verschiedene Medikamente pro Tag, Männer etwas weniger als Frauen [2].

Polypharmazie wird meist als die tägliche Einnahme von mindestens 5 verschiedenen Arzneimitteln pro Tag definiert.

Nach dem Bundesgesundheitssurvey 2011 sind hiervon knapp 50 % der Männer und mehr als 50 % der Frauen im Alter über 70 Jahren betroffen [3]. Hinzu kommen noch

https://doi.org/10.1515/9783110697650-012

ein bis zwei Präparate aus der Selbstmedikation. Bei Bewohnern von Alten- und Pflegeheimen ist davon auszugehen, dass diese noch deutlich mehr Medikamente erhalten, vor allem Psychopharmaka [4,5].

Mit steigender Anzahl von Arzneimitteln nimmt natürlich das Risiko für Arzneimittelneben- und Wechselwirkungen zu [6,7]. Dazu gesellt sich das höhere Risiko für Nebenwirkungen im Alter, welches wiederum auf einer erhöhten Empfindlichkeit, aber auch auf einer herabgesetzten Eliminationsfähigkeit und verstärkter Kumulation von Wirkstoffen im Alter beruht [8].

Hierzu einige Fakten basierend auf nationalen und internationalen Erhebungen. Etwa 5 % aller Krankenhausaufnahmen in Deutschland beruhen auf Nebenwirkungen [9], bei geriatrischen Patienten liegt der Anteil der zur stationären Aufnahme führenden Nebenwirkungen bei bis zu 20 % [5,10]. Ein dem Gastroenterologen gut bekanntes Beispiel sind die zahlreichen oberen und unteren gastrointestinalen Blutungen unter Thrombozytenaggregationshemmern, Antikoagulantien und NSAR [11] – für ältere Menschen ist das Risiko hierfür deutlich erhöht [12]. Während bei knapp 40 % der aufgrund von Nebenwirkungen aufgenommenen Patienten unter 70 Jahren zwei oder mehr Arzneistoffe für die Nebenwirkung verantwortlich gemacht wurden, so waren Interaktionen bei 54 % der über 70-Jährigen die Ursache für die Krankenhausaufnahme [13].

Diese Zahlen sollen nicht dazu führen, dass eine notwendige Therapie im Alter unterlassen wird, sondern die Aufmerksamkeit auf die sorgfältige Wirkstoffauswahl und Dosisanpassung richten. Hinzu kommt die im höheren Lebensalter besonders bedeutsame Überwachung der Therapie: hier sollte eben nicht nur der leitliniengerechte Therapieeffekt beachtet werden, sondern auch mögliche unerwünschte Wirkungen.

Eine letzte Vorbemerkung zur Evidenz der Arzneimitteltherapie im Alter: viele, besonders neue Arzneistoffe sind bei älteren Patienten nur mangelhaft untersucht. Betagte und multimorbide Patienten werden in klinische Studien meist nicht eingeschlossen bzw. ein bestimmtes Lebensalter ist ein Ausschlusskriterium [8,14], trotz des pharmakotherapeutischen Bedarfs der älteren Population. Wenn man in die Fachinformationen der Hersteller schaut, liest man häufig den Satz, dass für ein bestimmtes (neues) Arzneimittel nur unzureichende Erkenntnisse bei älteren Menschen vorliegen – oder: das Medikament sollte bei älteren Menschen nur mit besonderer Vorsicht angewendet werden (Deutschland: www.fachinfo.de; Schweiz: www.compendium.ch; Österreich: https://aspregister.basg.gv.at/).

Bei neuen Arzneimitteln lohnt es sich, in der Fachinformation der Hersteller nachzulesen, ob und welche Empfehlungen es für ältere Menschen gibt. Liegen für diese nur sehr begrenzte oder gar keine Erkenntnisse vor, dann sollten möglichst probate Alternativen verordnet werden.

12.1 Veränderungen der Arzneimittelwirkung im Alter

12.1.1 Pharmakokinetik von Arzneimitteln im Alter

Von höchster Relevanz für die Pharmakotherapie im Alter ist die herabgesetzte Eliminationsfunktion, insbesondere die oftmals unbemerkt nachlassende Nierenfunktion. Hinzu kommen Veränderungen in der Aufnahme und Verteilung, die auf der Veränderung der Körperzusammensetzung im Alter beruhen [8,15] (s. Tab. 12.1).

Tab. 12.1: Altersbedingte Veränderungen in der Pharmakokinetik von Arzneistoffen (nach [8,15]).

Prozess	physiologischer Parameter	physiologische Veränderung	klinische Relevanz	Beispiele
Resorption	pH-Wert des Magens	herabgesetzte Acidität bei Mukosa-Atrophie	potenziell reduzierte Resorption schwacher Basen, verstärkte Resorption schwacher Säuren	Ketoconazol wird bei älteren Menschen bei einem pH-Wert über 5 schlechter resorbiert
	Transitzeit	teilweise herabgesetzt bei bestimmten Komorbiditäten, z. B. Diabetes, Parkinson	unklar	
	Carrier-Funktion	teilweise herabgesetzt	reduzierte Resorption bestimmter Nährstoffe	Glukose, Kalzium, Vitamin B
	P-Glykoprotein Aktivität	erhöhte und reduzierte Aktivitäten möglich	unklar	
	First-Pass-Metabolismus	herabgesetzter First-Pass-Metabolismus bei reduziertem Leberblutfluss	Abhängig von dem Ausmaß des First-Pass-Metabolismus	Nifedipin, Verapamil: erhöhte BV im Alter
Verteilung	Körperzusammensetzung	Verringerung des Körper-Wassergehaltes, Abnahme der Muskelmaske, relativer Anstieg der Körperfettmasse	teilweise erhöhte Arzneimittelspiegel und verstärkte Wirkung	Digoxin, Diazepam
Verteilung	Plasmaproteinbindung	Abnahme des Plasma-Albumins	Anstieg der Plasmakonzentration des freien Wirkstoffs	Phenprocoumon

Tab. 12.1: (fortgesetzt).

Prozess	physiologischer Parameter	physiologische Veränderung	klinische Relevanz	Beispiele
Metabolismus	Leberblutfluss	20–50 % reduziert	Arzneistoffe mit hoher Extraktionsrate werden langsamer eliminiert	Amitriptylin, Fentanyl, Morphin, Verapamil
Elimination	Nierenfunktion	Glomeruläre Filtrationsrate, Kreatinin-Clearance meist im Alter herabgesetzt	in Abhängigkeit vom Wirkstoff und der Nierenfunktion z. T. sehr relevante Veränderungen	Digoxin, Dabigatran, Levetiracetam, Atenolol, u. v. a.

Im Laufe des Lebens nimmt die renale Durchblutung ab, die tubuläre Sekretion, die glomeruläre Filtrationsrate und die Fähigkeit der Niere, den Elektrolythaushalt auszugleichen [16]. Die Nierenfunktion eines 80-jährigen Patienten beträgt meist nur noch etwa die Hälfte derjenigen eines jungen Erwachsenen [8,15,16]. Solche Angaben sind jedoch mit Vorsicht zu betrachten: im Alter ist die interindividuelle Variabilität größer als in jungen Jahren. In allen Bereichen gibt es „junge, fitte Alte" und „gebrechliche Alte". Es gibt verschiedene Möglichkeiten, die Nierenfunktion zu ermitteln, wobei die in der Nephrologie angewendeten und exakteren Methoden mittels 24-Stunden-Sammelurin genauer sein mögen, jedoch für die Abschätzung der renalen Eliminationsfunktion im Alter nicht erforderlich sind.

Vor der Verordnung von Arzneimitteln an einen Patienten jenseits des 65. Lebensjahres sollte das Serum-Kreatinin bestimmt werden oder ein hinreichend aktueller Wert vorliegen.

Daraus kann unter Zuhilfenahme verschiedener Formeln die Kreatinin-Clearance als Marker für die Ausscheidung von Arzneistoffen abgeschätzt werden. Auch wenn aus Sicht der Nephrologie Cystatin C und andere Formeln (z. B. CKD-EPI) bevorzugt werden [16], Dosierungsvorschläge der Hersteller für Arzneimittel beruhen derzeit in aller Regel auf der Anwendung der Formel von Cockroft & Gault [17]:

$$\text{Kreatinin-Clearance} = \frac{(140 - \text{Alter}) \times \text{Körpergewicht}}{\text{Serum-Kreatinin} \times 72} (\times 0,85 \text{ bei Frauen})$$

Diese Formel führt besonders bei Hochbetagten zu einer Unterschätzung der Clearance, was aber für die Sicherheit der Arzneimitteltherapie von Vorteil ist. Die meisten Labore schätzen aus dem Alter des Patienten und dem Serum-Kreatinin eine Kreatinin-Clearance (nach der MDRD Formel) und geben diesen Wert automatisch mit der Bestimmung des Serum-Kreatinins an. Cave: diese Methode überschätzt meist die aktuelle Nierenfunktion eines älteren Menschen, da die Formel für höheres Lebensalter nicht validiert ist. Gerade für Wirkstoffe mit einer engen Beziehung zwischen Dosis, Konzentration und Wirkung und einem engen therapeutischen Bereich kann die eher konservative Schätzung der Nierenfunktion von Vorteil sein [17].

Pharmaka, die renal eliminiert werden, können meist „normal" dosiert werden, solange die glomeruläre Filtrationsrate über 60 ml/min beträgt. Darunter wird oftmals eine Dosisreduktion empfohlen. Wie komplex diese Dosierungsempfehlungen im Alter sind, ist in Tab. 12.2 für einige Antibiotika und orale Antikoagulanzien exemplarisch dargestellt.

Tab. 12.2: Dosisanpassung einiger Antibiotika und oraler Antikoagulanzien in Abhängigkeit von der Nierenfunktion.

Wirkstoff	Dosierung bei normaler Nierenfunktion	Dosierung bei eingeschränkter Nierenfunktion
Amoxicillin/Clavulansäure	bis zu 3 g, Amoxicillin/d, üblicherweise 2–3 × tägl., mit variablen Anteilen der Clavulansäure, je nach Präparat	wenn Krea-CL < 30 ml/min, dann max. 2 × 500 mg Amoxicillin/125 mg Clavulansäure/d
Cefuroximaxetil	bis zu 3 × 750 mg/d i. v.	bei Krea-CL 10–20 ml/min/ 1,73 m², dann 2 × 750 mg/d i. v.; wenn Krea-CL < 10 ml/min/ 1,73 m² dann 1 × 750 mg/d
Ciprofloxacin	bis zu 2 × 750 mg/d p. o. und i. v. bis zu 3 × 400 mg/d	wenn GFR 30–60 ml/min, dann p. o. max. 2 × 500 mg/d und i. v. 2 × 400 mg/d; wenn GFR < 30 ml/min, dann p. o. max. 500 mg/d bzw. i. v. 400 mg/d
Cotrimoxazol	2 × 960 mg/d	Bei GFR < 30 ml/min Standarddosis halbieren, bei GFR < 15 ml/min kontraindiziert
Piperacillin/ Tazobactam	bis zu 4 × 4 g Piperacillin plus 0,5 g Tazobactam/d	wenn Krea-Cl 20–40 ml/min, dann max. 3 × tägl. 4 g/0,5 g; wenn Krea-Cl < 20 ml/min, dann max. 2 × täglich 4 g/0,5 g
Apixaban	2 × 5 mg/d (VHF); 2 × 10 mg/d für 7 Tage, danach 2 × 5 mg/d für 6 Monate zur Therapie einer TVT oder GL	Bei Krea-Cl 15–29 ml/min 2 × 2,5 mg/d; Patienten mit VHF u. mindestens 2 der folgenden Kriterien (Alter ≥ 80 J., KG ≤ 60 kg, Serum-Krea ≥ 1,5 mg/dl): 2 × 2,5 mg/d
Dabigatran	VHF 2 × 150 mg/d, 2 × 150 mg/d zur Behandlung einer TVT oder LE	Wenn Krea-Cl 30–50 ml/min, und zusätzlich hohes Blutungsrisiko, dann 2 × 110 mg/d. Bei Patienten zwischen 75 und 80 J. sollte individuell entschieden werden, 2 × 110 mg/d zu geben. Patienten ≥ 80 J. sollten 2 × 110 mg/d erhalten. Nierenfunktion sollte bei älteren Patienten regelmäßig überprüft werden.

Tab. 12.2: (fortgesetzt).

Wirkstoff	Dosierung bei normaler Nierenfunktion	Dosierung bei eingeschränkter Nierenfunktion
Edoxaban	VHF 160 mg/d, Behandlung von TVT oder LE 60 mg/d	wenn Krea-Cl 15–50 ml/min oder KG < 60 kg oder Komedikation mit P-gp-Inhibitor, dann 30 mg/d
Rivaroxaban	VHF 20 mg/d, Therapie von TVT und LE 2 × 15 mg/d über 3 Wochen, danach 20 mg/d	wenn Krea-Cl 15–49 ml/min beträgt, dann 15 mg/d

GFR = Glomeruläre Filtrationsrate, Krea-Cl = Kreatinin-Clearance, VHF = Vorhofflimmern, TVT = Tiefe Venenthrombose, LE = Lungenembolie, P-gp = P-Glykoprotein.

Für alle relevanten Wirkstoffe findet man auf der Website www.dosing.de Dosierungsempfehlungen bei eingeschränkter Nierenfunktion und einen Rechner zur korrekten Dosisberechnung für direkte orale Antikoagulanzien.

Weniger eindeutig sind die Angaben zum hepatischen Metabolismus im Alter. Durch die Abnahme des Leberblutflusses werden Arzneistoffe mit hoher Extraktionsrate langsamer eliminiert (Fentanyl, Morphin, Verapamil). Ebenso ist der First-pass-Metabolismus reduziert, was zu höheren Blutspiegeln von Nifedipin und Verapamil beiträgt [15,18]. Bedingt durch bestimmte Komorbiditäten, z. B. Leberstauung bei kongestiver Herzinsuffizienz, wird die hepatische Eliminationsfunktion ebenfalls eingeschränkt.

Im Alter nimmt die Muskelmasse ab, ebenso der Wassergehalt im Körper; andererseits steigt der Fettanteil und kann bis zu 45 % betragen. Diese Prozesse haben einen Einfluss auf das Verteilungsvolumen beispielsweise von Herzglykosiden, die überwiegend an Muskelgewebe binden, oder Benzodiazepinen, die sich im Fettgewebe anreichern. Beides führt zu einer verlangsamten Elimination. Bei noch weiter fortscheitendem Alter und Mangelernährung kommt es zu einer Reduktion des Fettanteils und zu einer Abnahme von Plasmaproteinen. Eine Abnahme des Serumalbumins bedeutet einen Anstieg der wirksamen Konzentrationen einiger Pharmaka, z. B. Phenprocoumon, und damit ein erhöhtes Nebenwirkungsrisiko.

Bei betagten Patienten mit niedrigem Körpergewicht und ggf. Mangelernährung muss bei den meisten Medikamenten die Dosis reduziert werden.

12.1.2 Veränderte Wirkungen von Arzneistoffen im Alter

Im Alter finden zahlreiche Prozesse im Organismus statt, wie beispielsweise eine Verringerung der Elastizität von Geweben und Gefäßen sowie eine Osteoporose, was bei einem Sturz zu größeren Folgen führt, als wenn ein junger Mensch fällt. Auch die gegenregulatorischen Mechanismen sind bei zunehmendem Lebensalter nicht mehr ausreichend, um die Homöostase aufrecht zu erhalten: der Körper reagiert empfindlicher auf alle exogenen Reize [19,20]. Bei einer zu raschen Blutdrucksenkung kommt es eher zu einem Kollaps, bei einem leichten Schwindel schon zum Stolpern und die Kräfte reichen nicht mehr aus, sich festzuhalten und den Sturz zu verhindern. Der nächtliche Toilettengang ohne Brille, aber unter Benzodiazepineinfluss, wird zu einem riskanten Ausflug, der mit ausgetretenen Hausschuhen rasch an der Teppichkante endet.

Im Alter nimmt die Anzahl und Sensitivität von Betarezeptoren ab, auch die Renin-Aktivität scheint nachzulassen. Auch die Empirie spricht dafür, dass Diuretika im Alter hervorragend, Betablocker hingegen nicht so gut blutdrucksenkend wirken. Eine verminderte Sensitivität muskarinerger Rezeptoren ist vermutlich die Ursache für den im Alter abgeschwächten Barorezeptorreflex. Die Sensitivität der Benzodiazepinrezeptoren hingegen lässt nicht nach: im Gegenteil, die sedierende Wirkung ist im Alter ausgeprägter als bei jüngeren Erwachsenen [20].

Das bei Übelkeit gerne verordnete Metoclopramid ist im Alter nicht nur aufgrund kardialer Nebenwirkungen mit Vorsicht anzuwenden [21], auch das Risiko für ein Parkinsonoid ist bei älteren Menschen offenbar höher als bei jüngeren Menschen [22,23].

> Viele Arzneimittelnebenwirkungen im Alter beruhen auf erhöhter Empfindlichkeit und schwächeren gegenregulatorischen Mechanismen.

12.1.3 Potenziell ungeeignete Medikamente für ältere Menschen

Die genannten Befunde zur erhöhten Nebenwirkungsempfindlichkeit älterer Patienten sind die Basis für das Konzept der „potenziell inadäquaten Medikation (PIM) für ältere Menschen" [24]. In vielen Ländern sind mittlerweile – jeweils bezogen auf den nationalen Arzneimittelmarkt – PIM-Listen verfügbar. Die meisten Wirkstoffe befinden sich auf der Liste, weil sie besonders zwei Domänen negativ beeinflussen können: die Kognition und die Mobilität, letzteres bedeutet ein erhöhtes Sturzrisiko. Kognitionsverlust und Stürze bedeuten oftmals den Verlust der Mobilität und Selbständigkeit und sind somit zentrale Ereignisse, die sorgfältig erfragt und beachtet werden müssen. Beispiele für Medikamente aus der deutschen PRISCUS-Liste [25] mit anticholinergem, sedierendem und sturzgefährdendem Potenzial sind in Tab. 12.3 aufgeführt.

Tab. 12.3: Ausgewählte Arzneistoffe der PRISCUS-Liste mit stark sedierendem, anticholinergem oder sturzgefährdendem Potenzial aus [25] und https://www.priscus2-0.de.

Wirkstoff	Symptome	Alternative(n)	Hinweise zum Monitoring
langwirkende Benzodiazepine wie z. B. Diazepam, Flurazepam, Bromazepam, Nitrazepam, Flunitrazepam	Muskelrelaxation, Vigilanzminderung führen zur Sturzgefahr; Paradoxe Reaktion	Schlafhygiene, kurzwirkende und niedrigdosierte Benzodiazepine und Z-Substanzen, ggf. Baldrian; ggf. schlafanstoßendes Antidepressivum wie Mirtazapin	Nach Sturzneigung und Stürzen fragen, nächtliche Toilettengänge nötig? Wohnumfeld optimieren.
Amitriptylin, Doxepin, Clomipramin	anticholinerge Nebenwirkungen (z. B. Obstipation, Mundtrockenheit, Verwirrtheit), Sedierung	SSRI (z. B. Citalopram, Sertralin); ggf. Mirtazapin, wenn Sedierung erwünscht; nichtmedikamentöse Therapien (z. B. verhaltenstherapeutische Verfahren)	Kontrolle auf anticholinerge UAW, Sturzrisiko bewerten, EKG-Kontrolle; Hälfte der üblichen Tagesdosis, einschleichend dosieren
Oxybutynin (nichtretardiert und retardiert), Tolterodin (nichtretardiert)	anticholinerge Nebenwirkungen (z. B. Obstipation, Mundtrockenheit, Verwirrtheit)	Trospiumchlorid, Fesoterodin, nichtmedikamentöse Therapien (Beckenbodengymnastik, Physio- und Verhaltenstherapie)	klinische Kontrolle der anticholinergen Effekte
Dimenhydrinat	anticholinerge Nebenwirkungen	Domperidon (cave: QT-Verlängerung), ggf. Metoclopramid	klinische Kontrolle der anticholinergen Effekte
Levomepromazin, Thioridazin	anticholinerge und extrapyramidale UAW, Sedierung, Sturzgefahr, erhöhte Sterblichkeit bei Patienten mit Demenz	atypische Neuroleptika (z. B. Risperidon), Melperon, Pipamperon	klinische Kontrolle der Verträglichkeit (anticholinerge und extrapyramidale UAW), Kontrolle Herz-Kreislauf-Funktion (Hypotonie, EKG/QT-Intervall)
Clonidin	Bradykardie, Sedierung, Verschlechterung der Kognition	ACE-Hemmer oder AT_1-Blocker, langwirkende Kalziumantagonisten	sehr niedrige Dosis, Kontrolle EKG und Sturzanamnese
Alphablocker wie Terazosin, Prazosin, Doxazosin	Hypotension, Mundtrockenheit, Harninkontinenz/Miktionsstörung	ACE-Hemmer oder AT_1-Blocker, langwirkende Kalziumantagonisten	sehr niedrige Dosis, Sturzanamnese
Nifedipin schnellfreisetzend, Nitrate	Hypotension, erhöhte Mortalität	ACE-Hemmer oder AT_1-Blocker, langwirkende Kalziumantagonisten	sehr niedrige Dosis, klinische Kontrolle, Indikationsstellung hinterfragen

SSRI = selektive Serotonin-Wiederaufnahmehemmer

Kognitionsverlust ist eine typische, oftmals nur mittel- bis langfristig, erkennbare Nebenwirkung von Arzneimitteln mit anticholinergem Wirkungsspektrum [26]. Weitere Nebenwirkungen sind die im Eingangsbeispiel beschriebene Mundtrockenheit, Mydriasis (Akkommodationsstörung, Engwinkelglaukom), Harnverhalt, Obstipation, verminderte Schweißbildung, Tachykardie und zentralvenöse Symptome von Unruhe bis hin zu Delir und Krämpfen.

Nicht nur anticholinerg wirkende, sondern auch einige andere Arzneimittel können im Alter ein Delir bewirken: Diuretika durch zu starken Flüssigkeitsverlust, Opioide, Neuroleptika, Fluorchinolone und Herzglykoside [27].

Das Risiko für einen Sturz wird insbesondere durch langwirksame, möglicherweise auch durch kurz und mittellang wirksame Benzodiazepine und Z-Substanzen erhöht. Aber auch kurzwirksames Nifedipin und Nitrospray können zu ausgeprägten Hypotensionen mit Sturzfolge führen. Ebenso gefährlich können trizyklische Antidepressiva sein, wobei auch SSRI nicht immer eine sturzsichere Alternative darstellen [25].

12.1.4 Protonenpumpeninhibitoren im Alter

Viele alte Menschen haben eine mehr oder weniger gesicherte Indiktion für einen Protonenpumpeninhibitor (PPI) und nehmen diesen ein. Indikationen sind oftmals Sodbrennen mit und ohne Nachweis einer Refluxösophagitis, Komedikation von Thrombozytenaggregationshemmern und NSAR, aber sehr häufig findet sich kein Grund (mehr) für die Verordnung des PPI [28,29]. Ahrens et al. analysierten PPI-Verordnungen nach einem Krankenhausaufenthalt und den Umgang damit in 31 deutschen Hausarztpraxen. In 58 % der entlassenen Patienten mit einer PPI-Verordnung im Entlassungsbrief ließ sich keine Indikation für den PPI finden, dennoch wurden auch hiervon 58 % der Verordnungen fortgeführt. Da PPI einen Bestandteil der Polypharmazie vieler Senioren darstellen, findet sich hier oftmals ein guter Ansatzpunkt zum Reduzieren, ohne zu schaden [30]. Trotz meist subjektiv guter Verträglichkeit stehen PPI im Verdacht, für die Entstehung bzw. Begünstigung einer Osteoporose verantwortlich zu sein und somit eine erhöhte Frakturrate zu bedingen [31]. Da eine effektive Anhebung des intragastralen pH-Wertes zu einer Veränderung der gastrointestinalen Flora führen kann, werden PPI ebenfalls mit einer erhöhten und veränderten bakteriellen Besiedlung im Darm gebracht. Eine Folge daraus ist vermutlich das erhöhte Risiko für ambulant und im Krankenhaus erworbene Pneumonien, das recht gut belegt ist [32]. Eine andere Folge daraus könnte auch das immer wieder, aber kontrovers diskutierte Risiko für *Clostridioides difficile*-assoziierte Diarrhöen und Enterokolitiden sein, eine für Hochbetagte oftmals letal verlaufende Komplikation einer Antibiotikatherapie [33]. Auch wenn der Einfluss der PPI noch etwas unklar ist, so weisen ältere Menschen mit zunehmender Multimorbidität ein signifikant erhöhtes Risiko für eine Clostridioides-assoziierte Erkrankung auf [34]. Gesichert scheint jedoch zu sein, dass durch PPI-Einnahme verschiedene pathogene Keime im Gastrointestinaltrakt in höherer Anzahl siedeln als ohne PPI-Einnahme und somit das Mikrobiom in ungünstiger Weise verändert wird [35]. Ferner wurde eine Assoziation zwischen PPI-Einnahme und chronischer Niereninsuffizienz postuliert [36]. Gerade im Hinblick auf die kognitiven Fähigkeiten älterer Menschen sind derzeit noch widersprüchliche pharmakoepidemiologische Analysen von Interesse, die auf einen möglichen Zusammenhang zwischen PPI-Einnahme und Demenz hinweisen [37,38]. Die hier dargestellten, nicht alle gut belegten Risiken sollen nicht davon abhalten, bei gegebener Indikation einen PPI zu verordnen. Sie sollten jedoch Anlass zum Überdenken einer langfristigen PPI-Behandlung geben, beispielsweise inwieweit sich ggf. ein NSAR-Gebrauch minimieren lässt. Vor diesem Hintergrund wurde einer Therapie mit PPI länger als 8 Wochen von der Amerikanischen Gesellschaft für Geriatrie nur bei ganz strenger Indikationsstellung empfohlen und von europäischen Experten als PIM (s. o.) bezeichnet und bedarf unbedingt einer Überprüfung [39]. Einer der vordringlichen Schritte ist außerdem die Kommunikation zwischen dem stationären und ambulant verordnenden Kollegen: so sollten Hinweise auf das Absetzen einer stationär verordneten PPI-Therapie (beispielsweise infolge einer stationär erforderlichen Behandlung mit NSAR) konkret im Arztbrief dokumentiert werden.

12.1.5 Antibiotikatherapie im Alter

Ohne auf die besondere Problematik der Diagnostik von akuten Infektionskrankheiten einzugehen, sollen hier einige Aspekte der potenziellen Nebenwirkungen von Antibiotika bei älteren Menschen mit zahlreichen Komorbiditäten dargestellt werden.

Die besondere Problematik und die erhöhte Sterblichkeit älterer Menschen unter einer *Clostridioides difficile*-assoziierten Diarrhö und/oder Colitis wurden bereits oben diskutiert. Außerdem können Fluorchinolone insbesondere bei schwer Erkrankten die Entstehung eines Delirs begünstigen [27].

Fluorchinolone sind aufgrund ihres Wirkmechanismus alle mit einem erhöhten Risiko für Schädigungen kollagener Strukturen verbunden, hiervon am besten bekannt: Sehnenrupturen [40,41]. Diese Ereignisse sind relativ selten und eine Sehnenruptur einige Tage oder wenige Wochen (im Mittel etwa 3 Wochen) nach einer antibiotischen Therapie wird oftmals nicht in Zusammenhang gebracht. Allerdings ist dieser Zusammenhang unstrittig und ebenso die Tatsache, dass hiervon überwiegend ältere Patienten und solche unter gleichzeitiger Kortikosteroidtherapie betroffen sind. Mittlerweile in die Fachinformationen der Hersteller aufgenommen ist das erhöhte Risiko für Aortenaneurysmen und Herzklappenregurgitation nach Fluorochinoloneinnahme [41].

Zahlreiche Antibiotika, vor allem Makrolide (z. B. Clarithromycin) und Gyrasehemmer (z. B. Moxifloxacin) können die QT-Zeit verlängern und zur Entstehung von malignen Herzrhythmusstörungen, v. a. Torsade de pointes Tachyarrhythmie, beitragen [42].

Nitrofurantoin zur langfristigen Prophylaxe und Therapie von Harnwegsinfekten wird nach Ansicht nationaler und internationaler Experten als PIM eingeschätzt aufgrund des gerade für Ältere erhöhten Risikos einer Lungenfibrose [25,39].

12.1.6 Antidiabetika im Alter

Ältere Patienten mit Diabetes mellitus weisen im Vergleich zu jüngeren Patienten ein erhöhtes Risiko für Hypoglykämien unter Sulfonylharnstoffen und Insulin auf [43]. Nicht umsonst weist die Nationale Versorgungsleitlinie Diabetes mellitus Typ 2 besondere Vorsichtsmaßnahmen und einen weniger ambitionierten Zielwert für HbA1C auf als für jüngere Diabetiker [45]. In Abhängigkeit vom allgemeinen Gesundheitsstatus, den Komorbiditäten, der Polypharmazie und der kognitiven Funktion kann auch ein Zielwert um 8 % vertretbar sein. Im höheren Alter und bei eingeschränkter Nierenfunktion ist oftmals die Elimination von oralen Antidiabetika verzögert. Problematisch ist die im hohen Lebensalter eingeschränkte Fähigkeit, auf Hypoglykämien zu reagieren, so dass rascher einer Bewusstlosigkeit, vielleicht auch ein Sturz, eintritt. Auch bei Sulfonylharnstoffen, besonders bei Glibenclamid, ist auf eine Altersadaptierte niedrigere Dosis zu achten. Außerdem bestehen für diesen Wirkstoff (wie auch für Glimepirid) zahlreiche Interaktionsmöglichkeiten (s. Tab. 12.4 Interaktionen), die bei Polypharmazie nicht auszuschließen sind.

Bei Metformin sind die allgemeinen Kontraindikationen und Warnhinweise zu beachten, viele davon wie beispielsweise schwere Herzinsuffizienz und eine Kreatinin-Clearance weniger als 45 ml/min sind im Alter nicht selten. Um eine Kumulation des renal eliminierten Wirkstoffs frühzeitig zu erkennen, soll unter Metformintherapie mindestens einmal jährlich die Nierenfunktion kontrolliert werden, bei Patienten mit grenzwertiger Kreatinin-Clearance zwei- bis viermal jährlich. Zusätzlich sollte eine möglichst niedrige Tagesdosis gewählt werden, beginnend mit 500 mg/d und sollte maximal 1000 mg/d betragen. In diesem Zusammenhang sei auch auf die erforderliche 2-tägige Pause vor der Gabe jodhaltiger Kontrastmittel bei Patienten mit eingeschränkter Nierenfunktion [46] und bis zu zwei Tage Pausieren auch nach kurzdauernden Eingriffen hingewiesen [45].

Im Falle einer Nichtbeachtung kann es zu lebensbedrohlichen Laktatazidosen kommen, die im Alter nur schwer therapeutisch beherrschbar sind, so dass eine Metformintherapie immer sorgfältig abgewogen und v. a. überwacht werden muss [44]. Sowohl Dipeptidylpeptidase-Hemmer (DPP4-Hemmer) als auch Inhibitoren des Natrium-Glukose-Kotransporters (SGLT2-Hemmer) sind dadurch gekennzeichnet, dass sie sehr selten Hypoglykämien auslösen und somit gerade für betagte Patienten geeignet sind. Sie unterscheiden sich jedoch durch spezifische weitere Merkmale: während für die DPP4-Hemmer im Gegensatz zu SGLT2-Hemmern keine Reduktion hinsichtlich kardiovaskulärer Endpunkte nachgewiesen ist, haben SGLT2-Hemmer den

Nachteil, dass sie eine Urininkontinenz verstärken sowie zu Dehydratation und Hypotension beitragen können [47].

12.1.7 Polypharmazie und Wechselwirkungen zwischen Medikamenten

Je größer die täglich einzunehmende Anzahl von Medikamenten, desto größer das Risiko für Wechselwirkungen. Als Faustformel gilt die Aussage, dass die Wahrscheinlichkeit für eine Wechselwirkung bei 8 einzunehmenden Medikamenten 100 % beträgt. Eine Europäische Expertengruppe hat unlängst eine Liste der im Alter häufig auftretenden und zu vermeidenden Wechselwirkungen erstellt [47]. Meist manifestieren sich die Interaktionen zwischen Arzneimitteln als Nebenwirkungen, seltener wird die Wirkung eines Arzneimittels abgeschwächt. Aus pharmakologischer Sicht unterteilt man die Arzneimittelinteraktionen in sogenannte pharmakokinetische und pharmakodynamische Wechselwirkungen [6].

12.1.7.1 Pharmakokinetische Arzneimittelinteraktionen

Diese Gruppe der Wechselwirkungen beruht auf der gegenseitigen Beeinflussung von Arzneistoffen auf der Ebene der Resorption, der Verteilung, des Metabolismus oder der Elimination. Auch wenn man sich in den Fachinformationen der Hersteller über mögliche Wechselwirkungen informiert, so wird hier ein prinzipielles Verständnis einiger Mechanismen vorausgesetzt. Bei pharmakokinetischen Interaktionen spielt die gegenseitige Verdrängung an arzneistoffmetabolisierenden Enzymen eine relevante Rolle. Viele Wirkstoffe werden über das mikrosomale Enzymsystem der Zytochrome abgebaut, insbesondere über das CYP3A4, CYP2D6 und CYP2C9 bzw. CYP2C19. So konkurrieren Simvastatin und Clarithromycin um das CYP3A4, mit der Konsequenz, dass die Simvastatinspiegel um das 5 bis 10-fache ansteigen und eine Myopathie oder Rhabdomyolyse auftreten kann. Umgekehrt hemmt Omeprazol die Aktivierung von Clopidogrel über CYP2C19 und vermindert die antiaggregatorische Wirkung auf die Thrombozyten. In der Hinsicht anspruchsvoll sind Patienten unter immunsuppressiver Therapie nach Organtransplantation, da Arzneistoffe wie Ciclosporin oder Everolimus nicht nur durch CYP3A4 metabolisiert werden, sondern auch einem Transport durch das p-Glykoprotein unterliegen. Ähnlich komplexe Wechselwirkungen ergeben sich für Patienten mit HIV-Therapie (www.hiv-interactions.com), antiviralen Medikamenten gegen Hepatitis B und C sowie einigen oralen Tumormedikamenten wie Imatinib, Gefitinib und Erlotinib.

Auch bei Chemotherapie sind Interaktionen zu beachten. Während und bis zu 4 Wochen nach einer Gabe von 5-Fluouracil darf das Virustatikum Brivudin (mit dem Handelsnamen Zostex®) nicht angewendet werden: beide Wirkstoffe werden über das Enzym Dihydropyrimidin-Dehydrogenase metabolisiert. Brivudin blockiert den Abbau von 5-Fluorouracil und es kommt zu einer erheblichen Toxizität, in Einzelfällen mit Todesfolge.

In Tab. 12.4 sind einige häufig vorkommende pharmakokinetische Interaktionen sowie die Anwendung möglicher Alternativen beschrieben.

Tab. 12.4: Ausgewählte relevante pharmakokinetische Interaktionen.

Arzneistoff A	Arzneistoff B	Mechanismus	therapeutische Alternative
PPI, z. B. Omeprazol	Atazanavir, Nelfinavir	herabgesetzte Resorption der HIV-Medikamente	möglichst vermeiden, ggf. H_2-Blocker (z. B. Ranitidin)
PPI, insbesondere Omeprazol	Clopidogrel	Clopidogrel-Aktivierung über CYP2C19 wird inhibiert, geringere Wirkung auf die Thrombozytenaggregationshemmung	Omeprazol vermeiden, ggf. anderen PPI oder hochdosiert H_2-Blocker
Amiodaron	a) Ketokonazol, HIV-Proteaseinhibitor b) Ciclosporin, Digoxin, Fentanyl, Flecainid	a) Metabolismus von Amiodaron wird inhibiert b) Metabolismus der Wirkstoffe wird gehemmt	a) Kontrolle der Amiodaronspiegel und Dosisanpassung b) Therapeutisches Drug Monitoring und ggf. Dosisreduktion
Simvastatin	Amiodaron, Amlodipin Ciclosporin, Ketokonazol, Verapamil	Metabolismus (CYP3A4) von Simvastatin wird gehemmt, es kommt zu Myopathie, Rhabdomyolyse	Simvastatin pausieren, teilweise ist niedrigere Dosis indiziert; Ausweichen auf z. B. Fluvastatin, anderes Antibiotikum/Antimykotikum
Phenprocoumon, Warfarin	Cotrimoxazol, Antibiotika allgemein; Amiodaron, Allopurinol, Capecitabin, Imatinib, Regorafenib	Hepatischer Phenprocoumonmetabolismus wird inhibiert	Kein Cotrimoxazol! Bei Antibiose und den anderen Wirkstoffen INR-Kontrolle nach 3–5 Tagen; Kontrolle Amiodaronspiegel, meist Dosisreduktion um ca. 25 %
NOAKs: Dabigatran, Apixaban, Rivaroxaban	Ciclosporin, Clarithromycin, Ketoconazol, Amiodaron, Verapamil	Ausscheidung der NOAKs wird in unterschiedlichem Ausmaß verlangsamt: Blutungsgefahr	je nach Ausprägung der IA kann auf einen anderen NOAK ausgewichen werden oder anderes Antibiotikum/Antimykotikum auswählen
5-Fluoruracil, Capecitabin	Brivudin, Sorivudin	die Virustatika hemmen den Abbau der Nukleotide über die Dihydropyrimidin-Dehydrogenase, dadurch erhöhte Toxizität	4 Wochen zeitlichen Abstand zwischen diesen Medikamenten; Alternativen wie Aciclovir, Valaciclovir oder Famciclovir bevorzugen

Tab. 12.4: (fortgesetzt).

Arzneistoff A	Arzneistoff B	Mechanismus	therapeutische Alternative
Imatinib, Regorafenib	a) PI, Azol-Antimykotika, Makrolidantibiotika b) Simvastatin, Ciclosporin, Tacrolimus, Fentanyl	a) durch Hemmung von CYP3A4 werden die TKI langsamer abgebaut b) durch Hemmung von CYP3A4 werden die genannten Wirkstoffe verzögert abgebaut	a) diese Wirkstoffe vermeiden b) bei Immunsuppressiva therapeutisches Drug Monitoring und Dosisreduktion
Azathioprin	Allopurinol	Hemmung des Azathioprin-metabolismus: Knochenmarktoxizität	Azathioprindosis reduzieren oder Benzbromaron (nicht Febuxostat) zur Harnsäuresenkung

PI = Proteaseinhibitoren, PPI = Protonenpumpeninhibitor, NOAK = neue orale Antikoagulanzien, OTC = over-the-counter (frei erhältliche Präparate), p-Gp = p-Gylokprotein.

12.1.7.2 Pharmakodynamische Interaktionen

Während die pharmakokinetische Interaktionen schwer zu durchschauen sind, beruhen die pharmakodynamischen Wechselwirkungen auf sich gegenseitig beeinflussenden Effekten. Einige häufige Interaktionen diesen Typus sind in Tab. 12.5 aufgeführt.

Mit am häufigsten beobachtet man meist gastrointestinale Blutungen unter der Kombination von Antikoagulanzien oder Thrombozytenaggregationshemmern und NSAR [11–13]. Weniger im Fokus steht die durchaus relevante Addition antiaggregatorischer Effekte von klassischen Plättchenhemmern und SSRI [48].

Etwas komplexer wird es bei der Addition von anticholinergen Effekten: erhält ein Patient mit Dranginkontinenz Oxybutynin und dazu Amitriptylin als Antidepressivum, so kann es zu einer deutlichen Kognitionseinschränkung kommen, einer starken Obstipation sowie weiteren anticholinergen Effekten (s. Tab. 12.3).

Der Eingriff von Diuretika, ACE-Hemmern und einem NSAR in das Renin-Angiotensin-System wird als „triple whammy" bezeichnet und führt gerade bei betagten Patienten nicht selten zum Nierenversagen [49].

Nicht zu unterschätzen sind die additiven Effekte von Pharmaka auf die QT-Zeit mit steigendem Risiko für Torsade de Pointes Arrhythmien. Das betrifft häufig verordnete Arzneistoffe wie Clarithromycin, Citalopram und Metoclopramid.

Tab. 12.5: Ausgewählte relevante pharmakodynamische Interaktionen.

Wirkstoff 1	Wirkstoff 2	Symptom	therapeutische Alternative
Thrombozytenaggregationshemmer, orale Antikoagulanzien	NSAR	gastrointestinale Blutung	Paracetamol, schwaches Opioid, ggf. Metamizol. Falls Kombination unumgänglich, Kombination mit PPI
Thrombozytenaggregationshemmer, orale Antikoagulanzien	SSRI	verstärkte Blutungsgefahr	engmaschige Überwachung, PPI verordnen oder anderes Antidepressivum bevorzugen
ACE-Hemmer, AT_1-Antagonist, Renininhibitor	Spironolacton	Anstieg des Serum-Kalium	Monitoring, Spironolacton sehr niedrig dosieren, bei ausgeprägter Niereninsuffizienz absetzen
Betablocker	Verapamil, Digitalisglykosid	Bradykardieverstärkung, verzögerte Reizleitung	Vermeidung der Kombination (Kontraindikation!), Überwachung, ggf. Schrittmacher-Implantation
Citalopram	zahlreiche typische Neuroleptika, Chinolone, Makrolide	Verstärkung der QT-verlängernden Wirkung, Gefahr einer TdP-Arrhythmie (gilt auch für TZA)	Kombinationen vermeiden
Amitriptylin, Doxepin u. a. TZA	Tolterodin, Oxybutynin, Biperiden	Verstärkung der zentralen anticholinergen Wirkungen bis hin zum Delir	Kombinationen vermeiden
Butylscopolamin	Anticholinergika wie Tolterodin, Oxybutynin, Biperiden, TZA	Verstärkung der peripheren anticholinergen Wirkungen: Miktionsbeschwerden, Mydriasis, Tachykardie	Kombination vermeiden
Tramadol, Pethidin, Fentanyl	SSRI, Ondansetron, Granisetron	Verstärkung der serotonergen Wirkung, ggf. Serotoninsyndrom	Kombination vermeiden

12.1.7.3 Umgang mit Polypharmazie und Arzneimittelinteraktionen

Vor der Verordnung eines neuen Medikamentes an einen bereits polypharmazierten Menschen sollte man sich zunächst einen Überblick verschaffen.

Der sog. „brown bag review" beschreibt die simple Möglichkeit, den Patienten zu bitten, alles was er gerade einnimmt, in einer Tüte mitzubringen. Ein solcher wird in der 2021 erschienenen Leitlinie Multimedikation empfohlen [50]. Komfortabel ist es, wenn der Patient zum Arzt oder in ein Krankenhaus kommt und einen aktuellen und vollständigen Medikationsplan bei sich hat: seit Oktober 2016 hat jeder Patient, der mehr als 3 Medikamente dauerhaft einnimmt, ein Anrecht auf einen solchen Plan nach jedem Arztbesuch im ambulanten Bereich und sollte ihn hoffentlich mit sich führen.

Ist der Überblick hergestellt und Neuverordnungen stehen an, so stellt sich die Frage nach der besten Methode der Überprüfung auf potenzielle Wechselwirkungen. Mittlerweils ist es in einigen Krankenhäusern im Klinikinformationssystem eine Software installiert, die automatisch auf potenzielle Interaktionen prüft. Auch Apps für Mobilphone sind teilweise kostenfrei, teils für akzeptable Gebühren zu erhalten. Was man jedoch wissen sollte: aus Vorsichtsgründen liefern die meiste dieser Softwarelösungen viele Alarmsignale, z. T. bei sehr seltenen Interaktionen, oder auch bei eher banal erscheinenden Problemen und teilweise sogar bei Leitlinien-gerechten Kombinationen. Man muss sich an die Systeme gewöhnen, den Umgang damit erproben, bis sie wirklich eine Arbeitserleichterung darstellen.

12.1.7.4 Verordnungskaskaden

Nicht selten sind neue Symptome bei älteren Menschen nicht der Hinweis auf eine neue Krankheit, sondern auf eine Nebenwirkung. Die bereits geschilderten anticholinergen Effekte sind in Betracht zu ziehen, ebenso Probleme beim Wasserlassen, Stürze und natürlich viele gastrointestinalen Symptome und Arzneimittelbedingte Lebertoxizität [8].

Bei einem betagten Menschen sollte differentialdiagnostisch stets auch an Arzneimittelinduzierte Probleme gedacht werden.

Übelkeit wird sehr oft mit Metoclopramid behandelt – was manchmal Dyskinesien auslöst oder sich meist nicht positiv auf eine bestehende Parkinson-Symptomatik auswirkt. Das Resultat ist der Beginn einer Therapie mit Levodopa oder die Erhöhung der Levodopa-Dosis [51]. Auch Unter Therapie mit Thiaziddiuretika kommt es regelhaft zu einem Anstieg der Harnsäure, was reflexartig zu einer Verordnung von Allopurinol führt. Solche Verordnungen zur Therapie von Nebenwirkungen werden Verordnungskaskaden genannt und tragen zur Polypharmazie bei. Beispiele für häufig beobachtete Verordnungskaskaden sind in Tab. 12.6 aufgeführt.

Tab. 12.6: Häufig anzutreffende Verordnungskaskaden.

Wirkstoff 1	Symptom/ Nebenwirkung	Wirkstoff 2	Symptom/ Nebenwirkung	Wirkstoff 3
Antibiotikum	Übelkeit	Metoclopramid	Parkinsonoid	Levodopa
Hydrochlorothiazid	Hyperurikämie	Allopurinol	Exanthem	Corticosteroidsalbe, Antihistaminikum
Torasemid, Furosemid, abendliche Einnahme	Nykturie	Alfuzosin	weiterhin Nykturie, Schwindel, Sturz	NSAR gegen Schmerzen: Verschlechterung der Herzinsuffizienz
Tolterodin, Amitriptylin	kognitive Störung	Antidementivum Rivastigmin	Agitiertheit	Neuroleptikum, z. B. Pipamperon
Antidepressivum Venlafaxin	Agitiertheit	Neuroleptikum, z. B. Pipamperon	Parkinsonoid	Levodopa
NSAR	Blutdruckanstieg, obwohl dieser zuvor mit ACE-Hemmer gut eingestellt war	zusätzliches Antihypertensivum	nach Absetzen des NSAR fällt Blutdruck: Hypotension	Antihypotonikum oder Sturz

NSAR = nicht-steroidale Antirheumatika

12.2 Allgemeine Aspekte der Pharmakotherapieführung im Alter

Nicht nur die Anzahl der täglich einzunehmenden Tabletten, auch eine leichte Vergesslichkeit, tragen zu einer meist deutlich unter den Erwartungen liegenden Adhärenz bei [52,53]. Bei mehr als 2–3 Tabletten/Tag sinkt die Wahrscheinlichkeit, dass der Patient alles wie verordnet einnimmt, schon deutlich. Bei chronischen Erkrankungen ohne direkte Symptome liegt die Adhärenz meist bei etwa 50 %. Eine Adhärenz-steigernde Maßnahme ist die Einbeziehung des Patienten und seines Umfelds in die therapeutischen Entscheidungen. Hinzu kommen praktische Unterstützungen wie wöchentliche, z. B. in der Apotheke zusammengestellte Medikationsboxen, bis hin zur App, die an die Medikationseinnahme erinnern sollen. Dennoch muss sich der behandelnde Arzt über ein hohes Ausmaß von Non-Adhärenz im Klaren sein.

Bei einer hochkomplexen Medikation muss auch sichergestellt werden, dass diese korrekt angewendet werden kann. Es fängt bei banalen Dingen wie dem Öffnen von Blistern an und endet mit dem Teilen winziger Tabletten [54].

Als Kommunikationsmedium für den Patienten, aber auch für andere Behandler, dient der bereits genannte Medikationsplan. Einige Software-Systeme bieten bereits die Möglichkeit, einen Medikationsplan für Patienten zu pflegen, auszudrucken sowie elektronisch weiterzuleiten an andere Arztpraxen bzw. Krankenhäuser [55].

Grundsätzlich sollte bei jeder, insbesondere neu anzusetzenden Pharmakotherapie bei alten Menschen, überdacht werden, ob diese davon einen Nutzen haben werden [8]. Präventive Maßnahmen wie z. B. Senkung von Cholesterin und Blutzucker müssen im Kontext der Morbidität und Lebenserwartung betrachtet werden. Aber auch tatsächlich unter Beachtung der potenziellen Risiken einer Pharmakotherapie für nicht unerhebliche Nebenwirkungen.

Auch bei der Anwendung von Leitlinien ist eine gewisse Skepsis geboten: gibt es eine akzeptable Evidenz für den Nutzen einer Therapie auch bei betagten Patienten [14]?

Je älter und gebrechlicher ein Patient ist, desto mehr stehen für ihn meist Aspekte wie Lebensqualität und Mobilität im Vordergrund. Die hier genannten Aspekte münden in internationalen Bestrebungen zum sog. „De-prescribing", nämlich eher einer Reduktion der täglichen Tablettenration anstelle der Verordnung weiterer Präparate. De-prescribing wird international als ein Teil des Verordungskontinuums betrachtet: bei bestehnder Indikation sollte ein Medikament angesetzt werden – wenn zu einem späteren Zeitpunkt der zu erwartende Nutzen geringer wird oder nicht mehr relevant ist oder sogar geringer als der Schaden ist, sollte ein Medikationsabsetzen ernsthaft erwogen werden [56]. Selbstverständlich gehört hierzu nach einer ausführlichen Medikationsanamnese die Beurteilung der Notwendigkeit der Medikamente in Anbetracht der individuellen Lebenssituation und die Einbeziehung des Patienten bzw. der Angehörigen. Dies muss sorgfältig geplant, dokumentiert und von unterstützenden Angeboten und intensivem Monitoring begleitet sein – hierzu sind zeitliche Ressourcen erforderlich.

Acht Regeln zur sicheren Arzneimitteltherapie im Alter:
1. Neue Erkrankung oder Nebenwirkung der bisherigen Therapie?
2. Gibt es nicht-pharmakologische Alternativen?
3. Individuelle Nutzen-/Risiko-Abschätzung?
4. Aktuelles Körpergewicht und Nierenfunktion?
5. Start low – go slow – but go!
6. Relevante Interaktionen beachten: NSAR, Antikoagulantien, Diuretika.
7. Bei Hochbetagten: Sturzereignisse?
8. Nimmt der Patient OTC-Präparate und welche, wie oft?

Literatur

[1] Schäfer I, Hansen H, Schön G, et al. The influence of age, gender and socio-economic status on multimorbidity patterns in primary care. First results from the multicare cohort study. BMC Health Services Res. 2012;12:89. doi: 10.1186/1472-6963-12-89.

[2] Telschow C, Schröder M. Der GKV-Arzneimittelmarkt: Klassifikation, Methodik und Ergebnisse 2020. doi: https://dx.doi.org/10.4126/FRL01-006421779 (letzter Zugriff: 19.9.2021).

[3] Knopf H, Grams G. Arzneimittelanwendung von Erwachsenen in Deutschland. Ergebnisse der Studie zur Gesundheit Erwachsener in Deutschland (DEGS1). Bundesgesundheitsbl. 2013;56:868–77.

[4] Molter-Bock E, Hasford J, Pfundstein T. Psychopharmakologische Behandlungspraxis in Münchener Altenpflegeheimen. Z Gerontol Geriat. 2006;39:336–43.

[5] Thürmann PA, Werner U, Hanke F, et al. Arzneimittelrisiken bei hochbetagten Patienten: Ergebnisse deutscher Studien. In: Bundesärztekammer (Hrsg): Fortbildungskompendium „Fortschritt und Fortbildung in der Medizin." Band 31 2007/2008. Köln: Deutscher Ärzteverlag, 2007:216–24.

[6] Cascorbi I. Arzneimittelinteraktionen. Prinzipien, Beispiele und klinische Folgen. Dtsch Arztebl Int. 2012;109:546–55.

[7] Thürmann PA. Polypharmazie. Treiben Sie den Teufel nicht mit dem Beelzebub aus! MMW Fortschr Med. 2014;156(10):56–61.

[8] Burkhardt H, Wehling M. Probleme bei der Pharmakotherapie älterer Patienten. Internist. 2010;51:737–748.

[9] Stausberg J, Hasford J. Drug-related admissions and hospital-acquired adverse drug events in Germany: a longitudinal analysis from 2003 to 2007 of ICD-10–coded routine data. BMC Health Services Res. 2011;11:134.

[10] Leendertse AJ, Egberts ACG, Stoker LJ, van den Bemt PMLA. Frequency of and risk factors for preventable medication-related hospital admissions in the Netherlands. Arch Intern Med. 2008;168:1890–96.

[11] Lanas A, Carrera-Lasfuentes P, Arguedas Y, et al. Risk of upper and lower gastrointestinal bleeding in patients taking nonsteroidal anti-inflammatory drugs, antiplatelet agents, or anicoagulants. Clin Gastroenterol Hepatol. 2015;13:906–12.

[12] Wehling M. Non-steroidal anti-inflammatory drug use in chronic pain conditions with special emphasis on the elderly and patients with relevant comorbidities: management and mitigation of risks and adverse effects. Eur J Clin Pharmacol. 2014;70:1159–72.

[13] Schmiedl S, Szymanski J, Werner U, et al. Drug-drug interactions leading to hospital admission in the old: data from the German Pharmacovigilance Study Group. Basic Clin Pharmacol Toxicol. 2007;101:391 (Abstr.).

[14] Nationale Akademie der Wissenschaften Leopoldina, acatech – Deutsche Akademie der Technikwissenschaften, Union der deutschen Akademien der Wissenschaften (Hrsg.): Medizinische Versorgung im Alter – Welche Evidenz brauchen wir? Halle/Saale: 1. Auflage, 2015.

[15] Reeve E, Wiese MD, Mangoni AA. Alterations in drug disposition in older adults. Expert Opin Drug Metab Toxicol. 2015;11:491–508.

[16] Banas M, Amann K, Schaeffner E. Nierenveränderungen im Alter. Nephrologe. 2014;9:11–9.

[17] Helldén A, Odar-Cederlöf I, Nilsson G, et al. Renal function estimations and dose recommendations for dabigatran, gabapentin and valaciclovir: a data simulation study focused on the elderly. BMJ Open. 2013;3:e002686. doi:10.1136/bmjopen-2013-002686.

[18] Tan JL, Eastment JG, Poudel A, Hubbard RE. Age-Related Changes in Hepatic Function: An Update on Implications for Drug Therapy. Drugs Aging. 2015;32:999–1008.

[19] Fried LP, Tangen CM, Walston J, et al. Cardiovascular Health Study Collaborative Research Group. Frailty in older adults: evidence for a phenotype. J Gerontol A Biol Sci Med Sci. 2001;56: M146–56.

[20] Turnheim K. Drug usage in the elderly. Drugs Aging. 1998;13: 357–79.

[21] van der Meer YG, Venhuizen WA, Heyland DK, van Zanten AR. Should we stop prescribing meto-clopramide as a prokinetic drug in critically ill patients? Crit Care. 2014;18:502.

[22] Rumore MM: Cardiovascular adverse effects of metoclopramide: Review of literature. J Case Reports Images. 2012;3(5):1–10.

[23] European Medicines Agency recommends changes to the use of metoclopramide. http://www. ema.europa.eu/ema/index.jsp?curl=pages/medicines/human/referrals/Metoclopramide-con-taining_medicines/human_referral_000349.jsp&mid=WC0b01ac05805c516f (letzter Zugriff: 8.10.2021).

[24] Laroche ML1, Charmes JP, Bouthier F, Merle L. Inappropriate medications in the elderly. Clin Pharmacol Ther. 2009;85:94–7.

[25] Holt S, Schmiedl S, Thürmann PA. Potenziell inadäquate Medikation für ältere Menschen: Die PRISCUS-Liste. Dtsch Arztebl Int. 2010;107:543–51.

[26] Rudolph JL, Salow MJ, Angelini MC, McGlinchey RE. The anticholinergic risk scale and anticholi-nergic adverse effects in older persons. Arch Intern Med. 2008;168(5):508–13.

[27] Iglseder B, Dovjak P, Benvenuti-Falger U, et al. Medikamenten-induzierte Delirien älterer Men-schen. Wien Med Wochenschr. 2010;160:281–85.

[28] Pasina L, Nobili A, Tettamanti M, et al.; REPOSI Investigators. Prevalence and appropriateness of drug prescriptions for peptic ulcer and gastro-esophageal reflux disease in a cohort of hospi-talized elderly. Eur J Intern Med. 2011;22:205–10.

[29] Heidelbaugh JJ, Kim AH, Chang R, Walker PC. Overutilization of proton-pump inhibitors: what the clinician needs to know. Ther Adv Gastroenterol. 2012;5:219–32.

[30] Ahrens D, Behrens G, Himmel W, Kochen MM, Chenot JF. Appropriateness of proton pump inhi-bitor recommendations at hospital discharge and continuation in primary care. Int J Clin Pract. 2012;66:767–73.

[31] Briganti SI, Naciu AM, Tabacco G, Cesareo R, et al. Proton Pump Inhibitors and fractures in adults: a critical appraisal and review of the literature. Int J Endocrinol 2021;8902367.

[32] Eom CS, Jeon CY, Lim JW, et al. Use of acid-suppressive drugs and risk of pneumonia: a syste-matic review and meta-analysis. CMAJ. 2011;183;3:310–9.

[33] Inghammar M, Svanström H, Voldstedlund M, et al. Proton-Pump Inhibitor use and the risk of community-associated clostridium difficile infection. Clin Infect Dis. 2021;72(12):e1084–e1089.

[34] Ticinesi A, Nouvenne A, Folesani G, et al. Multimorbidity in elderly hospitalised patients and risk of Clostridium difficile infection: a retrospective study with the Cumulative Illness Rating Scale (CIRS). BMJ Open. 2015;5:e009316.

[35] Imhann F, Bonder MJ, Vila AV, et al. Proton pump inhibitors affect the gut microbiome. Gut. 2015;0:1–9. doi:10.1136/gutjnl-2015-310376.

[36] Lazarus B , Chen Y , Wilson FP, et al. Proton Pump Inhibitor Use and the Risk of Chronic Kidney Disease. JAMA Intern Med. 2016;176(2):238–46.

[37] Haenisch B, von Holt K, Wiese B, et al. Risk of dementia in elderly patients with the use of pro-ton pump inhibitors. Eur Arch Psychiatry Clin Neurosci. 2015;265(5):419–28.

[38] Wu B, Hu Q, Tian F, Wu F, Li Y, Xu T. A pharmacovigilance study of association between proton pump inhibitor and dementia event based on FDA adverse event reporting system data. Sci Rep 2021;11:10709.

[39] Renom-Guiteras A, Meyer G, Thürmann PA. The EU(7)-PIM list: a list of potentially inappropriate medications for older people consented by experts from seven European countries. Eur J Clin Pharmacol. 2015;71:861–75.

[40] Arabyat RM, Raisch DW, McKoy JM, Bennett CL. Fluoroquinolone-associated tendon-rupture: a summary of reports in the Food and Drug Administration's adverse event reporting system. Expert Opin Drug Saf. 2015;14:1653–60.

[41] Pasternak B, Inghammar M, Svanström H. Fluoroquinolone use and aortic aneurysm and dissection: nationwide cohort study. BMJ 2018:360.

[42] Woosley RL, Romero KA. https://www.crediblemeds.org, AZCERT, 1457 E. Desert Garden Dr., Tucson, AZ 85718, USA. (letzter Zugriff: 11.11.2021).

[43] Fu H, Curtis BH, Xie W, et al. Frequency and causes of hospitalization in older compared to younger adults with type 2 diabetes in the United States: a retrospective, claims-based analysis. J Diabetes Complications. 2014;28:477–81.

[44] Nationale VersorgungsLeitlinie Therapie des Typ-2-Diabetes. Teilpublikation, 2. Auflage. Zuletzt geändert: März 2021. https://www.leitlinien.de/themen/diabetes/2-auflage. (letzter Zugriff: 11.11.2021).

[45] European Society of Urogenital Radiology (2019). https://www.esur.org/fileadmin/content/2019/ESUR_Guidelines_10.0_Final_Version.pdf. (letzter Zugriff: 11.11.2021).

[46] Scheen AJ. Efficacy/safety balance of DPP-4 inhibitors versus SGLT2 inhibitors in elderly patients with type 2 diabetes. Diabetes Metabolism. 2021;47:101275.

[47] Anrys P, Petit A-E, Thevelin S, et al. An international consensus list of potentially clinically significant drug-drug interactions in older people. JAMDA. 2021;2121–2133.

[48] Anglin R, Yuan Y, Moayyedi P, et al. Risk of upper gastrointestinal bleeding with selective serotonin reuptake inhibitors with or without concurrent nonsteroidal anti-inflammatory use: a systematic review and meta-analysis. Am J Gastroenterol. 2014;109:811–9.

[49] Lapi F, Azoulay L, Yin H, Nessim SJ, Suissa S. Concurrent use of diuretics, angiotensin converting enzyme inhibitors, and angiotensin receptor blockers with non-steroidal anti-inflammatory drugs and risk of acute kidney injury: nested case-control study. BMJ. 2013;346:e8525.

[50] Leitliniengruppe Hessen, DEGAM. S3-Leitlinie Multimedikation, Langfassung, AWMF-Registernummer: 053–043. 2. Auflage 2021.

[51] Avorn J, Gurwitz JH, Bohn RL, et al. Increased incidence of levodopa therapy following metoclopramid use. JAMA. 1995;274:1780–82.

[52] Bosch-Lenders D, Maessen DW, Stoffers HEet al. Factors associated with appropriate knowledge of the indications for prescribed drugs among community-dwelling older patients with polypharmacy. Age Ageing. 2016;24:pii: afw045.

[53] Pasina L, Brucato AL, Falcone C, et al. Medication non-adherence among elderly patients newly discharged and receiving polypharmacy. Drugs Aging. 2014;31:283–9.

[54] Schmidt SJ, Wurmbach VS, Lampert A, et al. Individual factors increasing complexity of drug treatment – a narrative review. Eur J Clin Pharmacol. 2020;76:745–754.

[55] Ammenwerth E, Aly AF, Bürkle T, et al. Memorandum on the use of information technology to improve medication safety. Methods Inf Med. 2014;53:336–43.

[56] Scott IA, Hilmer SN, Reeve E, et al. Reducing inappropriate polypharmacy: the process of deprescribing. JAMA Intern Med. 2015;175:827–834.

13 Palliative Care – Palliativmedizin und Altersmedizin

Stephan Sahm

Unter Palliativmedizin versteht man die ausschließlich auf die Linderung von Symptomen ausgerichtete pflegerische und ärztliche Behandlung. Sie ist dann angezeigt, wenn andere medizinische Maßnahmen, die auf die Lebensverlängerung gerichtet sind, nicht mehr angezeigt sind oder von den Betroffenen abgelehnt werden. Palliativmedizinische Behandlung ist insbesondere dann in Betracht zu ziehen, wenn Krankheiten chronisch progredient verlaufen und in ein Stadium treten, in dem das Lebensende bevorsteht. Zumeist werden als Beispiele dafür Patienten mit Tumorleiden angeführt. Die Palliativmedizin ist aber auch eine Medizin, die insbesondere bei Personen mit fortgeschrittener vaskulärer Demenz, bei Patienten mit Lungenerkrankungen, neurologischen Leiden und fortgeschrittenen Herz- und Gefäßerkrankungen in Betracht zu ziehen ist. Die WHO hat die Palliativmedizin folgendermaßen definiert:

Palliativmedizin ist eine Behandlung von Patienten mit einer nicht heilbaren progredienten und weit fortgeschrittenen Erkrankung und begrenzter Lebenserwartung, für die das Hauptziel die Begleitung der Lebensqualität ist.

Palliativmedizin umfasst ein weites Spektrum von Maßnahmen, von der Linderung von Symptomen, über die Beachtung seelischer und spiritueller Bedürfnisse bis hin zur Begleitung der Angehörigen auch nach dem Tod.

Aufgaben und Ziele der Palliativmedizin
- Beherrschung von Symptomen am Lebensende (Schmerzen, Luftnot, Bauchwassersucht usw.)
- Minderung des Leids durch symptomorientierte Therapie
- Bejahung des Sterbens als zum Leben gehörender Prozess
- Einbeziehung psychologischer und spiritueller Bedürfnisse der Patienten
- Beachtung und Angebot der Sorge auch für das familiäre Umfeld und nahestehende Personen
- umfängliche ganzheitliche Behandlung von Personen mit weit fortgeschrittener Erkrankung und begrenzter Lebenserwartung
- Sterbebegleitung
- Trauerbegleitung für Angehörige nach dem Tod

Die Altersmedizin, Geriatrie, hat einen anderen Schwerpunkt. Nach ihrem Selbstverständnis ist sie „die medizinische Spezialdisziplin, die sich mit den körperlichen, geistigen, funktionalen und sozialen Aspekten in der Versorgung von akuten und

https://doi.org/10.1515/9783110697650-013

chronischen Krankheiten, der Rehabilitation und Prävention alter Patientinnen und Patienten sowie deren spezieller Situation am Lebensende befasst" [1].

Altersmedizin und Palliativmedizin haben daher unterschiedliche Schwerpunkte und verschiedene Zielsetzungen. Doch sie überschneiden sich in vielerlei Hinsicht. Viele alte Menschen leiden an chronischen Erkrankungen, die Inzidenz irreversibler, tödlicher Erkrankungen steigt. Daher ist die Entscheidung, alle medizinischen Anstrengungen allein auf die Steigerung der Lebensqualität in der letzten Lebensphase auszurichten, bei alten Menschen häufig zu treffen.

Die Palliativmedizin unterscheidet mehrere Phasen, in der sie Anwendung findet (s. Abb. 13.1). Nach Diagnosestellung eröffnen sich bei vielen Krankheiten Möglichkeiten der lebensverlängernden Therapie, obgleich die Prognose als infaust eingeschätzt wird. Beispiel sind die vielfältigen Formen der sogenannten palliativen Chemotherapie bei Tumorleiden. Sie ist ausweislich empirischer Untersuchungen auch bei betagten Patienten verträglich und gleichermaßen wirksam [2–4]. Auch wenn eine gegen die Grundkrankheit gerichtete Therapie eigeleitet wird, besteht die Verpflichtung zur Linderung von Symptomen. Die Palliativtherapie hat schon zu diesem Zeitpunkt anzusetzen. Die frühe Integration der Palliativmedizin verbessert die Prognose und steigert die Lebensqualität [5]. Insofern sind palliative Therapie und gegen eine Grundkrankheit gerichtete Behandlung keine einander ausschließenden Vorgänge, sie ergänzen sich vielmehr.

> Die palliative Versorgung und Therapie müssen frühzeitig in das Behandlungskonzept integriert werden. Sie beginnen nicht erst, wenn keine gegen eine Grundkrankheit gerichtete Therapie mehr indiziert ist.

Mit Fortschreiten der Erkrankung tritt die lindernde Behandlung immer mehr in den Vordergrund. Dann ändert sich das Therapieziel. In der Phase ausschließlich palliativer Behandlung sind alle Maßnahmen allein auf die Linderung von Symptomen ausgerichtet.

Phasen palliativer Behandlung

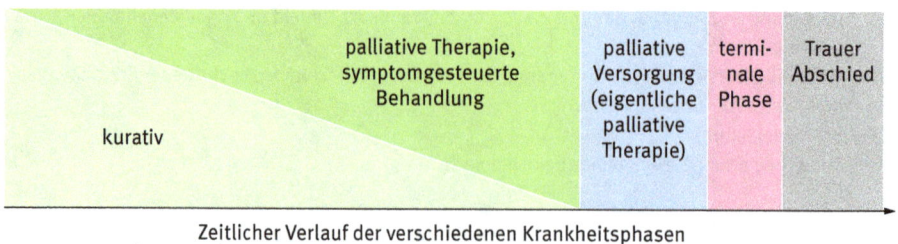

Abb. 13.1: Phasen palliativer Behandlung.

Von diesen Phasen der Erkrankung ist schließlich die oft kurze, nur wenige Tage oder Stunden dauernde terminale Krankheitsphase zu unterscheiden. Hier ändert sich meist das Spektrum der Symptome. So haben Schmerzen meist eine geringere Bedeutung, jetzt stehen Symptome wie Dyspnoe, Panik, Blutungen u. a. m. im Vordergrund.

13.1 Ethische Probleme der Palliativmedizin beim alten Menschen

Medizinisches Handeln versteht sich niemals von selbst. Es bedarf immer der abwägenden und sorgfältigen Indikationsstellung. Unzweifelhaft enthält jede Indikationsstellung auch ein wertendes Element, über das Rechenschaft abgelegt werden muss. Es gehört zur großen Tradition der Medizin seit der Antike, das eigene Tun zu reflektieren und für ethische Konfliktsituationen Handlungsmaximen zu formulieren. Dazu ist es notwendig, die einschlägigen Begriffe und Konzepte zu kennen.

13.1.1 Medizinische Handlung am Lebensende – Begriffe und Konzepte

13.1.1.1 Therapiebegrenzung

In einem technischen Sinne hält die moderne Medizin für nahezu jeden Zustand eine Intervention bereit. Der Einsatz aller im technischen Sinne möglichen Mittel führte aber zu einer unmenschlichen Medizin. Die Medizin ohne Grenzen, etwa eine Verlängerung des Sterbens, gehört nicht zu den Zielen der Medizin [6–9]. Es gilt daher stets, die Sinnhaftigkeit jeder medizinischen Maßnahme bezogen auf den Einzelfall zu eruieren. Dieser Vorgang ist Voraussetzung jeder Indikationsstellung. Die Begrenzung spezifischer Therapiemaßnahmen zählt mittlerweile zur klinischen Routine. Das gilt insbesondere angesichts des Lebensendes, dies haben empirische Untersuchungen bestätigt [10]. Auch und gerade in der terminalen Krankheitsphase gehören Beendigungen oder Nichtaufnahme medizinischer Behandlungen zum Regelfall. Es ist in jedem Fall darüber Rechenschaft abzulegen. Es genügen in der Krankenakte dafür ggf. kurze Eintragungen. Die Reflexion über Ausmaß und mögliche Reduktionen medizinischen Interventionen gehört angesichts der alternden Bevölkerung und der zunehmenden Möglichkeiten der Medizin, auch nicht heilbare Erkrankungen in eine lange chron. Phase zu überführen, zum Kernbereich ärztlichen Handelns [11]. Doch bedeutet die Entscheidung zur Begrenzung einer Therapie kein Abbruch der Behandlung überhaupt, wie es eine vor Jahren häufig gebrauchte, jedoch missverständliche Formulierung nahelegen könnte („Therapieabbruch"). Vielmehr ändert sich das Ziel der Behandlung, sie wird aber nicht beendigt [6].

Entscheidungen über die Begrenzungen einer spezifischen Therapie gehören zu den wesentlichen Merkmalen ärztlicher Tätigkeit.

13.1.1.2 Änderung des Therapiezieles

Bei fortschreitender Erkrankung, deren Prognose infaust ist, ist es notwendig, den Zeitpunkt zu erkennen, an dem auf die Lebensverlängerung und den Lebenserhalt zielende Maßnahmen nicht länger sinnvoll sind. Dann gilt es das Therapieziel zu ändern. Jetzt steht die allein lindernde Therapie im Vordergrund, zusammen mit der spirituellen Begleitung, der Betreuung des familiären Umfeldes und der Vorbereitung und Planung, wie die Betroffenen in der terminalen Phase betreut werden können und möchten (zu Hause, in Hospizen, anderen Einrichtungen etc.).

Die Änderung des Therapiezieles bedeutet nicht, die Therapie abzubrechen. Vielmehr richten sich alle Maßnahmen jetzt auf die Linderung von Symptomen. Das Behandlungsteam bleibt aktiv in palliativer Hinsicht, es zieht sich nicht zurück.

Das Konzept der Änderung des Therapiezieles wurde erstmals in einem einschlägigen Dokument der Deutschen Ärzteschaft 1998 formuliert [6]. Es wurde in bewusster Abgrenzung zur alten Terminologie der passiven Sterbehilfe gewählt, die zu vielen Missverständnissen geführt hat [9,11]. Letzterer Begriff wie auch die in der juristischen Literatur noch manchmal gebräuchliche Formulierung der indirekten aktiven Sterbehilfe treffen ärztliche Handlungen am Lebensende nicht. Sie sind daher zu vermeiden.

13.1.1.3 Aktive Sterbehilfe

Die intendierte Verkürzung des Lebens von Patienten mit medizinischen Maßnahmen, meistens einer Injektion tödlich wirksamer Medikamente, widerspricht dem ärztlichen Ethos. In einigen Ländern wurde die aktive Sterbehilfe von den Gesetzgebern liberalisiert. Dies sind die drei Beneluxstaaten, Kanada, und zuletzt Spanien. In Ländern mit hohem technischen Entwicklungsstand hat dies zu heftigen Diskussionen geführt. Der Weltärztebund, die Ärzteorganisationen aller übrigen Länder in der entwickelten Welt, lehnen aktive Sterbehilfe als Teil ärztlicher Tätigkeit ab [12]. Es gehört zu den Wesensmerkmalen der Palliativmedizin, intendierte Tötungshandlungen zurückzuweisen. Diese Einstellung kennzeichnet die professionelle Identität der in der Palliativmedizin Tätigen [13,14].

Die Rückweisung aktiver Tötungshandlungen ist wesentlich für die Identität der Palliativmedizin. Diese Überzeugung steht in Übereinstimmung mit der ärztlichen Ethik und ist in der überwältigen Mehrzahl aller Länder in den einschlägigen professionellen Kodizes der Ärzteschaft wie auch des Weltärztebundes niedergelegt.

Untersuchungen bestätigen darüber hinaus, dass die Kenntnis über die Möglichkeit der Palliativmedizin das Verlangen nach aktiver Sterbehilfe seitens der Patienten und von Angehörigen reduziert [15].

13.1.1.4 Suizidwünsche und ärztlich assistierter Suizid

Von der aktiven Sterbehilfe sind der Suizid und die ärztliche Assistenz beim Suizid zu unterscheiden. Weltweit wird immer wieder darüber diskutiert, ob Ärzte bei der Selbsttötung assistieren sollen. Die Deutsche Ärzteschaft hat dies wiederholt als nicht mit dem ärztlichen Ethos vereinbar abgelehnt. Dies steht ebenfalls in Übereinstimmung mit den ethischen Stellungnahmen des Weltärztebundes und der überwältigenden Mehrheit aller Ärzteorganisationen weltweit. Die Beobachtungen aus den Ländern, in den ärztliche Assistenz beim Suizid toleriert wird, zeigen, dass die Rate der Selbsttötungen steigt. Das Angebot stellt selbst einen suizidfördernden Faktor dar. Schon aus Gründen der generellen Prävention ist sie daher abzulehnen. Darüber hinaus sprechen eine Fülle medizinethischer Gründe dafür, ärztliche Assistenz beim Suizid zurückzuweisen.

Im November 2015 wurde in Deutschland ein Gesetz verabschiedet, dass die geschäftsmäßige Suizidhilfe untersagt. Im Jahr 2020 hat das Bundesverfassungsgericht den neu in das Strafgesetzbuch eingeführten Paragraphen 217 als nicht vereinbar mit dem Grundgesetz wieder aufgehoben [16]. Laienorganisation wie die, die in der Schweiz tätig sind, aber auch Ärzte hatten Suizidhilfe geschäftsmäßig als Teil ihrer Tätigkeit anzubieten begonnen. Es war Absicht des Gesetzgebers, dies zu unterbinden. Der Begriff der Geschäftsmäßigkeit umfasst ein auf Wiederholung ausgerichtetes Angebot, auch wenn damit keine kommerziellen Vorteile entgegengenommen werden. Die Geschäftsmäßigkeit eines solchen Angebotes ist es, die als unabhängiger Risikofaktor die Zahl der Suizide erhöht [17]. Erfahrungen aus den Ländern mit Regelungen, die aktive Sterbehilfe und Assistenz beim Suizid liberalisiert haben, belegen mittlerweile unzweifelhaft, dass die Zahl solcher Handlungen mit dem Ziel, den Tod herbeizuführen stetig und nach einiger Latenz übermäßig steigt [8,9,18,19]. Mithin führt das Angebot und die Zulassung solcher Akte zu einer Übersterblichkeit. Es ist daher aus ethischen Gründen mit der Identität ärztlicher Profession unvereinbar, dass Ärzte – ungeachtet einer sich in liberalen Gesellschaften ausbreitenden Tendenz – sich an aktiver Sterbehilfe und Hilfe zum Suizid beteiligen. Die ethische und politische Diskussion wird intensiv geführt [8,9,19–21]. Aus ärztlicher Sicht und aufgrund professioneller Ethik sind Suizidassistenz und aktive Sterbehilfe abzulehnen. Zudem hat das Bundesverfassungsgericht im erwähnten Urteil den Gesetzgeber aufgefordert, auf andere Weise als in dem aufgeführten Gesetzesparagraphen vorgesehen zu verhindern, dass Assistenz beim Suizid und mithin der Suizid zu einem Normalfall werden. Welche Initiativen der Gesetzgeber ergreifen wird, ist derzeit nicht absehbar. Die hier in aller Kürze dargestellte Position entspricht der in wiederholten Beschlüssen der Ärztetage zum Ausdruck gebrachten Überzeugung der Mehrheit der deutschen Ärzteschaft, dass Suizidhilfe kein Bestandteil ärztlicher Tätigkeit sein darf. Sie widerspricht vielmehr der ärztlichen, professionellen Ethik [12,22].

Assistenz beim Suizid ist kein Bestandteil ärztlicher Tätigkeit. Das auf Wiederholung ausgerichtete Angebot einer Suizidhilfe auch ohne Absicht, Gewinn zu erzielen, lässt die Zahl der Suizide nach Latenz einiger Jahre übermäßig ansteigen.

13.1.1.5 Selbstbestimmung und Patientenverfügung

In einer liberalen Gesellschaft ist es unveräußerliches Recht von Personen, selbstbestimmt über die Lebensführung zu entscheiden. Jede medizinische Maßnahme bedarf daher der Einwilligung der Betroffenen. Voraussetzung, sich ein Urteil über die Folgen einer medizinischen Behandlung oder ihrer Unterlassung zu bilden, ist eine einfühlsame und die medizinischen Fakten angemessen darlegende Aufklärung. Für den Fall der eigenen Unfähigkeit zur Entscheidung, können Personen Vorabverfügungen verfassen, in denen sie Wünsche im Blick auf medizinische Behandlungen festlegen können. Sofern die Festlegungen eindeutig sind und konkret und die medizinisch anstehende Entscheidung betreffen, ist ihnen Folge zu leisten. Dies gilt dann, wenn eine solche Verfügung schriftlich vorliegt. Sie muss nicht notariell bestätigt sein. Die Mehrzahl von Personen hat aber keine im Sinne des Betreuungsrechtes gültige Patientenverfügung, da sie entweder nicht konkret ist oder die anstehende medizinische Entscheidungssituation nicht trifft [23–25]. Von Vorteil wäre es, wenn Personen ermutigt würden, Stellvertreter für eine angemessene Entscheidungsfindung zu nennen. Diese können dann eine stellvertretende Entscheidung für die Betroffenen treffen. Es empfiehlt sich, älteren Patienten zu raten, ein entsprechendes Dokument auszufüllen. Oft dient es auch als ein Instrument, die Gespräche über das Maß angemessener Therapie zu beginnen [26]. Die Bestimmung einer bevollmächtigten Person ist hilfreich bei der Beratung darüber, ob eine medizinisch indizierte Behandlung mit den Wünschen und Zielen der Betroffen übereinstimmt. Sie erleichtert die Entscheidung bei der Auswahl der zu rechtfertigenden Therapiemodalitäten. Eine solche Entscheidung vorab zu treffen, erweist sich für viele Personen als nahezu unmöglich [27–29]. Daher sind Patientenverfügungen in der Mehrzahl der Fälle kaum verwertbar oder sie erfüllen die gesetzlichen Kriterien nicht (insbesondere die Anforderung, Vorabverfügungen zu *konkret* benannten Maßnahmen zu treffen). Liegt jedoch eine Patientenverfügung vor, die auf den anstehenden Sachverhalt anwendbar ist und die hinreichend konkret genug abgefasst ist, dann ist ihr Folge zu leisten. Dies wurde im Dritten Gesetz zur Änderung des Betreuungsrechtes festgelegt.

Die Förderung der Selbstbestimmung und Fähigkeit zur Entscheidung, ist selbst ein Ziel der Medizin. Insbesondere im Blick auf alte Menschen sind die entsprechenden kommunikativen Fähigkeiten und Voraussetzungen zu erwerben bzw. zu schaffen. Dies bedeutet medizinische Maßnahmen in angemessener Weise zu erklären, dass auch alte Personen sich ein Urteil zu bilden vermögen und die Folgen einer Unterlassung oder Aufnahme bzw. Durchführung einer Maßnahme abschätzen können.

> Nur eine Minderheit von Patienten hat eine verwertbare und die gesetzlichen Vorbedingungen erfüllende Patientenverfügung. Es empfiehlt sich als Alternative die Benennung eines Gesundheitsbevollmächtigten anzuraten.

13.1.1.6 Gesundheitliche Versorgungsplanung – Advance Care Planning

In den entwickelten Ländern verstirbt die Mehrzahl der Personen im Gefolge einer chronischen Erkrankung. Bei einer Mehrzahl von Krankheiten ist das Fortschreiten des Leidens erkennbar und der Beginn der terminalen Lebens- bzw. Krankheitsphase absehbar. Dies ist der Zeitpunkt, an dem mit den Betroffenen und ihrem persönlichen Umfeld, das heißt den nahestehenden Personen, ein Gespräch begonnen werden soll über die Weise der Betreuung in der der terminalen Phase [11]. Die Erfahrungen der Palliativmedizin belegen, dass dies als eine vertrauensbildende Maßnahme erfahren wird. Insbesondere für Personen im hohen Lebensalter und mit multiplen chronischen Erkrankungen bzw. fortschreitender lebensbedrohlicher Erkrankungen sollte immer an die Möglichkeit eines Vorsorgeplanes gedacht werden. In Deutschland wurde dies ausdrücklich im Sozialgesetzbuch verankert. Im Gesetz zur Verbesserung der Palliativ- und Hospizversorgung wurde die gesundheitliche Versorgungsplanung für die letzte Lebensphase als § 132 g SGBV eingeführt. Er fördert ausdrücklich die vorausschauende Planung und Entscheidungsfindung über das Maß medizinischer Behandlung. Eine Kostenerstattung für den Aufwand ist u. a. auch für die Träger von Pflegeeinrichtungen vorgesehen. Ziel ist es, die Mittel der weiteren Behandlung angemessen auszuwählen und eine Übertherapie zu vermeiden für den Fall akuter Komplikationen und Verschlechterungen des Gesundheitszustandes, insbesondere auch dann, wenn die Betroffenen nicht mehr selbst entscheiden können. Dazu zählt etwa eine Absprache darüber, ob invasive medizinische Maßnahmen wie etwa intensivmedizinische Interventionen noch sinnvoll, angezeigt oder gewünscht sind. Der umfassende Versorgungsplan soll schriftlich niedergelegt sein. Vorgesehen ist eine umfassende Beratung. Bedeutsam ist die Initiative der betreuenden Ärztinnen und Ärzte, dieses Gespräch zu beginnen und die notwendigen Maßnahmen zu planen. Dazu gehört nicht zuletzt die Information aller Beteiligten, der Angehörigen, der Pflegenden u. a. m. So soll die Entscheidung, etwa keine intensivmedizinische Behandlung im Falle einer akuten Verschlechterung von Organfunktionen mehr einzuleiten, diesem Personenkreis bekannt sein. In Kliniken empfiehlt es sich, Formulare und Standards für die Entscheidungsfindung und nicht zuletzt die Klärung der Verantwortlichkeiten zu implementieren [30]. Vielerorts werden dazu Dokumente vorgehalten über die Begrenzung lebenserhaltender Maßnahmen. Ihre Verfügbarkeit insbesondere auch in akuten Entscheidungssituationen muss sichergestellt sein.

Patienten wünschen, dass von Ärzten die Initiative zu einem Gespräch über das angemessene Maß medizinischer Behandlung am Lebensende ausgeht, wenn eine chronische Erkrankung irreversibel fortschreitet und das Lebensende naht. Es zählt zu den ärztlichen Aufgaben, im Sinne eines umfassenden Vorsorgeplanes das Gespräch zu dokumentieren und die getroffenen Entscheidungen allen beteiligten bekannt zu machen. Die vorausschauende Planung für das Lebensende wurde im Sozialgesetzbuch als Leistung eigener Art implementiert (§ 132 g SGBV).

Das Gespräch über die Auswahl noch angemessener Behandlungen sollen Ärzte beginnen. Dies wünscht die Mehrzahl der Patienten [11]. Empirische Untersuchungen belegen die hohe Akzeptanz des Advance Care Planning, das dazu noch geeignet ist, die Furcht vor einer grenzenlosen Medizin am Lebensende zu nehmen. Das Advance Care Planning oder das Erstellen Planes für die Gesundheitsversorgung am Lebensende stößt seitens der Betroffenen auf eine höhere Akzeptanz als das bloße Erstellen einer Patientenverfügung, wie Erfahrungen weltweit belegen [31–33].

13.1.1.7 Palliative Sedierung

Die moderne Palliativmedizin hat ein hohes Maß an Spezialisierung erfahren. Trotz der unbestrittenen Fortschritte gelingt es in einer kleinen Zahl von Fällen nicht, die Symptome von Patienten am Ende ihres Lebens ausreichend zu lindern. Dies können Sonderfälle sein, in denen eine Schmerztherapie nur unzureichend möglich ist. Aber auch Zustände von Angst und Panik oder Luftnot.

In solchen Fällen ist die symptomgesteuerte Sedierung bis hin zum Bewusstseinsverlust die Therapie der Wahl. Sie wird als palliative Sedierung bezeichnet. Die Besonderheit der Maßnahme ist, dass eine symptomorientierte Steuerung erfolgt [34]. Die Maßnahme kann jederzeit wieder rückgeführt werden, die Reduktion der Sedierung ist möglich, um eine Kommunikation der Betroffenen mit der Umwelt wieder zu ermöglichen. Oftmals ist eine solche Sedierung nur vorübergehend, in manchen Fällen ist sie dauerhaft notwendig.

Die Palliative Sedierung wird gesteuert unter Beachtung der Symptome. Sie ist reversibel zu handhaben, wenn nach eine Phase der Ausschaltung des Bewusstseins Symptome rückläufig sind oder – etwa bei psychogenen Beschwerden wie Panik und Angst – nach dem Erwachen nicht mehr länger vorhanden sind oder durch andere Maßnahmen (etwa Musiktherapie, psychische Begleitung, Pharmakotherapie) gelindert sind

Es ist an dieser Stelle hervorzuheben, dass eine palliative Sedierung in ihrer Intention und bei kunstgerechter Durchführung normativ von Maßnahmen wie der aktiven Sterbehilfe abzugrenzen ist. Sie ist daher moralisch unterschiedlich zu bewerten [11,35]. Wenn die Indikation zur palliativen Sedierung gestellt wird, sollte sie von darin erfahrenen Ärzten und Teams durchgeführt werden. Für anders nicht behandelbare Patienten ist die palliative Sedierung eine in der Palliativmedizin gebräuchlichen Therapie. Bei kunstgerechtem Einsatz aller palliativmedizinischen Mittel und korrekter Indikationsstellung ist sie jedoch nur in einer geringen Zahl von Fällen notwendig.

13.1.2 Besonderheiten der Ernährungstherapie in der Palliativmedizin

Die Gabe von Flüssigkeit und die ausreichende Versorgung mit Kalorien und Nährstoffen nimmt eine Sonderstellung unter den medizinischen Behandlungsmaßnahmen ein. Der Grund dafür ist die Erfahrung von Hunger und Durst und das ihr entsprechende Verpflichtungsgefühl, diese Bedürfnisse bei anderen zu stillen. Diese moralische Intuition hat kulturübergreifend Geltung. Der ethische Imperativ, Mitmenschen nicht Hunger und Durst leiden zu lassen, gehört zu den anthropologischen Konstanten, die universell anerkannt sind.

Wegen der herausragenden Bedeutung, die den Bedürfnissen Hunger und Durst zukommen, nimmt die Ernährungstherapie im klinischen Entscheidungsprozess eine Sonderstellung ein.

Diese Zusammenhänge erklären, warum die Ernährungstherapie im Vergleich zu anderen medizinischen Behandlungen eine Sonderstellung einnimmt. Daher muss die Indikationsstellung und ihre ethischen Grenzen gesondert betrachtet werden. Die Notwendigkeit ergibt sich auch wegen der außerordentlichen Bedeutung, die Angehörige der Patienten der Ernährung zuschreiben.

Im Blick auf die Palliativmedizin sind jedoch Besonderheiten zu beachten. So besteht die Verpflichtung, Hunger und Durst zu stillen, bei der Gruppe der Patienten in der terminalen Lebensphase nur dann unbedingt, wenn ihr ein entsprechendes Bedürfnis gegenübersteht [36]. Die Erfahrungen der Palliativmedizin weisen jedoch aus, dass etwa ein Hungergefühl in der terminalen Lebensphase nicht mehr vorhanden ist. Damit erlischt auch die Verpflichtung zur Behandlung mit Ernährungslösungen, insbesondere dann, wenn Krankheitszustände irreversibel sind, der tödliche Verlauf der Erkrankung nahe und unausweichlich ist. Gleiches gilt für den Ersatz von Flüssigkeit und Elektrolyten, wenn die Sterbephase begonnen hat. Das Durstgefühl entsteht vornehmlich durch Austrocknung der Schleimhäute. Das Benetzen der Schleimhäute und eine entsprechende Behandlung dieses Symptoms (siehe Behandlungssymptom Mundtrockenheit) stehen daher im Vordergrund. Der Ausgleich von Spurenelementen, Flüssigkeit und Elektrolyten ist dann kein Ziel der Medizin mehr. Dies gilt für Personen in der Sterbephase.

In der terminalen Lebensphase besteht keine unbedingte Pflicht zur artifiziellen Ernährung oder Gabe von Flüssigkeit. Vielmehr kommt es darauf an, subjektive Bedürfnisse (Hunger und Durst) zu stillen. Dies gelingt bei vielen Patienten in dieser Phase durch Benetzen der Schleimhäute, Mundpflege u. v. a. m. Der Ausgleich physiologischer Parameter durch Ernährungstherapie ist dann nicht länger Ziel der Medizin.

In der vorangehenden palliativen Krankheitsphase hängt die Entscheidung zur Ernährungstherapie ab von den erreichbaren Zielen und der Abwägung über Effektivität und unerwünschte Folgen. Wenn immer möglich soll die Indikationsstellung unter Einbeziehung der Betroffenen und ggf. ihrer Vertreter erfolgen.

Anders verhält es sich in der vorangehenden palliativen Phase, wenn zwar keine lebensverlängernden Behandlungen durchgeführt werden, aber die anzunehmende Lebenserwartung einen Ausgleich von Ernährungsdefiziten notwendig erscheinen lässt. In dieser Phase der Erkrankung muss die Entscheidung über die Einleitung einer Ernährungsbehandlung und die Gabe von Flüssigkeit in Abhängigkeit von den möglichen Therapiezielen getroffen werden. Bei noch ausreichender Lebenserwartung (etwa über Wochen und Monate) kann eine Ernährungstherapie und die Gabe von Flüssigkeit sowohl über Sonden, Zusatznahrungen oder parenteral gerechtfertigt sein, wenn entsprechende medizinische Ziele formuliert werden können. Die früher gelegentlich als bedeutsam erachtete Unterscheidung von natürlicher und artifizieller Ernährungsbehandlung erweist sich als normativ zweitrangig. Sie ist jedoch zu beachten bei der Auswahl der Mittel, die stets angemessen sein müssen.

Kasuistik
Ein 67-jähriger Patient wird mit den Symptomen an einer Subileus in die Klinik eingewiesen. Vorbekannt ist eine Peritonealkarzinose bei Magenkarzinom. Die palliative Chemotherapie wurde beendet, nachdem sie zuletzt nicht mehr angesprochen hat. Antitumorale Behandlungen waren unter onkologischen Gesichtspunkten nicht mehr angezeigt. Der übrige körperliche Zustand des Patienten ist unbeeinträchtigt. Die Darmschlingen sind aufgebläht, die radiologische und sonographische Diagnostik zeigt eine diffuse Peritonealkarzinose. Operative Eingriffe sind nicht mehr gerechtfertigt. Mit laxierenden Maßnahmen (Macrogol, abführenden Kontrastmitteln) gelingt es den akuten Zustand zu beseitigen. Rezidive sind unmittelbar zu erwarten. Eine ausreichende Ernährung gelingt nicht mehr.
Es wird die Entscheidung zur parenteralen Ernährung über ein intravenöses Portsystem getroffen. Zusätzlich wird eine perkutane Gastrostomie angelegt und mit einer Ablaufsonde versorgt, um dem Patienten die unmittelbare Befriedigung durch den Genuss von Getränken und flüssigen Nährstoffen zu ermöglichen. Der Patient kann jetzt Flüssigkeiten und Getränke zu sich nehmen, die er über die Ablaufsonde ablässt. Er wird parenteral ernährt. Er bleibt daher mobil, nach weiteren 14 Wochen verstirbt er im Rahmen einer akuten septischen Komplikation.

Die Kasuistik zeigt, wie eine medizinische Zieldefinition auch die Ernährungstherapie am nahen Lebensende rechtfertigen kann. Der vorgenannte Patient profitiert von den Maßnahmen, kann am Leben teilnehmen, etwa an Familienfesten und hat eine für seine letzte Lebensphase verbesserte Lebensqualität. Eine unreflektierte Gabe von Flüssigkeit und die Applikation artifizieller Ernährung bei Patienten in der präterminalen und terminalen Phase ist jedoch nicht gerechtfertigt. Auch die Ernährungsbehandlung bedarf wie jede medizinische Maßnahme einer Indikationsstellung, bei der Patienten oder deren Stellvertreter in einem Prozess der Kommunikation zu beteiligen sind. Die Erfahrungen in der Palliativmedizin zeigen, dass der oft gehörte Einwand, dazu fehle in der praktischen Medizin die Zeit, auch unter den erschwerten Bedingungen der teilweise sehr weit ökonomisierten Medizin nicht stichhaltig ist. Solche Gespräche nehmen bei darin Geübten nur selten übermäßige Zeit in Anspruch.

Die Gabe von Kalorien und Nährstoffen ist andererseits bei einer Vielzahl von Krankheitszuständen nicht mehr sinnvoll, weil die Metabolisierung, etwa bei fortgeschrittenen Tumorerkrankungen, gar nicht mehr gelingen kann – selbst wenn sie in hoher und ausreichender Menge verabreicht werden. Es kommt daher immer darauf an, die Ziele einer Ernährungstherapie zu definieren und deren Erreichbarkeit zu überprüfen. Stellt sich heraus, dass eine Maßnahme sich als nicht mehr sinnvoll erweist, kann sie auch beendet werden. Dies gilt selbst für die Gabe von Flüssigkeit in der Sterbephase. Eine Beendigung der Gabe von Flüssigkeit kann auch in diesem Fall gerechtfertigt sein, wenn sie etwa zur Behandlung eines Exsikkosefiebers eingeleitet wurde, dieses Ziel aber nicht erreicht wird. Ein von den Betroffenen geklagtes Durstgefühl wird ohnehin nicht durch die Gabe von Flüssigkeit über eine Vene oder Bauchsonde, vielmehr durch das Benetzen und der Mundschleimhaut mit Flüssigkeit gestillt [11].

Zusammenfassend ist anzumerken, dass die Indikation zur Ernährungstherapie und Flüssigkeitsgabe unter Beachtung der jeweiligen Zielsetzung zu stellen ist. Am Lebensende und der vorangehenden palliativen Therapiephase besteht keine unbedingte Pflicht zur Gabe von Flüssigkeit und Kalorien. Andererseits kann sie in Abhängigkeit der Behandlungssituation zur Linderung von Symptomen mit gutem Grund indiziert sein.

Vielfach ist die Applikation einer Ernährungssonde eine besondere Herausforderung in der Geriatrie und der Palliativmedizin. Die Indikation ist daher sorgfältig abzuwägen. Auch hier gilt: eine eindeutige Zielsetzung ist notwendig. Bei hoch betagten Personen, bei fortgeschrittener Demenz und fortgeschrittener Erkrankung ist eine Sondenernährung über Bauchsonde (PEG) in der Mehrzahl der Fälle nicht indiziert. Untersuchungen weisen auf, dass bei fortgeschrittener Demenz die Maßnahme sich nicht einmal als effektiv erweist. Dekubitus, Aspirationen und anderes mehr können nicht vermieden werden, die Lebenszeit wird nicht verlängert. Schwierig bleibt die Entscheidung, wann eine Demenz fortgeschritten ist und ob es nicht in der Phase vor dem Endstadium der Erkrankung Zustände gibt, in denen Patienten von einer Ernährungsbehandlung – auch einer artifiziellen Ernährung – profitieren können. Dazu fehlen bisher ausreichende empirische Untersuchungen, die eine gezielte Indikationsstellung erlauben.

Die Anlage einer Ernährungssonde lediglich zur Reduktion des Pflegeaufwandes ist nicht gerechtfertigt, die Deutsche Gesellschaft für Ernährungsmedizin hat in ihren ethischen Richtlinien dazu entsprechende Stellungnahmen abgegeben [37].

13.1.3 Freiwilliger Verzicht auf Nahrung und Flüssigkeit (FVNF)

Der Umgang mit freiwilligem Verzicht auf Nahrung und Flüssigkeit (FVNF) von Patienten stellt Pflegende und Behandlungsteams vor besondere Herausforderungen. Dies wird in Politik, Gesellschaft und Medizinethik, vornehmlich auch in der Geriatrie, zunehmend diskutiert. Es gibt nur wenige Untersuchungen zu Erfahrungen im Umgang mit FVNF. In der Mehrzahl der Fälle versterben die Patienten bei konsequentem Verzicht innerhalb von 15 Tagen. Über das subjektive Erleben gibt es nur Fallberichte. Die meisten Studien beruhen auf Befragungen von Pflegepersonal, das die Patienten begleitet hat [38]. In 90 % der beschriebenen Fälle geht die Initiative zum FVNF vom Patienten aus, nur selten von Ärzten oder Angehörigen. Die Lebenserwartung dieser Patienten wurde überwiegend als sehr kurz eingeschätzt. Zwei von drei palliativmedizinisch tätigen Ärztinnen und Ärzte berichten, in den letzten 5 Jahren einen Patienten beim FVNF betreut zu haben [39].

Ein FVNF kann zu begleitenden Symptomen führen. Die gilt es zu behandeln und zu lindern. Für die ethische Bewertung ist es unerlässlich, die Handlungskontexte des FVNF zu unterscheiden. [40]

13.1.3.1 Fallkonstellation 1 – FVNF nahe dem Lebensende

Wie erwähnt waren die meisten Patienten, über die in den wenigen empirischen Untersuchungen berichtet wurde, nahe dem Lebensende. Ein FVNF bei fortgeschrittener, zum Tode führenden Erkrankung erfüllt nicht die zentralen Kriterien eines FVNF. Denn bei fortgeschrittener Erkrankung versiegen die Bedürfnisse, Nahrung und Flüssigkeit aufzunehmen. Es fehlen oft die seelische Kraft, der Wille, aber auch die physiologischen Voraussetzungen, zur Aufnahme. Die Verweigerung ist daher eher Ausdruck einer Ablehnung von Behandlung, die darauf abzielte, diese Hindernisse zu überwinden. Rückweisung einer Behandlung ist ethisch gerechtfertigt und zudem rechtlich bindend. Immer besteht die Pflicht, begleitende Symptome palliativ zu behandeln.

13.1.3.2 Fallkonstellation 2 – FVNV im sehr hohen Alter, bei noch nicht terminaler Erkrankung

Die Bedürfnisse, Nahrung und Flüssigkeit aufzunehmen, versiegen meist in hohem Lebensalter. Oft kann nicht einfach unterschieden werden, welches die zu Grunde liegenden Ursachen und Motivationen sind. Ein sehr hoher Anteil der Patienten leidet an Dysphagie (siehe dort). Oft kann nicht entschieden werden, inwieweit FVNF dann die Konsequenz einer bewussten Entscheidung ist. Das Versiegen der Bedürfnisse zwingt nicht dazu, das fehlende Verlangen mit medizinischen Mitteln, d. h. medizinischer Behandlung zu überwinden. Zumindest muss die Indikation dazu von der Zustimmung der Betroffenen getragen werden. In vielen Fällen ist jedoch die Abnahme von Hunger- und Durstgefühl Ausdruck des Versiegens des Lebens. Dann besteht nicht ohne weitere Gründe eine Indikation zu einer Intervention. Es ist jedoch ethisch bindend, begleitende Symptome palliativ zu behandeln.

13.1.3.3 Fallkonstellation 3 – FVNF bei kognitiver Einschränkung (dementieller Entwicklung)

Mit zunehmender Einschränkung der kognitiven Fähigkeiten versiegt auch die Nahrungs- und Flüssigkeitsaufnahme. Dies gehört zum klassischen Bild des Verlaufes einer Demenz. Mithin ist auch in dieser Hinsicht der Verzicht auf Nahrung und Flüssigkeit nicht Ausdruck einer bewussten Entscheidung, viel mehr Teil der Erkrankung. Die wird oft noch kompliziert durch Entzündungen im Zahnbereich, der Speiseröhre und auch anderes mehr. Oftmals kann das Verhalten von den Betreuenden nicht gedeutet werden. Aber auch hier gilt, eine Überwindung der Hindernisse zur Nahrungsaufnahme mit medizinischen Mitteln (artifizielle Ernährung etc.) ist nur gerechtfertigt, wenn er den mutmaßlichen Willen der Betroffenen entsprechen kann und außerdem ein medizinisches Behandlungsziel besteht. Dies ist insbesondere bei sehr weit fortgeschrittener Demenz oft nicht mehr gegeben. Unklar ist, ab welchem Zeitpunkt im Verlauf einer demenziellen Entwicklung Ernährungsinterventionen nicht mehr hilfreich sind. Dazu gibt es keine empirischen Daten. Auch hier besteht eine unbedingte Verpflichtung, begleitende Symptome palliativ zu behandeln.

13.1.3.4 Fallkonstellation 4 – FVNF ohne Vorliegen einer somatischen oder psychischen Erkrankung

In sehr seltenen Fällen wollen Menschen bewusst auf Nahrung und Flüssigkeit verzichten, um den Tod herbeizuführen, ohne dass eine begleitende Erkrankung vorliegt. Diese Herausforderung begegnet auch im geriatrischen Umfeld. Diese Fallkonstellation allein repräsentiert exemplarisch FVNF. Er stellt dann eine ethische Herausforderung dar, denn die Begleitung im FVNF könnte als Unterstützung der suizidalen Intention gewertet werden.

Es ist überwiegende Auffassung in der Medizinethik und einschlägiger Fachgesellschaften, wie etwa der Deutschen Gesellschaft für Palliativmedizin, dass FVNF einen Handlungsmodus eigener Art darstellt. Denn er lässt sich in vielerlei Weise von einer Suizidhandlung abgrenzen. Ein FVNF führt nie akut zum Tode, es besteht ein langes Intervall von der Entscheidung bis zum Todeseintritt, eine Bedenkzeit- und Beobachtungszeit. Außerdem werden allein physiologische Funktionen eingeschränkt, es wird keine die Integrität des Organismus treffende Schädigung verursacht. Insofern ähnelt der FVNF eher einer Behandlungsverweigerung, denn einer suizidalen Handlung. Allerdings kann eine suizidale Intention bestehen. Dies gilt aber auch z. B. für Behandlungsverweigerungen, die ethisch akzeptiert sind. Daher ist der FVNF in dieser Hinsicht gleich einem Behandlungsverzicht einzuordnen.

Für den Umgang mit FVNF in diesem eigentlichen Sinne (Fallkonstellation 4) ergeben sich vor diesem Hintergrund diese ethischen Schlussfolgerungen. Wenn Behandlungsteams mit einem FVNF konfrontiert werden, sollen zunächst in einer dem Leben zugewandten Atmosphäre einer palliativen Kultur den Menschen Perspektiven aufgezeigt werden. Sofern eine Verantwortungsbeziehung besteht, etwa für Patienten in einer Heimbetreuung oder in einer anderen Einrichtung der Fürsorge, kann diese aufgrund eines Entschlusses zum FVNF nicht aufgekündigt werden. Hier sind palliativmedizinische Maßnahmen zur Begleitung, wenn Symptome im Verlauf auftreten, natürlich notwendig und den Betroffenen geschuldet. Diese Begleitung ist dann keinesfalls als Teilnahme und Unterstützung der suizidalen Absicht zu deuten. Diese Spannung gilt es auszuhalten. Bei Auftreten von Symptomen besteht eine unbedingte Behandlungsverpflichtung.

Andererseits gilt, keine Anreize zu einem FVNF zu geben, etwa auf Webseiten von Hospizen, Palliativstationen und anderen mehr. Denn dies wäre ein Anreiz, suizidale Intentionen zu befördern. Es widerspricht pflegerischer und ärztlichen Ethik, Patienten zum FVNF geneigt zu machen.

13.2 Behandlung von Symptomen des Gastrointestinaltrakts in der palliativen Phase

Im Folgenden werden wichtige Symptome behandelt, die den Gastrointestinaltrakt in der terminalen Lebensphase häufig betreffen. Es ist anzumerken, dass die große Mehrzahl von Patienten in der letzten Lebensphase unter gastroenterologischen Beschwerden leiden. Solche Symptome sind häufiger anzutreffen als etwa das von Patienten, deren Angehörigen und in vielen öffentlichen Diskussion von Personen gefürchtete Symptom Schmerz.

> Die große Mehrzahl aller Patienten (etwa 80 %) der palliativen Krankheitsphase leidet an Symptomen, die den Magen-Darm-Trakt betreffen.

Es handelt sich um Symptome, die in mehr oder weniger ausgeprägter Weise auch charakteristisch für das Senium sind. Daher überschneiden sich die Empfehlungen. Im Folgenden werden nur die Besonderheiten abgehandelt, die die Phase der palliativen Behandlung im Blick auf ausschließliche Symptomlinderung betreffen. Selbstredend werden auch in der Altersmedizin einige der Symptome nur lindernd angegangen, ohne eine ursächliche Beseitigung anzustreben. Insofern überschneiden sich die Intentionen der Palliativmedizin und der geriatrischen Gastroenterologie. Wichtig ist es, im Behandlungsteam die Aufmerksamkeit und Sensibilität für die

Symptome der Patienten wachzuhalten und zu trainieren. Bisher sind keine objektiven Strategien zur Erfassung der palliativen angehbaren Bedürfnisse etabliert [41].

Die spezifischen gastroenterologischen Symptome bei der Betreuung von hochbetagten Menschen nahe dem Lebensende werden im Folgenden dargestellt. Dabei wird allein auf die Besonderheiten der palliativmedizinischen Behandlung abgestellt.

Bei der Darstellung der Symptome und der Therapieempfehlungen ist auf eine Besonderheit hinzuweisen. Viele der Empfehlungen fußen allein auf Erfahrungen in Klinik und Praxis, denn es ist in der Palliativmedizin schwierig, randomisierte Studien durchzuführen. Dies gilt in ganz besonderer Weise in der Palliativmedizin des hochbetagten Menschen. Derzeit werden vielfache Anstrengungen unternommen, auch die Behandlungen der Palliativmedizin durch Studien abzusichern. Aufgrund der Besonderheiten der Patienten in dieser Behandlungsphase (oftmals unzureichende Einwilligungsfähigkeit, ethische Probleme bei der Erstellung von Behandlungsprotokollen, etc.) ist dieser Bereich der Medizin in besonderer Weise eine Erfahrungsmedizin. Sie profitiert in anderer Hinsicht aber von der vielfach durch Studien abgesicherten Therapie in der gastroenterologischen Medizin, wie sie in den anderen Kapiteln dargestellt ist. Hervorzuheben ist es, dass es in besonderer Weise auf die subjektive Linderung von Beschwerden ankommt. Dies ist bei der Bewertung der Therapieempfehlung von herausragender Bedeutung.

13.2.1 Xerostomie und Stomatitis

Entzündungen und insbesondere trockene Schleimhaut sind ein häufiges Symptom nahe dem Lebensende [42]. Dies ist für viele Patienten quälend. In der palliativen Phase ist eine exakte Diagnosestellung nicht notwendig und nicht angezeigt. Die mikrobiologische Untersuchung (Abstriche) führt nur selten zu einem Erregernachweis. Das Symptom ist sehr häufig. Etwa 80 % der Patienten klagen in der terminalen Phase über derartige Beschwerden. Ursachen für eine Mundtrockenheit zeigt nachfolgende Aufzählung.

Ursachen einer Stomatitis und der Xerostomie:
- Nebenwirkungen von Medikamenten (Antihistaminika, Antiemetika, Opioide, Neuroleptika, Spasmolytika, Diuretika, etc.)
- Folgen einer Radio- und Chemotherapie
- Dehydratation
- mangelhafter Ernährungszustand
- entzündliche Erkrankungen der Mundschleimhaut und der Rachenschleimhaut
- intensive (übertriebene) Spülung der Mundschleimhaut
- ausgeprägter gastroösophagealer Reflux

Mundtrockenheit und Stomatitis gehören zu den häufigsten Symptomen in der palliativen und terminalen Lebensphase. Die Beschwerden sind quälend. Bei der Linderung ist die Kooperation vieler Berufsgruppen notwendig (neben der ärztlichen Expertise Ernährungsmedizin, Pharmazie etc.).

Es gibt nur wenige Studien zur Behandlung von Mundtrockenheit und Stomatitis. Daher beschränken sich Therapieempfehlungen auf die Weitergabe der Erfahrungen der Palliativmedizin. Die Mundtrockenheit kann durch künstlichen Speichel, durch eine Vielzahl von befeuchtenden und die Austrocknung verhindernden Substanzen behandelt werden. Dazu eigenen sich Ölprodukte zur Benetzung der Schleimhaut (Rosenöl), aber auch das Lutschen von mit Geschmack versehenen Eiswürfel, die regelmäßige Verwendung von Mundpflegesets auf der Basis natürlicher Stoffe (Eibis, Salbei, Thymian) in Verbindung mit Mundspülungen. Dabei sollte auch die Lippenpflege, etwa mit Dexpanthenolsalbe oder diversen Ölen berücksichtigt werden.

Das Symptom Mundtrockenheit ist sehr quälend. Es empfiehlt sich für jeden einzelnen Patienten eine entsprechende Beratung und Anpassung der Therapie vorzunehmen. Wichtig ist es, geeignete Mittel einzusetzen, die den Vorlieben der Patienten nahekommen. Mit modernen Küchengeräten hergestellte Nahrungsmittel als feinste Smoothies und Pürees aus der molekularen Küche verschaffen den Patienten auch bei Stomatitis eine die Bedürfnisse befriedigende Erfahrung der Nahrungsaufnahme. Insbesondere *saurer/salzige (möglichst keine betont säurehaltigen) Nahrungsmittel* in kleinsten Portionen können so verabreicht werden, die die Schleimhaut benetzen und zur Symptomlinderung beitragen. Sie ermöglichen ein Gefühl des Genusses auch in dieser Lebensphase. Es geht bei dieser Form der palliativen Ernährung nicht um den Ausgleich physiologischer Parameter oder Erhalt der Nährstoffbilanz. Vielmehr zielt die Behandlung einzig auf die Steigerung der Lebensqualität und die Befriedigung subjektiver Bedürfnisse.

Die Stomatitis ist nicht selten Folge einer Infektion, wobei häufig Candida Infektionen anzuschuldigen sind. In der letzten Lebensphase empfiehlt sich eine Behandlung ex juvantibus. Dies ist auch bei vermuteter Soorösophagitis angezeigt. Schmerzen einer Stomatitis können behandelt werden mittels Mundspülungen mit Morphinsulfat oder Ketamin, ebenso eignen sich Antazida oder auch Benzydamin-HCL-Lösungen.

Zusätzlich ist die Anwendung von pflanzlichen Produkten wie Kamillen- und Salbeitee hilfreich. Dem Speichel gleichende Polysaccharidverbindungen werden kommerziell angeboten und dienen als Speichelersatz.

13.2.2 Dysphagie

Die Dysphagie ist ein sehr häufiges Symptom in der Palliativmedizin. Dies gilt für die palliative wie für die terminale Phase nahe dem Lebensende gleichermaßen. Man unterscheidet die oropharyngeale Dysphagie, die den proximalen Schluckakt betrifft, von der ösophagealen Dysphagie. Letztere betrifft den ösophagealen Anteil und die Propulsion der Speisen in den Magen.

Bei der Diagnostik von Schluckstörungen gilt es die oropharyngeale Dysphagie von einer ösophagealen Dysphagie zu unterscheiden.

Die Dysphagie hat neben der Folge einer unzureichenden Aufnahme von Kalorien oft wenig beachtete, für die Betroffenen aber schwerwiegende soziale Konsequenzen. Wegen der Schwierigkeiten bei der Nahrungsaufnahme vermeiden Patienten wie Angehörige nicht selten, Mahlzeiten gemeinsam einzunehmen. Die Patienten werden gerade im Blick auf den sozialen Vorgang des Essens isoliert [43]. Zudem ist die Sorge der Angehörigen und die damit oft verbundene ständige Aufforderung an die Betroffenen, doch ausreichend Flüssigkeit und Nahrung aufzunehmen, nicht selten Ursache für intrafamiliäre Konflikte. Die angemessene Aufklärung der Betroffenen und der Angehörigen über die Ursache der Dysphagie und die Hinführung zur Akzeptanz des Symptoms kann zum Abbau von Stress beitragen. Ursachen der oropharyngealen Dysphagie der palliativen Phase zeigt nachfolgende Aufzählung.

Ursachen einer oropharyngealen Dysphagie:
- zerebrale Ischämie
- neurodegenerative Erkrankung
- Multiple Sklerose
- Infektionskrankheiten des ZNS (HIV)
- amyotrophe Lateralsklerose
- paraneoplastische Symptome
- Tumoren des ZNS
- Tumoren des Pharynx, Larynx
- Entzündung des Pharynx und Larynx
- unerwünschte Medikamentenwirkungen (Antidepressiva, Neuroleptika, Metoclopramid u. a. m.)

Die Dysphagie zeitigt neben den ernährungsmedizinischen auch soziale Folgen wie Isolation, Verlust sozialer Beziehungen und Depressionen.

Am häufigsten ist die oropharyngeale Dysphagie Folge einer zerebralen Ischämie und der chronischen vaskulären Schädigung des ZNS. Nahezu 50 % der Patienten in Altenheimen klagen über dieses Symptom [44].

Die ösophageale Dysphagie in der palliativen Krankheitsphase wird in erster Linie durch strukturelle Erkrankungen verursacht.

Ursachen einer ösophagealen Dysphagie:
- Tumoren der Speiseröhre
- Kompression der Speiseröhre durch Tumoren im Mediastinum
- entzündliche Erkrankungen der Speiseröhre (Mukositis, Soorösophagitis)
- Strahlenösophagitis

Zur Diagnosestellung sollte auch angesichts einer zugrundeliegenden irreversiblen und fortschreitenden Erkrankung die Indikation zur Endoskopie des oberen Gastrointestinaltrakts großzügig gestellt werden. Die sich ergebenden therapeutischen Konsequenzen sind vielfältig und die Untersuchung bei ausreichender Sedierung meist wenig belastend. Sie ist auch hochbetagten Menschen und bei noch ausreichender Lebenserwartung fast immer zuzumuten.

Für die Therapie einer oropharyngealen Dysphagie ergeben sich derzeit nur wenige Ansatzpunkte. Ein funktionelles Training des Schluckaktes ist hilfreich, angesichts einer terminalen Krankheitsphase meist nicht durchführbar. Hier liegt der Schwerpunkt auf diätetischen Maßnahmen, d. h. der Anpassung der Konsistenz der Speisen, Eindicken von Flüssigkeiten mit geschmacksneutralen Instant-Pulvern, Unterstützung bei der Nahrungsaufnahme, insbesondere die Einplanung entsprechend langer Zeiten für die Aufnahmen der Speisen. Bei Hypersalivation, die eher selten ist, kann ein Anticholinergikum hilfreich sein.

Für die ösophageale Dysphagie ergeben sich je nach Ursache Ansatzpunkte, die auf die Beseitigung der Ursache abzielen. Ursachen der ösophagealen Dysphagie zeigt untenstehende Aufzählung.

Ziel der Behandlung von Tumorstenosen ist es, den Speiseweg zu re-kanalisieren. Die Einzelheiten zu endoskopischen Verfahren sind in den Kapiteln 5 und 9 dargestellt.

Therapie der ösophagealen Dysphagie:
- endoskopische Überwindung von Tumorstenosen (Stents)
- Bougierung von Stenosen
- lokale Behandlung von Tumorstenosen (Plasma Koagulation mit Argon, Laserabtragung, etc.)
- Hitzekoagulation von Tumorgewebe
- lokale Applikation von Antimykotika
- Strahlentherapie bei Tumorstenosen
- Gabe von Hemmern der Protonenpumpe bei gastroösophagealem Reflux

13.2.3 Übelkeit und Erbrechen

Übelkeit und Erbrechen zählen zu den häufigsten Symptomen in der Palliativmedizin. Etwa die Hälfte aller Palliativpatienten klagt zumindest intermittierend über diese Beschwerden [45,46]. Die Zuordnung der Ursache gelingt nicht immer. Es sind zentralvenöse (Folge von Chemotherapie, Tumoren, etc.) von peripheren Ursachen zu unterscheiden (etwa Stenose im oberen Magendarmtrakt, Magenausgangstenose).

Häufigkeit von Übelkeit bei Palliativpatienten (in %) [45]:
– Tumorpatienten nach Beendigung der Therapie: 30–60 %
– Aids ca. 45 %
– chronische Niereninsuffizienz 30–40 %
– Herzversagen 17–48 %
– chronische Lungenerkrankung 18 %

Ist die Entscheidung zur rein palliativen Behandlung gefallen, liegen offensichtlich viele Vorbefunde vor, die Anlass sind, eine ursächliche Therapie nicht mehr anzustreben. Daher ist eine Diagnostik nur dann angezeigt, wenn eine therapeutische Konsequenz im Blick auf die Linderung der Symptome sinnvoll ist. In Abhängigkeit vom Spektrum der zugrundeliegenden Erkrankung kann dies ein Computertomogramm des Schädels sein oder des Brustraumes (z. B. Ausschluss von Tumormanifestationen und von Metastasen). Endoskopische Untersuchungen dienen dem Nachweis struktureller Ursachen des Erbrechens (Tumoren, Entzündungen) und erlauben oft gleichzeitig eine therapeutische Intervention. Nicht selten gehen Entgleisungen des Stoffwechsels mit Übelkeit und Erbrechen einher (z. B. Hyperkalzämie). Die zu erkennen sind Laboruntersuchungen indiziert.

Zur Beurteilung des Ausmaßes der Übelkeit kann eine visuelle Analogskala angewandt werden, wie sie etwa in der Schmerztherapie üblich ist (von 0 bis 10). Der Patient wird jeweils befragt nach der Intensität der Beschwerden und soll eine Selbsteinschätzung abgeben. Die Wahrnehmung der Symptome Übelkeit und Erbrechen unterscheidet sich häufig zwischen Patienten und ihrer Umgebung. Übelkeit wird vom Umfeld meist unter-, Erbrechen meist überbewertet.

Die Übelkeit hat oft eine multifaktorielle Ursache. Daher können nur einzelne Aspekte im diagnostischen Prozess geklärt werden. Dies betrifft insbesondere Tumorstenosen. Funktionelle Ursachen im zentralen Nervensystem entziehen sich oft einer genauen und differenzierten Diagnostik. Andererseits sind strukturelle Veränderungen, etwa Hirnmetastasen, die ggf. mit Hirndruck einhergehen, mittels radiologischer Bildgebung (CT) schnell zu diagnostizieren.

Ist eine ursächliche Behandlung möglich, soll sie, sofern eine ausreichend lange Lebenszeit zu erwarten ist, eingeleitet werden. Das Spektrum reicht von der Überbrückung von Tumorstenosen im Magen-Darm-Trakt bis hin Radiotherapie von Hirnmetastasen.

Lassen sich Ursachen von Übelkeit und Erbrechen nicht erkennen oder nicht therapeutisch angehen, werden zur symptomatischen peripher- und zentralangreifende Antiemetika eingesetzt. Bei der Abklärung von Übelkeit muss immer auch an die Möglichkeit der Verursachung als Nebenfolgen der Medikation gedacht werden. Sind Übelkeit und Erbrechen Begleiterscheinung einer Behandlung mit Opioiden, dann wird die Gabe von Haloperidol (hier ist der Gebrauch off-label) oder Metoclopramid empfohlen [47,48,49].

Wenn möglich sollte eine Therapie immer oral oder rektal erfolgen. Nur in Notfallsituation parenteral. Wenn keine Besserung innerhalb von 24 Stunden eintritt, sollte auf ein anderes Medikament umgestellt werden. Ggf. müssen Medikamente mit verschiedenen Angriffspunkten kombiniert werden.

Tumorstenosen können ggf. endoskopisch behandelt werden. Bei geeignet langer Lebenserwartung, etwa größer 6 Wochen können auch ggf. operative Eingriffe (Umgehungsoperationen im Magendarmtrakt) gerechtfertigt sein. Cannabinoide (s. Tab. 13.1) haben sich bewährt in schwierigen Fällen, sofern die Standardtherapie nicht angesprochen hat.

Zudem sollte die Behandlung von Übelkeit und Erbrechen stets durch nicht-medikamentöse Verfahren ergänzt werden, wie etwa Entspannungsübungen und Mundpflege.

Tab. 13.1: Symptomatische medikamentöse Therapie von Übelkeit und Erbrechen.

mögliche Ursache	Substanzen
Störung der Propulsion/Paralyse des Gastrointestinaltraktes	Metoclopramid, Neostigmin
Obstruktion des Gastrointestinaltraktes	Haloperidol, 5HT3-Antagonisten (inkomplett, z. B. bei diffuser Karzinose: Versuch Neostigmin)
Toxisch (Medikamente [Opioide]/Chemotherapie)	Haloperidol, Metoclopramid, 5HT3-Antagonisten, Steroide, NK_1-Antagonisten
intrakranielle Drucksteigerung	Dexamethason, zentralwirksame Antiemetika, Dimenhydrinat
Vestibularisirritation	Dimenhydrinat
nicht definierbare/multifaktorielle Ursache	MCP, Haloperidol, Levopromazin, 5HT3-Antagonisten, Dexamethason, Domperidon, Promethazin, Olanzapin
Psychogene Ursachen, Angst	Lorazepam
Versagen anderer antiemetischer Therapie	Dronabinol

13.2.4 Ikterus

Eine Ausscheidungsstörung von Bilirubin mit den entsprechenden Symptomen, Ikterus und Pruritus, findet sich in einem hohen Prozentsatz bei Menschen mit fortgeschrittener Tumorerkrankung. Daher ist dieses Symptom in der geriatrischen Medizin in palliativer Absicht bedeutsam. Der Ikterus kann unterschieden werden in einen

- prähepatischen Ikterus,
- intrahepatischer Ikterus,
- posthepatischen Ikterus.

Der prähepatische Ikterus entsteht durch den Zerfall von roten Blutkörperchen, der Anfall des Bilirubins übersteigt die Fähigkeit der Leber, das Bilirubin auszuscheiden. Ursächlich ist eine Hämolyse anzuschuldigen, ganz selten die Resorption sehr weitflächiger und umfänglicher Hämatome, auch nach Gabe von Erythrozytenkonzentraten kann es zu einem flüchtigen Anstieg des Bilirubins kommen.

Der intrahepatische Ikterus ist gekennzeichnet durch eine Ausscheidungsstörung aufgrund einer Zellschädigung der Leber. Dies kann eine toxische Ursache haben, auch die Verlegung der intrahepatischen Gallenwege etwa durch Tumorleiden ist eine weitere Ursache. Gerade bei Tumorpatienten ist diese Form des Ikterus im Endstadium häufig.

Der posthepatische Ikterus ist gekennzeichnet durch einen Stau in den extrahepatischen Gallenwegen. Auch hier sind in der Palliativmedizin meist Tumorleiden anzuschuldigen.

Die Diagnostik erfolgt durch die entsprechenden Labornachweise und insbesondere die Ultraschalluntersuchung. Sie ist überall verfügbar und erlaubt die Abgrenzung eines posthepatischen Ikterus. Die Beurteilung ist auch in der Palliativmedizin wichtig, denn hier eröffnen sich besondere Möglichkeiten der palliativen Therapie.

> Bei der Behandlung des Ikterus in der palliativen Phase gilt es durch gezielte Diagnostik abzuschätzen, ob eine ursächliche Therapie, etwa Ableitung der Galle durch die Einbringung von Gallenwegsdrainagen oder eine allein symptomatische Therapie möglich ist.

Folge des Ikterus ist häufig ein quälender Pruritus (Juckreiz). Es muss daher zuerst geklärt werden, ob aufgrund der zugrundeliegenden Erkrankung oder des nahen Lebensendes eine Intervention etwa bei posthepatischem Ikterus noch gerechtfertigt ist. Im Übrigen ist eine symptomatische Therapie anzustreben.

13.2.4.1 Ursächliche Therapie des Ikterus

Hier ist die Indikation zur endoskopischen Ableitung der Gallenwege zu prüfen. Dies ist auch bei hochbetagten Menschen mit fortgeschrittener Erkrankung häufig leicht möglich [50,51]. Ob die Drainage nach extern oder intern erfolgen kann, muss der Expertise des Endoskopikers überlassen bleiben. Alle Eingriffe sind gerechtfertigt, wenn eine Lebenszeit von einigen Wochen zu erwarten steht. Wird die Lebenserwartung länger eingeschätzt, können in Einzelfällen auch Umgehungsoperationen, biliodigestive Anastomosen, gerechtfertigt sein. Dies muss im Einvernehmen mit dem Betroffenen und unter Berücksichtigung des Verlaufes der Grunderkrankung jeweils entschieden werden.

Kasuistik

Eine Patientin, 87 Jahre, wird in die Klinik eingeliefert. Bilirubinspiegel 17 mg/dl. Eine Ultraschalluntersuchung zeigt eine groteske Aufweitung des Ductus choledochus. Eine Tumorformation, offenbar ausgehend vom Pankreas, obturiert den Gallengang. Einige wenige Lebermetastasen sind sichtbar.

Nach eigehender Besprechung der Befunde mit der vollorientierten Patientin unter Hinzuziehung ihrer Angehörigen wird auf eine definitive Klärung (Histologie) des Krankheitszustandes verzichtet. Eine antitumorale Behandlung, etwa mit einem Chemotherapeutikum, wird angesichts des reduzierten Zustandes und des Alters der Patientin von ihr nicht gewünscht. Eine medizinische Indikation wird angesichts des Zustandes auch als zweifelhaft angesehen.

Mit ihrer Zustimmung wird am Tag nach der Aufnahme endoskopisch eine Drainage platziert, die zum unmittelbaren Abfall des Bilirubins bis zur Normalisierung führt. Der quälende Juckreiz verschwindet. Die Patientin klagt weniger über Übelkeit und Druckgefühl im Abdomen und kann nach Klärung der weiteren Versorgung (Pflegedienste, Hospizdienste) nach Hause entlassen werden.

Ob eine ursächliche Therapie eines prähepatischen Ikterus noch gerechtfertigt ist, hängt von der Art der Grunderkrankung ab. Es kennzeichnet ja die eigentliche Krankheitsphase der palliativen Versorgung, dass eine gegen die Grundkrankheit gerichtete Therapie als nicht mehr gerechtfertigt angesehen wird (etwa die Therapie eines Lymphoms). Doch ist als symptomatische Therapie fast immer die Gabe von Steroiden hilfreich, da die Hämolyse meist durch immunologische Prozesse getriggert ist.

13.2.4.2 Symptomatische Therapie des Ikterus

In vielen Fällen gelingt es nicht, die Erhöhung des Bilirubins ursächlich zu behandeln. Dann ist eine symptomatische Therapie – gegen den Pruritus – angezeigt. Dafür stehen folgende Substanzen zur Verfügung, wie von der *European Association for the Study of the Liver* empfohlen:

- Ursodeoxycholsäure,
- Colestyramin,
- Rifampicin,
- Naloxon/Naltreson,
- Sertraline
- Steroide (bei Hämolyse, s. oben).

Zusätzliche Optionen:
- Antihistaminika
- Dronabinol

Ursodeoxycholsäure verbessert den Gallenfluss in den kleinsten Gallenwegen. Auf diese Weise wird das Bilirubin häufig gesenkt. Ein Einfluss auf den Verlauf von fortgeschrittenen Tumor- und Lebererkrankungen ist nicht zu erwarten. Es geht um die symptomatische Verbesserung. Auch der Juckreiz wird häufig gelindert. Cholestyramin bindet Gallensäuren im Darm. Als Nebenwirkung können Fettstühle auftreten. Die vermehrte Ausscheidung von Gallensäuren im Darm führt zu einer Verbesserung auch des Juckreizes. Antihistaminika greifen an den Schmerzrezeptoren an, und führen zu einer Verbesserung des Pruritus, sind jedoch eher wenig klinisch effektiv. Gelegentlich gehen sie mit einer sedierenden Wirkung einher. Rifampicin induziert Cytochrom p450 in der Leber und führt auf diese Weise häufig zu einer Verbesserung des Ikterus und des Juckreizes. Naloxon und Naltrexon sind Antagonisten am µ-Opioid-Rezeptor. Der ist an der Vermittlung des Pruritus beteiligt. Die Blockade des Rezeptors erklärt die Wirkung der Antagonisten auf den Juckreiz. Sertralin ist ein Serotonin-Wiederaufnahmehemmer. Die Substanz hat sich als wirksam gegen Pruritus erwiesen. Auch der Abkömmling Dronabinol des Cannabis entfaltet eine Wirkung gegen Pruritus. Es wird angeraten, die medikamentöse Therapie in absteigender Reihenfolge wie oben aufgeführt einzusetzen.

13.2.5 Aszites

Die Ansammlung von Flüssigkeit in der Peritonealhöhle, Aszites ist ein häufiges Symptom am Lebensende, insbesondere bei Tumor- und Lebererkrankungen. Kriterien zur Beurteilung der Ursache eines Aszites zeigt Tab. 13.2. Bei folgenden Tumorleiden ist häufig mit Auftreten von Aszites zu rechnen:
- Kolorektalen Karzinomen
- Pankreaskarzinomen
- Magenkarzinomen
- Mammakarzinomen
- Lungenkarzinomen
- Karzinomen des Urogenitaltrakts
- Ovarial- und Endometriumkarzinomen

Grundsätzlich kann eine Aszitesbildung aber bei jeglichem Tumorbefall der Peritonealhöhle auftreten. Daneben sind Lebererkrankungen und Herz-Kreislauf-Erkrankungen als Ursache einer Ansammlung von Flüssigkeit im Peritonealraum zu nennen.

Aszites verursacht ein Druckgefühl im Abdomen, häufig Atembeschwerden und Schweregefühl im Bauch. In Kombination treten Ödeme, insbesondere an der unteren Körperhälfte auf. Die Motilität des Magen-Darm-Traktes ist gestört. In der Folge können ein gastroösophagealer Reflux und intestinale Transportstörung als Begleitphänomen die Symptomatik bestimmen.

Tab. 13.2: Diagnostische Kriterien zur Beurteilung des Aszites.

Ursache des Aszites	Kriterium	Grenzwerte
Spontan bakterielle Peritonitis (SbP) /häufig bei Leberzirrhose	Zahl der Granulozyten im Aszites	> 250 pro Mikroliter, Kennzeichnend ist die Vermehrung der Neutrophilen. Vermehrung der Lymphozyten spricht eher gegen infizierten Aszites
Malignität	Aszites-Gesamtproteingehalt	> 2,5 g/dl bei Peritonealkarzinose meist < 2,5 g/dl bei ausschließlicher Lebermetastasierung
Portale Hypertension bei Zirrhose und/oder auf die Leber beschränkter Metastasierung	Serum-Aszites-Albumin-Gradient	> 1,1 bei Zirrhose und/oder Lebermetastasierung mit portaler Hypertension < 1,1 bei fehlender portaler Hypertension
ausschließliche Peritonealkarzinose, keine Lebermetastasierung	Serum-Aszites-Albumin-Gradient	< 1,1
Maligner Aszites	Vermehrung des Cholesterins und des Fibronektins	> 45 mg/dl (Cholesterin) > 10 mg/ dl (Fibronektin)
Maligner Aszites	hoher Gehalt an Tumormarkern in der Aszitesflüssigkeit	kein Normwert
Maligner Aszites	Nachweis maligner Zellen	kein Grenzwert, positiver Befund beweist Malignität

Die Ursache des Aszites ist bei Patienten in der palliativen Lebensphase meistens bekannt. Eine ursächliche Behandlung wird nicht mehr angestrebt, doch kann es manchmal hilfreich sein eine lokale Ursache zu erkennen und zu beheben, etwa Abflussstörungen im Bereich der Lymph- und Venengefäße infolge Kompression der Abflusswege durch Tumoren. Hier können gegebenenfalls lokale Interventionen, etwa eine Strahlentherapie, hilfreich sein.

Die Diagnose des Aszites ist einfach. Die klinische Untersuchung gibt Hinweise. Die Ultraschalluntersuchung bestätigt die Vermutung. Ist die Herkunft des Aszites unklar, soll mittels einer Parazentese zur Diagnostik Aszites entnommen werden [30,31]. Bei großen Mengen Aszites kann gleichzeitig Flüssigkeit zur Symptomlinderung abgelassen werden. Die Diagnostik ist dann angezeigt, wenn etwa bei der

Vermutung auf spontan bakterielle Infektion bei fortgeschrittener Lebererkrankung eine antibiotische Therapie eine symptomatische Linderung bringt und eine Verlängerung der Lebenszeit möglich ist, ungeachtet der grundsätzlich infausten Prognose in der palliativen Lebenssituation. Tab. 13.2 fasst diagnostische Kriterien zur Beurteilung eines Aszites zusammen. Tab. 13.3 zeigt die verschiedenen Strategien der symptomatischen Therapie.

Tab. 13.3: Optionen einer symptomatischen Behandlung von Aszites.

Diuretika	Parazentesen (auch großvolumig, bis 6–8 l)	Anlage von Shunts/Anlage von Dauerkathetern zur Drainage	bei Tumorleiden ggf. antitumorale Behandlung (auch intraperitoneal)	Hepatorenales Syndrom: Gabe von Humanalbumin und Terlipressin/gleichzeitiges Absetzen der Diuretika

Kasuistik

Eine 83-jährige Patientin mit bekanntem Magenkarzinom, bei der keine weitere antitumorale Therapie vorgesehen war, präsentiert sich mit zunehmendem Bauchumfang und Atemnot. Die klinische Untersuchung und die Ultraschalluntersuchung bestätigen eine massive Zunahme des Aszites. Zur Entlastung wird eine Parazentese vorgenommen, bei der 4,5 Liter Aszitesflüssigkeit abgelassen werden. Die Diagnostik ergibt den Befund eines erhöhten CEAs, die Zytologie zeigt Adenokarzinomzellen entsprechend dem bekannten Befund.

Die übrigen Organfunktionen sind bei der Patientin trotz des hohen Lebensalters nur wenig beeinträchtigt. Die Tumorprogression im Bereich des Peritoneums ist die einzige quälende Manifestation des Tumorleidens. Nachdem eine Chemotherapie und eine Zweitlinienbehandlung das Tumorleiden nicht zum Stillstand gebracht hatten, war die antitumorale Therapie beendet worden. Die klinische Beobachtung zeigt ein rasches Nachlaufen der Aszitesflüssigkeit innerhalb weniger Tage. Dies beeinträchtigt die Lebensqualität der Patientin erheblich und macht wiederholte Vorstellungen in Klinik und Praxis notwendig. Die Beweglichkeit der Patientin und ihre Belastungsfähigkeit sind erheblich eingeschränkt.

Unter diesem Gesichtspunkt wird eine intraperitoneale Chemotherapie mit Cisplatin verabreicht. Nach zwei Gaben verlängert sich das Intervall, in dem sich der quälende Aszites ausbildet, auf jeweils mehrere Wochen. Die Behandlung hat einen guten, lindernden Effekt gezeigt.

Alternativ ist auch es oft hilfreich, kleine Kathetersysteme einzubringen, über die die Flüssigkeit aus dem Bauchraum auch ambulant durch Pflegepersonal abgelassen werden kann (Peritonealkatheter). Das erspart den Betroffenen den Transport in Klinik oder Praxis.

In den Anfangszeiten der Palliativmedizin, die für sich in Anspruch nimmt, Patienten mit fortgeschrittener Krankheit nahe dem Lebensende allein lindernd zu behandeln, war die Durchführung einer Chemotherapie in palliativer Hinsicht verpönt. Mittlerweile hat sich die Einsicht durchgesetzt, dass auch gegen die Grundkrankheit gerichtete Therapieformen in dieser Phase sinnvoll sein können, selbst wenn sie nicht mit dem Ziel durchgeführt werden, die Lebenszeit zu verlängern, sondern vielmehr allein darauf ausgerichtet sind, Symptome zu lindern. Dies gilt unabhängig von der zugrundeliegenden Erkrankung. Daher kann eine Chemotherapie in dieser Absicht auch in der eigentlichen palliativmedizinischen Krankheitsphase gerechtfertigt sein.

Bei Aszites hepatischer Ursache ist die primäre Gabe von Aldosteronantagonisten vorzuziehen (Spironolacton). Sie können mit Schleifendiuretika kombiniert werden in üblicher Dosis. Die Besonderheit des hepatorenalen Syndroms ist bei fortgeschrittener Leberzirrhose zu beachten. Diuretika sind abzusetzen und es soll Humanalbumin und Terlipressin gegeben werden. Kriterien zur Diagnose eines hepatorenalen Syndroms zeigt untenstehende Aufzählung.

Die Parazentese vermag unmittelbar die Beschwerden zu lindern und führt zur Druckentlastung. Werden größere Flüssigkeitsvolumina bei Leberzirrhose abgelassen, soll zu Stabilisierung des intravasalen onkotischen Druckes Humanalbumin gegeben werden. Es empfiehlt sich bei Parazentese von > 4–5 Litern, etwa 6–8 g Humanalbumin/Liter abgelassener Aszites zu applizieren. Die Punktion ist auch bei schlechter Gerinnung möglich und gerechtfertigt, das Risiko signifikanter Blutungen ist gering.

Die Anlage intraabdominaler Shunts bei fortgeschrittener Lebererkrankung vermag die Aszitesbildung zu vermindern. Solche Eingriffe sind nur bei Lebenserwartung über mehrere Monate gerechtfertigt. Hilfreich sind Kathetersysteme durch die Bauchwand, über die Aszitesflüssigkeit durch Pflegepersonal oder Angehörige mehrfach in der Woche abgelassen werden kann (z. B. PerkuStayR[R]). Dies erspart den wiederholten Transport der Betroffenen in Klinik oder Praxis.

Eine Behandlung gegen die Turmorausbreitung intraperitoneal zur Verminderung der Bildung von Aszites ist angezeigt, wenn die übrigen Organsysteme der betroffenen Patienten wenig beeinträchtigt sind und eine mehrmonatige Lebenszeit noch zu erwarten ist (s. Kasuistik). Eine Behandlung intraperitoneal mittels Chemotherapeutika kann in Einzelfällen Linderung verschaffen. Allerdings ist die Wirkung solcher Maßnahmen nur wenig in Studien belegt.

Bei Patientinnen mit Ovarialkarzinomen wurden Hemmer der Angiogenese wie Bevacizumab oder Aflibercept zur Symptomlinderung systemisch erfolgreich eingesetzt. Allerdings ist die Gefahr der Darmperforationen erhöht. Dies gilt es stets abzuwägen. [52,53]

Im Blick auf antitumorale auf Linderung der Symptome ausgerichtete Systemtherapie oder auch intraperitoneale Behandlung gelten die Standards der Onkologie.

Diagnostische Kriterien eines hepatorenalen Syndroms:
- Zirrhose mit Aszites (oder alkoholische Steatohepatitis)
- Serumkreatinin > 1,5 mg/ dl mg/dl über 48 Stunden oder Anstieg des Kreatinins um 50 % innerhalb von sieben Tagen

- keine Besserung des Kreatinins auf < 1,5 mg/dl nach 48 h Pausierung der Gabe von Diuretika und Volumenexpansion mittels Albumin (1 g/kg Körpergewicht pro Tag, max. 100 g pro Tag)
- Ausschluss Schock
- keine kürzliche Therapie mit nephrotoxischen Medikamenten
- Ausschluss parenchymatöser Nierenschaden
- unauffälliges Urinsediment, Ausschluss Mikrohämaturie > 50 Erythrozyten (HPF, Normalbefund der Sonographie der Nieren)

> Cave: ein hepatorenales Syndrom kann auch gleichzeitig mit einer spontan bakteriellen Peritonitis oder einem toxischen Nierenversagen auftreten. Die Abgrenzung ist dann schwierig und muss aufgrund klinischer Kriterien erfolgen.

Eine Sonderstellung nimmt das so genannte hepatorenale Syndrom bei fortgeschrittener Lebererkrankung ein. Die diagnostischen Kriterien sind in der obigen Aufzählung zusammengefasst.

Die Entscheidung ein hepatorenales Syndrom in der eigentlich palliativen Phase zu behandeln, hängt ab von der Prognose und dem sonstigen Zustand der Betroffenen. Zunächst müssen Diuretika abgesetzt werden, gleichzeitig werden Vasopressin-Analoga verabreicht (Empfehlung Terlipressin 0,5 mg alle 6 Stunden und Humanalbumin 20 %ig, mindestens zweimal 50 ml pro Tag). Hinweise für ein beginnendes hepatorenales Syndrom kann der Abfall des Urinnatriums sein. Schon dann sollten Diuretika in der Dosis reduziert werden oder pausiert werden.

Aszites kann auch Folge intraperitonealer Blutungen sein, vornehmlich im Rahmen maliger Erkrankungen. Bei fortgeschrittener Grundkrankheit sind in der Regel operative Interventionen nicht mehr gerechtfertigt. Transfusionen sind indiziert, wenn Aussicht auf eine spontane Blutstillung besteht. Sie gibt den Betroffenen und ihren Angehörige Zeit, Abschied zu nehmen.

13.2.6 Obstipation

Probleme des Stuhlganges spielen in der Palliativmedizin eine große Rolle. Zwischen 7 % und 50 % der Patienten in der palliativen Behandlungsphase leiden unter einer Obstipation [54]. Diese kann verursacht sein durch die Grunderkrankung, aber auch durch eine begleitende medikamentöse Therapie, etwa eine Schmerztherapie mit Opiaten. Die Bedeutung der Obstipation für das subjektive Empfinden der Patienten wird oft unterschätzt. Für die Patienten ist eine Obstipation sehr beschwerlich und ist daher im Blick auf die Lebensqualität von eminenter Bedeutung. Dagegen neigen Pflegeteams und Ärzte gelegentlich dazu, die von Patienten geschilderten Stuhlgangbeschwerden zu vernachlässigen.

Symptome einer Obstipation sind Druckgefühl im Abdomen, Trommelbauch, Schmerzen bei der Entleerung, ggf. Übelkeit und Erbrechen. In Tab. 13.4 sind Ursachen einer Obstipation zusammengestellt.

Tab. 13.4: Ursachen einer Obstipation.

medikamentöse Ursachen	Therapie mit Neuroleptika
	Therapie mit Opioiden
	Therapie mit Anticholinergika
	Therapie mit Sedativa Chemotherapeutika
strukturelle Veränderungen des Gastrointestinaltraktes	Tumorstenosen
	Anale Fissuren
	Hämorrhoiden
	Relative Stenosen nach Divertikulitiden
psychogene und verhaltensbezogene Ursachen	Immobilität
	Verwirrtheit
	Depression
	Aufnahme einer Diät mit nur geringem Anteil von Ballaststoffen
Stoffwechselerkrankungen	Hypokaliämie
	Urämie
	Diabetische Gastroparese
	Hyperkalzämie
	Hypothyreose

In der palliativen Krankheitsphase soll die Diagnostik zielgerecht und unter Beachtung möglicher sinnvoller therapeutischer Konsequenzen erfolgen. Nach der Anamnese steht die abdominale Sonographie an erster Stelle. In Abhängigkeit von der Prognose der Grunderkrankung muss bei Stenosen im Gastrointestinaltrakt die Möglichkeit einer Bypass-Operation bedacht werden (s. unten Abschnitt maligne Obstruktion). Bei diffuser Peritonealkarzinose ist ein solcher Eingriff meistens nicht indiziert. Die Abwägung ist schwierig. Nur bei ausreichend langgeschätzter Lebenserwartung können solche Eingriffe sinnvoll sein.

Die Diagnostik zielt auf die Erkennung struktureller Veränderungen. Darüber hinaus gibt eine gezielte Anamnese meist wesentliche Hinweise. Radiologische Untersuchungen sind nur dann notwendig, wenn es gilt, umschriebene Stenosen im Magen-Darm-Trakt auszuschließen.

Nicht selten bestehen bei Patienten und Angehörigen falsche Annahmen im Blick auf ein normales Stuhlverhalten. Es entlastet die Betroffenen, wenn sie hierüber aufgeklärt werden, und hilft unnötige Fixierungen auf ein Symptom zu vermeiden.

Bei der Erhebung der Anamnese ist darauf zu achten, die Patienten nicht auf eine falsche Annahme über das, was normal sei im Blick auf das Stuhlverhalten, zu fixieren. Oft sind unter den Betroffenen und den Angehörigen unzutreffende Vorstellungen über das Stuhlverhalten verbreitet. So hat eine erhöhte orale Flüssigkeitsaufnahme nur einen geringen Einfluss auf die Stuhlfrequenz. Die Flüssigkeitsaufnahme ist nur bei extrem niedriger Aufnahme von Flüssigkeit von Bedeutung. Andererseits ist etwa darauf hinzuweisen, dass Stuhlgang auch abgesetzt wird, wenn die Patienten keine Nahrung zu sich nehmen.

13.2.6.1 Basismaßnahmen zur Behandlung einer Obstipation
Nach Ausschluss einer strukturellen Ursache (Stenose) sind zur Behandlung zunächst Basismaßnahmen sinnvoll wie
– ausreichende Zufuhr von Ballaststoffen (Gabe etwa von Flohsamenprodukten)
– Mobilisation der Patienten/Kolonmassage
– Physiotherapie
– ggf. Umstellung der medikamentösen Therapie, auf die eine Obstipation zurückgeführt werden kann.
– Hilfestellung bei der Stuhlentleerung, sodass diese unter Beachtung von Intimität und Bequemlichkeit erfolgen kann.

13.2.6.2 Spezifische Therapie der Obstipation
In der palliativen Situation ist darauf zu achten, dass bei der symptomatischen Behandlung die Nebenwirkungen geringgehalten werden. Daher ist die Gabe von osmotisch wirksamen Laxanzien, die selbst nicht zu Blähungen führen, sinnvoll [55,56]. Osmotisch wirksame Stoffe und stimulierende Substanzen sind zu bevorzugen. Osmotisch wirksame Salze und Magnesiumhydroxyd sollten nach neueren Empfehlungen nicht eingesetzt werden. Ein empfohlenes osmotisch wirksames Mittel ist Macrogol. Als propulsive Laxantien wirken Natriumpicosulfat und Bisacodyl. Der rektale Entleerungsreflex kann durch die Gabe von Suppositorien mit Natriumhydrogencarbonat erleichtert bzw. ausgelöst werden. Ggf. können Klistiere verabreicht werden. Eine intensive laxierende Wirkung entfalten u. a. auch Röntgenkontrastmittel, die eine Mischung aus Natriumamidotrizoat und Megluminaminotrizoat enthalten. Die Gabe erlaubt gleichzeitig eine radiologische Diagnostik, sofern einige Stunden später

im Verlauf einer Röntgenaufnahme des Abdomens erfolgt. Bei paralytischer Erkrankung ist die Gabe von Neostigmin in üblicher Dosis effektiv.

Bei einer durch Morphine bedingten Obstipation vom Typ der *Slow-Transit-Constipation* ist die Gabe von Prucaloprid (2 mg einmal täglich) vorübergehend hilfreich. Ob eine längerfristige Therapie möglich ist (> 3 Monate) ist bisher nicht ausreichend untersucht. Bei opioidinduzierter Obstipation ist auch die Kombination mehrerer Laxantien gelegentlich sinnvoll. Zudem soll die Gabe peripher wirksamer Opioidantagonisten bedacht werden. Das gilt, wenn andere Laxantien keine ausreichende Wirkung zeitigen. Eine Aufstellung dieser Substanzen zeigt nachfolgende Aufzählung. Wichtig ist es, bei Einleitung einer Therapie mit Opioiden eine begleitende Therapie mit Laxantien schon prophylaktisch zu beginnen.

Peripher wirksame Opioidantagonisten zur Therapie der opioidinduzierten Obstipation:
- Methylnaltrexon
- Naldemedin
- Naloxegol
- ggf. Umstellung einer Schmerztherpie auf Oxycodon (Opioid) in Verbindung mit dem Antagonisten Naloxon

Es empfiehlt sich bei der Behandlung nach einem Stufenschema vorzugehen, beginnend mit osmotisch wirksamen Substanzen, gefolgt von stimulierenden und schließlich Hinzugabe peripherer Opioidantagonisten.

13.2.6.3 Obstipation bei maligner Obstruktion

Wie schon oben erwähnt, stellt die Behandlung einer malignen Obstipation bei Obstruktion bis zum Vollbild eines Subileus und Ileus eine besondere therapeutische Herausforderung dar. International wird von inkompletter oder kompletter maligner intestinaler Obstruktion gesprochen (MIO). Sie findet sich häufig bei fortgeschrittenen Tumoren des Gastrointestinaltrakts, der Ovarien und des Urogenitalbereiches. Ist die Obstruktion inkomplett, können Stuhl und Winde abgehen. Zu beachten und als Differentialdiagnose bedeutsam ist das Phänomen der Überlaufdiarrhö. Vor einer inkompletten Stenose staut sich Stuhl, die flüssigen Anteile gehen ab und täuschen eine Diarrhoe vor.

Häufigste Ursache ist eine Peritonealkarzinose bei maligner Grunderkrankung. Die Passage ist gestört aufgrund der Infiltration von Darmschlingen und Mesenterium durch Tumorgewebe. Bei der Entscheidung über Diagnostik und die Therapie müssen Grunderkrankung und erwartete Prognose berücksichtigt werden. Operative Eingriffe sind oft nicht mehr indiziert. Andererseits sind in einer Reihe von Fällen umschriebene Stenosen nachweisbar, die einer operativen Therapie leicht zugänglich sind. Zur Abklärung sollen zunächst die Sonographie, ggf. Computertomographie oder Magnetresonanztomographie eingesetzt werden. Operative Eingriffe sind indiziert bei umschriebenen, gut lokalisierbaren Stenosen und hinreichend langer zu erwartender Lebenszeit (etwa ein gastroenterischer Bypass). Alternativ können Tumorstenosen und Strikturen auch endoskopisch mit Stents überbrückt werden (s. Kap. 9).

In Abhängigkeit von der Entscheidung zu solchen Eingriffen müssen supportive Therapiemaßnahmen eingeleitet werden, wie Behandlung von Infektionen, der Mundtrockenheit, Ausgleich des Flüssigkeitsverlustes und des Eiweißmangels. Sie zielen bei infauster Prognose in erster Linie auf die Linderung von Symptomen.

So gelingt es auch in vielen Fällen bei chronischer Peritonealkarzinose durch die symptomatische Behandlung der daraus resultierenden Obstipation für lange Zeit eine befriedigende Lebensqualität zu erhalten, ohne die Patienten belastenden Eingriffen unterziehen zu müssen.

Die Behandlung der malignen Obstruktion stellt in der palliativen Krankheitsphase eine große Herausforderung dar. Die Beurteilung über das Maß und die Grenzen der Behandlung sollten stets in enger Kooperation der Ärzte der beteiligten Fachgebiete erfolgen (Gastroenterologie, Palliativmedizin, Chirurgie).

Bei chronischem Subileus, der je nach Grunderkrankung und Krankheitsdynamik über lange Zeiträume bestehen kann, ist die Indikation zur Ernährungstherapie über venöse Portsysteme zu prüfen. Bei nicht wenigen Patienten, bei denen sich keine andere Begleiterkrankung findet und die Grunderkrankung langsam fortschreitet, kann so die Lebensqualität in der verbleibenden Lebensphase nachhaltig verbessert werden (s. Kap. 13.1.2). Dazu ist zu prüfen, ob die Patienten von der Anlage einer Bauchsonde zum Ablassen von Sekret profitieren („Ablauf-PEG"). Quälendes Erbrechen kann so vermeiden werden, die Patienten können dennoch zur Steigerung des Wohlbefinden Flüssigkeiten und Getränke in wenn auch geringer Menge zu sich nehmen. Auch die orale Verabreichung von Nahrung kann bei inkompletter intestinaler Obstruktion möglich sein.

Liegt ein akuter Ileus vor und ist eine operative Therapie unter Beachtung der Grunderkrankung nicht mehr indiziert, sind entsprechende symptomatische Therapien einzuleiten wie eine ausreichende Schmerztherapie (nicht-Opioide und Opioide). Ob darüber hinaus Flüssigkeit und parenterale Ernährung verabreicht werden, hängt von der Symptomatik ab, die Indikation besteht jedoch meist nicht mehr. In diesen Fällen ist das Lebensende nahe, der Sterbevorgang wird in kurzer Frist einsetzen. Dann sollte eine vorausschauende Versorgungsplanung erfolgen, um Patienten und Angehörigen auf Entscheidungen im Zusammenhang mit dem nahen Lebensende vorzubereiten (s. Kap. 13.1.1.6). Eine ungebührliche Verlängerung des Sterbevorganges gehört nicht zu den Zielen der Medizin. Die Einleitung lebensverlängernder Maßnahmen ist nur dann indiziert, wenn sinnvolle Therapieziele erreicht werden können, etwa die Erhaltung des Bewusstseins, um von Angehörigen Abschied nehmen zu können. Die Entscheidung zum Ausmaß der Therapie muss unter Beachtung der eingangs erwähnten Prinzipien der palliativen Medizin erfolgen (s. Kap. 13.1.1.1, 13.1.1.2, 13.1.2) .

Eine begleitende medikamentöse Therapie der malignen Obstruktion des Intestinaltraktes muss erfolgen unter Beachtung üblicher Prinzipien (Sekretionshemmung, Schmerztherapie, Anticholinergika zur Lösung von Krämpfen, ggf. Gabe von Steroiden und Octreotide zur Minderung der Sekretion). Die Behandlung muss durch eine antiemetische Therapie ergänzt werden. Sofern die Obstruktion zum Erbrechen führt, soll wie schon oben ausgeführt eine Ablaufsonde gelegt werden, um Aspirationen zu vermeiden.

Zur Behandlung von Übelkeit und Erbrechen kommen bei inkompletter Obstruktion antiemetische Substanzen mit prokinetischer Wirkung in Betracht wie Metoclopramid. Auch Neostigmin kann eingesetzt werden. Bei kompletter Stenose sollen sie nicht gegeben werden. In dieser Situation kommen Antipsychotika mit antiemetischer Wirkung wie Haloperidol, Levomepromazin, Olanzapin und 5-HT3-Antagonisten zum Einsatz.

Die Sekretion kann durch Gabe von Somatostatinanaloga (Octreotide) und Butylscopolamin reduziert werden. Steroide haben einen abschwellenden Effekt und können für einige Tage mit dem Ziel, eine Passage wiederherzustellen.

13.2.7 Diarrhö

Wie die Obstipation spielt die Diarrhö eine große Rolle in der palliativen Medizin. Sie ist bei Tumorpatienten in bis zu 30 % Prozent der Fälle anzutreffen, Patienten mit fortgeschrittener HIV-Infektion leiden hingegen sehr oft darunter (bis zu 90 %). Bei Patienten mit chronisch obstruktiver Lungenkrankheit, Herzerkrankungen oder Nierenleiden spielt dieses Symptom nur eine untergeordnete Rolle [57]. Die Diarrhö ist definiert als Steigerung der Stuhlfrequenz (> 3 Entleerung pro Tag) und Veränderung der Konsistenz (Vermehrung des Wassergehaltes). Bei der Beurteilung ist auch an die Möglichkeit einer paradoxen Diarrhö zu denken, die bei Obstruktion des Magen-Darm-Traktes vorliegen kann, dann, wenn allein flüssiger Stuhl sich durch die Stenose entleeren kann. Häufige Ursachen einer Diarrhö in der palliativen Behandlungsphase zeigt nachfolgende Aufzählung.

Ursachen einer Diarrhö bei Palliativpatienten:
- Verabreichung von Sondenkost
- Begleitmedikation (Antidiabetika)
- Zytostatika assoziierte Kolitis
- Antibiotika assoziierte Kolitis
- Malabsorbtionssyndrom nach Entfernung von Teilen des Intestinaltraktes
- Infektionen des Gastrointestinaltraktes

- Paradoxe Diarrhö bei Obstruktion
- Diarrhö bei funktionell aktiven Tumoren (Karzinoid, VIPom)
- Fistelbildungen
- Bakterielle Überwucherung
- Pankreasinsuffizienz

Angesichts der palliativen Krankheitssituation verbietet sich oftmals eine aufwendige Diagnostik. Überwiegend soll eine symptomatische Therapie eingeleitet werden, sofern nicht eine einfach zugängliche ursächliche Behandlung (Behandlung von Infektionen etc.) möglich ist. Doch ist einer ursächlichen Behandlung immer der Vorrang zu geben, etwa die antisekretorische Therapie bei funktionell aktiven neuroendokrinen Tumoren. Diagnostisch sollen Stuhlkulturen angelegt werden, Anamnese und körperliche Untersuchung sowie die Ultraschalluntersuchung sind wegweisend. Grundsätzlich kommen auch in der palliativen Phase einer nicht heilbaren, fortgeschrittenen Erkrankung alle Differentialdiagnosen der Diarrhoe in Betracht. Allein das Ausmaß der Diagnostik muss im Blick auf die Belastungen für die Patienten abgewogen werden. Bei noch längerer Lebenserwartung sind auch endoskopische Untersuchungen gerechtfertigt.

Infektionen des Gastrointestinaltrakts werden nur in gesonderten Fällen gezielt antiinfektiös behandelt, etwa bei Vorliegen einer Clostridienkolitis mittels Gabe von Vancomycin oder Metronidazol. Es gelten die Regeln, wie sie bei der Behandlung von Infektionen in der Gastroenterologie Anwendung finden.

Eine paradoxe Diarrhö kann ggf. durch Applikation von Tumorstents oder einen (sofern noch gerechtfertigt) operativen Eingriff beseitigt werden (s. Kap. 13.2.6.3). Bei Überwiegen einer Sekretion ist das gastrointestinale Gewebshormon Octreotid wirksam. Bei Malabsorptionssyndromen muss die Diät angepasst werden. Ein Gallesäurenverlustsyndrom ist mit Cholestyramin zu behandeln. Eine aufwendige Diagnostik hierzu ist in der palliativen Therapiephase nicht notwendig. Vielmehr kann die Therapie auch nach orientierender Diagnostik probatorisch eingeleitet werden.

Liegen anamnestisch Hinweise vor, die eine Pankreasinsuffizienz nahelegen, kann die Stuhluntersuchung auf Elastase die Diagnose bestätigen, andernfalls ist auch eine probatorische Therapie mit Pankreasfermenten gerechtfertigt.

Bei durch die Therapie bedingten Diarrhöen (etwa durch Chemotherapie etc.) ist die Behandlung anzupassen. Zudem kann eine als Folge einer Chemotherapie ausgelöste Diarrhö mit Somatostatinanaloga (z. B. Octreotid) behandelt werden.

Die Therapie einer Strahlenkolitis kann (etwa nach Bestrahlung eines Rektum-Karzinoms, sofern lokal beschränkt) mittels Argonplasmakoagulation erfolgen und durch die Gabe von steroidhaltigen Rektalschäumen, z. B. Budesonid Rektalschaum oder die topische Gabe von Mesalazin.

Ergibt sich kein ursachenbezogener Angriffspunkt für eine Therapie, ist eine symptomatische Therapie notwendig, etwa die Gabe von Morphinen oder des Morphinabkömmlings Loperamid.

Literatur

[1]   Deutsche Gesellschaft für Geriatrie. Was ist Geriatrie. http://www.dggeriatrie.de/nachwuchs/ 91-was-ist-geriatrie.html (zuletzt eingesehen 8.1.2016).

[2]   Sahm S, Goehler T, Hering-Schubert C, et al. Outcome of patients with KRAS exon 2 wildtype (KRAS-wt) metastatic colorectal carcinoma (mCRC) with cetuximab-based first-line treatment in the noninterventional study ERBITAG and impact of comorbidity and age. 2016 Gastrointestinal Cancer Symposium. https://ascopubs.org/doi/abs/10.1200/jco.2016.34.4_suppl.651 (letzter Zugriff: 15.1.2021)

[3]   Dagher M, Sabido M, Zöllner Y. Effect of age on the effectiveness of the first-line standard of care treatment in patients with metastatic colorectal cancer: systematic review of observational studies. J Cancer res and Clin Oncology. 2019;145:2105–20122.

[4]   Sargent DJ, Goldberg RM, Jacobson Sd, et al. A Pooled Analysis of Adjuvant Chemotherapy for Resected Colon Cancer in Elderly Patients. N Engl J Med. 2001;345:1091–1097.

[5]   Smith TJ, Temin S, Alesi ER, et al. American Society of Clinical Oncology provisional clinical opinion: the integration of palliative care into standard oncology care. J Clin Oncol. 2012;30 (8):880–7.

[6]   Sahm SW. Palliative care versus euthanasia. The German position: the German General Medical Council's principles for medical care of the terminally ill. Journal of Medicine and Philosophy. 2000;25:195–219.

[7]   Kelley AS, Morrison RS. Palliative care for the seriously ill. New Engl J Med. 2015;373:747– 755.

[8]   Van der Heide A, Deliens L, Faisst K, et al. End-of-life decision-making in six European countries: descriptive study. Lancet. 2003;62:345–350.

[9]   Sahm S. Sterbehilfe, in: Wittwer, Hector/Schäfer, Daniel/Frewer, Andreas (Hg.), Handbuch Sterben und Tod, 2. überarb. Aufl., 2020, Heidelberg/Berlin/New York.

[10] Sahm S. Ärztlich assistierter Suizid. Medizinische Ethik und suizidales Begehren. Onkologe. 2020;26:443–448.

[11] Sahm S. Sterbebegleitung und Patientenverfügung. 2000. Frankfurt. Campus.

[12] Weltärztebund/ World Medical Association: WMA Declaration on euthanasia and physician assisted suicide. (2019) https://www.wma.net/policies-post/declaration-on-euthanasia-and-physician-assisted-suicide/ (letzter Zugriff: 27.9.2020).

[13] Materstvedt LJ, Clark D, Ellershaw J, et al. Euthanasia and physician-assisted suicide: a view from an EAPC Ethics Task Force. Palliative Medicine. 2003;17:97–101.

[14] Oduncu FS, Sahm S. Doctor-cared dying instead of physician-assisted suicide: a perspective from Germany. Med Health Care Philos. 2010;13(4):371–81.

[15] Müller-Busch HC, Klaschik F, Oduncu FS, Schindler T, Woskanjan S. Euthanasie bei unerträglichem Leid? Eine Studie der Deutschen Gesellschaft für Palliativmedizin zum Thema Sterbehilfe im Jahr 2002. Zeitschrift für Palliativmedizin. 2003;4:75–84.

[16] BVerfG, Urteil des Zweiten Senats vom 26. Februar 2020 – 2 BvR 2347/15.

[17] Jones S, Paton DA. How Does Legalization of Physician-Assisted Suicide Affect Rates of Suicide. Southern Medical Journal. 2015;108:599–604.

[18] Boer TA. Dialectics of lead: fifty years of Dutch euthanasia and its lessons, in: International Journal of Environmental Studies. 2018;75;2:239–250.

[19] Jones DA, Gastmans C, MacKellar Calum (Hg.). Euthanasia and Assisted suicide. Lessons from Belgium, Cambridge 2017.

[20] Keown J. Euthanasia, Ethics and Public Policy, Cambridge 2018, 117–120.

[21] Rubenfeld S, Sulmasy D. Physician-Assisted Suicide and Euthanasia Before, During and After the Holocaust, Lanham 2020.

[22] Bundesärztekammer. Grundsätze zur ärztlichen Sterbebegleitung. Deutsches Ärzteblatt. 2011;108:346–48.

[23] Fagerlin A, Schneider CE. Enough. The failure of the living will. Hastings Center Report. 2004;34 (2):30–42.

[24] Sahm S, Hilbig J. Nach dem Gesetz: Akzeptanz und Verbreitung von Patientenverfügungen bei Tumorpatienten. Zeitschr Med Ethik. 2013;59:283–295.

[25] De Heer G, Saugel B, Sensen B, et al. Advance Directives and Powers of Attorney in Intensive Care Patients. Dtsch Aerztebl Int. 2017;114:363–370.

[26] Henking T, v. Oorschot B. Patientenverfügung und Vorsorgevollmacht bei Krebspatienten. Onkologe. 2020;26:419–424.

[27] Sahm SW, Will R, Hommel G. What are cancer patients' preferences about treatment at the end of life? A comparison with healthy people and medical staff. Supportive Care in Cancer. 2005;13:206–214.

[28] Sahm SW, Will R, Hommel G. Attitudes towards and barriers to write advance directives amongst tumour patients, healthy controls and medical staff. Journal Medical Ethics. 2005;31:437–440.

[29] Schröder L, Hommel G, Sahm S, Intricate decision making: ambivalences and barriers when fulfilling an advance directive. Patient Prefer Adherence. 2016;10:1583–1589.

[30] Ethikrat katholischer Träger von Gesundheits- und Sozialeinrichtungen im Bistum Trier. Gesundheitliche Versorgungsplanung für die letzte Lebensphase von Bewohnern stationärer Pflegeeinrichtungenj. Gesundheitliche. 2017, https://www.pthv.de/fileadmin/user_upload/ALTE_ORDNER/PDF_Theo/Ethikrat/Stell(ungnahmen_und_Empfehlungen/Stellungnahmen_%C3%B6ffentlich/Ethikrat_Stellungnahme_ACP_2017_final.pdf (letzter Zugriff: 9.11.2021).

[31] Advance Care Planning Australia. http://advancecareplanning.org.au. (letzter Zugriff: 28.2.2016).

[32] Respecting choices. http://www.gundersenhealth.org/respecting-choices (letzter Zugriff: 28.2.2016).

[33] In der Schmitten J, Lex K, Mellert C, et al. Implementing an advance care planning program in German nursing homes: results of an inter-regionally controlled intervention trial. Dtsch Arztebl Int. 2014;111:50–7.

[34] Deutsche Gesellschaft für Palliativmedizin. S-3 Leitlinie Palliativmedizin für Patienten mit nicht heilbarer Krebserkrankung. 2019, https://www.dgpalliativmedizin.de/images/stories/LL_Palliativmedizin_Kurzversion_1.1.pdf#:~:text=Palliativversorgung%20verfolgt%20das%20Ziel,%20die%20Lebensqualit%C3%A4t%20von%20Patienten,von%20erwachsenen%20Patienten%20mit%20einer%20nicht%20heilbaren%20Krebserkrankung (letzter Zugriff: 9.11.2021).

[35] Cherny NI, Radbruch L. European Association for Palliative Care (EAPC) recommended framework for the use of sedation in palliative care. Palliat Med. 2009;23(7):581–93.

[36] Schockenhoff E. Bestandteil der Basispflege oder eigenständige Maßnahme? Moraltheologische Überlegungen zur künstlichen Ernährung und Hydrierung. Zeitschr Med Ethik. 2010;56:131–142.

[37] Deutsche Gesellschaft für Ernährungsmedizin. Ethische und rechtliche Gesichtspunkte der künstlichen Ernährung. Aktuelle Ernährungsmed. 2013;38:112–117.

[38] Ganzini L, Goy ER, Miller LL, et al. Deloret, Nurses' experiences with hospice patients who refuse food and fluids to hasten death. New England Journal of Medicine. 2003;349:359–365.

[39] Hoekstra NL, Strack M, Simon A. Bewertung des freiwilligen Verzichtes auf Nahrung und Flussigkeit durch palliativmedizinisch und hausarztlich tatige Arztinnen und Arzte. Ergebnisse einer Umfrage. Zeitschrift für Palliativmedizin. 2015;16:68–73.

[40] Sahm S. Freiwilliger Verzicht auf Nahrung und Flüssigkeit. Zeitschrift für Medizinischen Ethik. 2019;65:211–226.

[41] ElMokhallalati Y, Bradley SH, Chapman E, et al. Identification of patients with potential palliative care needs: A systematic review of screening tools in primary care. Palliat Med. 2020;34
(8):989–1005.

[42] Sweeney MP, Bagg J. The mouth and palliative care. Am J Hosp Palliat Care. 2000;17:118.

[43] Davis LA. Quality of life issues related to dysphagia. Top Geriatr Rehabil. 2007;23:352.

[44] Kunze K. Neurogene Dysphagie bei verschiedenen Grunderkrankungen. Notfall & Hausarzt-
medizin. 2004;30:17–29.

[45] Solano JP, Gomes B, Higginson IJ. A comparison of symptom prevalence in far advanced cancer,
AIDS, heart disease, chronic obstructive pulmonary disease and renal disease. J Pain Symptom
Manage. 2006;31:58.

[46] Reuben DB, Mor V. Nausea and vomiting in terminal cancer patients. Arch Intern Med.
1986;146:2021.

[47] Laugsand EA, Kaasa S, Klepstad P. Management of opioid-induced nausea and vomiting in cancer patients: systematic review and evidence-based recommendations. Palliat Med. 2011;25
(5):442–53.

[48] Caraceni A, et al. Use of opioid analgesics in the treatment of cancer pain: evidence-based recommendations from the EAPC. Lancet Oncol. 2012;13(2):e58-68.

[49] Aziz Aadam A, Liu K. Endoscopic palliation of biliary obstruction. J Surg Oncol. 2019;120(1):57–
64.

[50] Dumonceau J-M, Tringali A, Papanikolaou IS, et al. Endoscopic biliary stenting: indications,
choice of stents, and results: European Society of Gastrointestinal Endoscopy (ESGE) Clinical
Guideline – Updated October 2017. Endoscopy. 2018;50(9):910–930.

[51] Bassari R, Koea JB. Jaundice associated pruritis: A review of pathophysiology and treatment
World J Gastroenterol. 2015;21(5):1404–1413.

[52] Bellati F, Napoletano C, Ruscito I, et al. Complete remission of ovarian cancer induced intracta-
ble malignant ascites with intraperitoneal bevacizumab. Immunological observations and a literature review. Invest New Drugs. 2010;28(6):887–94.

[53] Gotlieb WH, Amant F, Advani S, et al. Intravenous aflibercept for treatment of recurrent sympto-
matic malignant ascites in patients with advanced ovarian cancer: a phase 2, randomised, double-blind, placebo-controlled study. Lancet Oncol. 2012;13(2):154.

[54] Erichsén E, Milberg A, Jaarsma T, Friedrichsen MJ. Constipation in Specialized Palliative Care:
Prevalence, Definition, and Patient-Perceived Symptom Distress. J Palliat Med. 2015;18:585–92.

[55] Candy B, Jones L, Larkin PJ, et al. Laxatives for the management of constipation in people receiving palliative care. Cochrane Database Syst Rev. 2015;5:CD003448.

[56] Badke A, Rosielle DA. Opioid Induced Constipation Part I: Established Management Strategies
294. J Palliat Med. 2015;18:799–800.

[57] Solano JP, Gomes B, Higginson IJ. A comparison of symptom prevalence in far advanced cancer,
AIDS, heart disease, chronic obstructive pulmonary disease and renal disease. J Pain Symptom
Manage. 2006;31:58.

14 Der geriatrische Patient in der ambulanten gastroenterologischen Betreuung

Peter Langmann

Patienten in fortgeschrittenem Alter machen in der Praxis des niedergelassenen Gastroenterologen einen immer größeren Anteil im Vergleich zu jüngeren Patienten aus. Dabei nimmt der Anteil von sehr alten Patienten (> 80. Lebensjahr) zu, die eine ambulante Diagnostik und Therapie wünschen.

Die Anzahl der über 80-Jährigen unserer Gesellschaft steigt ständig. Diese wird sich von derzeit ca. 5 % der Bevölkerung in Deutschland bis 2060 verdoppeln [1].

14.1 Bedarf für die ambulante gastroenterologische Versorgung

In der Allgemeinmedizin ist der demographischen Entwicklung durch eine Förderung und Implementierung geriatrischer Tools Rechnung getragen. Im fachärztlichen, insbesondere gastroenterologischen Fachbereich, besteht ein zunehmender Bedarf in der Behandlung betagter Patienten.

Merke: Es besteht ein zunehmender Bedarf der Behandlung Betagter in der ambulanten Gastroenterologie.

Zu unterschieden ist der typisch geriatrische Patient, der sich durch ein fortgeschrittenes Alter und geriatrietypische Begleiterkrankungen vom rüstigen „Alten Patienten" unterschiedet. Auch die Betreuung des nur chronologisch „Alten Menschen" wird durch die Einschränkung multipler Organsysteme, die Vulnerabilität und die hohe Chronifizierungsgefahr von interkurrenten Erkrankungen bestimmt.

In der ambulanten Betreuung hat die Selbstbestimmung des Patienten im Blick auf die Fürsorgepflicht, ärztlich ethische und nicht zuletzt haftungsrechtliche Gesichtspunkte wesentliche Relevanz, wird aber häufig durch organisatorische Faktoren begrenzt.

Merke: In der ambulanten Betreuung hat die Selbstbestimmung des Patienten wesentliche Relevanz.

Der niedergelassene Gastroenterologe ist dabei nicht Erfüller einer Auftragsleistung, sondern trifft eine individualisierte Diagnose- und Therapievereinbarung mit dem Patienten. Objektivierbare Entscheidungsfaktoren orientieren sich dabei an Scores des geriatrischen Assessments, der Krankheitsvorgeschichte des Patienten und sei-

https://doi.org/10.1515/9783110697650-014

nem persönlichen und sozialen Umfeld. In der Praxis sind diese geriatrischen Instrumente jedoch oft nur limitiert einsetzbar weshalb das Diagnose- und Therapiekonzept eine zwischen den Behandlern (Klinik, Hausarzt, Fachärzte) konsentierte, begründbare, aber individualisierte Entscheidung bleibt.

Im Vordergrund steht der Wunsch des Patienten einer adäquaten Abklärung und Behandlung seiner Beschwerden. Die Krankheitsbilder im Alter sind geprägt durch eine Vielzahl simultaner chronischer Erkrankungen (z. B. Arterielle Hypertonie, Niereninsuffizienz, Herzinsuffizienz, Diabetes mellitus, Dementielle Erkrankungen) und einer häufig nur schwer vollständig zu erhebenden Multimedikation.

In einer Untersuchung des geriatrischen Patientenklientels einer gastroenterologischen Abteilung leiden 74 % der Patienten an Begleiterkrankungen. Es überwiegen die Herzerkrankungen (50,4 %) gefolgt von Kreislauf- (22 %) und chronischer Nierenerkrankung (17 %) [2].

Etwa 95 % der älteren Bevölkerung wohnen in ihrer Privatwohnung und wollen das Zuhause bei Hilfs- und Pflegebedürftigkeit nicht aufgeben [3].

Das Wohnen in den eigenen vier Wänden ist im Alter Indikator der Selbständigkeit. Barrierearm gestaltete Wohnräume, die ein relativ eigenständiges Wohnen ermöglichen, werden im Konzept des betreuten Wohnens angeboten. Auf eine direkte zuverlässige Betreuung durch Familienangehörige kann jedoch immer seltener zurückgegriffen werden.

Dies macht die Umsetzung ärztlicher Angaben, deren Einhaltung und Überwachung im ambulanten Umfeld problematisch und steht dem Patientenwunsch häufig entgegen.

Die Gebrechlichkeit (Frailty) alter Patienten, als Konsequenz der altersassoziierten Funktionseinbußen vieler Organe, bedarf besonders im ambulanten Setting erhöhter Aufmerksamkeit. Die von Frailty betroffenen Patienten berichten Ärzten darüber selten spontan [3]. So können kleine Ursachen (längere Nüchternheit, Abführmaßnahmen vor Koloskopie, unregelmäßige Medikamenteneinnahme zur Therapie schwerwiegender Begleiterkrankungen wie z. B. Diabetes mellitus, Morbus Parkinson) mit steigender Gebrechlichkeit das Risiko für Stürze, Behinderung, Pflegebedürftigkeit und vorzeitigen Tod erhöhen.

Durch die eingenommene Medikation wird die Sturzneigung häufig zusätzlich gefördert. In der Regel wird eine Kombination dieser Medikamente aus den verschiedenen Substanzklassen, die in Tab. 14.1 aufgeführt sind eingenommen.

Die Einschätzung der Gebrechlichkeit findet bislang keine Beachtung in der Beurteilung der Schwere der Erkrankung insgesamt, ist jedoch häufig der limitierende Faktor für eine ambulante Diagnostik oder Therapie.

In der ambulanten Betreuung wird für geriatrische Patienten ähnlich wie für die Betreuung anderer chronischer Erkrankungen wie z. B. COPD, Herzinsuffizienz oder Diabetes mellitus durch spezielle Betreuungsprogramme eine kontinuierliche Überwachung der Patienten sichergestellt (z. B. DMP) und auch im ambulanten Sektor eine zusätzliche Vergütung für den betreuenden Haus- und Facharzt durch eine Erstel-

lung des geriatrischen Basis-Assessment sichergestellt. Der im Schwerpunkt Gastroenterologie tätige Internist partizipiert hierbei nicht. Die Ausgestaltung der Vergütung differiert jedoch in den Bundesländern erheblich.

Tab. 14.1: Sturzgefahr verstärkende Medikamente.

Substanzgruppe	Beispielsubstanzen
blutdrucksenkende Medikamente (Antihypertensiva) bei Überdosierung (Hypotonie)	– Candesartan, Telmisartan – Enalapril, Ramipril – Hydrochlorothiazid, Furosemid – Metoprolol, Propranolol
sedierende Antidepressiva/Antipsychotika	– Amitriptylin – Levomepromazin – Melperon – Mirtazapin
Antikonvulsiva zur Behandlung von epileptischen Anfällen und zur Schmerztherapie	– Carbamazepin, Oxcarbazepin – Gabapentin, Pregabalin – Phenytoin
andere sedierende Medikamente zur Behandlung von Schlafstörungen, Angst oder Schwindel	– Bromazepam, Lorazepam – Cinnarizin, Dimenhydrinat

Gebrechlichkeit verursacht in der ambulanten Betreuung einen erhöhten Aufwand
an Zeit, Organisation und erfordert eine intensive Zuwendung zum Patienten. Die
Einschätzung der Schwere des Krankheitsbildes (Grad der Gebrechlichkeit) beim alten Menschen findet in der Diagnosehierarchie keine standardisierte Anwendung.

In der Praxis sind einfache, rasch erhebbare Parameter notwendig, die helfen einen rüstigen von einem gebrechlichen Betagten zu unterschieden. So lässt sich eine
Modifikation des Gebrechlichkeitsmodells nach Fried durch Frage nach Gewichtsverlust, Erschöpfung, körperlicher Aktivität, Gehgeschwindigkeit und Handkraftmessung mit einer orientierenden Erfassung des kognitiven Zustandes (Uhrentest) und
Erfragung der aufgetretenen Stürze im letzten halben Jahr kombinieren.

Ein einfacher Test, der in der täglichen Praxis mit geringem Aufwand durchgeführt werden kann, ist z. B. der „Timed-up-and-go-Test" beim Aufstehen (Erheben
ohne fremde Hilfe) und Gehen einer Strecke von 3 m und sich wieder Hinsetzen.
(> 20 s relevante Einschränkung; > 30 s ausgeprägte Mobilitätseinschränkung).

Mit diesen einfachen, in der Praxis ohne zusätzliches Instrumentarium durch-
führbaren Tests, kann eine grobe Schweregradeinteilung der Gebrechlichkeit vorgenommen werden.

14.2 Individualisierter Therapieansatz

Die ambulante Abklärung eines Leitsymptoms in der gastroenterologischen Praxis umfasst eine Grunddiagnostik und weitere teilweise invasive, den alten Menschen belastende spezielle Diagnostik. Wunsch des Patienten ist es häufig einen stationären Aufenthalt zu vermeiden. Der Grad der Intensität der Abklärung orientiert sich immer an der Lebenssituation des alten Menschen.

> **Merke:** Ein individualisierter Therapieansatz orientiert sich an der Lebenssituation des Betagten.

Hier hat der in der Praxis tätige Gastroenterologe den strategischen Vorteil sich näher an der Lebenssituation des Patienten zu befinden, die lokalen Gegebenheit (Versorgung durch ambulante Pflegedienste, häusliche Versorgung bei Immobilität) besser zu kennen als der Arzt in der Klinik, vorausgesetzt er sieht darin seine Aufgabe und interessiert sich dafür, einen individualtherapeutischen Ansatz auch für den alten Menschen zu finden.

Die Therapieeinleitung in einem komplexen Setting erfolgt häufig stationär, wobei nicht nur der Patient, sondern auch die Kostenträger auf eine ambulante Fortsetzung der Therapie (z. B. adjuvante Chemotherapie) drängen.

Die Kostenträger streben nach einer Verlagerung der Diagnostik vom stationären in den ambulanten Bereich. In einer Berechnung der Belegungstage und GKV-Versichertenstichprobe mit vertragsärztlichen Leistungen aus dem Jahr 2011 ergibt sich bundesweit eine Abnahme im stationären Bereich mit einer deutlichen Zunahme im ambulanten Bereich für die Erkrankungen des Verdauungssystems, Ernährungs- und Stoffwechselerkrankungen [4].

Als Beispiel eines besonders im Alter häufig auftretenden aber oft nur unzureichend behandelbaren Problems sei die chronische Obstipation angeführt.

14.2.1 Chronische Obstipation

Dem niedergelassenen Gastroenterologen kommt dabei die wichtige Aufgabe der Basisdiagnostik, Einleitung einer Stufentherapie sowie der entsprechenden Spezialdiagnostik zu. (Abb. 14.1) Den ersten Schritt stellt dabei immer die klinische Untersuchung dar. Als häufigste Ursache einer anorektalen Entleerungsstörung lässt sich dabei z. B. die Beckenbodensenkung ohne weitere Funktionsuntersuchungen nachweisen.

Die Stufentherapie der Obstipation erfordert häufig weniger den Einsatz komplex ansetzender Wirkstoffe (Therapie der Stufe IV oder V) als vielmehr ein sehr zeitintensives Aufklärungsgespräch über Nahrungs-, Trink-, Bewegungs-, und Medikationsgewohnheiten. Der Erfolg einer Therapie ist vom Verstehen, Akzeptieren, Umsetzen

Entleerungsstörung　　　　　**Obstipation ohne Entleerungsstörung**

Stufe

| | Sakralnervenstimulation
Chirurgie (am ehesten subtotale Kolektomie) |

V　　　　　Spezialdiagnostik

| | Kombinationstherapien Stufen I–III
Klysmen, Lavage
Opiatantagonisten bei Opiat-Obstipation |

IV

| | Prucaloprid*
(Lubiproston, Linaclotid)** |

strukturell: ggf. Chirurgie
III　**funktionell:** Biofeedback
± Laxans ± Suppositorium ± Klysma

| | 1. Wahl: Makrogol, Bisacodyl,
Natriumpicosulfat
2. Wahl: Zuckerstoffe (z.B. Lactulose);
Anthrachinone ggf. Wechsel des Präparats,
ggf. Kombinationstherapie Stufe Ib, + II und
innerhalb II evtl. Suppositorien/Klysmen |

Spezialdiagnostik

II

Suppositorien/Klysmen

ja　***　Verdacht auf Entleerungsstörung?　nein

Ib　zusätzliche Ballaststoffe (z.B. Flohsamenschalen, Weizenkleie)

Ia　Allgemeinmaßnahmen: ausreichend Flüssigkeitszufuhr und Bewegung, ballaststoffreiche Ernährung

B　Basisdiagnostik

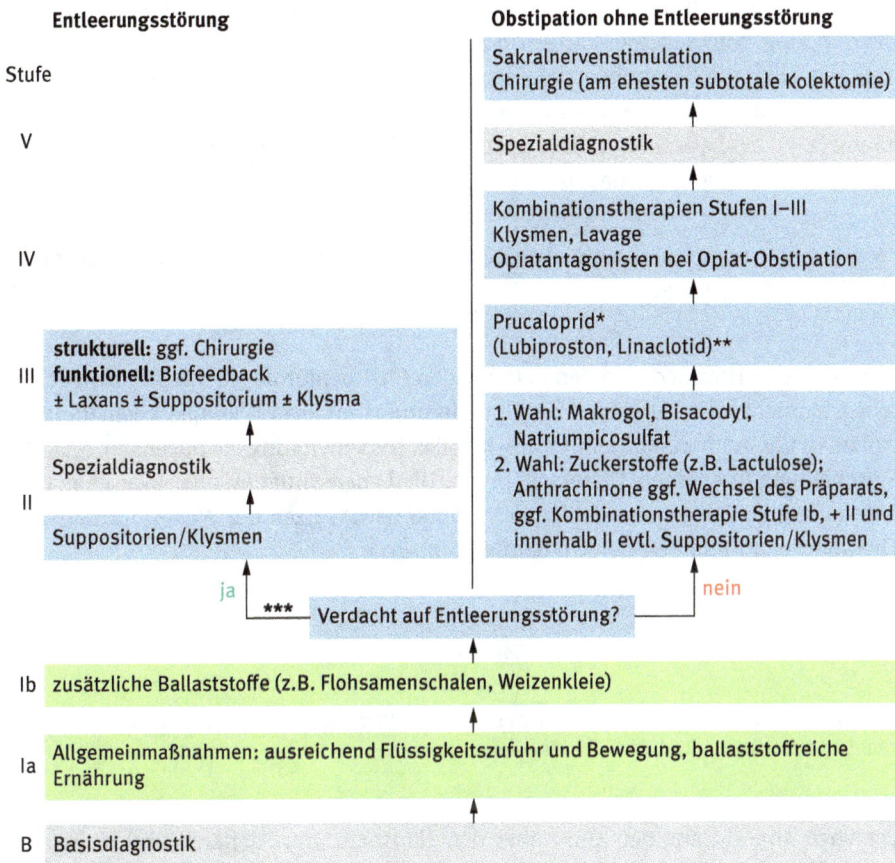

Abb. 14.1: Stufentherapie der chronischen Obstipation.

und konsequenten Anwenden abhängig. Gerade bei einfachen Maßnahmen wie dem Zusatz von Flohsamenschalen lassen sich nur durch ein intensives Gespräch Fehler vermeiden.

Eine fortschreitende Gewichtsabnahme mit der Folge gehäufter Infekte, verminderter körperlicher Leistungsfähigkeit und Sarkopenie verläuft häufig unbemerkt und schleichend.

14.2.2 Gewichtsverlust

Die Abklärung erfordert neben dem Ausschluss gastroenterologischer Ursachen wie Dysphagie, gastrale, enterale oder hepatologische Erkrankungen, das weite Spektrum der gesamten Inneren Medizin.

Die Häufung chronischer Erkrankungen, deren medikamentöse Therapie und die Überlappung von Nebenwirkungen macht bei vielen alten Patienten eine Gewichtung der Therapeutika notwendig. Hier übernimmt häufig der Gastroenterologe als Ansprechpartner des Facharztes für Allgemeinmedizin eine zentrale Stellung. Es gilt häufig (z. B. bei Leberwerterhöhung, Diarrhoe) Medikamente zu pausieren oder Therapiealternativen vorzuschlagen.

Merke: Der Gastroenterologe hat die Aufgabe einer Priorisierung von Therapeutika um eine Multimedikation vorzubeugen.

Dies stellt den Hausarzt und den betreuenden Gastroenterologen vor die nicht selten sehr anspruchsvolle Aufgabe einer Optimierung komplexer Therapieschemata (z. B. palliative Chemotherapie), ein professionelles Nebenwirkungsmanagement oder die Entscheidung über einen Therapieabbruch. Die Lebenssituation alter Menschen (Unterbringung im Pflegeheim, fehlende Mobilität usw.) setzen der Weiterführung einer Therapie im ambulanten Bereich häufig Grenzen.

14.3 Interdisziplinäre Zusammenarbeit

Merke: Es besteht der Bedarf einer interdisziplinären Therapiekonferenz geriatrischer Patienten zur Begleitung der individualisierten Therapie.

Der enge Kontakt aus der Klink über den Hausarzt zum Facharzt wird in lokalen Netzwerken durch den persönlichen kollegialen Austausch häufig verwirklicht. Notwendig wäre eine strukturierte Fallkonferenz wie sie für Tumorerkrankungen selbstverständlich ist. Eine fachübergreifende fallbezogene Festlegung der Diagnostik und Therapie über die einzelnen Teilgebiete hinaus (Schmerzkonferenz, Tumorkonferenz) unter Beteiligung von Klinik, Hausarzt, Geriater, Neurologe und Gastroenterologe als individualisierte Therapiekonferenz sollte in die Betreuung betagter Menschen integriert und gefördert werden.

14.4 Ambulante Endoskopie

Merke: Es besteht steigender Bedarf der Durchführung endoskopischer Untersuchungen bei alten Patienten.

Eine Altersgrenze für die Durchführung einer Gastroskopie oder Koloskopie gibt es nicht [5,6].

Der Anteil endoskopischer Untersuchungen bei Patienten über dem 75. Lebensjahr steigt ständig. Daten aus dem stationären Umfeld belegen dies eindrücklich. So wurden 67 % der Koloskopien bei Patienten im Alter vom 75. bis 79. Lebensjahr und 25 % vom 80. bis 84. Lebensjahr durchgeführt [2].

Die Indikation für eine reine Vorsorgekoloskopie orientiert sich an Begleiterkrankungen, Komedikation, der Einschätzung des Gesamtüberlebens nach Diagnose und therapeutischen Konsequenzen eines kolorektalen Karzinoms. Beim alten Menschen ist mit längerer Hospitalisierung, schlechterer Verträglichkeit der Chemotherapie und insgesamt ungünstigerem Outcome zu rechnen [15–18]. Deshalb wird von einer reinen Früherkennungs-Koloskopie bei Patienten über 75 bei bestehenden Begleiterkrankungen Abstand genommen.

Die Kostenträger übernehmen mit dem 55. Lebensjahr und 10 Jahre danach die Kosten einer zweiten Koloskopie. Für ältere Menschen ist die Übernahme der Leistung durch die Kostenträger nicht vorgesehen. Im Einzelfall muss eine individualisierte Entscheidung getroffen werden [19]. Wie unten (Abb. 14.2) ausgeführt, wird die Früherkennungs-Koloskopie zu 12 % von Patienten über dem 75. Lebensjahr in Anspruch genommen.

Die Polypektomierate steigt altersabhängig und liegt bei Männern über 75 Jahren im Median bei 43 % (Abb. 14.3). Dies unterstreicht die Notwendigkeit der Vorsorgekoloskopie im hohen Alter.

insgesamt

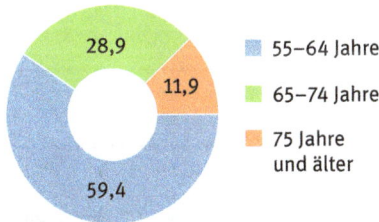

- 55–64 Jahre
- 65–74 Jahre
- 75 Jahre und älter

28,9 / 11,9 / 59,4

		bundesweite Ergebnisse	
	Altersgruppen	**n**	**%**
Frauen	55–64 Jahre	140.886	31,7
	65–74 Jahre	70.161	15,8
	75 Jahre und älter	27.504	6,2
	alle	238.551	53,7
Männer	55–64 Jahre	123.141	27,7
	65–74 Jahre	58.161	13,1
	75 Jahre und älter	25.199	5,7
	alle	206.501	46,5
gesamt	alle	445.052	100,2

Abb. 14.2: Altersverteilung von 445.061 gesetzlich Versicherten, die im Jahr 2018 an einer Früherkennungskoloskopie teilgenommen haben. Die Komplikationsrate der Früherkennungskoloskopie bei den Patienten, die älter als 75 Jahre sind, liegt dabei mit 0,65/Tsd. nur gering über dem Durchschnitt mit 0,50/Tsd. (Tab. 14.2).

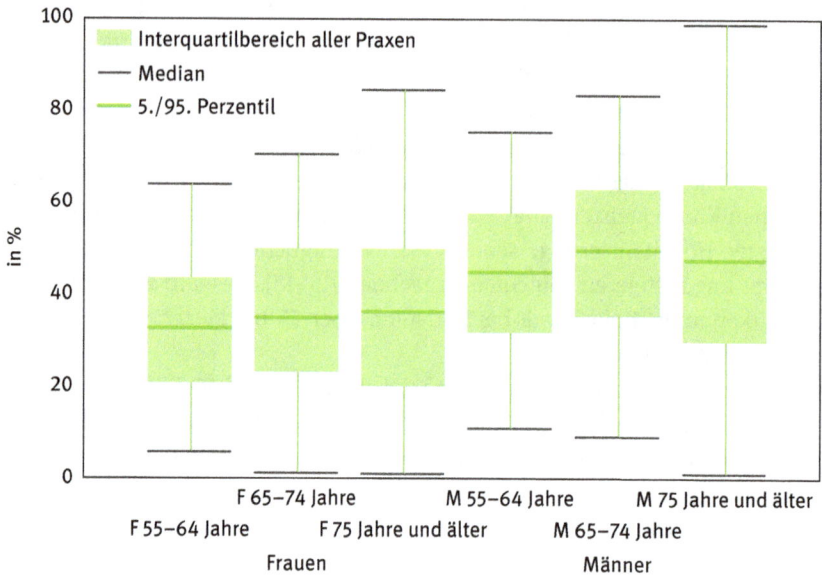

Abb. 14.3: Alters- und Geschlechtsspezifische Polypektomierate.

Tab. 14.2: Bundesweite Ergebnisse zur Komplikationshäufigkeit der Früherkennungskoloskopie mit stationärem Aufenthalt nach Altersgruppen (pro tausend Untersuchte dieser Altersgruppe) im Jahr 2018.

Altersgruppen	Kardiopulmonal		Blutung		Perforation		Sonst.		Patienten mit Komplikationen	
	n	‰	n	‰	n	‰	n	‰	n	‰
55–64	8	0,03	57	0,22	26	0,10	21	0,08	112	0,42
65–74	5	0,04	31	0,24	30	0,23	9	0,07	75	0,58
75 und älter	1	0,02	14	0,27	18	0,34	1	0,02	34	0,65
gesamt	14	0,03	102	0,23	74	0,17	31	0,07	221	0,50

Die Komplikationsrate der Koloskopie in einem Kollektiv von Patienten > 75 Jahre ist nur leicht erhöht (2,95/1000 vs. 0,75/100 bei 65–69-Jährigen) [20].

Im Rahmen der Vorsorgekoloskopie von im Jahr 2018 in Deutschland untersuchten 445.061 Patienten waren 53.340 (12 %) 75 Jahre und älter.

Als Befund der Vorsorge-Untersuchung ergibt sich in 27,1 % der Frauen und 36,7 % der Männer über 75 Jahre ein Adenom.

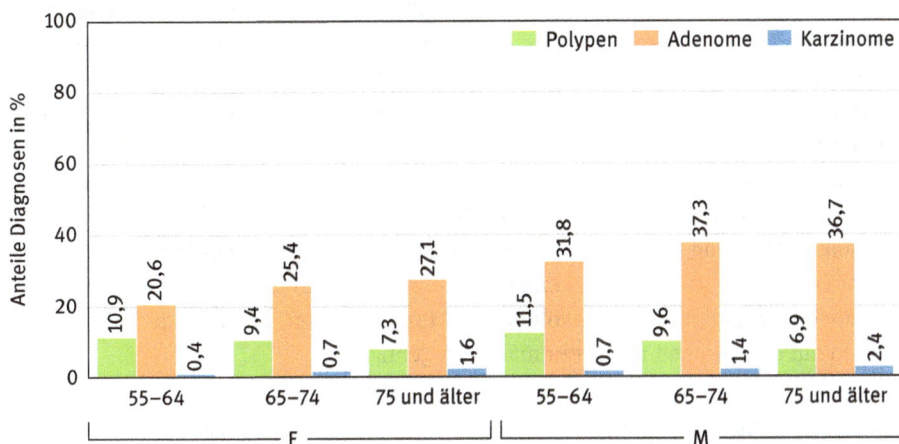

Abb. 14.4: Schwerwiegendste histologische Diagnosen (in Prozent) bei Früherkennungskoloskopien geordnet nach Altersgruppen und Geschlecht.

Die Notwendigkeit der Vorsorgekoloskopie auch in diesem Alter wird durch die hohe Anzahl fortgeschrittener Adenome in 6,8 % und Karzinome in 1,6 % der Frauen bzw. und 9,9 % und 2,4 % der Männer über 75 Jahre unterstrichen (Abb. 14.4).

Die Nachsorgeintervalle werden gemäß der aktuellen S3-Leitlinie durchgeführt. In Praxen ist der Einsatz eines automatisierten Recall-Systems üblich. Auch bei der Altersgruppe der 70 bis 80-Jährigen ist dieses Verfahren gut akzeptiert [28]. Nicht abgesichert ist die Altersbegrenzung der Nachsorge. Üblicherweise werden Patienten über dem 80. Lebensjahr nichtmehr angeschrieben.

Merke: Unklar ist wann eine Beendigung kontinuierlicher Überwachungs- oder Therapiestrategien gerechtfertigt ist.

Generell besteht in der Praxis eine Unsicherheit bezüglich der Beendigung von Kontrolluntersuchungen, die in Leitlinien empfohlen sind. Dies betrifft wie ausgeführt die Nachsorge nach Adenomen im Colon ebenso wie die Kontrolluntersuchungen bei chronisch atrophischer Gastritis, chronisch entzündlichen Darmerkrankungen oder chronischen Lebererkrankungen. Besonders Patienten mit einer Leberzirrhose, chronischer Hepatitis oder metabolischen fortgeschrittenen Lebererkrankungen sollen regelmäßige Ultraschall- und Laborkontrollen erhalten. Einerseits um frühzeitig ein HCC oder CCC zu diagnostizieren, andererseits aber auch um eine Komplikation oder Progredienz der chronischen Lebererkrankung zu behandeln. Ein ungelöstes Problem ist hierbei die vorhandene Therapieoption z. B. der chronischen Hepatitis C mit gut verträglichen, direkt wirkenden antiviralen Medikamenten. Damit sind ist

Kontraindikationen einer sehr effektiven Therapie kein Argument einem älteren Patienten die Therapie vorzuenthalten. Eine konkrete Altersgrenze einem älteren oder alten Patienten diese kostenintensive Therapie nicht oder nichtmehr zu gewähren fehlt. Die Lösung für den individuellen Patienten könnte die Besprechung in einer Fallkonferenz sein, um die individualisierte Therapieentscheidung abzusichern.

Das alternde Patientenkollektiv, aber auch die Manifestation fortgeschrittener chronischer Lebererkrankungen binden in der Praxis zunehmend Ressourcen. Eine adäquate Betreuung erfordert eine enge Zusammenarbeit der ambulanten und stationären Versorgung und wird erst möglich, wenn eine Verknüpfung, ähnlich der spezialärztlichen Versorgung bei onkologischen Erkrankungen, auch für geriatrische Patienten mit chronischen Lebererkrankungen gelingt.

Merke: Die Vorbereitung vor der endoskopischen Untersuchung bei geriatrischen Patienten ist im ambulanten Bereich schwierig.

Daten zur optimalen Vorbereitung für Patienten mit fortgeschrittenem Alter und multiplen Begleiterkrankungen liegen nicht vor. Das Risiko schwerer Nebenwirkungen wie z. B. Elektrolytentgleisung, Überwässerung, Herzrhythmusstörungen, Schwindel und Sturz ist dadurch deutlich erhöht.

Häufig ist eine kontinuierliche Betreuung während der Darmreinigung im häuslichen Umfeld nicht zu gewährleisten. Die potenziellen Komplikationen (Kreislaufprobleme, Herzrhythmusstörungen, Kollaps, Übelkeit, Erbrechen, Kopfschmerzen, zerebraler Krampfanfall) müssen im Rahmen des vorbereitenden Aufklärungsgespräches erörtert werden. Dies ist nicht nur im Rahmen der Vorsorge potenziell gefährlicher Komplikationen, sondern auch zur Abwendung haftungsrechtlicher Schäden erforderlich.

Zur Wahl der Methode und des Mittels der Darmreinigung stehen viele vergleichende Studien zur Verfügung. Alte und sehr alte Menschen sind darin nicht berücksichtigt [7–10].

Macrogolhaltige großvolumige Abführlösungen werden von Patienten ungern akzeptiert. Häufig wird trotz der Anwendung von 4 l Spüllösung ein nur unzureichendes Reinigungsergebnis erzielt. Insbesondere bei einer Koprostase und verminderten Mobilität ist ein intensiveres und länger dauerndes Abführprotokoll notwendig.

Die Anwendung von macrogolhaltiger Spüllösung in Kombination mit Ascorbinsäure ermöglicht einer Reduktion der Trinkmenge und erzielt bei einem Splitting einen mit der PEG-Lösung vergleichbaren Effekt [11].

Picosulfat und Magnesiumcitrat werden generell besser toleriert, erzielen auch einen guten Reinigungseffekt, sind aber häufiger mit einer Elektrolytentgleisung assoziiert [12].

Vorsicht ist deshalb bei multimorbiden alten Patienten geboten, die mit Arzneimitteln behandelt werden, die eine Hypokaliämie hervorrufen können (wie z. B. Diuretika oder Kortikosteroide oder Arzneimittel, bei deren Anwendung ein besonderes Risiko bei einer Hypokaliämie besteht, z. B. Herzglykoside).

Picosulfat sollte ebenfalls mit Vorsicht angewendet werden bei Patienten, die mit nichtsteroidalen Antiphlogistika oder mit Arzneimitteln mit bekannter SIADH-induzierender Wirkung behandelt werden, wie z. B. trizyklische Antidepressiva, selektive Serotonin-Wiederaufnahmehemmer, Neuroleptika und Carbamazepin. Da diese Arzneimittel das Risiko einer Wasserretention und/oder von Elektrolytstörungen erhöhen können, ist bei chronischer Niereninsuffizienz und Herzinsuffizienz Picosulfat kontraindiziert [13].

Strukturierte Untersuchungen zur Anwendung eines Abführschemas bei sehr alten Menschen fehlen. In der Praxis wären evidenzgestützte Empfehlungen zum differenzierten Einsatz der Spüllösungen, Vorgehen bei Begleiterkrankungen und Definition des Rahmens der Intensität der Betreuung betagter Menschen während der Darmreinigung notwendig.

Während der Darmreinigung muss besonders beim alten Menschen auf eine adäquate Hydrierung geachtet werden [14].

Merke: Der erhöhte organisatorische Aufwand, die vielen ungeklärten Fragen und die damit verbundene rechtliche Unsicherheit, führen zu einer Verlagerung der Diagnostik in den stationären Bereich.

Die Indikation zur therapeutischen Koloskopie stellt sich häufig im Rahmen eines akuten oder chronischen Krankheitsbildes. Die Endoskopie mit Gewinnung einer Histologie ermöglicht die exakte Diagnose und häufig eine spezifische Therapie, weshalb die Indikation zur Koloskopie auch bei sehr alten Menschen ohne Altersgrenze gestellt werden kann.

14.5 Anämie

Merke: Das Leitsymptom Anämie ist eine Herausforderung für den Gastroenterologen.

Eine der häufigsten Befunde in der täglichen internistischen Praxis ist die Abklärung einer Anämie. Durch den Hausarzt wird vom Gastroenterologen eine endoskopische Abklärung gefordert. Differentialdiagnostisch ist dabei zunächst eine Basisdiagnostik zur Eisenmangelanämie und funktionellem Eisenmangel bei chronischer Erkrankung notwendig. Hierzu ist neben dem MCV die Bestimmung von Ferritin und Retikulozyten erforderlich. Eine gastrointestinale Ursache ist nicht selten, aber bei betagten multimorbiden Patienten häufig nicht die alleinige Ursache.

Die Eisenmangelanämie ist z. B. ein häufiges Phänomen bei chronischer Herzinsuffizienz [21] oder oft unentdeckt und unbehandelt bei chronisch obstruktiver Lungenerkrankung [22].

Als Ursache chronischer Blutverluste kommt häufig die Therapie mit Vitamin-K-Antagonisten oder direkten oralen Antikoagulanzien, ASS oder NSAR in Frage.

Insbesondere beim Einsatz von NSAR sollte der Patient auf eine zeitlich befristete Einnahme hingewiesen und das Spektrum der potenziellen klinisch relevanten Interaktionen, die bei weitem nicht nur den Gastrointestinaltrakt betreffen, hingewiesen werden.

Risikofaktoren für NSAR-induzierte gastrointestinale Komplikationen sind neben einer Ulkuserkrankung in der Vorgeschichte (mit oder ohne Komplikationen), die Therapie mit Antikoagulantien, schwere Begleiterkrankungen, Komedikation mit ASS, Clopidogrel, Kortikosteroiden, SSRI oder ein hohes Lebensalter (> 60–65 Jahre) [23]. Damit verbietet sich zwar häufig die Verordnung von NSAR im geriatrischen Patientenkollektiv, die Einnahme erfolgt in praxi jedoch dennoch häufig.

Die Einnahme von NSAR verursacht in 25 %–30 % aller Patienten eine Dyspepsie, weshalb häufig ein PPI als Komedikation eingenommen wird. Auch Läsionen jenseits des Treitzschen Bandes (Jejunum, Ileum) und Colon treten unter NSAR häufig auf. Das Auftreten von NSAR-Läsionen korreliert mit der Einnahmedauer, wobei die Häufigkeit distaler Läsionen zunimmt. Die Einnahme eines PPI verhindert nicht das Auftreten von Dünndarmläsionen [24].

Die konsequente Abklärung einer Eisenmangelanämie umfasst somit unbedingt auch beim alten Menschen die Durchführung einer Dünndarmdiagnostik. Insbesondere der Videokapselendoskopie (VKE).

Die VKE hat den Vorteil nicht invasiv den mittleren Dünndarm visualisieren zu können. Die Untersuchung kann ambulant auch bei geriatrischen Patienten durchgeführt werden. Die Kostenerstattung durch die GKV ist für die unklare Anämie, bei negativer Endoskopie des oberen und unteren Gastrointestinaltraktes gesichert.

Die VKE kann verlässlich Blutungsquellen, Tumoren oder die Beteiligung des mittleren GI-Traktes bei anderen Erkrankungen diagnostizieren und die weitere Abklärung mittels Enteroskopie veranlassen [25].

Ein weiterer Hintergrund intensiver Dünndarmdiagnostik ist die steigende Inzidenz von Dünndarmtumoren. Deshalb muss die Dünndarmdiagnostik unbedingt auch beim alten Menschen in Erwägung gezogen werden [26].

14.6 Polypharmazie

Merke: Polypharmazie im Alter ist eine Herausforderung für den Gastroenterologen.

Wie bereits erwähnt ist die Polypharmazie im Alter für den Gastroenterologen die große Herausforderung. Es besteht bei über 50 % aller Patienten über 70 Jahren eine Polypharmazie mit über 5 Medikamenten [27,28].

Nicht nur die Komplettierung der Liste eingenommener Medikamente, auch die Diskussion über Indikation und Alternativen sprengen häufig den Zeitrahmen der Konsultation im Rahmen der Sprechstunde.

So bleibt es Aufgabe des niedergelassenen Gastroenterologen, durch eine gezielte Diagnostik und eine differenzierte Beurteilung der Lebenssituation des betagten Patienten, zusammen mit ihm selbst und mit seinen Bezugspersonen ein individuelles Therapiekonzept zu entwickeln und umzusetzen.

Literatur

[1] Statistisches Bundesamt https://www.destatis.de/DE/ZahlenFakten/ GesellschaftStaat/Bevoelkerung/Bevoelkerungsvorausberechnung/Tabellen/AltersgruppenBis2060.html (letzter Zugriff: 2020).

[2] Lippert E, et al. Gastrointestinal endoscopy in patients aged 75 years and older: risks, complications, and findings – a retrospective study. Intern J Colorectal Dis. 2015;30:363–366.

[3] Dapp, et al. Altern und Wohngestaltung. DMW. 2015;140:1495–1498.

[4] Erhebung des Zentralinstitut für die kassenärztliche Vereinigung http://www.versorgungsatlas.de/fileadmin/ziva_docs/53/Bericht_Arbeitsteilung_VA-53-2014_final_NEU_2.pdf (letzter Zugriff: 2020).

[5] Cha JM. Would you recommend screening colonoscopy for the very elderly? Intest Res. 2014;12 (4):275–80. doi: 10.5217/ir.2014.12.4.275. Epub 2014 Oct 27. Review.

[6] Day LW, Velayos F. Colorectal Cancer Screening and Surveillance in the Elderly: Updates and Controversies. Gut Liver. 2015;9(2):143–51. doi: 10.5009/gnl14302. Review.

[7] Kherad O, Restellini S, Martel M, Barkun AN. Polyethylene glycol versus sodium picosulfalte bowel preparation in the setting of a colorectal cancer screening program. Can J Gastroenterol Hepatol. 2015;29(7):384–90. Epub 2015 Aug 24.

[8] Martel M, Barkun AN, Menard C, et al. Split-dose preparations are superior to day-before bowel cleansing regimens: a meta-analysis. Gastroenterology. 2015;149(1):79–88. doi: 10.1053/j.gastro.2015.04.004. Epub 2015 Apr 8.

[9] Johnson DA, Barkun AN, Cohen LB, et al. Optimizing adequacy of bowel cleansing for colonoscopy: recommendations from the US multi-society task force on colorectal cancer US Multi-Society Task Force on Colorectal Cancer. Gastroenterology. 2014;147(4):903–24. doi: 10.1053/j.gastro.2014.07.002. Review. No abstract available.

[10] Barkun A, Chiba N, Enns R, et al. Commonly used preparations for colonoscopy: Efficacy, tolerability and safety – A Canadian Association of Gastroenterology position paper. Can J Gastroenterol. 2006;20(11):699–710. Review.

[11] Rodríguez de Miguel C, Serradesanferm A, López-Cerón M, et al. PROCOLON group. Gastroenterol Hepatol. 2015;38(2):62–70. doi: 10.1016/j.gastrohep.2014.09.007. Epub 2014 Oct 29.

[12] Klare P, Poloschek A, Walter B, et al. Single-day sodium picosulfate and magnesium citrate versus split-dose polyethylene glycol for bowel cleansing prior to colonoscopy: A prospective randomized endoscopist-blinded trial. J Gastroenterol Hepatol. 2015;30(11):1627–34. doi: 10.1111/jgh.13010.

[13] Hoffmanová I, Kraml P, Anděl M. Renal risk associated with sodium phosphate medication: safe in healthy individuals, potentially dangerous in others. Expert Opin Drug Saf. 2015;14(7):1097–110. doi: 10.1517/14740338.2015.1044970.

[14] Lichtenstein GR, Grandhi N, Schmalz M, et al. Clinical trial: sodium phosphate tablets are preferred and better tolerated by patients compared to polyethylene glycol solution plus bisacodyl tablets for bowel preparation. Aliment Pharmacol Ther. 2007;15;26(10):1361–70.

[15] Ko CW, Kreuter W, Baldwin LM. Persistent demographic differences in colorectal cancer screening utilization despite Medicare reimbursement. BMC Gastroenterol. 2005;5:10.

[16] Kahi CJ, Azzouz F, Juliar BE, Imperiale TF. Survival of elderly persons undergoing colonoscopy: implications for colorectal cancer screening and surveillance. Gastrointest Endosc. 2007;66 (3):544–50.

[17] van Putten M, Husson O, Mols F, et al. Correlates of physical activity among colorectal cancer survivors: results from the longitudinal population-based profiles registry. Support Care Cancer. 2015. doi: 10.1007/s00520-015-2816-4. [Epub ahead of print].

[18] Stavrou EP, Lu CY, Buckley N, Pearson S. The role of comorbidities on the uptake of systemic treatment and 3-year survival in older cancer patients. Ann Oncol. 2012;23(9):2422–8. doi: 10.1093/annonc/mdr618. Epub 2012 Feb 20.

[19] Lewis CL, Esserman D, DeLeon C, et al. Physician Decision Making for Colorectal Cancer Screening in the Elderly. J Gen Intern Med. 2013;28(9):1202–7. doi: 10.1007/s11606-013-2393-5. Epub 2013 Mar 29.

[20] Gatto NM, Frucht H, Sundararajan V, et al. Risk of Perforation After Colonoscopy and Sigmoidoscopy: A Population-Based Study. J Natl Cancer Inst. 2003;95(3):230–6.

[21] von Haehling S, Anker MS, Jankowska EA, Ponikowski P, Anker SD. Anemia in chronic heart failure: can we treat? What to treat? Heart Fail Rev. 2012;17(2):203–10. doi: 10.1007/s10741-011-9283-x. Review.

[22] Silverberg DS, Mor R, Weu MT, et al. Anemia and iron deficiency in COPD patients: prevalence and the effects of correction of the anemia with erythropoiesis stimulating agents and intravenous iron. BMC Pulm Med. 2014;14:24. doi: 10.1186/1471-2466-14-24.

[23] Fischbach W, Malfertheiner P, Hoffmann JC, et al. S3-Guideline "Helicobacter pylori and gastroduodenal ulcer disease" of the German Society for Digestive and Metabolic Diseases (DGVS) in cooperation with the German Society for Hygiene and Microbiology, Society for Pediatric Gastroenterology and Nutrition e. V., German Society for Rheumatology, AWMF-Registration-no. 021/001. Z Gastroenterol. 2009;47(12):1230–63. doi: 10.1055/s-0028-1109855. Epub 2009 Dec 3.

[24] Kojima Y, Takeuchi T, Ota K, et al. Effect of long-term proton pump inhibitor therapy and healing effect of irsogladine on nonsteroidal anti-inflammatory drug-induced small-intestinal lesions in healthy volunteers. J Clin Biochem Nutr. 2015;57(1):60–5. doi: 10.3164/jcbn.15-32. Epub 2015 Jun 17.

[25] Cobrin GM, Pittman RH, Lewis BS. Increased diagnostic yield of small bowel tumors with capsule endoscopy. Cancer. 2006;107(1):22–7.

[26] Hatzaras I, Palesty JA, Abir F, et al. Small-Bowel Tumors: Epidemiologic and Clinical Characteristics of 1260 Cases From the Connecticut Tumor Registry. Arch Surg. 2007;142(3):229–35.

[27] Schaufler J, Telschow C. Arzneimittelverordnungen nach Alter und Geschlecht. Arzneiverordnungs-Report 2015, Springer-Verlag Berlin Heidelberg.

[28] Hüppe D. Prävention oder Früherkennung eines KRK – Was nützt ein Recall-System? Z Gastroenterol. 2016:54:512–513.

15 Der Umgang mit dementen/deliranten Patienten in der geriatrischen Gastroenterologie

Peter Plettenberg

15.1 Die Grundproblematik

Aktuell sind weltweit etwa 47 Millionen Menschen an einer Demenz erkrankt, bundesweit etwa 1,7 Millionen. Eine Steigerung im Jahr 2030 auf 76 Millionen Menschen weltweit und im Jahr 2050 auf 135 Millionen wird prognostiziert [3].

Hohes Alter und das Vorliegen einer Demenz gelten als wesentliche Risikofaktoren für die Entwicklung eines Delirs [1].

Menschen, die an einer Demenz erkrankt sind, erleben den Klinikalltag oftmals als fremd und feindlich. Sie können sich nicht auf die multiplen, auf sie hereinstürzenden Ereignisse und Reize einlassen und diese verarbeiten.

Damit wird ihre Reaktion auf den Klinikablauf oft fälschlich als aggressiv gedeutet und somit entsteht eine Teufelsspirale, die den dementen Menschen zu verschlingen droht. Letztendlich wird der Einsatz von Beruhigungsmitteln angeordnet und deren Nebenwirkungen, die zu weiteren, u. U. schwerwiegenden geriatrischen Krankheitsbildern führen können, werden in Kauf genommen. Oftmals werden diese Nebenwirkungen mit zusätzlichen Medikamenten behandelt. Damit ist der Circulus vitiosus der Polypharmazie vollendet [3].

Das Personal sieht sich durch die Störung des automatisierten Ablaufes zunehmend überfordert und damit kann der Versorgungsauftrag nicht mehr patientengerecht erfüllt werden. Krankenhäuser sind Orte organisierter Hochleistungs- und Spitzenmedizin mit hochspezialisierten Pflegefachkräften, die den Fokus ihrer Bemühungen auf den aktuellen Anlass legen und nicht auf eine evtl. dementielle Erkrankung. Den Ansprüchen der Patienten und deren Angehörigen wird man damit nicht mehr gerecht.

Wir müssen die dementen Patienten wieder als Menschen in den Mittelpunkt der klinischen Behandlung führen. Damit müssen Bedingungen geschaffen werden, unter denen es wieder ohne Zwang und Ängstigung möglich wird, eine Therapiefähigkeit zu erreichen, um die dementen Menschen adäquat versorgen zu können.

Ein weiterer Aspekt ist die suffiziente und umfassende Versorgung dementer Menschen. Delirante Zustände nach Operationen oder nach Analgosedierung im Rahmen endoskopischer Maßnahmen sowie ständig entgleisende Blutzuckerwerte bei dementen Diabetikern, belasten unnötig die Ressourcen einer Klinik und können weitestgehend vermieden werden, wenn die Klinik sich der Problematik bewusst wird und sich auf den Umgang mit dementen Menschen einlässt. Unverzichtbar ist eine umfassende und in allen Professionen verankerte Kenntnis der Delirursachen und Erscheinungsformen.

https://doi.org/10.1515/9783110697650-015

Dabei darf keinesfalls übersehen werden, dass auch Menschen ohne eine vorbekannte Demenz durchaus ein Delir entwickeln können.

15.2 Was motiviert, sich jetzt mit diesem Thema auseinander zu setzen?

In Häusern, die die Möglichkeit besitzen eine Geriatrie zu etablieren, muss der Weg zu einer umfassenden, integrativen Versorgung alter Menschen, die u. a. auch an einer Demenz leiden, gefunden werden.

Einige geriatrische Abteilungskonzepte und einschlägige Literatur zeigen uns eindeutig, dass wir uns nun der Verantwortung, die wir gegenüber unseren dementen Mitmenschen spüren und erleben, endlich zu stellen bereit sind.

Es ist damit möglich, den betroffenen Menschen im klinischen Umfeld ein entsprechendes Refugium zu bieten und die kostenintensiven Abläufe in der Klinik patienten- und menschenverträglich zu optimieren.

Die Motivation für die Mitarbeiter bzgl. der Auseinandersetzung mit diesem Thema ist die Chance der Kooperation, des fachübergreifenden Co-Managements und der verbesserten Kommunikation auf Augenhöhe zur Verbesserung der Patientenbehandlung und zur Vermeidung deliranter Prozesse, nicht nur in der Gastroenterologie.

15.3 Umsetzung

Ziel ist eine personenzentrierte Haltung als Vermittlung zwischen der akutmedizinisch notwendigen Intervention und der bestmöglichen Erhaltung des Personseins und des Wohlbefindens des Patienten. Dabei ist die personenzentrierte Haltung eine Geisteshaltung, die sich in der Versorgung dementer Menschen als „therapeutisches Instrument" bewährt hat [2].

Eine optimale Versorgung kann in Abteilungen mit spezifischem Setting entsprechend der Bedürfnisse alter kranker Menschen umgesetzt werden. Dabei müssen Aspekte des Milieus, der räumlichen Ressourcen im Rahmen der Strukturvoraussetzungen sowie der Ausstattung mit Materialien und Personal beachtet und umgesetzt werden. Im äußersten Fall entsteht durch diese Maßnahmen ein „demenzsensibles Krankenhaus".

Dabei ist eine Orientierung z. B. auch an den pflegewissenschaftlichen Grundsätzen z. B. von Frau Prof. Dr. Veronika Schraut (‚Der Mensch im Mittelpunkt' www.pflegeconsult.net) und nicht zuletzt am erfolgreichen Wirken von Herrn Prof. Dr. med. H. G. Nehen, Geriatriezentrum ‚Haus-Berge' in Essen hilfreich.

Eine kontinuierliche Schulung der Mitarbeiter aller Professionen ist unbedingt erforderlich.

Wir müssen lernen, dass von der bisher üblichen, klinischen Struktur abgewichen werden darf und muss. Fortbildungen nach ZERCUR-Geriatrie sind unverzichtbar. Den Mitarbeitern muss die integrative Validation nahegebracht werden und neben der Qualität muss das entsprechend erforderliche Personal auch quantitativ zur Verfügung gestellt werden.

Lebensqualität bedeutet für demente Menschen, dass sie sich während des stationären Aufenthaltes oder einer ambulanten Intervention willkommen, gehört, verstanden und angenommen, sowie mit dem Personal als gleichwertige Personen verbunden fühlen.

Zusätzlich wird in den entsprechend sensiblen Bereichen die Milieugestaltung konsequent umgesetzt. Die Umgebung wird dementengerecht umgestaltet um auf fixierende Maßnahmen verzichten zu können. Dabei sollen mit Kontrasten und Licht z. B. Sturzgefahren vermindert und auch Tag/Nacht-Rhythmusstörungen prophylaktisch und therapeutisch begegnet werden.

Den betroffenen Menschen müssen unnötige Ortsveränderungen erspart und somit die Tagesstruktur erleichtert werden. Dazu werden im Stationsbereich die entsprechenden apparativen und funktionellen Voraussetzungen vorgehalten. Der Ultraschall kommt also z. B. zum Patienten, wenn dieser dazu bereit ist und nicht umgekehrt. Wartezeiten in nicht mobilen Diagnostik- und Therapiebereichen sind möglichst zu vermeiden und die Patienten müssen während einer trotz aller Maßnahmen entstehenden kurzen Wartezeit unbedingt betreut werden.

Durch Umsetzung entsprechender Pfadmodelle wird die Behandlung derart modifiziert, dass ein integrativer Behandlungsansatz umgesetzt werden kann.

Geriatrische Fachkräfte werden auch im Aufnahmebereich tätig sein um sich dementen Patienten ohne Verzögerung fachgerecht annehmen zu können. Die Bahnung in die Geriatrische Abteilung bzw. in die entsprechenden sensiblen Bereiche erfolgt somit sofort. Kommunikation mit den ein- bzw. zuweisenden Institutionen, um dem Patienten möglichst den Umweg über die zentrale Aufnahme oder Wartezeiten ersparen zu können, ist unerlässlich.

Damit geraten demente Menschen gar nicht erst in den automatisierten Klinikalltag, sondern werden einer beschützenden Umgebung, ausdrücklich ohne Fixierung, zugeführt.

Entsprechend muss der Aufnahmemodus präoperativ erfolgen. Damit kann vermeidbaren postoperativ deliranten Zuständen vorgebeugt werden. Entsprechend muss beachtet werden, dass unnötiger medikamentöser Einsatz und damit die Entstehung unerwünschter Wirkungen, wie z. B. Stürze und Frakturen oder Verlust der Selbsthilfefähigkeit vermieden wird.

Zusätzlich werden hierdurch die Kooperation und die Kommunikation mit Angehörigen und Hausärzten im Interesse des Patienten erleichtert.

Der Weg zu einem demenzsensiblen Krankenhaus entspricht einer Gradwanderung zwischen starren ökonomischen Abläufen und der individuellen Lebenswelt des dementen Menschen.

Auch in einer Diabetesambulanz ist ein entsprechendes Assessment umzusetzen, um frühzeitig demente Menschen zu erkennen und damit unnötige Schulungen, Therapien und Misserfolge vermeiden zu können. Studien in Essen haben gezeigt, dass mit diesen Assessments noch nicht diagnostizierte Demenzen oder auch *mild cognitive impairments* demaskiert werden konnten, in deren Rahmen von einer nicht vorhandenen oder eingeschränkten Compliance im Zusammenhang mit der Überwachung, der Ernährung oder der Insulinverabreichung ausgegangen werden muss. Es zeigte sich, dass in der Gruppe der über 70-jährigen Patienten ca. 20 % über entsprechende Defizite verfügten.

15.4 Konkrete Abläufe

Für die Einrichtung müssen verbindliche, konkretisierte und angepasste Expertenstandards implementiert werden.

Die Aufnahme des Patienten erfolgt in einem geschützten Bereich. Hier werden dann die Bedingungen therapeutischer Beziehungsgestaltung nach Rogers durch besonders geschultes Personal erfüllt.

1. **Beziehung herstellen** (der Patient muss sich wahrgenommen fühlen)
2. **Inkongruenz** (Ängste erkennen, die aus einer Dysbalance zwischen Erfahrung und Bewusstsein des Patienten resultieren)
3. **Kongruenz** (die innere Haltung und das Verhalten nach Außen durch den Therapeuten müssen übereinstimmen)
4. **Wertschätzung**
5. **Empathie**
6. **Erreichen** (Annahme der bedingungslosen positiven Wertschätzung und des empathischen Verstehens des Therapeuten durch den Patienten)

Das **VIPS-Modell** nach Dan Brooker und Kitwood fasst die 4 Schlüsselelemente der personenzentrierten Versorgung zusammen.

Vereinfacht, i. S. einer „One-Minute-Wonder Fortbildung" werden die Patienten in der Tat als „VIP'S" behandelt.

- V Valuing people = Menschen wertschätzen
- I Individual Lives = individuelles Leben
- P Personal perspectives = persönliche Perspektiven
- S Social environment = soziale Umgebung

Mit diesen Instrumenten erfolgt eine aussagekräftige, umfassende Ersteinschätzung des Patienten. Durch ergänzende Screening-Methoden, z. B. dem ISAR-Screening oder dem Geriatrischen Screening nach Lachs kann und sollte diese Ersteinschätzung vervollständigt werden (siehe Kap. 15.5).

Mit Durchführung einer ersten Klassifizierung nach dem RASS-Score können die evtl. vorliegende Art und die evtl. bestehende Ausprägung eines Delirs evaluiert werden.

Wartezeiten werden unbedingt vermieden oder zumindest drastisch reduziert. Keinesfalls darf der Patient allein oder sich selbst überlassen werden. Dies fördert die Unruhe und führt zur Eskalation der Situation.

Im Verlauf erfolgt ein, im optimalen Fall EDV-gestütztes und automatisiertes **Delirmonitoring** mit täglicher Erhebung des RASS-Score um im täglichen Vergleich entsprechende Veränderungen detektieren zu können. Zu beachten ist unbedingt, dass ein Delir nicht ausschließlich mit einer Hyperaktivität korrelieren muss. Jegliche Vigilanz- und/oder Verhaltensänderung kann als Ausdruck eines Delirs gewertet werden. Dieser Umstand wird bei der Erhebung des RASS-Score berücksichtigt.

Eine leitliniengerechte **Delirprophylaxe** erfolgt bei entsprechender Vulnerabilität. Primär bedeutet dies der Ausgleich aller von der Norm abweichenden Parameter. So muss z. B. der Flüssigkeitshaushalt ausgeglichen und die Nierenfunktion optimiert werden. Die Vital- und Laborparameter sollten weitgehend normalisiert und Schmerzen ausreichend therapiert sein. Kurz – der Patient muss bestmöglich vorbereitet und stabil die geplante Maßnahme beginnen. Patienten, die bereits ein Delir erlitten haben, und Patienten mit vorbekannter Demenz erhalten u. U. und unter strenger Indikationsprüfung am Tag vor der Untersuchung/OP, am OP-Tag und 3 Tage postoperativ eine niedrige Dosis eines Neuroleptikums zur kognitiven Abschirmung.

Die **Delirbehandlung** orientiert sich an der Ursache des Delirs und den Begleiterkrankungen. Nochmals – Grundsatz, auch der Delirbehandlung sind ausgeglichene Parameter betreffend aller Organsysteme. Somit müssen z. B. Vitalwerte, Flüssigkeitshaushalt, Elektrolyte, Nieren- und Leberfunktion, Entzündungsparameter ausgeglichen oder im Normbereich angesiedelt sein. Ist dies nicht erreichbar, kann ein Delir nicht erfolgreich therapiert werden.

Ergänzend müssen Strukturveränderungen vermieden werden. Bei weiterer Verschlechterung muss ein Monitoring auf der IMC-Station intermittierend erfolgen. Die Angehörigen sollten unbedingt in die Diagnostik und Therapie mit einbezogen werden. Informierte Angehörige sind bei adäquatem Verhalten ein wertvoller Bestandteil der begleitenden Patientenversorgung.

Die medikamentöse Begleitung erfolgt nach strenger Indikationsprüfung u. U. mittels Neuroleptika und ggf. auch Sedativa. Von äußerster Wichtigkeit ist dies betreffend das begleitende Delirmonitoring mit entsprechender zeitnaher medikamentöser Modifikation.

Praxistipp: Weniger ist oft mehr. Ein oder zwei zentral wirksame Medikamente in einer adäquaten Dosierung sind oft zielführender als multiple medikamentöse Ansätze in homöopathischer Dosierung.

Zu beachten ist auch, dass, sollte diese Medikation nicht in ein Therapiekonzept eingebettet sein, die Medikation als Fixierung zu werten ist und somit eine Fixierungsanordnung mit entsprechender engmaschiger Patientenüberwachung erforderlich ist.

Merke: Die Entscheidung für eine bestmögliche Erhaltung der Lebensqualität dementer Menschen durch bessere pflegerische und ärztliche Versorgung ist nicht rational begründbar. Wir haben uns in unserem Land dafür entschieden. Darin liegt unsere Verantwortung [2].

15.5 Screening-Bögen

15.5.1 Geriatrisches Screening nach Lachs

Mit 15 dichotomen Fragen (Tab. 15.1) werden folgende Problemfelder behandelt:
- Sehen
- Hören
- Extremitätenbeweglichkeit
- Harn- und Stuhlkontinenz
- Ernährung
- kognitiver Status
- Aktivität
- Stimmungslage
- soziale Unterstützung
- allgemeine Risikofaktoren: z. B. Krankenhausbehandlungen, Stürze, Multimedikation, Schmerzen

Der Summenwert der pathologischen Items ist von untergeordneter Bedeutung. Entscheidend ist die orientierende Einschätzung, welche Problemfelder im geriatrischen Assessment weiter abgeklärt werden sollten.

Tab. 15.1: Geriatrisches Screening nach Lachs et al. 1990 [4].

Nr.	Problem	Untersuchung	Auffällig (pathologisch)	X
1	Sehen	Fingerzahl mit Brille in 2 Meter Entfernung erkennen Nahvisus oder Lesen einer Überschrift Frage: Hat sich Ihre Sehfähigkeit in letzter Zeit verschlechtert?	kein korrektes Erkennen bzw. Lesen möglich oder Antwort JA auf Frage	
2	Hören	Flüstern von Zahlen aus 50 cm Entfernung in das angegebene Ohr, während das andere Ohr zugehalten wird: Linkes Ohr: 6 – 1 – 9 Rechtes Ohr: 2 – 7 – 3	mehr als eine Zahl wird falsch erkannt	

Tab. 15.1: (fortgesetzt).

Nr.	Problem	Untersuchung	Auffällig (pathologisch)	X
3.	Arme	beide Hände hinter den Kopf legen lassen Kugelschreiber vom Tisch (oder von der Bettdecke) aufnehmen lassen	mindestens eine Aufgabe wird nicht gelöst	
4.	Beine	Aufstehen, einige Schritte gehen und wieder hinsetzen lassen	keine Aufgabe kann selbständig ausgeführt werden	
5.	Blasenkontinenz	Frage: *Konnten Sie in letzter Zeit den Urin versehentlich nicht halten?*	Antwort JA	
6.	Stuhlkontinenz	Frage: *Konnten Sie in letzter Zeit den Stuhl versehentlich nicht halten?*	Antwort JA	
7.	Ernährung	Schätzen des Körpergewichts der untersuchten Person	Unter- oder Übergewicht	
8a.	Kognitiver Status	Nennen der folgenden drei Begriffe mit der Aufforderung, diese anschließend zu wiederholen und sich zu merken: Apfel – Pfennig – Tisch		
9.	Aktivität	Fragen: – *Können Sie sich selbst anziehen?* – *Können Sie mindestens eine Treppe steigen?* – *Können Sie selbst einkaufen gehen?*	Mindestens eine NEIN-Antwort	
10.	Depression	Frage: *Fühlen Sie sich oft traurig oder niedergeschlagen?*	Antwort JA (oder ggf. Eindruck)	
8b.	kognitiver Status	Frage: *Welche Begriffe (8a) haben Sie sich gemerkt?*	Einen oder mehrere Begriffe vergessen	
11.	soziale Unterstützung	Frage: *Haben Sie Personen, auf die Sie sich verlassen und die Ihnen zu Hause regelmäßig helfen können?*	Antwort NEIN	
12.	allg. Risiko	Frage: *Wann waren Sie zum letzten Mal im Krankenhaus?*	vor weniger als drei Monaten	
13.		Frage: *Sind Sie in den letzten drei Monaten gestürzt?*	Antwort JA	
14.		Frage: *Nehmen Sie regelmäßig mehr als 5 verschiedene Medikamente?*	Antwort JA	
15.		Frage: *Leiden Sie häufig unter Schmerzen?*	Antwort JA	
Auswertung:			**Anzahl auffällige Ergebnisse:**	

Dieses Screening dient der Identifikation geriatrischer Patienten und gehört noch nicht zum eigentlichen Assessment. Es enthält eine umfassende Breite der Aspekte, auf die ein Arzt im Umgang mit seinen alten Patienten achten sollte. Im Rahmen von Anamnese und Befund werden diese Punkte von einem geriatrisch erfahrenen Arzt berücksichtigt. Das Screening bietet wichtigste Indikatoren für funktionelle Störungen und geriatrische Risiken. Es stellt die Grundlage für den Einstieg in das geriatrische Basis-Assessment und die Auswahl weiterer Assessmentverfahren dar [4].

15.5.2 Delirscreening

Prozedur für die RASS-Bewertung:

    Patient beobachten
- Patient ist wach, ruhelos oder unruhig: Score 0 bis 4 (s. Tab. 15.2)

Wenn der Patient nicht wach ist, seinen Namen feststellen und ihn auffordern, die Augen zu öffnen und die sprechende Person anzusehen.
- Patient wacht mit anhaltendem Augenöffnen und Blickkontakt auf: Score –1
- Patient wacht mit Augenöffnen und Blickkontakt, aber nicht anhaltend auf: Score –2
- Patient reagiert mit einer Bewegung auf Stimmen, aber kein Blickkontakt: Score –3

Wenn der Patient nicht auf verbale Stimulation reagiert, sollte er physisch durch Rütteln an den Schultern und/oder Reiben am Sternum stimuliert werden.
- Patient zeigt eine Reaktion auf die physische Stimulation: Score –4
- Patient zeigt keinerlei Reaktion auf die physische Stimulation: Score –5

Tab. 15.2: RASS-Score (nach [5,6]).

Punkte	Bezeichnung	Beschreibung
+ 4	streitsüchtig	offen streitsüchtig, gewalttätig, direkte Gefahr für das Personal
+ 3	Sehr unruhig	zieht oder nimmt aggressiv Schlauch/Schläuche oder Katheter ab
+ 2	unruhig	häufige Bewegungen ohne Sinn und Zweck, Schattenboxen
+ 1	ruhelos	aufgeregt, aber keine aggressiven oder heftigen Bewegungen
0	wach und ruhig	
–1	schläfrig	nicht ganz munter, hat aber fortwährend wache Momente (offene Augen/Blickkontakt) auf Stimme (> 10 Sekunden)
–2	leichte Sedierung	kurze Aufwachphasen mit Blickkontakt auf Stimme (< 10 Sekunden)

Tab. 15.2: (fortgesetzt).

Punkte	Bezeichnung	Beschreibung
−3	moderate Sedierung	Bewegung oder Augenöffnen auf Stimme (aber kein Blickkontakt)
−4	tiefe Sedierung	keine Reaktion auf Stimmen, aber Bewegung oder Augenöffnen auf physische Stimulation
−5	nicht erweckbar	keine Reaktion auf verbale oder physische Stimulation

−1 bis −3: verbale Stimulation
−4 & −5: physische Stimulation

Mit dem Rass-Score lässt sich ein Delir detektieren und klassifizieren.

15.5.3 ISAR-Score (Identification of seniors at risk)

Tab. 15.3: ISAR-Score (nach [7,8]).

ISAR-Score			
Hilfebedarf	Waren Sie vor der Erkrankung oder Verletzung, die Sie in die Klinik geführt hat, auf regelmäßige Hilfe angewiesen?	Ja	Nein
akute Veränderung des Hilfebedarfs	Benötigten Sie in den letzten 24 Stunden mehr Hilfe als zuvor?	Ja	Nein
Hospitalisation	Waren Sie innerhalb der letzten 6 Monate für einen oder mehrere Tage im Krankenhaus?	Ja	Nein
sensorische Einschränkungen	Haben Sie unter normalen Umständen erhebliche Probleme mit dem Sehen, die nicht mit einer Brille korrigiert werden können?	Ja	Nein
kognitive Einschränkungen	Haben Sie ernsthafte Probleme mit dem Gedächtnis?	Ja	Nein
Multimorbidität	Nehmen Sie pro Tag sechs oder mehr verschiedene Medikamente ein?	Ja	Nein

Für jedes „Ja" gibt es einen Punkt. Ab zwei Punkten besteht mit hoher Wahrscheinlichkeit ein spezieller geriatrischer Handlungsbedarf.

Literatur

[1] Hewer W, Drach LM, Thomas C. Delir beim alten Menschen. Multiprofessionelles und interdisziplinäres Management. Stuttgart: Kohlhammer; 2016.

[2] Heil J. Der Weg zu einem demenzsensiblen Krankenhaus. Geriatrie up2date. 2020;2:155–168.

[3] Plettenberg P. Demenz und trotzdem Mensch. Hippocampus, 2016.

[4] Lachs MS, Feinstein AR, Cooney LM Jr., et al. A simple procedure for general screening for functional disability in elderly patients. Ann Intern Med. 1990;112:699–706.

[5] Sessler CN, Gosnell MS, Grap MJ, et al. The Richmond Agitation-Sedation Scale: validity and reliability in adult intensive care unit patients. AM J Respir Crit Care Med. 2002;166(10):1338–44.

[6] S3-Leitlinie Analgesie, Sedierung und Delirmanagement in der Intensivmedizin der DGAI und DIVI. AWMF online (Stand 31.08.2015).

[7] Thiem U, Greuel HW, Reingräber A, et al. Positionspapier zur Identifizierung geriatrischer Patienten in Notaufnahmen in Deutschland. Z Gerontol Geriat. 2012;45:310–314. DOI 10.2007/s00391-012-0342-2.

[8] McCusker J, Bellavance F, Cardin S, et al. ISAR-Erstveröffentlichung: Detection of older people at increased risk of adverse health outcomes after an emergency visit: the ISAR screening tool. J. Am. Geriatr. Soc. 1999;47:1229–123.

16 Der nicht-einwilligungsfähige Patient in der geriatrischen Gastroenterologie

Christoph Dietrich

16.1 Einführung und Begriffe

Gut die Hälfte aller Krankenhauspatienten in deutschen Krankenhäusern sind älter als 60 Jahre, etwa 12 % sind – mit steigender Tendenz – von einer Demenzerkrankung betroffen [1]. Auch im ambulanten Bereich nimmt die Zahl älterer Patienten mit degenerativ-zerebralen Erkrankungen zu, da sich einerseits die Lebenserwartung der Patienten verbessert und andererseits auch der Zugang zu Leistungen des Gesundheitssystems niedrigschwellig ist. Immer häufiger wird daher auch über invasive Untersuchungen bei solchen Patienten nachgedacht, zumal die Lebensqualität trotz der degenerativen Erkrankungen oft noch hoch ist. Daneben existieren akute, transiente Zustände der Einwilligungsunfähigkeit wie Beatmungspflichtigkeit und unbehandelte psychische Erkrankungen sowie andere akute oder chronische Zustände wie Unfälle, Schlaganfälle oder Gehirntumoren, bei denen die Aussicht auf Wiedererlangung der Einwilligungsfähigkeit uneinheitlich oder unklar ist.

Die Beurteilung der Einwilligungsfähigkeit ist für Ärzte somatischer Fachrichtungen häufig nicht einfach. Wenn im Rahmen eines medizinischen Gesprächs über Erkrankungen, deren Hintergründe und geplante – auch invasive – Maßnahmen bei dem aufklärenden Arzt der Eindruck entsteht, dass der Patient dem Gespräch in wesentlichen Aspekten nicht folgen kann (Fehlen einer Einsichts- und/oder Steuerungsfähigkeit [2]), sollte – möglichst vor der Durchführung invasiver, einwilligungspflichtiger Maßnahmen – eine Betreuung angeregt werden. Im Idealfall liegt bereits eine Betreuungsverfügung oder – besser – eine Vorsorgevollmacht (VV) vor, die dann in der Aufklärung durch Beiziehung des Patientenvertreters genutzt werden kann. Im Einzelfall kann aber auch eine neuropsychiatrische Beurteilung erforderlich werden, um die Einwilligungsfähigkeit (oder ein Fehlen derselben) zu ermitteln.

Ein wichtiges Element der Äußerung des mutmaßlichen Willens des Patienten ist die Patientenverfügung (PV). Seit 2009 sind wesentliche Elemente der Patientenverfügung (insbesondere ihre Verbindlichkeit und die unbegrenzte Reichweite) in § 1901a BGB gesetzlich festgelegt [3]. So gilt eine einmal aufgesetzte Patientenverfügung für immer (muss also nicht erneuert oder bestätigt werden) und es sind behandelnde Ärzte, aber auch die Patientenvertreter wie Vorsorgebevollmächtigte oder Betreuer, an die Äußerungen der Patientenverfügung gebunden, können diese nicht ändern, sondern müssen ihre Geltung durchsetzen (Hierarchie der Meinungsäußerungen Abb. 16.1).

Gelegentlich wird dabei aber übersehen, dass Patientenverfügungen neben Bestimmungen, wie denn der Patient zu behandeln sei, Voraussetzungen formulieren, unter denen diese Bestimmungen nur gelten. Die Beurteilung, ob diese Vorausset-

https://doi.org/10.1515/9783110697650-016

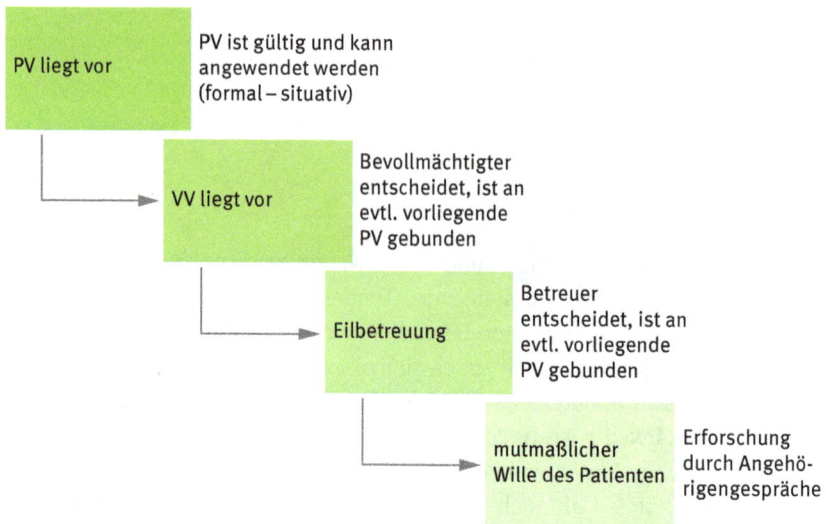

Abb. 16.1: Hierarchien der Willensäußerungen.

zungen erfüllt sind, ist je nach Krankheitssituation durchaus schwierig und wird gelegentlich auch kontrovers zwischen Ärzten oder Ärzten und Angehörigen diskutiert [4]. Das liegt natürlich auch daran, dass sich konkrete Krankheitssituationen häufig nicht vorhersagen lassen und daher die sehr schwammigen und unspezifischen Voraussetzungen, die auf Formular-PV-Bögen zum Ankreuzen vorgegeben sind, durchaus interpretatorischen Spielraum lassen.

Hier kann bei Vorliegen chronischer Erkrankungen ein kontinuierlicher Prozess wie „Advance care planning" mit ständiger, krankheitsorientierter Anpassung der PV-Bestimmungen (ohne weitere Voraussetzungen der Geltung) ein wichtiger alternativer Ansatz sein. Auch hilfreich ist die Abfassung einer wertebasierten PV [5], in der durch Vermittlung der individuellen Patientenvorstellungen über das Leben und die Lebensqualität eine würdevolle letzte Lebensphase mitbestimmt werden kann. Insgesamt stellen Erstellung einer PV wie auch die Interpretation in der konkreten klinischen Situation durchaus anspruchsvolle Aufgaben dar. Bei Fehlen einer PV steht die Erforschung des mutmaßlichen Patientenwillens im Mittelpunkt der ärztlichen Entscheidungsfindung.

Glossar der wichtigsten Begriffe:
– Patientenverfügung (PV, englisch „Advance directive"): Individuelle oder formalisierte Festlegung des Patientenwillens bezüglich medizinischer Maßnahmen und Eingriffe für den Fall einer zukünftigen fehlenden Einwilligungsfähigkeit. Eine PV ist verbindlich, kann auch formlos erstellt werden, hat eine unbegrenzte Gültigkeit und bedarf keiner Beglaubigung.

- Advance care planning (kein deutscher Begriff vorhanden): Strukturierter (kontinuierlicher bzw. wiederholter) Gesprächsprozess mit dem Ziel, eine formulierte Patientenverfügung regelmäßig an die aktuelle Gesundheitssituation und die Entwicklung der persönlichen Werte anzupassen.
- Vorsorgevollmacht (VV): Benennung eines Stellvertreters, der im Falle einer fehlenden Einwilligungsfähigkeit an Stelle des Patienten medizinische Entscheidungen für diesen trifft. Die VV bedarf keiner bestimmten Form, hat eine unbegrenzte Gültigkeit und bedarf keiner Beglaubigung. Nach § 1901a BGB ist der Vorsorgebevollmächtigte gleichwohl an die PV des Patienten gebunden und darf diese nicht ändern oder außer Kraft setzen.
- Therapieverzicht: Nicht-Beginnen einer Therapie.
- Therapieabbruch: Vollständige Beendigung lebenserhaltender Maßnahmen, z. B. beim dissoziierten Hirntod.
- Therapiereduktion: Bewusster Verzicht auf einzelne Therapiekomponenten.
- Einfrieren der Therapie: Verzicht auf Therapieerweiterung.

16.2 Ethische Abwägungen

Die historische Entwicklung der Arzt-Patient-Beziehung hat ganz wesentliche Änderungen in den letzten 50 Jahren erfahren. Während vor einem halben Jahrhundert eher ein paternalistisches Bild dieser Beziehung vorherrschte, in dem der Arzt im wohlverstandenen Interesse seines Patienten die medizinischen Entscheidungen traf, wird heute eine „Beziehung auf Augenhöhe" gefordert, in der die Informationspflichten des Arztes erheblich höher sind und der informierte Patient im Rahmen der möglichen medizinischen Optionen die Entscheidung über das weitere Vorgehen trifft. Daher ist das Vorliegen oder Fehlen der Einwilligungsfähigkeit eines Patienten ein wichtiger und zentraler Punkt der ärztlichen Behandlung, weil grundsätzlich diese Selbstbestimmtheit des Menschen in jeder Phase einer ärztlichen Behandlung gegeben sein sollte. Diese Selbstbestimmtheit bzw. Autonomie ist Teil der unveräußerlichen Würde einer jeden Person und findet ihre Grenzen lediglich in den Rechten anderer Personen/Institutionen. Es sollte deswegen – aus juristischen und ethischen Gründen – unbedingt vermieden werden, eine nicht-einwilligungsfähige Person als einwilligungsfähig zu klassifizieren und umgekehrt (siehe auch oben). Der Verlust der Einwilligungsfähigkeit ist für den Patienten, aber auch für die Angehörigen und das Umfeld des Patienten, ein gravierender Einschnitt und kann daher, wenn er nicht erkannt oder adäquat „behandelt" wird, eine Gefahr für die Autonomie des Patienten darstellen.

Nur mit einer richtigen Einschätzung der (Nicht-)Einwilligungsfähigkeit und ggf. Bereitstellung eines Betreuers kann der Autonomie des Patienten Rechnung getragen werden. Dabei ist immer auch die Frage zu stellen, ob der Verlust der Einwilligungsfähigkeit nur vorübergehend oder wahrscheinlich dauerhaft ist. Eine Prognose der

Erkrankung bzw. des Erkrankungsverlaufs sollte also in die Beurteilung der Situation einfließen.

Es soll hier nicht verschwiegen werden, dass der Anspruch einer „Medizin auf Augenhöhe" ein Interesse und eine Informiertheit auf Seiten des Patienten voraussetzt, die häufig nicht gegeben und oft genug nicht zu erreichen ist. Insofern ist allein schon dieses grundlegende Konzept problematisch und damit auch die Forderung nach einer kompletten Selbstbestimmtheit/Autonomie der Patientenentscheidung. Kritische Stimmen sehen daher die Aufwertung der Ethik der Autonomie als problematisch an, da sie die Gefahr berge, „dass auch Patienten, die nicht wirklich verstanden haben, was sie mit einer Verfügung veranlassen, beim Wort genommen werden" [6]. Insbesondere die vermeintlich klare Festlegung eines Therapieverzichts in einer Patientenverfügung vor dem Eintreten der konkreten Situation stelle „einen ... Verstoß gegen das allgemeinmenschliche Selbst- und Fürsorgegebot dar und [verletze] damit auch Autonomie und Würde des Menschen" [6].

Diese Bedenken erscheinen keineswegs unbegründet, da die Patientenverfügung tatsächlich auf Grund ihrer Abfassung im voraus inhärente Probleme bei der Frage ihrer Gültigkeit und Interpretierbarkeit schafft. Dies kann durchaus als gewichtiges Argument für einen Verzicht auf eine Patientenverfügung angesehen werden (nur Erstellung einer Vorsorgevollmacht oder allenfalls einer wertebasierten Verfügungsäußerung). Hierfür spricht auch die wiederholt festgestellte Ambivalenz von Patienten mit der gesetzlich verankerten Verbindlichkeit der Patientenverfügung. Wenn es darauf ankommt, vertrauen Patienten lieber der Einschätzung ihrer Angehörigen und Ärzte [3].

Konflikte zwischen einem wohlverstandenen Interesse des Patienten an der Teilhabe am Gesundheitswesen und der Sinnhaftigkeit medizinischer Maßnahmen („Nicht alles, was technisch machbar ist, ist medizinisch sinnvoll") entstehen vor allem am Lebensende auf der Intensivstation, wo der Wunsch nach Maximaltherapie mit dem sinnvollen medizinischen Ziel der Symptomkontrolle kollidieren kann (siehe Kap. 16.7). Aber auch endoskopische Maßnahmen können Brennpunkt solcher Konflikte um Therapieziele sein (siehe Kap. 16.5).

Als Ärzte und Pflegende, aber auch als Angehörige übertragen wir häufig unbewusst eigene Erfahrungen und Wertevorstellungen auf die nicht-einwilligungsfähige Person. Es ist aber zentral in der Behandlung solcher Patienten, den mutmaßlichen Willen des Patienten zu ermitteln und nicht den seiner Angehörigen, Vertrauenspersonen oder gar seiner Ärzte. Die Priorisierung des Therapieertrags und der Therapieziele hat immer der Wertung des Patienten zu folgen, soweit diese ermittelt werden kann. Dies schließt natürlich im Einzelfall Konflikte mit den Angehörigen und den versorgenden Ärzten nicht aus, insbesondere wenn der mutmaßliche Wille des Patienten mit den Anforderungen an das ärztliche Berufsethos kollidiert (Forderung nach Eingriffen, für die die medizinische Indikation nicht gegeben ist, Verstoß gegen die Grundsätze von „good clinical care").

16.3 Instrumente der Willensäußerung und Umgang damit aus ärztlicher Sicht

Kasuistik: Eine 82-jährige Patientin mit starker Schluckstörung und Desorientiertheit, die aber sonst am Leben noch teilnahm, wird stationär behandelt. Die Betreuerin (Tochter) erbittet die PEG-Anlage zur Sicherung der Ernährungsfähigkeit. Es liegt eine Patientenverfügung vor, die ausweislich der genannten Bedingungen als gültig angesehen werden muss. Hier findet sich die Formulierung: „ …. wünsche ich keine künstliche Ernährung." Eine PEG-Anlage konnte wegen der gesetzlich festgelegten Verbindlichkeit der Patientenverfügung, die über den Ansichten auch der Vorsorgebevollmächtigten steht, daher nicht erfolgen.

Eine PV stellt vor allem für Patienten ohne engere Angehörige eine gute Möglichkeit zur Niederlegung von Präferenzen für die medizinische Therapie dar. Das Optimum stellt dabei eine PV-Erstellung im Sinne von „Advance Care Planning" dar: Wenn sie als kontinuierlicher Prozess mit Begleitung durch den behandelnden Arzt aufgefasst wird, die PV also professionell gemeinsam erarbeitet und regelmäßig an den aktuellen Gesundheitszustand und die medizinischen Präferenzen angepasst wird [7]. Dieser Prozess der Selbstbestimmtheit wird aber in der Realität sehr selten erreicht, weil die Strukturen und Ressourcen für die Begleitung dieses Prozesses nicht vorhanden sind [8] und die Akzeptanz der Patienten dafür eher gering zu sein scheint. Wenn eine PV erstellt wird, ist zunächst eine genaue Definition der Situationen wichtig, in denen sie gelten soll. Viele der im Internet verfügbaren Formulare, auch solche von Ärztekammern oder Patientenvertretungen, gehen in dem Bemühen, das Ausfüllen für die Patienten möglichst leicht zu machen, leider vielfach über Allgemeinplätze nicht hinaus und bieten im Ankreuzverfahren lediglich Banalitäten an. Vorhandene individuell ausfüllbare Felder werden von vielen Patienten nicht genutzt. Auch die dann (nicht) gewünschten medizinischen Verfahren werden häufig nur sehr pauschal abgehandelt. Formulierungen wie „keine Schläuche" stellen eine Zumutung für jeden an der Therapie beteiligten Arzt dar. Solche Verfügungen sind vielfach nicht hilfreich und können daher nicht angewendet werden. Eine PV-Erstellung darf nicht wie „fast food" zwischen Tür und Angel erfolgen, sondern erfordert eine intensive professionelle Beratung und häufig einen Denkprozess beim Ersteller („Verfügungserstellung ist eine Kunst, kein Algorithmus" [9]).

Diese Problematik der Notwendigkeit der eigenen Auseinandersetzung mit Sterben und Tod ist – neben der bereits oben genannten ambivalenten Einstellung zu der Verbindlichkeit der PV – einer der Hauptgründe für das Nicht-Erstellen einer PV. Anregung von und Beratung durch Ärzte spielt eine zu geringe Rolle bei der Entscheidung zu einer Verfügungserstellung [3].

Eine VV hingegen ist besonders dann sinnvoll, wenn es enge Angehörige gibt, die die Werte und Präferenzen des Patienten im Falle einer (vorübergehenden) Nicht-Einwilligungsfähigkeit übermitteln können, da durch wiederholte Gespräche mit dem Patienten dessen Einstellung hinlänglich bekannt ist. In solch einem Falle kann das Vorliegen einer PV sogar problematisch sein, da die PV gesetzlich als verbindlich anzusehen ist und daher der Äußerung eines Vertretungsbevollmächtigten juristisch übergeordnet ist. Dies kann zu der paradoxen Situation führen, dass eine medizinisch sinnvolle Äußerung eines Vertretungsbevollmächtigten ignoriert werden muss, wenn eine situativ annähernd passende Patientenäußerung in der PV vorliegt, selbst wenn diese möglicherweise in falscher Intention getroffen wurde.

Kasuistik: Ein 73-jähriger Patient mit zahlreichen Schlaganfällen, nicht mehr äußerungsfähig, kann nur sehr mühsam schlucken, erlitt wiederholt Schlaganfälle, die eine medikamentöse orale Behandlung zur Prophylaxe erforderten. In seiner aufgrund der Umstände als gültig eingestuften Patientenverfügung legte der Patient fest: „ .... versage ich in jedem Fall die Anlage einer Ernährungssonde." Die Ernährung war bei dem Patienten nicht gesichert, die Anlage einer PEG-Sonde widersprach dem geäußerten Willen, die subjektive Einschätzung der Situation des Patienten differierte zwischen Ärzten, Pflege und Angehörigen.

Für den Arzt ist die Prüfung einer PV – ebenso wie deren Erstellung durch den Patienten – keine banale Tätigkeit. Sie erfordert Wissen über ethische und juristische Grundlagen sowie relevante medizinische Erfahrung. Eine PV sollte daher nie nur von einem Assistenzarzt, sondern möglichst immer von einem Facharzt überprüft werden.

Kasuistik: Eine 83-jährige nicht-demente und bislang fitte Patientin (keinerlei Medikation, keine wesentlichen Vorerkrankungen) wird mit schwerer gastrointestinaler Blutung aus einem Refluxulcus intubiert mit schwerer Aspirationspneumonie auf die Intensivstation aufgenommen. In ihrer sehr individuell verfassten Patientenverfügung beschreibt die Patientin ihre Erfahrungen mit dem Sterben ihrer eigenen Mutter und äußert den klaren Wunsch auf einen Verzicht auf jegliche Intensivtherapie, Wiederbelebung, Dialyse, Ernährungs- und Beatmungstherapie. Die Angehörigen, die beim Notarzteinsatz vor Ort nicht anwesend waren, legen die PV vor und erbitten eine Einstellung der Intensivtherapie. Als Voraussetzungen für die Gültigkeit der PV sind angegeben:
– Fall nicht mehr rückgängig zu machender Bewusstlosigkeit,
– bei wahrscheinlicher Dauerschädigung des Gehirns,
– bei dauerndem Ausfall wichtiger Funktionen meines Körpers.

In einem Gespräch wird den Angehörigen dargelegt, dass formal die Voraussetzungen für die Gültigkeit der PV nicht gegeben sind, da keiner der genannten Zustände vorliegt und die Chance hoch ist, dass die Patientin wieder genesen kann. Man einigt sich schließlich auf eine befristete Fortsetzung der Intensivtherapie. Die Patientin wird nach 6 Tagen komplikationslos extubiert und kann das Krankenhaus nach 12 Tagen zu Fuß verlassen.

Zunächst ist klinisch festzulegen, ob die PV überhaupt für die aktuelle medizinische Situation gilt. Dieser Schritt wird von vielen Angehörigen, aber auch professionellen im Gesundheitswesen tätigen Mitarbeitern vielfach nicht adäquat durchgeführt. Da viele Formular-Verfügungen sehr strikte Einschlusskriterien enthalten („unabwend-

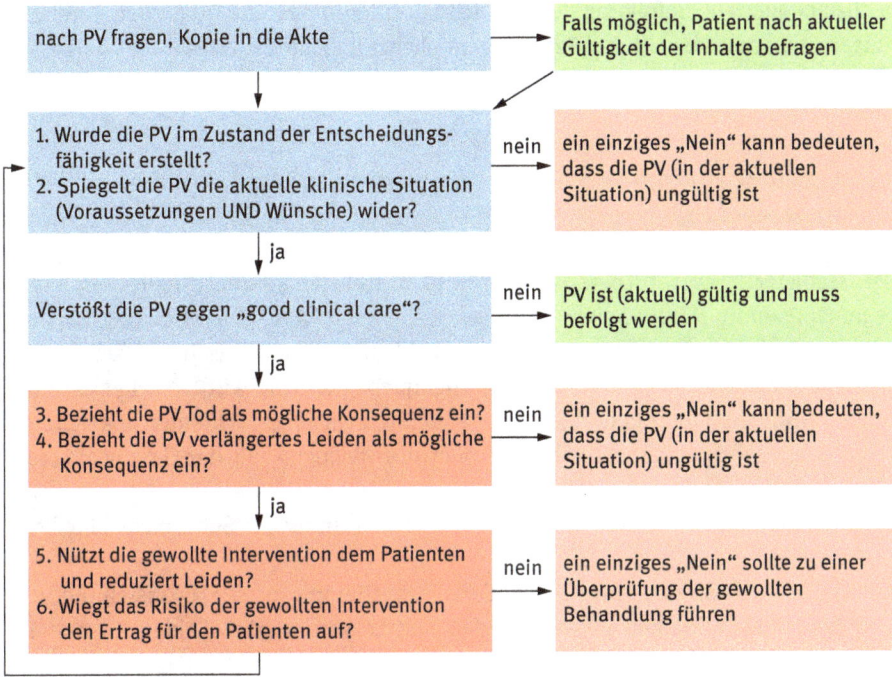

Abb. 16.2: Ärztliches Vorgehen zur Überprüfung der Relevanz einer PV. Quelle der Fragen und Erläuterungen zu den Fragen 1–6 bei [10].

barer Sterbeprozess", „unwiederbringlicher Verlust der Kommunikationsfähigkeit" etc.), sind sie vielfach auf die üblichen Situationen auf Intensivstation nicht anwendbar (siehe Kap. 16.7). Es ist sehr wichtig festzuhalten, dass dann die gesamte PV nicht anwendbar ist und deswegen ignoriert werden sollte. Dies schließt nicht aus, dass sich eine Gültigkeit der PV im weiteren Verlauf der Behandlungspflichtigkeit ergeben kann. Insofern ist also auch die Prüfung der PV-Gültigkeit ein kontinuierlicher, immer zu wiederholender Prozess (Abb. 16.2 und [10]).

Die in der PV angegebenen Therapiewünsche sollten dann – wenn die Gültigkeit der PV für die aktuelle klinische Situation etabliert ist – auf Relevanz für die Therapiesituation überprüft werden. Hierbei müssen die Therapiewünsche spezifisch genug sein, um als Anleitung für die behandelnden Ärzte zu dienen (siehe Urteile des BGH XII ZB 61/16, 604/15 und 107/18). Nach Einschätzung des Bundesgerichtshofs erfüllen viele häufig verwendete Begriffe (z. B. „keine Schläuche" oder „keine lebenserhaltenden Maßnahmen") diese Anforderung nicht und können daher für sich genommen nicht wirksam sein. Bei der Auslegung einer PV, die immer mit Unschärfen und Inkongruenzen, teilweise auch mit offenen Widersprüchen auskommen muss, ist dann die Hilfe eines Vertretungsbevollmächtigten wichtig und sinnvoll, um den „Geist der PV" wirklich erfassen zu können. Auch juristisch gesehen ist nicht die buchstabengetreue Befolgung der PV wichtig, sondern dass die hinter den Formulierungen stehende Absicht des Patienten möglichst vollständig erfasst und umgesetzt wird.

16.4 Bedeutung palliativer Konzepte der Symptomkontrolle in der Therapiesteuerung und Therapiebegrenzung

Bei fehlender kurativer Therapieoption und begrenzter Prognose helfen Therapiebegrenzungen und ein Verzicht auf Wiederbelebung (VAW), Übertherapien und damit einhergehende Komplikationen zu vermeiden. Ein medizinisch gut begründeter Verzicht auf Wiederbelebung oder eine Therapiebegrenzung wird vor allem aus folgenden Gründen von Angehörigen nicht-einwilligungsfähiger Patienten abgelehnt:

1. Die Angehörigen haben sich nicht oder unzureichend mit der Gesamtprognose der Erkrankung beschäftigt.
2. Die insgesamt begrenzte Prognose wurde von ärztlicher Seite nicht klar kommuniziert.
3. Die Einstellung der krankheitsspezifischen Therapie wird als Einstellung aller Therapiebemühungen missverstanden und es wird starkes Leiden für den Patienten befürchtet.

Erfahrungsgemäß hilft das Angebot eines symptomorientierten Palliativkonzeptes in der Entscheidung über eine Therapiebegrenzung. Wenn Patient und Angehörigen klar erklärt wird, dass sich nur das Therapieziel ändert, aber weiterhin eine (symptomkontrollierende) Therapie appliziert wird, ist die Akzeptanz für einen Verzicht auf Wiederbelebung oder auf Intensivtherapie in der Regel viel höher. Hier gewinnt dann das Motto Cicely Saunders seine Bedeutung: „Nicht dem Leben mehr Tage, sondern den Tagen mehr Leben geben". Bei palliativmedizinischen Konzepten steht die Symptomkontrolle im Vordergrund, die die Lebensqualität erheblich bessern kann und im Einzelfall sogar eine prognoseverbessernde Wirkung haben kann. So konnte im onkologischen Bereich für einige, auch gastroenterologische Entitäten gezeigt werden, dass palliativmedizinische Symptomkontrolle im Sinne einer palliativmedizinischen Komplexbehandlung das Leben ähnlich wie eine Chemotherapie verlängern kann, dabei aber mehr Lebensqualität bietet (für eine Übersicht siehe [11]). Durch solche klar palliativmedizinisch geprägten Ansätze mit entsprechender Therapiebegrenzung profitieren Patienten und Angehörige häufig nicht nur, weil Intensivtherapie oder tumorspezifische Therapie bei sehr eingeschränkter Prognose keinen wesentlichen Nutzen haben und stattdessen mit großen Risiken und erheblicher Einschränkung der Lebensqualität verbunden ist, sondern auch, weil die gedankliche Beschäftigung mit solchen in der akuten Situation ungeeigneten Therapieoptionen wegfällt und sich Patienten und Angehörige, aber auch Ärzte ganz auf die Symptomkontrolle konzentrieren können.

Hier bietet die Palliativmedizin mit vielfältigen medikamentösen Therapieoptionen, aber auch multiprofessioneller Therapie durch Physiotherapeuten und Psychologen eine auf Lebensqualität konzentrierte Therapie, die häufig sinnvoller ist als eine erkrankungsspezifische, oft nebenwirkungsbelastete Chemotherapie (siehe auch Kap. 13) und sogar preiswerter ist als die onkologische Therapie [12]. Palliativmedizinische Konzepte für verschiedene Symptome werden in Kap. 13 erläutert.

16.5 Besonderheiten bei der Einwilligung in endoskopische Eingriffe

Gemäß § 223 ff. StGB stellt ein endoskopischer Eingriff eine Körperverletzung dar, die nur durch eine entsprechende Aufklärung und Einwilligung des Patienten statthaft ist. Im Falle der Nicht-Einwilligungsfähigkeit des Patienten ist sein gesetzlicher Vertreter aufzuklären und muss einwilligen. Nach § 630e Abs. 5 BGB besteht zudem neuerdings auch eine Erläuterungspflicht über die wesentlichen Umstände der bevorstehenden Behandlung gegenüber dem einwilligungsunfähigen Patienten [13]. Praktisch bedeutet dies, dass die Aufklärung des Betreuers am besten in Gegenwart des Patienten stattfinden sollte, auch wenn zweifelhaft ist, ob und wieviel der Patient von dieser Aufklärung versteht.

Von einer wirksamen Einwilligung kann nur abgesehen werden, wenn ein lebensbedrohlicher Notfall vorliegt, der zu sofortigem Handeln zwingt und keine Erklärung des Patienten im Sinne einer für diese Situation gültigen PV vorliegt, die diesen Eingriff untersagt. Hier soll dann „zum Wohl des Patienten und seinem mutmaßlichen Willen entsprechend" gehandelt werden [13]. Der Arzt kann dann von einer mutmaßlichen Einwilligung des Patienten ausgehen, wenn ihm keine gegenteiligen Äußerungen des Patienten bekannt sind. Hier spielt die Tatsache eine große Rolle, dass Patientenverfügungen häufig insbesondere bei Behandlungsbeginn nicht verfügbar sind [14] und somit ggf. der Arzt unwissentlich der PV zuwiderhandelt. Auch bei Notfällen sollte daher in der bis zum Notfalleingriff verbleibenden Zeit versucht werden, Angehörige oder andere Bezugspersonen des Patienten zu erreichen, um den mutmaßlichen Willen des Patienten zu ermitteln.

Geriatrische Patienten sind nicht nur älter, sondern häufig auch kränker als der durchschnittliche Endoskopie-Patient (siehe auch Kap. 9). Daher besteht bei diesen multimorbiden Patienten in besonderem Maße eine Sorgfaltspflicht des Arztes, die schon bei der Indikationsstellung beginnt. Dies gilt in verstärktem Maße für nicht-einwilligungsfähige Patienten, die nur selten invasiven Folgeuntersuchungen oder einer tumorspezifischen Therapie zugeführt werden können. Vorsorgeuntersuchungen im Kolon oder beim Barrett-Ösophagus sind in diesem Patientenkollektiv häufig nicht mehr sinnvoll. Daher sollte jede Indikation zu einer endoskopischen Untersuchung in diesem Kollektiv auch unter dem Aspekt möglicher klinischer Konsequenzen bzw. dem Fehlen solcher Konsequenzen überprüft werden. Da multimorbide Patienten auch häufiger Komplikationen erleiden [13], sind an die Aufklärung des Betreuers und die Indikationsüberprüfung noch einmal höhere Anforderungen zu stellen.

In der Praxis werden solche Untersuchungen von anderen Ärzten angemeldet als sie durchgeführt werden (im Krankenhaus vom Assistenzarzt auf Station, in der Niederlassung vom Hausarzt, die Durchführung obliegt dem Facharzt in der gastroenterologischen Praxis oder der Funktionseinheit im Krankenhaus, denen der Patienten unbekannt ist). Nicht-einwilligungsfähige Patienten sind dann im Untersuchungsraum eventuell nicht mehr zu ihrer Person und dem geplanten Eingriff befragbar. Diesem Problem kann zum einen durch Patientenarmbänder zur eindeutigen Patientenidentifikation sowie zum anderen durch Komorbiditäts-Scores und Checklisten begegnet werden, die dem durchführenden Facharzt in der Endoskopie vor der Untersuchung eine Überprüfung der Indikation (medizinische Sinnhaftigkeit des Eingriffs) ermöglichen.

In seltenen Fällen erleben wir einen Dissens zwischen fachärztlicher Expertise und dem Willen des Betreuers, bei dem eine aus Sicht des Facharztes medizinisch nicht indizierte Untersuchung eingefordert wird. Es besteht keine Verpflichtung des Arztes, solche eingeforderten Untersuchungen durchzuführen, wenn dazu aus medizinischer Sicht keine Indikation besteht. Solche Situationen sind geeignet, die Vertrauensbasis zwischen Arzt und Patient bzw. Angehörigen nachhaltig zu beschädigen. Hier ist in hohem Maße einfühlsame Kommunikation gefragt, bei der Therapieziele, Risiken und Komplikationen eines Eingriffes besprochen werden sollten. Häufig kann hier auch ein klinisches Ethikkomitee helfen.

16.6 Besondere Aspekte in der Ernährung

Ernährung kann je nach Zugangsweg eine invasive Maßnahme darstellen mit Risiken und Komplikationsmöglichkeiten. Bei nicht-einwilligungsfähigen Patienten ist daher frühzeitig ein Gesamtkonzept zu entwickeln und mit dem Betreuer zu besprechen, das in Abhängigkeit von der Gesamtprognose, dem mutmaßlichen Willen des Patienten und der Akutsituation die Kalorien- und Flüssigkeitsaufnahme regelt. Eine eukalorische Ernährung ist dabei nur anzustreben, wenn dies medizinisch Sinn macht und dezidiert erwünscht ist, da hierbei ggf. die Anlage einer Ernährungssonde erforderlich ist.

Die PEG-Sonde stellt den häufigsten Zugangsweg bei enteraler Ernährung dar und kann, wenn eine kaloriendeckende orale Ernährung nicht gewährleistet ist, die Deckung des vollständigen Kalorien- und Flüssigkeitsbedarf ermöglichen. Vor der Anlage einer solchen Sonde sollten Betreuer nicht nur über die Komplikationsmöglichkeiten der Sondenanlage, sondern auch über die der langfristigen Sondenernährung aufgeklärt werden. Letztere machen etwa die Hälfte aller PEG-Komplikationen aus [15,16]. Ob eine solche Sondenanlage sinnvoll ist, muss immer individuell unter

Abwägung der o. g. Aspekte entschieden werden. Es gibt aus, allerdings häufig un- oder schlecht kontrollierten, Studien Hinweise, dass fortgeschritten demente Patienten von einer PEG-Sonde nicht profitieren [17]. Das Timing der Sondenanlage und des Beginns einer enteralen Ernährung spielt wahrscheinlich eine viel größere Rolle als bislang vermutet [18]. Noch mobile demente Patienten können möglicherweise profitieren, werden aber häufig diesbezüglich nicht evaluiert [18]. Hingegen ist das sogenannte „Comfort feeding" für nicht-einwilligungsfähige Patienten mit insgesamt kurzer Prognose sicher die geeignetere Ernährungsvariante [19] als eine auf kalorien-deckende Ernährung ausgerichtete enterale Zuführung (siehe auch Kap. 3).

Die individuelle Entwicklung eines Ernährungskonzeptes gemeinsam mit dem Betreuer des nicht-einwilligungsfähigen Patienten erfordert eine umfassende Aufklä-rung über die Gesamtprognose, die erreichbare Lebensqualität und eine realistische Einstellung bezüglich der erreichbaren Therapieziele. Es ist auch sinnvoll, schon bei Sondenanlage Kriterien (z. B. Immobilität oder Kontrakturen, massive Abnahme der Lebensqualität oder Kontaktierbarkeit) zu vereinbaren, die zu einem Einstellen der Sondenernährung führen.

16.7 Therapiebegrenzung in der gastroenterologischen Intensivmedizin

Im Spannungsfeld zwischen Therapiewunsch und medizinisch sinnvollen Intensiv-maßnahmen spielt der mutmaßliche Wille des einwilligungsunfähigen Patienten ei-ne große Rolle. Patientenverfügungen sind aber häufig genau in diesem Bereich nicht hilfreich [20,21]. Gemäß dem oben ausführlicher referierten Autonomiegedan-ken ist es wichtig, nicht eigene Wertvorstellungen oder solche der Angehörigen zum Maßstab der Intensivtherapie zu erheben. Studien zeigen, dass Ärzte den Einsatz al-ler medizinischen Ressourcen auch bei geringer Überlebenschance und Lebensquali-tät deutlich seltener für adäquat erachten als Patienten und ihre Angehörigen (7 % vs. 48 bzw. 38 %, [22]). Natürlich spielen Grunderkrankung, Gesamtprognose, Le-bensqualität und erreichbare Rekonvaleszenz des Patienten weiterhin eine große Rolle bei der Entscheidung für oder gegen intensivmedizinische Maßnahmen. Ent-scheidend ist dabei häufig die (therapeutische) Umkehrbarkeit der medizinischen Entwicklung und die erreichbaren Therapieziele. Ein Patient mit schwerer gastroin-testinaler Blutung bei eingeschränkter Leberfunktion mit Child-C-Zirrhose wird si-cherlich aufgrund der deutlich begrenzten Prognose eher eine Therapielimitierung erfahren als ein Patient mit Forrest-Ia-Blutung aus einem Duodenalulcus, der an-sonsten nur geringe Komorbiditäten aufzuweisen hat. Vorübergehend nicht-einwil-ligungsfähige Patienten können evtl. im Laufe der Intensivtherapie einen Zustand er-reichen, wo sie selbst zu ihren Einstellungen und Werten befragt werden können, was bei dauerhaft einwilligungsunfähigen Patienten (z. B. bei fortgeschrittener De-menz) ausgeschlossen ist. Wenn Patienten auf Intensivstation einen Zustand erreichen, indem sie die klinische Situation und die möglichen Therapieoptionen verstehen und abwägen können, sind die dann geäußerten Therapiewünsche einer vorliegenden PV übergeordnet und können sie außer Kraft setzen.

Kasuistik: Ein 76-jähriger, bislang fitter Patient erreicht bei neu aufgetretenen Schluckbeschwerden mit Aspirationspneumonie und beginnendem ARDS die Intensivstation, ist zunächst kaum befragbar, eine PV liegt ebenfalls nicht vor. Nach ausgedehnter bronchoskopischer Spülung und Absaugung und unter nicht-invasiver Beatmung deutliche Stabilisierung, die Ehefrau reicht eine PV herein, in der sich der Satz findet: „Ich wünsche keine lebensverlängernden Maßnahmen mehr einschließlich intensivmedizinischer Behandlung". Der Patient distanziert sich ausdrücklich und gezielt in dieser Situation von dieser PV und wünscht Maximaltherapie. Nach 2 Tagen Sekundärversagen der nicht-invasiven Beatmung auf Intensivstation mit Notwendigkeit der Intubation. Der Patient übersteht die anschließende Intensivtherapie gut mit anschließender Wiederherstellung des vorstationären Zustands.

In vielen Fällen liegt die PV beim Notarzteinsatz oder der notfallmäßigen Aufnahme auf die Intensivstation noch gar nicht vor [14]. Aus Studien ist bisher auch ungewiss, ob das Vorliegen einer PV unnötige Intensivaufenthalte vermeiden kann [23]. Patienten und Angehörige sollten daher darüber nachdenken, einen sogenannten Notfallpass mit den Therapiewünschen und -begrenzungen immer mitzuführen.

Gerade bei solch weitreichenden Entscheidungen über Leben und Tod auf der Intensivstation spielt die Kommunikation an Angehörige und Betreuer die entscheidende Rolle bei Vermittlung der (fehlenden) Sinnhaftigkeit medizinischer Maßnahmen. Dabei muss auch kommuniziert werden, dass Intensivtherapie bei älteren, multimorbiden Patienten mit hohen Komplikationsrisiken behaftet ist und eine Restitutio ad integrum möglicherweise nicht gelingt. Es ist dann gemeinsam mit dem Betreuer zu entscheiden, ob das realistischerweise erreichbare Genesungsniveau dem Wunsch des Patienten entsprechen würde. Das Risiko für Einschränkungen wie eine dauerhafte Dialyse- oder Beatmungspflichtigkeit muss eingeschätzt und kommuniziert werden. Der Angehörigenführung kommt hier eine große Bedeutung zu. Es ist anzustreben, solche Gespräche mit betreuenden Angehörigen ergebnisoffen zu beginnen und nicht die eigene Einstellung direkt zu vermitteln. Zunächst ist Zuhören wichtig, um Einstellungen und Werte des Patienten zu erfahren, soweit sie vom Betreuer referiert werden können. Wo vom Arzt eigene (Wert-)Einschätzungen erwünscht sind, wird sich dies recht schnell im Gespräch ergeben und dann in der Bewertung der drohenden langfristigen Einschränkungen sicher auch gerne angenommen werden.

Konflikte mit der Auslegung einer PV sind nicht selten und erfordern ebenfalls intensive Kommunikation. Schon bei der Einschätzung der Geltung einer PV für die aktuelle medizinische Situation ergeben sich häufig unterschiedliche Einschätzungen [4]. Hier sollte eine Konfrontation vermieden werden, sondern ehrliches Bemühen im Vordergrund stehen, den mutmaßlichen Willen des Patienten gemeinsam zu ermitteln und so eine für den Patienten sinnvolle Therapiegestaltung zu erreichen.

Literatur

[1] Deutsche Alzheimer Gesellschaft e. V. Mit Demenz im Krankenhaus [Internet]. Deutsche Alzheimer-Gesellschaft e. V. 2020. Verfügbar unter: https://www.deutsche-alzheimer.de/mit-demenz-leben/mit-demenz-im-krankenhaus. (letzter Zugriff: 19.09.2021).

[2] Bundesärztekammer. Hinweise und Empfehlungen der Bundesärztekammer zum Umgang mit Zweifeln an der Einwilligungsfähigkeit bei erwachsenen Patienten [Internet]. Deutsches Ärzteblatt. 2019 [zitiert 30. Mai 2020]. Verfügbar unter: https://www.aerzteblatt.de/archiv/208054/Hinweise-und-Empfehlungen-der-Bundesaerztekammer-zum-Umgang-mit-Zweifeln-an-der-Einwilligungsfaehigkeit-bei-erwachsenen-Patienten

[3] Elmeadawy S, Fitzner C, Elsner F, Dietrich CG. [Knowledge, attitude and opinion of patients regarding the new German legislation on advance care planning : Results of a survey in a department of general internal medicine]. Schmerz. 2017;31(1):54–61.

[4] Leder N, Schwarzkopf D, Reinhart K, et al. The Validity of Advance Directives in Acute Situations. Dtsch Arztebl Int. 2015;112(43):723–9.

[5] Rüddel H, Zenz M. [Validation of an advance directive]. Anaesthesist. 2011;60(4):325–33.

[6] Zieger A, Bavastro P, Holfelder HH, Dörner K. Kein „Sterben in Würde". Dtsch Arztebl. 2002;99(14):A917–919.

[7] In der Schmitten J, Lex K, Mellert C, et al. Implementing an advance care planning program in German nursing homes: results of an inter-regionally controlled intervention trial. Dtsch Arztebl Int. 2014;111(4):50–7.

[8] Katzenmeier C. Advance Care Planning: Enormer Beratungsbedarf. Dtsch Arztebl. 2015;112(39):A1562.

[9] Grossman D. Advance care planning is an art, not an algorithm. Cleve Clin J Med. 2009;76(5):287–8.

[10] Treloar AJ. Advance directives: limitations upon their applicability in elderly care. Int J Geriatr Psychiatry. 1999;14(12):1039–43.

[11] Dietrich CG, Domagk D. Tumorentitätsspezifische Palliativmedizin – Ein neues, vielversprechendes Konzept im Rahmen der »early palliative care«? tägliche praxis. 2017;59(3):473–84.

[12] Brumley R, Enguidanos S, Jamison P, et al. Increased satisfaction with care and lower costs: results of a randomized trial of in-home palliative care. J Am Geriatr Soc. 2007;55(7):993–1000.

[13] Götz M, Anders M, Biecker E, et al. [S2k Guideline Gastrointestinal Bleeding – Guideline of the German Society of Gastroenterology DGVS]. Z Gastroenterol. 2017;55(9):883–936.

[14] Oulton J, Rhodes SM, Howe C, Fain MJ, Mohler MJ. Advance directives for older adults in the emergency department: a systematic review. J Palliat Med. 2015;18(6):500–5.

[15] Richter-Schrag HJ, Richter S, Ruthmann O, et al. Risk factors and complications following percutaneous endoscopic gastrostomy: a case series of 1041 patients. Can J Gastroenterol. 2011;25(4):201–6.

[16] Löser C, Wolters S, Fölsch UR. Enteral long-term nutrition via percutaneous endoscopic gastrostomy (PEG) in 210 patients: a four-year prospective study. Dig Dis Sci. 1998;43(11):2549–57.

[17] Volkert D, Bauer JM, Frühwald T, et al. Klinische Ernährung in der Geriatrie. Leitlinie der Deutschen Gesellschaft für Ernährungsmedizin (DGEM) in Zusammenarbeit mit der GESKES, der AKE und der DGG. Aktuel Ernahrungsmed. 2013;38:e1–48.

[18] Dietrich CG, Schoppmeyer K. Percutaneous endoscopic gastrostomy – Too often? Too late? Who are the right patients for gastrostomy? World J Gastroenterol. 2020;26(20):2464–71.

[19] Palecek EJ, Teno JM, Casarett DJ, et al. Comfort feeding only: a proposal to bring clarity to decision-making regarding difficulty with eating for persons with advanced dementia. J Am Geriatr Soc. 2010;58(3):580–4.

[20] de Heer G, Saugel B, Sensen B, et al. Advance Directives and Powers of Attorney in Intensive Care Patients. Dtsch Arztebl Int. 2017;114(21):363–70.

[21] Reed H. Advance directive forms don't help in the ICU. JAAPA. 2019;32(4):13–4.

[22] Steinhauser KE, Christakis NA, Clipp EC, et al. Factors considered important at the end of life by patients, family, physicians, and other care providers. JAMA. 2000;284(19):2476–82.

[23] Marchi LPES, Santos Neto MFD, Moraes J de P, Paiva CE, Paiva BSR. Influence of advance directives on reducing aggressive measures during end-of-life cancer care: A systematic review. Palliat Support Care. 2021;19(3):348–354.

17 Wichtige Aspekte der Pflege in der geriatrischen Gastroenterologie

Katja Bünting

Bei der Pflege älterer Menschen sind aus Sicht des Gastroenterologen einige Besonderheiten zu beachten. Gastroenterologische Erkrankungen manifestieren sich bei geriatrischen Patienten häufig mit weniger deutlicher Klinik als bei Jüngeren. Dieser Umstand führt oft zu einer Verzögerung der Diagnosestellung. Da die sonst üblichen Warnzeichen entfallen, ist die Gefahr schwerer Komplikationen größer. Aus der Sicht der Pflege ist daher die Krankenbeobachtung von eminenter Bedeutung. Besonders beachtet werden sollten folgende Punkte:

- Gewichtsabnahme
- verändertes Essverhalten
- Dehydratationszeichen
- Zeichen einer Schluckstörung
- Stuhlausscheidung
- Erbrechen
- Zeichen einer Entzündung
- Schmerzen

17.1 Prävention

In der geriatrischen Patientenversorgung sollte dem Pflegekonzept der aktivierend therapeutischen Pflege der Vorzug gegeben werden. Im Fokus des Konzeptes stehen dabei die individuellen Fähigkeiten und Fertigkeiten der geriatrischen Patienten. Es fördert ressourcenorientiert die Selbständigkeit unter Berücksichtigung der jeweiligen Lebenssituation und des Umfeldes. Die Patienten erhalten so Hilfe zur Selbsthilfe [1].

Das AEDL (Aktivitäten und existenzielle Erfahrungen des Lebens)-Strukturmodell ist auf der Grundlage des Pflegemodells von N. Roper, Logan und Tierney entstanden. Zu den elf ATLs (Aktivitäten des täglichen Lebens) aus diesem Modell fügte M. Krohwinkel das zwölfte (soziale Bereiche des Lebens sichern) und 13. AEDL (mit existenziellen Erfahrungen des Lebens umgehen) hinzu. Auf das 13. AEDL legte sie den Schwerpunkt, da dieses alle anderen AEDLs beeinflusst. Ein Vorteil der Nutzung des AEDL-Strukturmodells ist, dass eine systematische und gezielte Informationssammlung über die Patienten möglich wird. Erfahrungen, Erlebnisse und Probleme der Patienten fließen in die zu planenden Maßnahmen ein (Abb. 17.1) [2].

Aufgrund der mit dem Alter ansteigenden Gebrechlichkeit sind die Patienten in einzelnen Aktivitäten und existenziellen Erfahrungen des Lebens (AEDLs), in denen die Selbständigkeit noch vorhanden ist, zu fördern. In den AEDLs, in denen die Selb-

https://doi.org/10.1515/9783110697650-017

Das AEDL-Strukturmodell

Wofür steht AEDL?

A Aktivitäten und

E existenzielle Erfahrungen

D des

L Lebens

Abb. 17.1: Das AEDL-Strukturmodell [2].

ständigkeit bereits reduziert ist, ist pflegerische Hilfestellung notwendig, so dass die Patienten die eingeschränkte Selbständigkeit zumindest erhalten bzw. die Selbständigkeit sogar wiederhergestellt wird [3].

Bereiche des AEDL-Strukturmodells [3]:
1. Kommunikation
2. sich bewegen
3. vitale Funktionen aufrechterhalten
4. sich pflegen
5. essen und trinken
6. ausscheiden
7. sich kleiden
8. ruhen und schlafen
9. sich beschäftigen
10. sich als Mann oder Frau fühlen
11. für sichere Umgebung sorgen
12. soziale Bereiche des Lebens sichern
13. mit existenziellen Erfahrungen des Lebens umgehen

Unterteilung des 13. AEDLs [3]:
– existenzfördernde Erfahrungen (Steigerung der Selbständigkeit, Sicherheit, ...)
– existenzgefährdende Erfahrungen (Verringerung der Selbständigkeit, Passivität, ...)
– Erfahrungen, die existenzfördernd oder existenzgefährdend sind (Erfahrungen aus der Vergangenheit, ...)

Die Pflegefachkraft leitet den Patienten bspw. in der grundpflegerischen Versorgung an. Sie führt ggf. die Bewegungen mit dem Patienten gemeinsam durch bzw. zeigt dem Patienten Möglichkeiten auf, wie die Versorgung erleichtert werden kann. Hierzu erklärt sie dem Patienten in einer anschaulichen und dem Patienten angepassten Weise, weshalb die Tätigkeiten für die Versorgung relevant sind. Der Vorteil, welcher aus dieser Kommunikation entsteht, ist, dass das Grundverständnis für seine Situation bei dem Patienten geweckt wird und sich die Maßnahmen so besser einprägen [4].

17.2 Beratung und Anleitung

Pflegekräfte sollten vorzugsweise prozessorientierte Anleitungen am Patienten vornehmen. Diese Anleitungen stellen geplante und reflektierte Lernprozesse dar [1].

Der Terminus „Anleitung" beinhaltet sowohl die Festlegung von Pflegezielen und -maßnahmen als auch die regelmäßige Evaluation nach der Maßnahmenumsetzung. Die Einbeziehung und Anleitung der Patienten bringen entscheidende Vorteile mit sich. Die Patienten kennen so beispielsweise die Inhalte der pflegerischen Tätigkeiten und die Gründe für das Vorgehen bei der praktischen Umsetzung. Daraus resultiert eine nachhaltigere Motivation der Patienten, aktiv am Genesungsprozess teilnehmen zu können. Eine angemessene und optimale Pflege kann so effektiver erreicht werden [5].

Um eine adäquate Beratung und Anleitung geriatrischer Patienten zu gewährleisten, ist jeweils die Biografie des Patienten zu den einzelnen Aktivitäten und existenziellen Erfahrungen des Lebens (AEDLs) aufzugreifen.

Hierzu werden im Folgenden zwei AEDLs angeführt:

Die AEDL *„Essen und Trinken"* beinhaltet u. a. das Zubereiten sowie das Aufnehmen der Nahrung. In diesen Bereichen kann es häufig zu Problemen kommen. Gründe dafür sind Bewegungsbeeinträchtigungen oder auch eine zu geringe Motivation aufgrund psychischer Probleme. Um eine ausreichende Flüssigkeits- und Nahrungsaufnahme des Patienten sicherzustellen, ist zu erfragen, welche Getränke oder Lebensmittel der Patient in der Vergangenheit bevorzugt oder gemieden hat. Zusätzlich ist die Kenntnis der individuellen Rituale bei der Flüssigkeits- und Nahrungsaufnahme wichtig. Der Patient pflegt sonst beispielsweise, den Tee immer in einem Henkelbecher sitzend mit dem Blick auf die Terrasse zu trinken. Derartige Rituale sollten so weit wie möglich immer auch während des Krankenhausaufenthaltes beibehalten werden.

Unter die AEDL *„Kommunizieren"* fällt die verbale und nonverbale Kommunikation. Welchen Sprachgebrauch pflegt der Patient? Welche Gesten benutzt der Patient? Die Pflegekraft sollte sich hier so gut wie möglich auf die Umgangs- und Kommunikationsformen des Patienten einlassen. Dabei sind kurze und prägnante Sätze zu wählen. Die Pflegekraft muss sich kontinuierlich vergewissern, dass der Patient sie auch verstanden hat.

Die Angehörigenarbeit ist ein weiterer wichtiger Baustein in der Beratung und Anleitung von Patienten. Angehörige lassen sich je nach deren Schwerpunkt und Interessenslage in die aktive Pflege oder auch als psychisch stabilisierende Personen für den Patienten einbeziehen. Angehörige sind, wenn möglich und vom Patienten gewünscht, bereits in die Anamneseerhebung zu integrieren. Besonders bei den Patienten, welche in der Kommunikation beeinträchtigt sind, stellen die Angehörigen mit den biografischen Angaben zum Patienten immer eine große Unterstützung dar. Angehörige fungieren damit als Bindeglied zwischen dem sozialen Umfeld des Patienten und dem Krankenhaus. Sie leisten wichtige psychische Unterstützung für den Patienten.

Die Versorgung kann umso optimaler auf den Patienten abgestimmt werden, je mehr Wissen über ihn vorhanden ist [6].

17.3 Spezielle geriatrische Pflege

17.3.1 Aspirationsprophylaxe

Schluckstörungen nehmen mit dem Alter deutlich zu. Über 60-jährige leiden bis zu 20 % darunter. Bei Hochbetagten stellt die Aspiration in diesem Zusammenhang das größte Risiko und somit auch eine besondere pflegerische Herausforderung dar. In einem beträchtlichen Prozentsatz kann es im Rahmen einer „stillen Aspiration" (Sekrete und Nahrung geraten unbemerkt in die tieferen Luftwege) zu schweren Aspirationspneumonien kommen.

Innerhalb der Aspirationsprophylaxe ist folgendes zu beachten:
- Eine differenzierte Befunderhebung wird optimal durch die Logopädie durchgeführt. Hierzu werden folgende Befunde erhoben: Kopf- und Rumpfstellung, Beweglichkeit der Gesichtsmuskulatur, Zahnstatus, Zustand des Kiefers und Hustenreflex [7].
- Die Kost muss dringlich der Schluckfähigkeit des Patienten angepasst sein. Die Kostform wird dann durch den ärztlichen Dienst angeordnet.
- Ein Mischen unterschiedlicher Konsistenz (bspw. Suppen mit Einlage) ist ungünstig und zu vermeiden.
- Kohlensäurehaltige Getränke wie auch faserige Lebensmittel sind zu vermeiden [1].
- Vor der Flüssigkeits- und Nahrungsdarreichung ist die Kontrolle des Husten- und Schluckreflexes durch eine Pflegefachkraft obligat.
- Bei der Flüssigkeits- und Nahrungsaufnahme sind eine Oberkörperhochlagerung (90 Grad Sitzposition) sowie eine symmetrische Rumpfhaltung ideal. Die Nahrungsaufnahme sollte auf einem Stuhl mit Armlehnen sitzend am Tisch erfolgen.
- Der Oberkörper sollte leicht nach vorne gebeugt sein.
- Der Kopf sollte gerade und leicht nach vorne geneigt sein.
- Der sichere Halt einer Zahnprothese ist wichtig und muss überprüft werden.
- Es sollte eine ruhige Atmosphäre vorliegen. Der Patient muss ausreichend Zeit haben, die Nahrung zu sich zu nehmen. Förderlich ist dabei eine ruhige Atmosphäre.
- Wiederholt soll der Patient angehalten werden, den Schluckakt bewusst durchzuführen.
- Der Patient ist dahingehend zu beraten, die Nahrung ausgiebig zu zerkauen, bevor diese geschluckt wird.

- Die Pflegekraft muss bei der Flüssigkeits- und Nahrungsaufnahme auf einen effektiven Schluckakt achten.
- Nach der Flüssigkeits- und Nahrungsaufnahme muss der Patient mindestens weitere 20 bis 30 Minuten in der Oberkörperhochlagerung sitzen. Somit wird einem Zurückfließen der Nahrungsreste und somit einer Aspiration wirksam entgegengewirkt.
- Nach der Nahrungsaufnahme darf die Inspektion sowie Reinigung des Mundraumes als wichtige pflegerische Maßnahme nicht vergessen werden.
- Ggf. ist der Patient anzuleiten, sich für die Flüssigkeits- und Nahrungsaufnahme bei der Pflegekraft zu melden. Falls der Patient aspirieren sollte, bestünde somit direkt die Möglichkeit, Notfallinterventionen einzuleiten.
- Viele Patienten entwickeln aufgrund der Schluckstörung Ängste. Die Pflegefachkraft sollte daher den Patienten regelmäßig auffordern und motivieren, Flüssigkeit sowie Nahrung aufzunehmen. Einer Exsikkose sowie einer Kachexie kann damit wirksam entgegengewirkt werden.
- Für die Auswahl an Hilfsmitteln (Abb. 17.2a–c) (bspw. Schneidehilfen, Klammergabel, Einhandbesteck, Teller mit erhöhtem Rand) zur Flüssigkeits- und Nahrungsaufnahme ist eine ergotherapeutische Beratung optimal.
- Die Anreicherung von Getränken und flüssigen Nahrungsbestandteilen mit Andickungsmitteln erfolgt nach ärztlicher Anordnung [7].

Merke:
- Die korrekte Kopfstellung kann mit einem Kieferkontrollgriff (Abb. 17.3) geprüft werden.
- Das individuelle Ess- und Schlucktempo des Patienten ist zu beachten.
- Es ist von der Pflegefachkraft ausreichend Zeit für die Unterstützung des Patienten einzuplanen.
- Der Schluckvorgang kann mit dem Schluckkontrollgriff (Abb. 17.4) überprüft werden [7].

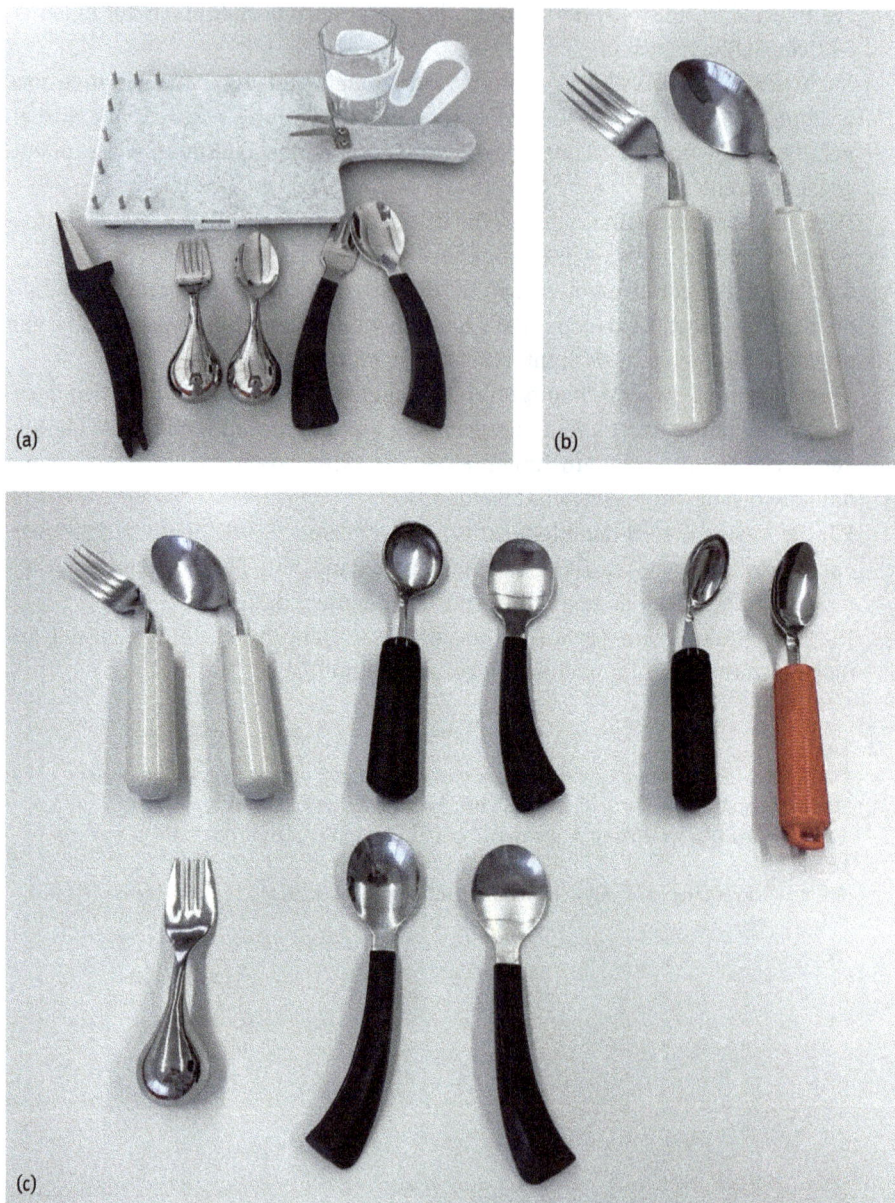

Abb. 17.2: Hilfsmittel zur Nahrungsaufnahme.

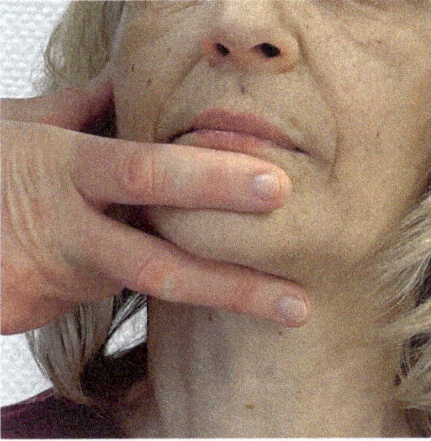

Abb. 17.3: Kieferkontrollgriff.

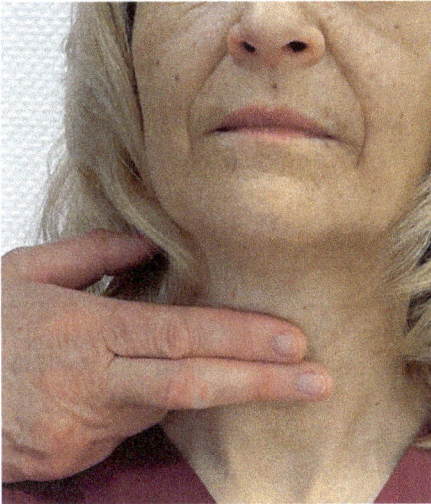

Abb. 17.4: Schluckkontrollgriff.

17.3.2 Mangelernährung (Malnutrition)

An eine Mangelernährung (siehe auch Kap. 3) muss bei einem unbeabsichtigten Gewichtsverlust von mehr als 5 % in 3 Monaten oder von mehr als 10 % in 6 Monaten oder einer reduzierten Fett- und Muskelmasse mit einem BMI kleiner 20 kg/m^2 gedacht werden. In Seniorenheimen (bis zu 2/3 der Bewohner) ist die Mangelernährung kein seltenes Problem. Dies kann jedoch nicht als allgemeines Indiz für einen schlechten pflegerischen Standard gelten. Geriatrische Patienten sind allgemein anfälliger für eine Mangelernährung. Dieses begründet sich durch physiologische Veränderungen im Alter. Unter anderem kommt es zu Funktionseinschränkungen durch

Verlust an Muskelmasse sowie Muskelkraft. Durch die zunehmende Gebrechlichkeit (Sarkopenie, Frailty) und der damit einhergehenden reduzierten Selbständigkeit tendieren die Patienten gehäuft zu einer Malnutrition [8]. In diesem Kontext spielt die Demenz eine zunehmend wichtige Rolle. Geeignete Pflegemaßnahmen haben unter präventiven und therapeutischen Aspekten eine zentrale Bedeutung.

Häufige Ursachen für eine Mangelernährung im Alter:
- Abnahme des Durst- und Hungergefühls
- Veränderung bzw. Nachlassen des Geruchs- und Geschmacksempfindens
- Immobilität
- Ernährungshemmnisse wie bspw. schlecht angepasste Zahnprothesen, Zahnprobleme, Obstipation, Mundtrockenheit, Schluckstörungen
- Vergesslichkeit
- Multimorbidität
- Schmerzen
- Isolation, psychische Probleme

Bei Aufnahme der Patienten ist ein Screening über das Mangelernährungsrisiko obligat. Innerhalb des geriatrischen Assessments wird der Ernährungsstatus des Patienten bspw. anhand mehrerer Parameter (Body Mass Index, ungewollter Gewichtsverlust, Grunderkrankungen, Infektionen, etc.) beurteilt bzw. klassifiziert [9].

Der Ernährungsstatus des Patienten ist in regelmäßigen Abständen zu evaluieren. Dazu sind mehrere Assessmentinstrumente zur Erhebung des Ernährungszustandes geriatrischer Patienten verfügbar. Dazu zählen der „MNA" (*Mini Nutritional Assessment*) für ambulante oder in Pflegeeinrichtungen betreute Patienten, das „NRS" (*Nutritional Risk Assessment*) für Patienten im Krankenhaus und für den vollstationären Bereich die pflegerische Erfassung von Mangelernährung und deren Ursachen in der stationären Langzeit-/Altenpflege („PEMU") [10].

Zur Sicherstellung eines angemessenen Ernährungsstatus können folgende Maßnahmen in Betracht kommen:

Medizinische Trinknahrung sollte nach ärztlicher Anordnung verabreicht werden. Entsprechende Fertigprodukte mit unterschiedlichen Geschmacksrichtungen stehen zur Verfügung. Immer ist eine orale Ernährung anzustreben. Parenterale Ernährung oder Sondenernährung kann, falls erforderlich, ergänzend angeboten werden.

Ebenfalls nach ärztlicher Anordnung erfolgt ein durch die Ergotherapie unterstütztes Esstraining/Schlucktraining.

Voraussetzung einer effektiven Ernährung ist die Sicherstellung einer gutsitzenden Prothese, ggf. auch die Anpassung einer neuen Prothese durch den Zahnarzt oder die Durchführung von notwendigen Zahnbehandlungen. Druckstellen im Mundraum müssen vermieden werden. Bei Schmerzen wird das Schmerzmanagement umgesetzt.

Wichtig ist die Gestaltung einer fördernden Essumgebung (bspw. Einnahme der Speisen in Gesellschaft). Die Atmosphäre sollte entspannt sein. Unbedingt sollten ungestörte Essenszeiten eingerichtet werden. Während des Krankenhausaufenthaltes sollten keine Unterbrechungen durch einen Abruf zur Diagnostik erfolgen.

Bei Appetitlosigkeit sollte Wunschkost berücksichtigt werden. Die angebotenen Speisen sollten Appetit anregend sein. Hilfreich ist eine Anreicherung der Speisen mit gehaltvollen Lebensmitteln (Butter, Sahne etc.). Die Ernährung sollte proteinreich sein (mind. 1,1 bis 1,2 g Protein pro kg Körpergewicht). Das Angebot von Zwischenmahlzeiten ist günstig.

Ein Angebot von Fingerfood/Zubereitung der Speisen in mundgerechte Stücke kann die Nahrungsaufnahme erleichtern. Bei Bedarf hilft ein Anreichen des Essens.

Generell trägt auch eine Förderung der Mobilität, z. B. durch Umsetzung der aktivierend therapeutischen Pflege sowie Anordnung von Physiotherapie, zu einer effektiven Ernährung bei [8].

17.3.3 Analinkontinenz

Infolge einer Funktionsstörung des Afterverschlusses (siehe auch Kap. 8) können Winde und Stuhl ohne Kontrolle entweichen. Da die Ursachen der Funktionsstörung vielfältig sein können, ist eine proktologische Untersuchung auch zur Unterstützung der pflegerischen Maßnahmen wichtig. Diese hängen von dem Schweregrad der Inkontinenz ab. Nach Parks werden drei Schweregrade unterschieden:
- *Grad 1* (leichte Form): unkontrollierter Abgang von Winden
- *Grad 2* (mittlere Form): unkontrollierter Abgang von dünnflüssigem Stuhl
- *Grad 3* (schwere Form): unkontrollierter Abgang von geformtem Stuhl

Für die Patienten kann somit eine Analinkontinenz mit einer Verringerung des Selbstwertgefühles einhergehen. Die Pflegefachkraft muss daher sensibel die Kommunikation zum Patienten herstellen, um notwendige pflegerische Maßnahmen zu besprechen. Patienten und Pflege bilden hier idealerweise ein Team. Der Patient muss jedenfalls aktiv einbezogen werden. Für die Pflege liegt der Schwerpunkt auf Maßnahmen der Hygiene.

Merke: Die anale Inkontinenz wird von Patienten oft verschwiegen. Es sollte daher speziell nachgefragt werden.

Probleme, welche bei der Versorgung der Patienten mit Analinkontinenz auftreten können:
- Angst vor Beschmutzen der Kleidung
- Angst vor störenden Gerüchen
- sozialer Rückzug aufgrund des auftretenden Schamgefühls
- genitale Hautirritationen

Pflegerische Maßnahmen, welche indiziert sein können, sind:
- Regelmäßige Reinigung des Genitalbereiches (kein Reiben, ausschließlich lauwarmes Wasser verwenden). Nicht eingesetzt werden sollen Pflegeprodukte, die Zusatzstoffe enthalten.
- hautverträgliche Inkontinenzhilfen verwenden
- Hautschutz durch Einsatz von Wundschutzcremes
- Die Erreichbarkeit der Toilette ist so kurz wie möglich zu gestalten (bspw. durch Einsatz eines Toilettenstuhls oder Verringerung der Laufstrecke zwischen Aufenthaltsort und Toilette).
- Der Patient sollte Kleidung wählen, die ein zügiges Entkleiden des Unterkörpers ermöglicht. Hierzu eignen sich Hosen mit Gummizug oder Reiß-, Klettverschluss. Weiterhin sollte die Kleidung ausreichend Bewegungsfreiheit bieten [11].
- Durchführen eines Toilettentrainings: Anhand der Defäkationsintervalle, welche in einem Ausscheidungsprotokoll festgehalten werden. In einem „Stuhltagebuch" sollten darüber hinaus noch weitere Informationen über die Stärke des Stuhlgangs (normal, eilig, sehr eilig) und die Stuhlkonsistenz (fest, geformt, flüssig) dokumentiert werden. Dieses bildet die Grundlage, um bei dem Patienten ein Bewusstsein für das Defäkationsverhalten zu schaffen.
- Nach ärztlicher Anordnung können Hilfsmittel eingesetzt werden (bspw. Fäkalkollektor, Anal-Tampons) [11].

Merke: Bei der Reinigung des Genitalbereiches ist ebenfalls die Hautschutzcreme *vollständig* zu entfernen, bevor neue Schutzcreme aufgegeben wird.

17.3.4 Sturzrisiko

Mit zunehmendem Alter und schwindender Mobilität steigt die Wahrscheinlichkeit, einen Sturz zu erleiden (siehe auch Kap. 2.6). Letztlich resultiert ein Sturz aus einem zeitgleichen Ausfall unterschiedlicher Sicherungssysteme. Diese Störungen der Sicherungssysteme werden als Risikofaktoren bezeichnet. Die Pflegefachkraft hat anhand eines strukturierten Vorgehens (bspw. innerhalb der Pflegeanamnese) das Sturzrisiko des Patienten einzuschätzen. Hierbei sind die Sturzrisikofaktoren einzubeziehen. Das deutsche Netzwerk für Qualitätsentwicklung in der Pflege (DNQP) hat die häufigsten Risikofaktoren, basierend auf einer Literaturanalyse, zusammengefasst [12]. Allgemein werden in der Person des Patienten begründete (*intrinsische*), in der Umwelt begründete (*extrinsische*) und durch die Situation begründete (*situative*) Risikofaktoren unterschieden [13].

Übersicht wichtiger Sturzrisikofaktoren [13]:
Intrinsisch
- Beeinträchtigung der sensomotorischen und funktionellen Fähigkeiten
- fortgeschrittenes Alter
- Visusminderung
- Beeinträchtigung der Kognition
- Kontinenzprobleme
- Alkohol
- Medikation
- Stürze in der Anamnese
- Sturzangst

Extrinsisch
- ungeeignetes Schuhwerk
- Stolperfallen
- schlechte Beleuchtung
- keine Gehhilfen vorhanden

Situativ
- Kraftverlust infolge Immobilisierung
- unbekannte Umgebung
- Delir
- Fieber/Exsikkose

Sobald ein Sturzrisiko des Patienten erfasst wurde, sind kurzfristig individuelle Maßnahmen zur Sturzminimierung einzuleiten.

Bei einem stationären Krankenhausaufenthalt ist der Patient mit seiner Umgebung vertraut zu machen (Lichtschalter, Bett, Zimmereinrichtung, Klingelanlage, Toilette etc.). Der Patient muss regelmäßig ermutigt werden, sich bei Unsicherheiten beim Pflegepersonal zu melden.

Sturzgefährdete Patienten sind für geplante Sturzpräventionsmaßnahmen zu sensibilisieren. Bei Veränderung der Situation sind die Maßnahmen anzupassen und eine erneute Beratung sollte stattfinden.

Folgende Maßnahmen zur Sturzprävention können zur Anwendung kommen:
- begleitete sowie angeleitete Mobilisation (bspw. Üben des Ein- und Aussteigens aus dem Bett)

- Muskelkraft- und Gleichgewichtsübungen (mit Hilfe der Physiotherapie)
- Versorgung mit Hilfsmitteln sowie regelmäßige Anpassung von Hilfsmitteln
  - Gehhilfen bspw. Handstock, Rollator
  - Hüftprotektoren
  - Wandhalterungen in Bad und Dusche
  - Sehhilfen
- Veränderung des Ausscheidungsverhaltens
  - Sicherstellung der sicheren Erreichbarkeit sowie Unterstützung beim Toilettengang
  - der Patient wird ermutigt, sich zum Toilettengang zu melden
- Die Pflegekraft achtet bei der pflegerischen Versorgung des Patienten auf die Wirkung von Medikamenten, welche das Reaktionsvermögen beeinflussen können (cave Sedativa, Psychopharmaka).
- Sicherstellung einer ausgewogenen Ernährung
- Behandlung von somatischen Störungen wie bspw. Sehstörungen, podologische Probleme etc.
- Auswahl der Kleidung
  - passendes und geschlossenes Schuhwerk mit rutschfester Sohle
  - „Anti- Rutsch"-Socken
  - Kleidungsstücke sollen nicht zu enganliegend sein.
  - Lange Kleidungsstücke, bspw. Kleider/Röcke, sind zu vermeiden.
- Die funktionsfähige Rufanlagenklingel ist in Reichweite zu positionieren.
- Es ist auf adäquate Lichtverhältnisse zu achten; falls vorhanden, ist die Unterbettbeleuchtung einzuschalten.
- Stolperfallen sind zu vermeiden (bspw. Zu- und Ableitungen sind zu sichern).
- Im Bad ist auf eine rutschfreie Unterlage zu achten. Es muss die Möglichkeit gegeben sein, sich im Bad festhalten zu können (Haltegriffe am Waschbecken und in der Dusche, rutschfeste Sitzgelegenheit in der Dusche).
- Anwendung elektronischer Überwachungssysteme (bspw. Sensormatte, welche vor dem Bett liegend bei Kontakt einen Alarm über die Klingelanlage abgibt)
- Angebot von Patienten- und Angehörigenschulungen schaffen

Nach einem Sturzgeschehen sollte ein Sturzereignisprotokoll geführt werden (siehe Abb. 17.5). Dieses bildet einen wichtigen Baustein, um die Sturzprävention anhand individuell festzulegender Maßnahmen neu zu adaptieren. Nur durch die systematische Erfassung des Sturzgeschehens lassen sich Sturzfaktoren konkret identifizieren und eine effektive Prophylaxe durchführen [12]. Nach einem Sturz müssen Hochbetagte auch observiert werden, wobei auf Veränderungen des Verhaltens und besonders des Bewegungsmusters zu achten ist. Sturzfolgen manifestieren sich nicht selten erst nach einigen Tagen.

Nordwest-Krankenhaus
SANDERBUSCH
Akademisches Lehrkrankenhaus der Universität Oldenburg

Nordwest-Krankenhaus Sanderbusch
Am Gut Sanderbusch 1
26452 Sande

Sturzprotokoll

Patientendaten

Name: Fallnummer:
Straße: Aufnahmedatum:
PLZ und Ort: Entlassdatum:
Geburtsdatum: Telefon:
Geschlecht::

                                                                        Sturzprotokoll

Sande,den: Uhrzeit: Fachrichtung/Station: Pflegekraft:

Ort des Sturzes:

☐ im Patientenzimmer   ☐ Sturz aus dem Bett   ☐ im Bad/ WC

☐ auf dem Flur   ☐ draussen   ☐ auf dem Weg zum Bad

☐ anderer Ort :

Pflegekraft/Physiotherapeut beim Sturz anwesend:

☐ nein   ☐ ja, wer :

Unfallhergang:

☐ ausgerutscht, warum:

☐ gestolpert, worüber:

☐ sonstiges zum Unfallhergang

Als sturzgefährdet eingeschätzt:

☐ nein   ☐ ja

Sturzfolgen:

☐ keine Sturzfolgen ☐ Sturzfolgen in Form von ☐ Hämatom

                                                  ☐ Platzwunde

                                                  ☐ Fraktur

                                                  ☐ Prellung

                                                  ☐ äußert Schmerzen

                                                  ☐ Hautabschürfung

☐ keine Dislokationen ☐ Dislokalisation von: ☐ ZVK

                                                  ☐ Katheter

                                                  ☐ sonstiges:

☐ Arzt ist informiert:

☐ unverändert ☐ geändert, was

Abb. 17.5: Sturzereignisprotokoll (Nordwestkrankenhaus Sanderbusch).

17.3.5 Chronische Obstipation

Über 50 % der Hochbetagten leiden an einer chronischen Obstipation (siehe auch Kap. 6.8), wobei 75 % der Betroffenen kontinuierlich Abführmittel nehmen müssen. Sie liegt vor, wenn seit mindestens drei Monaten bestehende gestörte Stuhlentleerungen mit mindestens zwei der folgenden Leitsymptome bestehen:
- starkes Pressen,
- klumpiger oder harter Stuhl,
- subjektiv unvollständige Entleerung,
- subjektive Obstruktion,
- manuelle Manöver zur Erleichterung der Defäkation jeweils bei mehr als 25 % der Stuhlentleerungen nötig oder
- weniger als drei Stühle pro Woche.

Hochbetagte bemerken eine unvollständige Entleerung häufig nicht. Ein starkes Pressen beim Stuhlgang ist oft nicht mehr möglich. Die chronische Obstipation ist bei pflegebedürftigen Patienten im Zusammenhang zu sehen.

Prophylaktische Maßnahmen beziehen sich primär auf die habituellen Ursachen der Obstipation. Diese sind gemeinsam mit dem Patienten zu planen. Hierbei sind dem Patienten die Notwendigkeit und der Nutzen aufzuzeigen. Dieses wirkt sich positiv auf die Mitarbeit des Patienten aus.

Im amerikanischen Raum ist für die systematische Einschätzung des Obstipationsrisikos geriatrischer Menschen ein Einschätzungsbogen entwickelt worden. Dieser wird dort von Pflegefachkräften eingesetzt [14].

Aus pflegerischer Sicht sind folgende bei der Versorgung von Patienten mit Obstipation relevante Punkte besonders zu beachten:
- Die Herausforderung bei zeitlich nicht orientierten Patienten besteht darin, sie anzuhalten, zu jeder Defäkation die Pflegefachkraft hinzuzurufen.
- Ältere Patienten haben ein reduziertes Hunger- und Durstgefühl.
- Patienten vermeiden häufig bewusst, zu trinken und zu essen, um die Toilettengänge zu minimieren (bspw. aufgrund von Bewegungsbeeinträchtigungen) [14].

Maßnahmen, welche indiziert sein können, sind:
- Verabreichung von Abführmitteln nach ärztlicher Anordnung
- Ein Glas lauwarmes Wasser am Morgen auf nüchternem Magen regt die Darmbewegung an.
- Stopfende Nahrungsmittel sind zu vermeiden bzw. zu reduzieren: Weißbrot, kakaohaltige Produkte, Bananen, schwarzer Tee etc.
- Abführende Nahrungsmittel sind zu bevorzugen: Sauerkraut, Rhabarber, Butter- und Dickmilch, Feigen, Leinsamen, Weizenkleie, Melonen etc.

- Aufklärung des Patienten, dass eine Hinzuziehung der Pflegefachkraft von Bedeutung sein kann, um anhand der Stuhlvisite die therapeutischen Maßnahmen hierauf abzustimmen.
- Aufklärung über die Bedeutung einer ausreichenden Trinkmenge (Vermeidung weiterer Komplikationen bspw. Harnwegsinfekt); der Einsatz eines Trinkprotokolls kann Hilfestellung geben.
- Durchführen einer Stuhlvisite: Zeitpunkt der Defäkation, Aussehen, Geruch, geschätzte Menge. Bei Farbveränderungen wird durch die Pflegefachkraft die Ernährung der letzten Tage erfragt.
- Anlegen eines Defäkationsplanes: Anzahl/d, Dauer, angewendete Kraft bei der Defäkation, zugeführte Nahrung und Flüssigkeit, Bewegungsumfang.
- Durch Darmtraining wird der Darm auf feste Entleerungszeiten trainiert. Ein Erfolg des Trainings benötigt Zeit. So kann es mehrere Wochen dauern, bis der Patient bewusst einen positiven Effekt bemerkt.
- Eine willkürliche Stuhlretention ist zu vermeiden.
- Der Patient ist zur Bewegung anzuhalten. Hierzu kann die Physiotherapie hinzugezogen werden.
- Bewegungsübungen, welche die Bauchmuskulatur und den Beckenboden trainieren, wirken sich förderlich aus.
- Durchführen der Bauchatmung fördert ebenfalls die Darmperistaltik.
- Durchführung analer Stimulation
- Falls der Patient es toleriert, können Bauchmassagen zur Anregung der Peristaltik durchgeführt werden.
- Zur Entkrampfung und Anregung der Darmtätigkeit können Wickel und Auflagen eingesetzt werden. Hierbei sind Kontraindikationen zu beachten.
- Defäkationsgewohnheiten sind zu beachten: Rituale zu bspw. festen Defäkationszeiten erfragen und in den Pflegealltag integrieren.
- Intimsphäre wahren (mindestens durch Sichtschutz und mobile Mitpatienten aus dem Zimmer bitten)
- Ruhe und Zeit für die Defäkation einräumen [14]

Literatur

[1] Mayet WJ, Bünting K. Verdauungssystem. In: Schraut V, Trögner J, Hsg. Pflege Heute, Geriatrische Pflege München, Deutschland: Elsevier 2020; 413–423.

[2] Tosun B, Ellwanger K. Angehörigenarbeit. In: Qualitätssicherung in der Altenpflege. Erarbeitung von Fortbildungsmaterialien für Pflegevisite und Angehörigenarbeit. München: Grin; 2003; 250.

[3] Tosun B, Ellwanger K. Angehörigenarbeit. In: Qualitätssicherung in der Altenpflege. Erarbeitung von Fortbildungsmaterialien für Pflegevisite und Angehörigenarbeit. München: Grin; 2003; 251.

[4] Menche, N. Pflege Heute. München, Deutschland: Elsevier 2004; S. 23–26.

[5] Tosun B, Ellwanger K. Angehörigenarbeit. In: Qualitätssicherung in der Altenpflege. Erarbeitung von Fortbildungsmaterialien für Pflegevisite und Angehörigenarbeit. München: Grin; 2003; 222–256.

[6]   Tosun B, Ellwanger K. Angehörigenarbeit. In: Qualitätssicherung in der Altenpflege. Erarbeitung von Fortbildungsmaterialien für Pflegevisite und Angehörigenarbeit. München: Grin; 2003; 291–315.

[7]   Lauber A. Pflegerische Interventionen im Zusammenhang mit der Nahrungsaufnahme. In: Lauber A, Schmalstieg P. Pflegerische Interventionen. Stuttgart, Deutschland Thieme 2012; 149–157.

[8]   Franz K, Müller-Werdan U, Norman K. Ernährung und Mangelernährung im Alter. Interdisziplinäre Maßnahmen zur Optimierung der Ernährung. Klinikarzt Medizin im Krankenhaus. 2017;12:620–622.

[9]   Landeskrankenhaus- Universitätsklinikum Graz (2015). Ernährungsteam. *Grazer Mangelernährungsscreening (GMS)*. Verfügbar unter https://www.ake-nutrition.at/uploads/media/GMS.pdf [01.11.2018].

[10]   Schraut V, Trögner J, Hsg. Pflege Heute. Geriatrische Pflege. München, Deutschland: Elsevier 2020.

[11]   Lauber A. Pflegerische Interventionen im Zusammenhang mit der Ausscheidung. In: Lauber A, Schmalstieg P. Pflegerische Interventionen. Stuttgart: Thieme 2012; 274–284.

[12]   Plescher- Kramer J. Sturzprophylaxe. In: Lauber A, Schmalstieg P. Prävention und Rehabilitation. Stuttgart, Deutschland: Thieme 2004; 313–332.

[13]   Benzinger P. Stürze und Gangstörungen. In: Schraut V, Trögner J, Hsg. Pflege Heute, Geriatrische Pflege München, Deutschland: Elsevier 2020; 357–361.

[14]   Lauber, A. Obstipationsprophylaxe. In: Lauber, A., Schmalstieg, P. Prävention und Rehabilitation. Stuttgart: Thieme, 2004. S. 333–348.

Stichwortverzeichnis